Dr Albert Deschamps

Les
Maladies de l'Esprit
et les Asthénies

ÉTUDE CLINIQUE ET TRAITEMENT
DES ÉTATS PSYCHIQUES CONDITIONNÉS PAR LES ASTHÉNIES
ESSAI DE PSYCHO-PATHOLOGIE, DE PSYCHOLOGIE
ET DE PSYCHO-THÉRAPEUTIQUE FONCTIONNELLES
INTRODUCTION A LA PATHOLOGIE DE L'ADAPTATION

LIBRAIRIE FÉLIX ALCAN.

LES

MALADIES DE L'ESPRIT

ET

LES ASTHÉNIES

DU MÊME AUTEUR

A LA MÊME LIBRAIRIE

LES MALADIES DE L'ÉNERGIE. — *Les Asthénies générales. Clinique. Thérapeutique.* Préface de M. le professeur F. RAYMOND (Ouvrage couronné par l'Académie de Médecine, prix Th. Herpin). Troisième édition, corrigée (*sous presse*). 1 vol. grand in-8.

EN PRÉPARATION

LES MÉIOPRAGIES LOCALES ET LES ASTHÉNIES

ÉTUDES DIVERSES (ARTICLES ET BROCHURES)

Diagnostic et traitement du Cancer de l'Estomac (1884). — *La Thérapeutique stomacale en Allemagne* (Bulletin général de thérapeutique. Janvier (1886). — *L'Estomac aux Eaux d'Allemagne. Notes de Voyage* (Archives d'hydrologie, 1886-1887). — *Note sur l'Atonie intestinale* (Société d'hydrologie, 1888). — *Les Régimes de Gosse*, de Genève (1760). Bulletin général de thérapeutique, 30 avril 1891). — *La Typhlite des Enfants* (1891). — *La femme nerveuse* (Bulletin général de thérapeutique, 1892). — *Revues de Médecine légale, d'Hygiène et d'Anthropologie criminelle* (Bulletin général de thérapeutique, 1887-1892). — *L'Affaire Achet* (Archives d'anthropologie criminelle, de Lacassagne, 1892, et Bulletin général de thérapeutique, 15 avril 1892). — *L'Origine des Espèces, d'après Lamarck, Darwin et Hoeckel* (Conférence, Paris, 1884). — *Les Névroses et le Pessimisme* (idem, Clermont-Ferrand, 1886 et brochure). — *Les Frontières de la Folie* (idem, 1887). — *Le Caractère et la Maladie* (idem, 1888). — *Le Rêve d'un Préfet* (idem, 1891). — *L'Assistance et la Charité* (idem, 1892). — *Rapport sur la loi du 30 juin 1838* (Annuaire de la conférence Molé-Tocqueville, 1883-1884). — *Maximes* (Indépendance belge, 5 avril 1911; La Province (mai, juin, juillet 1910). — *Contre le Baccalauréat* (La Province, février 1901). — *Riom en Auvergne* (idem, juillet 1902). — *Menton* (idem, février 1903). — *D'où vient et où mène le Pessimisme* (idem, juin 1907). — *Notes littéraires* (brochures).

Une Ceinture cardiaque (Société de thérapeutique, 8 mai 1901). — *Note sur la Terminologie des deux Psychismes* (Société de psychologie, mai 1907. Journal de Psychologie normale et pathologique, juillet 1907). — *La Peur de la Durée* (Société de Psychologie, avril 1908. Journal de Psychologie normale et pathologique, août 1908. Journal des Praticiens, 1er avril 1911). — *La Reminéralisation* (Revue de Thérapeutique, 1er février 1908). — *Principes généraux de la Thérapeutique des Asthéniques* (Revue de thérapeutique, 15 juillet 1907). — *L'Asthénie cardiaque et son Traitement par les injections de sérum dans la région dorsale droite* (Presse médicale, 16 mai 1908). — *L'Énergie et ses maladies* (Revue moderne de médecine et de chirurgie, juillet 1908). — *Les Cures d'Air en bateau-mouche* (Journal des Praticiens, 1908). — *Les Sels de Magnésium en Thérapeutique* (Société de Thérapeutique, 1916). — *Herbert-Spencer* (Revue moderne de Médecine et de Chirurgie, janvier, février, mars 1909). — *L'Hérédité psychique de la Constipation* (Journal des Praticiens, 27 mai 1911). — *Astasie-abasie par suggestion maternelle* (idem, 18 novembre 1911). — *La Confiance et la Sympathie* (Paris-médical, 15 juin 1912). — *Les Asthénies et l'Entraînement* (idem, 10 janvier 1914). — *L'Inversion de la Sensation de Fatigue* (Journal des Praticiens, 22 avril 1916). — *A propos des Psycho-Névroses. Syndromes et Maladies fonctionnelles. Les Dysthénies et les Dyspsychismes* (idem, 0 août 1918).

Dr ALBERT DESCHAMPS

LES MALADIES DE L'ESPRIT

ET

LES ASTHÉNIES

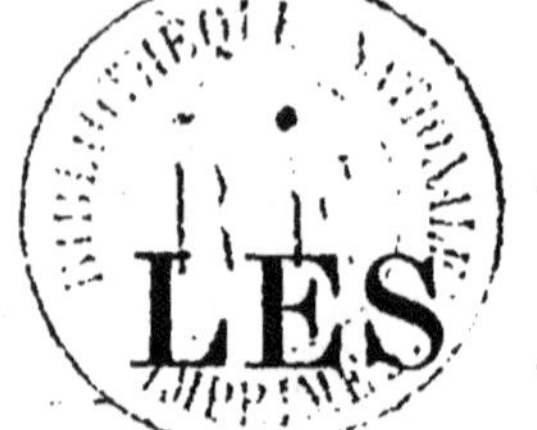

ÉTUDE CLINIQUE ET TRAITEMENT

DES ÉTATS PSYCHIQUES CONDITIONNÉS PAR LES ASTHÉNIES

ESSAI DE PSYCHO-PATHOLOGIE, DE PSYCHOLOGIE

ET DE PSYCHO-THÉRAPEUTIQUE FONCTIONNELLES

INTRODUCTION A LA PATHOLOGIE DE L'ADAPTATION

PARIS

LIBRAIRIE FÉLIX ALCAN

108, BOULEVARD SAINT-GERMAIN, 108

1919

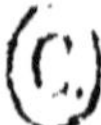

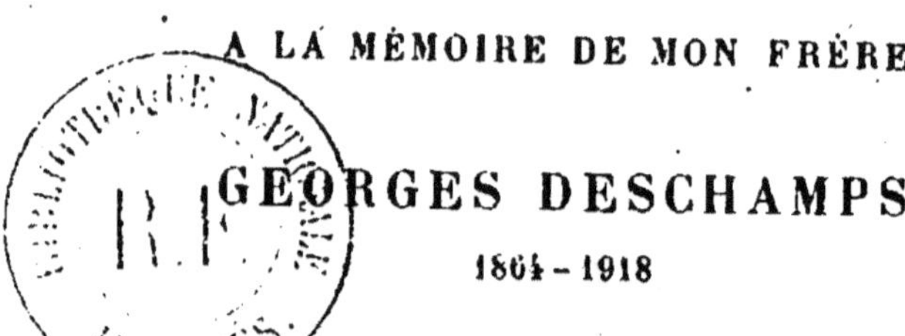

A LA MÉMOIRE DE MON FRÈRE

GEORGES DESCHAMPS

1864-1918

J'offre pieusement ce livre en souvenir de notre étroite et inaltérable affection.

TABLE DES MATIÈRES

PRÉLIMINAIRES

CHAPITRE PREMIER

OBJET, LIMITES ET MÉTHODE DE CET OUVRAGE

CHAPITRE II

LE MALENTENDU NEURASTHÉNIQUE

PREMIÈRE PARTIE

PSYCHO-PATHOLOGIE

PREMIÈRE SECTION

Les Expériences internes. L'activité psychologique et sa pathologie.

CHAPITRE PREMIER

LES OPÉRATIONS INTELLECTUELLES.

CHAPITRE II

LA SENSIBILITÉ ET LES OPÉRATIONS AFFECTIVES

CHAPITRE III

LES OPÉRATIONS PSYCHO-MOTRICES

Les opérations dynamogéniques.

CHAPITRE III (*suite*).

LES OPÉRATIONS PSYCHO-MOTRICES (*suite*).

CHAPITRE IV

CONSCIENCE, SUBCONSCIENCE, PERSONNALITÉ

CHAPITRE V

LES CONDITIONNEMENTS PRIMITIFS
DES OPÉRATIONS PSYCHOLOGIQUES.
CONDITIONNEMENTS PHYSIQUES,
PHYSIOLOGIQUES ET PSYCHO-PHYSIQUES.

___

DEUXIÈME SECTION

Les Expériences externes.
L'activité logique et sa pathologie.

CHAPITRE PREMIER

LES MÉCANISMES GÉNÉRAUX
DES RÉACTIONS D'INADAPTATION

CHAPITRE II

L'ÉMOTION OU INADAPTATION-CHOC

CHAPITRE III

LES RÉACTIONS D'INADAPTATION.
RÉACTIONS SYSTÉMATISÉES.

CHAPITRE IV

LES RÉACTIONS D'INADAPTATION (*suite*).
RÉACTIONS DIFFUSES

CHAPITRE V

LES EXPÉRIENCES EXTERNES (*suite*).
LES RÉACTIONS OU ATTITUDES MORALES.
RELIGIEUSES, PHILOSOPHIQUES ET SOCIALES.

DEUXIÈME PARTIE

DOCTRINES

TROISIÈME PARTIE

PSYCHO-THÉRAPEUTIQUE FONCTIONNELLE

CHAPITRE PRÉLIMINAIRE

PREMIÈRE SECTION

Les grands procédés thérapeutiques.

CHAPITRE PREMIER

LES PROCÉDÉS PHYSIQUES. PHYSIOTHÉRAPIE

CHAPITRE II

LES GRANDS PROCÉDÉS PSYCHIQUES. PSYCHOTHÉRAPIE

DEUXIÈME SECTION

Les tactiques psychothérapiques.

TROISIÈME SECTION

Traitement des états psycho-pathologiques conditionnés surtout par les asthénies.

CHAPITRE PREMIER

TRAITEMENT DES CONDITIONNEMENTS PHYSICO-PSYCHIQUES

CHAPITRE II

TRAITEMENT DES TROUBLES DES EXPÉRIENCES INTERNES. DYSPSYCHISMES DE L'ACTIVITÉ PSYCHOLOGIQUE.

CHAPITRE III

TRAITEMENT DES TROUBLES DES EXPÉRIENCES EXTERNES. LES RÉACTIONS D'INADAPTATION. DYSPSYCHISMES DE L'ACTIVITÉ LOGIQUE.

CHAPITRE IV

TRAITEMENT DES ÉTATS PSYCHIQUES D'ASTHÉNIE SELON LE DEGRÉ HIÉRARCHIQUE D'ADAPTATION AU RÉEL SOCIAL

CHAPITRE V

TRAITEMENT DES INADAPTATIONS MORALES ET SOCIALES. TACTIQUES MORALES ET SOCIALES, SURTOUT POUR L'ASTHÉNIQUE CONSTITUTIONNEL

QUATRIÈME SECTION

Conclusions psycho-thérapeutiques. Résumé général de la méthode.

INTRODUCTION

Cet ouvrage était à l'impression depuis un mois lorsque, le premier août 1914, survint l'épouvantable guerre déchaînée par la philosophie allemande. Toute publication devenait, à cette époque, et pour des motifs divers, impossible. Il fallait surseoir.

Cette longue attente, en me permettant de poursuivre mes recherche cliniques et de recueillir un plus grand nombre de faits psycho-pathologiques, m'a fourni l'occasion de contrôler, par l'observation quotidienne, les rapports que j'avais cru découvrir entre eux, les liens de conditionnement ou de succession qui les unissent, les groupements cliniques qui en résultent et, en même temps, les idées ou doctrines générales qui en sont l'aboutissement naturel. L'expérience ainsi prolongée a confirmé, il me semble, mes conclusions premières et m'autorise à conserver les idées directrices de ce travail. Je me suis borné à modifier quelques chapitres secondaires et à mentionner, à l'occasion, les travaux publiés depuis quatre ans sur la neuro-pathologie, la psycho-pathologie et la psychologie. Elle m'a permis, en même temps, de mieux préciser quelques questions, nécessaires à la compréhension de la pathologie psychique et qui ne se dégagent peut-être pas assez nettement de cet ouvrage. C'est pourquoi j'ai pensé qu'il était utile de les exposer dans cette Introduction.

On sait que les faits neuro-pathologiques et psycho-pathologiques sont actuellement groupés en deux grandes catégories : *les psycho-névroses*, qui appartiendraient à la neuro-pathologie, *les états mentaux* qui relèvent de la psychiatrie.

Cette division est-elle légitime et définitive ? Embrasse-t-elle l'universalité des phénomènes névropathiques ? L'abandon total du groupe des névroses est-il justifié ? La description de l'Eréthisme nerveux par Raymond, de la Physiopathologie des appareils fonctionnels par J. Grasset, des Troubles nerveux d'origine réflexe par Babinski et Froment, des Syndromes anxieux, cénestopathiques, etc., par Dupré, et aussi des syndromes asthéniques ou dysthéniques, démontre que cette classification est un peu étroite.

Méconnaissant la continuité biologique, Déjerine, qui a contribué tout particulièrement à établir et à rendre classique la division dont je viens de parler, voyait entre les psycho-névroses et les états mentaux une différence de nature et non de degrés. Les psycho-névroses constituaient pour lui un domaine isolable qui reconnaissait une étiologie et une pathogénie uniques : l'émotion [1].

Soutenue, avec le talent que l'on sait, par Déjerine, cette thèse fut combattue, avec un égal talent, par Ballet et l'on n'a pas oublié les discussions retentissantes qui eurent lieu, à ce sujet, en 1911, entre ces deux maîtres éminents, aujourd'hui disparus. Cette querelle doctrinale, qui remettait en question l'unité de l'esprit, l'étiologie et la pathogénie de la psycho-pathologie, présentait un intérêt de tout premier ordre.

Je crois bien que Ballet était dans la vérité lorsqu'il affirmait qu'il est impossible de scinder en deux compartiments distincts la pathologie de l'esprit. Je montrerai, au cours de cet ouvrage, que la pathologie est une, comme la fonction psychique est une sous la multiplicité des phénomènes. Les psycho-névroses entitaires ont été isolées par un pur artifice rationnel. Fondées sur de simples carac-

---

1. Je montrerai plus loin que le rôle de l'émotion dans les maladies nerveuses est étiologique et non pathogénique. En réalité, les états pathologiques provoqués par l'émotion sont stabilisés par la croyance. Il n'y a pas une pathologie de l'émotion, il y a une pathologie de l'émotivité, de la croyance et de la logique.

tères étiologiques qui n'exercent aucun rôle pathogénique et que l'on retrouve dans tous les états psycho-pathologiques, quels qu'ils soient, elles groupent des faits qui, n'ayant pas entre eux des liens nécessaires, sont juxtaposés par la puissance des mots ; elles sont devenues, à l'insu de ceux qui les défendent, des concepts rationnels, rigides et arbitraires, des entités, c'est-à-dire, au sens scolastique, des essences créatrices, des qualités indépendantes de la chose même, *flatus vocis*. On ne les précise pas en montrant que ce sont des maladies curables par la psychothérapie. « Claparède a fait justement remarquer qu'on ne définit pas la mort en disant que c'est un phénomène fort exactement reproduit par la guillotine. » (P. Janet.)

L'observation indépendante de tout postulat préalable comme de toute influence d'École enseigne, au contraire, que les phénomènes neuro-pathologiques et psycho-pathologiques ne sont pas rigides, immobiles, séparés les uns des autres par des cloisons étanches et divisés en compartiments distincts sous la surveillance des entités raison et volonté ; ils sont complexes, souvent indéterminés, trop intimement unis, ou imprécis, mobiles et en perpétuel échange, en osmose constante, si l'on peut dire, rarement purs de tout mélange et se conditionnant sans cesse. Peut-on apporter dans un domaine de faits continus et mobiles des catégorisations intangibles et présenter ces faits comme discontinus et immobiles ?

On trouvera dans cet ouvrage la critique des psycho-névroses. Je veux montrer ici comment l'observation bien faite peut conduire à des doctrines erronées. Au seuil d'un livre qui essaie d'établir le rôle capital des paralogismes dans les maladies nerveuses, il n'est pas inutile d'exposer les causes d'erreur des meilleurs esprits.

En psycho-pathologie, les faits n'ont pas une objectivité semblable à celle qui existe dans les autres branches de la pathologie. Leur compréhension laisse une part importante au coefficient subjectif de l'observateur. Lorsqu'on connaît les médecins distingués qui défendent la thèse des psycho-névroses, la précision de leur esprit, la sûreté de leur méthode, on ne peut invoquer les fautes d'observation ou une trop grande rapidité de généralisation. On doit penser qu'il est à leurs interprétations des motifs plus puissants et plus primitifs.

Depuis Bacon (*idola* ou erreurs de la race, de l'individu, du langage, de la doctrine), tous les philosophes s'accordent à reconnaître aux erreurs des motifs profonds et souvent inconscients. En l'espèce, quelques erreurs fondamentales conditionnent lourdement les méthodes logiques médicales, dès qu'on aborde les problèmes psychiques. Il est notoire en effet que la pathologie échappe, en général, à l'emprise des paralogismes que voici :

a) *L'erreur rationaliste.* — Depuis des siècles les hommes vivent sous le règne des lois de la raison ; or la raison purement logistique varie avec les temps, les lieux et les hommes. Seules les lois révélées par l'expérience sont conformes au réel. La pensée doit être gouvernée par l'idée de loi ; mais la loi est, dans tous les domaines, expérimentale.

b) *L'erreur anthropomorphique* sépare l'esprit du corps ; elle est, pour les métaphysiciens du matérialisme comme pour ceux du spiritualisme, un écran épais qui s'oppose à une observation exacte des phénomènes.

c) *L'erreur statique.* — Cette attitude d'esprit, héritée des Grecs, considère les faits sous leur aspect d'immobilité. L'intelligence discursive fixe les faits qui passent, les enferme dans les cadres de la raison et donne comme réels des concepts stabilisés et limités ; elle rejette tout ce qui est échange et mouvement, ou plutôt elle ne le voit pas. C'est une attitude de géomètre ou de photographe.

d) *L'erreur entitaire.* — L'homme a toujours été poussé par une tendance naturelle et irrésistible à apporter dans la nature les catégorisations qu'il n'a pas su découvrir encore, mais qui s'y trouvent et qui sont nécessaires (la psychologie le démontre) à la sécurité de son esprit, où elles n'existent pas, contrairement à ce que dit la doctrine Kantienne. C'est pourquoi il découpe dans le devenir des espèces neuro-pathologiques, psycho-pathologiques ou psychologiques, qui donnent satisfaction à ce qu'il appelle sa raison mais ne sont pas en rapport avec le réel, qui est un système de relations. En procédant ainsi il sort de la vie et ne construit que des entités immobiles et périssables. Ainsi la psychologie, qui est au fond de tout, fait connaître les motifs profonds du goût très ancien de l'esprit humain pour les entités dans tous les domaines. Les premiers hommes ont transformé en entités créatrices les forces de la nature et en ont fait des divinités mythologiques. A leur exemple, les médecins ont créé des maladies entités, comme les philosophes, des facultés entités, également arbitraires. La psycho-pathologie, la psychologie et aussi la neuro-pathologie demeurent encombrées par ces catégories et trop souvent immobilisées par elles. La juxtaposition des entités ne peut représenter les processus d'organisation, les rapports qui constituent la vie, biologique ou psychique.

Pour découvrir ces processus, il n'est d'autre moyen que de les demander à l'expérience libérée des entraves des paralogismes qu'on vient de lire et d'emprunter à la nature ses propres cadres. Il faut penser expérimentalement et fonctionnellement. Cela signifie : renoncer à l'immobilité, aux cloisonnements, aux entités ; adopter la notion de l'échange, du mouvement, du rapport, de l'adaptation, bref, de la vie fonctionnelle[1]. Ensuite, mais seulement ensuite, l'expérience est adéquate aux faits. Cette façon nouvelle de comprendre les choses exige un certain effort. Lorsque l'esprit a accompli ce renversement des valeurs, lorsqu'il s'est libéré du poids mort des paralogismes traditionnels, les faits apparaissent sous un tout autre aspect, infiniment plus voisin, pour l'instant, de la vérité. Cela n'est pas révolutionner la pathologie, ce n'est pas exposer des problèmes nouveaux, c'est montrer que les plus vieilles questions psychologiques sont souvent mal résolues parce qu'elles sont mal posées et qu'il importe de les aborder dans un esprit conforme aux lois de la nature et de l'expérience et non de la raison aprioristique.

La thèse que j'expose aujourd'hui essaie de réaliser, dans la mesure du possible, une plus juste adéquation du paraître à l'être, de la description toujours un peu arbi-

---

1. Tout en conservant la notion de la prédominance de la vie consciente sur la vie subconsciente.

traire des opérations psychiques à leur réalité. Elle a un
double but : substituer aux concepts rationnels et artificiels
des psycho-névroses les groupements expérimentaux des
syndromes, en général, et des syndromes psychiques, en
particulier ; montrer l'unité de la pathologie psychique
et, par conséquent, de la fonction psychique, sous l'immense complexité des phénomènes.

Issus de l'expérience, formés par des assemblages de faits
bien coordonnés et subordonnés, les syndromes remontent
du fait à l'espèce au lieu de descendre, comme les psycho-
névroses, de l'espèce au fait ; ils constituent des cadres
formés par la nature et non par la raison. Bien que leurs
étiologies soient souvent différentes, ils représentent des
états cliniques objectifs et précis, dont l'unité est faite de
l'unité des éléments, des appareils ou des fonctions dont
ils traduisent l'état pathologique [1].

Les syndromes psycho-pathologiques exposés dans cet
ouvrage expriment les troubles pathologiques de la vie de
l'esprit, c'est-à-dire de la fonction psychique, assemblage
d'activités physiques, psycho-physiques et psychiques, qui
vont du biologique au psychique en se métamorphosant et
se conditionnant sans cesse. Les maladies de cette fonction sont les *Dyspsychismes*, comme les Dysthénies sont
les maladies de la fonction sthénique, ou énergétique, les
Dyspepsies, celles de la fonction gastrique, les Dystrophies, celles de la fonction trophique, etc.

Pour saisir ce qui est fonction, donc mobilité, devenir,
échange, complexité, il importe d'adopter une méthode
aussi précise et objective que possible, mais en même
temps assez flexible pour s'assouplir à toutes les virtualités
des phénomènes. La seule méthode convenable est la
méthode psycho-pathologique. Encore qu'elle soit une
introspection comparée et laisse une certaine place au
coefficient subjectif, elle donne cependant au médecin
toute la souplesse et toute l'objectivité possibles en
matière psycho-pathologique. Seule elle permet de décou-

1. L'asthénie est également un syndrome, comme le pensait Raymond,
comme j'ai essayé de le montrer dans un précédent ouvrage.

vrir et de décrire le mouvement adaptatif, c'est-à-dire les diverses modalités fonctionnelles des activités psychologiques, qui se constituent et s'actualisent en s'exerçant et cessent d'être en cessant d'agir. Elle est assez large et assez souple pour bénéficier de toutes les acquisitions des autres méthodes psychologiques, expérimentales ou non, elle les assimile et les met au point pour une compréhension plus exacte des opérations psychiques. Elle ne nous donne pas l'explication, impossible, des phénomènes, elle nous fait comprendre leurs rapports, seule connaissance possible pour nous.

Les autres méthodes n'embrassent pas l'ensemble des phénomènes et ne donnent que des résultats partiels. On n'ignore pas que la méthode psycho-physique sur laquelle on avait fondé tant d'espoirs, n'a pas donné les résultats attendus. C'est une méthode de géomètre. Elle étudie l'immobile et ne peut enregistrer le mouvement, la complexité, les échanges, les conditionnements. Les méthodes psychologiques appelées objectives (méthodes de Kulpe, de Freud, de Bechterew) ont éclairé quelques aspects des choses, mais elles restent partielles et d'ailleurs discutables. Les méthodes intuitionnistes, pragmatistes et criticistes, ont également contribué à élargir notre compréhension des opérations psychiques. Elles nous ont conduit à mieux voir le mouvement, l'action, le devenir, le moi profond et mobile sous la croûte des entités, des mots et des localisations anatomiques, les échanges et non les arrêts, les coulées de conscience et non la raison immobile et, enfin, à considérer l'expérience comme relative et les vérités présentes comme des vérités provisoires. Dans la pratique même, l'intuition est très souvent nécessaire au médecin ; elle lui permet de se transporter « à l'intérieur d'un objet pour coïncider avec ce qu'il a d'unique et par conséquent d'inexprimable ». Je l'ai critiquée, dans ce livre, comme méthode universelle et mystique, car elle ne peut remplacer l'expérience véritable, mais elle a sa place comme méthode pratique de compréhension intuitive (Descartes, Cl. Bernard).

Parmi ces méthodes diverses, la méthode psycho-pathologique conserve sa suprématie et son autonomie. Sans doute elle apporte des cadres et des mots et elle utilise les mots de la psychologie rationnelle, mais on sait bien qu'il est nécessaire de s'élever au-dessus du réel pour abstraire et classer les phénomènes, pour les traduire en un langage pratique qui se modèle sur l'action, sans la fixer d'ailleurs, car la vie psychique est continuité, interpénétration, et l'on ne stabilise pas le mobile. Les cadres fonctionnels construits à l'image des cadres naturels suivent les phénomènes et ne les immobilisent pas.

Enfin, en nous faisant mieux comprendre le rôle du mouvement et de la métamorphose dans la vie psychique, cette méthode nous permet de mieux suivre la variabilité et l'évolution des faits. Il est entendu que les faits (le fait en soi) restent toujours les mêmes, mais, suivant l'état de nos connaissances, ils changent, pour nous, d'aspect ; la connaissance que nous en prenons se transforme. Les faits sont évidemment objectifs, puisqu'ils expriment « les rapports des choses d'où résulte l'harmonie universelle... et restent communs à tous les êtres pensants » (H. Poincaré), mais leur objectivité évolue. C'est pourquoi la superstition du fait pour le fait, du fait immobile ayant sa fin en soi, conduit à une science segmentaire et stérile, une science de fiches qui n'est trop souvent, malgré ses apparences imposantes, qu'une érudition indigeste dont le souple et clair génie français, épris d'idées générales sans doute, mais aussi d'ordre et de méthode, a trop longtemps subi la lourde et aveuglante tyrannie.

Tout cela prouve une fois de plus que les faits ne sont pas tout par eux-mêmes et ne valent — c'était l'opinion de Claude Bernard — que par l'idée qui les unit, en d'autres termes, par l'individu, l'état de ses connaissances et de ses méthodes. De très nombreux et consciencieux observateurs ont vu, pendant des siècles, marcher des ataxiques sans trouver le lien qui rattachait le fait ataxie à sa cause exacte. Il y a eu, de toute éternité, des faits psychiques, leur étude est encore à son aurore. Dans un autre domaine, combien de fruits se sont écrasés sur le sol sans éveiller dans les esprits aucune idée expérimentale !

Dans la chute de l'olive mûre « qui en tombant, semble, bénir la terre qui l'a portée et rendre grâce au bois qui l'avait produite », Marc-Aurèle ne voyait que le symbole de notre vie transitoire et des lois de la nécessité. Sages et stoïciennes paroles, mais très éloignées de la découverte des lois scientifiques de la pesanteur !

Les faits psycho-pathologiques, groupés sous forme de syndromes fonctionnels et sous l'appellation de *Dyspsychismes* que je leur ai donnée, représentent une part de l'expérience psycho-pathologique, mais ils ne sont pas toute l'expérience et n'épuisent pas le réel. S'ils tendent à éliminer les psycho-névroses, ils n'excluent pas les syndromes neuro-pathologiques, physiopathiques et psychiatriques, ils s'y ajoutent et les complètent. En rapport avec l'état actuel de nos connaissances, ils n'engagent pas l'avenir et se prêtent à toutes les acquisitions de l'expérience psycho-pathologique comme de l'expérience biologique, car la psychologie est inséparable de la biologie. Malgré des résistances de plus en plus rares les médecins s'aperçoivent que la pathologie est une branche de la biologie et obéit à des lois analogues. Le point de vue psychique fonctionnel, qui est activité, ne peut être isolé du point de vue biologique parce que — l'observation et l'expérience le prouvent — tout est relation, c'est-à-dire système de rapports, et tout est adaptation, c'est-à-dire système d'échanges entre l'organisme et le milieu.

Il va sans dire que « dans chaque science le point de vue propre à cette science doit prévaloir et subordonner les autres » (Claude Bernard). En psycho-pathologie le point de vue psycho-pathologique doit donc subordonner le point de vue biologique et l'on doit faire de la psychologie en psychologue, mais il est impossible de se passer du concours des sciences biologiques et cet ouvrage est inspiré de cette union indivisible, conforme à la nature.

Le lecteur éprouvera la vérité de cette union indestructible de la biologie et de la psychologie ou, pour parler le langage anthropomorphique, du corps et de l'esprit, en lisant la description des activités fonctionnelles physiques, psycho-physiques, psychiques et logiques, qui forment une chaîne ininterrompue, reliant le physique au psychique et peut-être (mais c'est l'inconnu) au métaphysique. Cette union apparaît évidente dans les tendances, qui expriment la vie profonde de l'esprit ; elle n'est pas moins sensible dans les activités logiques et psychologiques, dans la conscience, la subconscience et la personnalité. L'opération de croyance, qui est une manifestation fondamentale de l'activité psychique et qui joue, en psychologie comme en psychothérapie, un rôle essentiel dont je me suis efforcé de montrer toute l'ampleur, met, elle aussi, en un vigoureux relief, cette unité fonctionnelle. La thérapeutique, dirigée par le principe de l'unité fonctionnelle, lui apporte également un appui précieux. En utilisant tous les éléments, physiques et psychiques, qui entrent dans la formation des activités psychiques, elle montre que la santé de l'esprit réside moins dans la puissance de chaque élément que dans leur équilibre[1], c'est-à-dire dans l'harmonie fonctionnelle, physique et psychique, qui permet toute la liberté possible et toute l'adaptation possible ; elle prouve en même temps que la condition nécessaire de l'équilibre reste la subordination du psychisme instinctif et subconscient au psychisme conscient qui peut seul comprendre les lois individuelles et universelles et, par conséquent, accepter, croire, unifier, se discipliner pour être libre, se concentrer pour se mieux donner et pour mieux agir en se perfectionnant sans cesse.

Lorsque des idées générales sont issues, comme je le crois, de l'observation rigoureuse des faits, elles ne sont pas un luxe inutile ; elles constituent des lois expérimentales, momentanées peut-être, en rapport avec nos connaissances présentes et qui pourront donc varier à mesure que nos connaissances s'élargiront, mais elles permettent, en attendant, de mieux comprendre les autres faits particuliers et de les rattacher à la loi générale actuelle. En

---

1. Équilibre ne signifie pas médiocrité. Il existe, à chaque plan de puissance, un état d'équilibre.

outre, rapprochant des faits découpés dans le devenir pathologique par l'analyse inévitable, et isolés de leur milieu, elles les remettent à leur place naturelle, dans leur ordre, dans leur mouvement et dans leur équilibre, elles les animent et leur donnent la vie mouvante et féconde de la réalité.

En résumé, les phénomènes neuro-pathologiques, psycho-pathologiques et psychiatriques sont complexes, mobiles, indivisibles, conditionnés et en perpétuel échange. Les erreurs rationaliste, anthropomorphique, entitaire et statique, doivent être remplacées par la notion expérimentale de la vie fonctionnelle, qui représente à la fois l'union indivisible de l'esprit et du corps, de la psychologie et de la biologie, le mouvement, l'échange et l'adaptation. Les mots et les cadres sont nécessaires pour rendre les lois de la nature perceptibles à l'esprit; mais les catégories rationnelles entitaires, rigides et immobiles, aussi artificielles en pathologie qu'en psychologie, doivent être abandonnées. Seuls sont conformes au réel les cadres et les mots modelés par l'expérience à l'image des cadres naturels; et ces cadres sont fonctionnels. L'homme en action est une harmonie fonctionnelle ordonnée par et pour l'adaptation et qui relie, par une chaîne ininterrompue, et vivante, le biologique au psychique.

Telles sont les idées, issues de l'expérience, que je voulais exposer au lecteur au début de cet ouvrage et qui l'aideront à mieux comprendre les pages qui vont suivre.

ALBERT DESCHAMPS.

La Terrasse, par Chamalières (P.-de-D.)
   Janvier 1919.

LES
MALADIES DE L'ESPRIT
ET
LES ASTHÉNIES

PRÉLIMINAIRES

Lorsque j'ai commencé les recherches qui ont été le point de départ de ces travaux, « la neurasthénie » était considérée comme une entité neuro-pathologique très vaste, et très vague, qui produisait à la fois ou tantôt, et suivant les circonstances, les troubles physiques du pouvoir et les troubles psychiques du vouloir. L'unité symptomatique était établie par la sensation de fatigue et l'unité pathogénique par ce qu'on appelait l'épuisement nerveux. Quelques auteurs, il est vrai, commençaient à montrer que cette unité symptomatique était plus apparente que réelle et que la sensation de fatigue permanente s'observait aussi bien dans certaines maladies organiques que dans la neurasthénie. L'étude des symptômes, substituée à l'étude de l'entité, constituait un progrès évident. Mais la question pathogénique demeurait stationnaire.

J'ai essayé de la résoudre. Soumettre les états physiques et psychiques assemblés arbitrairement sous le vocable neurasthénie à une longue et minutieuse analyse, rechercher les conditions qui les provoquent et les lois qui les régissent; telle était la méthode à suivre. L'expérience m'apprenait peu à peu que les faits asthéniques possèdent certaines conditions et sont régis par certaines lois et que ces conditions et ces lois sont autres que les conditions et les lois qui régissent les faits psycho-pathologiques. Les faits asthéniques et les faits psycho-pathologiques pouvaient donc être isolés en espèces nosologiques distinctes, qui se conditionnent mais ne se confondent pas. Il devenait impossible de soutenir que ces faits sont les expressions polymorphes de l'entité neuro-pathologique appelée neurasthénie par Beard; en les rattachant à leurs familles nosologiques légitimes, on était amené à dissocier la neurasthénie et aussi la psychasthénie.

Cela établi, et la méthode psycho-pathologique permettant de conclure de la connaissance des lois pathologiques à la connaissance des lois physiologiques, il était permis de penser que les espèces pathologiques isolées représentaient des espèces physiologiques isolables. C'est ainsi que j'ai été conduit à isoler la fonction énergétique biologique et la fonction psychique.

En procédant ainsi, j'ai pu, dans un précédent volume, décrire les états physiques appelés *Dysthénies* (asthénies ou hypersthénies), traduisant les troubles physiques de la *production* ou de la *distribution* de *l'énergie biologique*, considérée comme une *fonction énergétique* ou *sthénique* (ensemble de relations physico-chimiques qui s'évoquent l'une l'autre), énergie produite par la vie cellulaire organique, accumulée et transmise par le système nerveux. A la neurasthénie, maladie d'une énergie *nerveuse* (Beard, Brissaud), qui ne correspond à aucune réalité définie, j'ai substitué les dysthénies, maladies de l'énergie *biologique*, déterminées par les troubles de la fonction de l'énergie, associées ou non aux troubles anatomo-physiologiques du système nerveux.

Dans le présent volume, je décrirai les états psycho-pathologiques, que j'ai nommés *Dyspsychismes* et qui traduisent les troubles de l'esprit considéré comme une *fonction psychique*, ensemble de relations psycho-physiques qui s'évoquent l'une l'autre. La fonction psychique est un ensemble d'activités issues d'une activité biologique unique et divisée par les nécessités de l'adaptation en activités physiques, psycho-physiques, psychologiques et logiques, liées entre elles d'une façon indivisible, se conditionnant sans cesse, n'existant qu'à l'état de devenir et quand se présentent les occasions d'agir pour l'adaptation.

Les dysthénies peuvent conditionner les dyspsychismes, mais elles n'expliquent pas leur développement. Le développement pathogénique d'un état psycho-pathologique s'explique par des lois particulières, qui sont toujours de même ordre que la fonction, en l'espèce des lois psychologiques. De même le développement d'un état dysthénique s'explique par des lois pathogéniques particulières, en l'espèce des lois énergétiques biologiques, ou physiopathiques. Ces fonctions et ces phénomènes se conditionnent mais ne se confondent pas. Le conditionnement n'est pas la causalité, de même que l'étiologie est autre chose que la pathogénie.

Ainsi la neurasthénie entité, qui ne correspond à aucune réalité, doit disparaître pour laisser place à des espèces pathologiques exprimant soit les troubles des fonctions générales, sthéniques et psychiques, que je viens de définir, soit des syndromes, c'est-à-dire des groupements de symptômes traduisant des troubles d'éléments ou d'appareils fonctionnels psychiques partiels. De même qu'on a isolé dans le domaine viscéral des syndromes sécrétoires (surrénal, thyroïdien, etc.), on a décrit dans le domaine névropathique des syndromes précis : syndrome cénestopathique (Dupré), syndrome anxieux (Dupré), syndrome réflexe (Babinski); les syndromes : mythomanie (Dupré), cyclothymie (Deny), pithiatisme (Babinski). Tous ces syndromes séparés des vieux cadres neurasthéniques et hystériques conduisent à une connaissance plus exacte des maladies psychiques et de la fonction psychique elle-même.

Limiter ces problèmes divers, étudier les états physiques et psychiques décrits sous l'étiquette neurasthénie, isoler les fonctions énergétiques biologiques et les fonctions psychiques, décrire leurs états pathologiques et leurs rapports mutuels, montrer les conséquences psychologiques, philosophiques et thérapeutiques de ces observations et de ces synthèses expérimentales, telle a été, depuis vingt-cinq ans, la matière de mes études.

CHAPITRE PREMIER

OBJET, LIMITES ET MÉTHODE DE CET OUVRAGE

A. — Le problème des asthénies. Le problème des asthénies (ou de la neurasthénie) est double : physique et psychique.

I. — Le problème physique

C'est le problème physique qu'il importait tout d'abord de résoudre. J'ai tenté cet essai dans un précédent ouvrage [1]. Comme tout le monde, j'avais constaté l'insuffisance des théories pathogéniques connues. Aucune d'elles ne paraissait « applicable à l'ensemble des faits » (Ballet). La méthode de travail était faussée dans son principe par la croyance à l'unité de la neurasthénie considérée comme une entité autonome. La description de Beard, les synthèses puissantes mais trop rigides de Charcot, avaient orienté les recherches dans une direction qui, du point de vue pathogénique, demeurait stérile.

Cependant, la clinique enseignait que, s'il est permis d'hésiter sur la pathogénie de l'asthénie, on est obligé de constater que cet état est déterminé par des causes multiples et diverses. C'était là un point de vue intéressant, qui appelait des analyses plus larges et permettait d'engager les recherches dans une voie nouvelle : la voie physiologique. Si, en effet, les causes sont multiples, comme le croient les neurologistes les plus avertis, un phénomène très général tient probablement sous sa dépendance ces causes diverses et l'ensemble des phénomènes asthéniques. Pour

---

1. *Les Maladies de l'Énergie. Les Asthénies générales*, F. Alcan.

le découvrir il importe sans doute d'étudier le fait pathologique dominant des asthénies physiques, mais aussi le
fait physiologique dont il est l'altération ou la déformation.
Le fait pathologique est, sans contredit, la diminution des
forces, des puissances ou des pouvoirs, l'insuffisance du
rendement, le trouble de ce qu'on peut appeler l'énergie
physique. Or, si la clinique nous fait connaître le fait pathologique, asthénie, la physiologie ne nous a pas encore
expliqué le fait physiologique, énergie, ou sthénie.

L'asthénie est le trouble connu d'une fonction inconnue.
Il est bien difficile, sinon impossible, d'expliquer avec précision la pathologie d'un état dont on ignore la physiologie.
La logique la plus élémentaire ne commandait-elle pas
d'étudier la physiologie d'abord, c'est-à-dire la *fonction
énergétique*, source d'énergie physique, et ensuite les mécanismes qui mettent obstacle à la production ou à la distribution de cette énergie, en troublant la fonction énergétique,
quels que soient les procédés et les méthodes à employer ?
Une telle étude déborde un peu les cadres pathologiques
ordinaires et touche à la biologie énergétique, mais procéder ainsi n'est pas sortir de la pathologie, ce n'est pas
la bouleverser, c'est tout simplement l'élargir, comme le
montrent les travaux récents sur les diastases et comme je
l'exposerai plus loin. Les sciences diverses ne sont plus
séparées par des cloisons étanches, elles se prêtent toutes
au contraire un mutuel et nécessaire appui. J'ai donc
recherché les rapports entre les phénomènes asthéniques
et les énergies physiques ou vitales, et j'ai cru trouver dans
cet ordre de connaissances des phénomènes plus généraux
et plus primitifs tenant sous leur dépendance, avec toutes
les combinaisons pathogéniques possibles, l'ensemble des
phénomènes d'asthénie. En résumé, j'ai tenté de donner
aux asthénies physiques une interprétation basée sur la
physiologie et la pathologie des énergies vitales, c'est-
à-dire sur l'énergétique biologique — et non sur l'énergétique mécanique, comme quelques-uns l'ont cru. A la thèse
de l'énergie *nerveuse*, qui ne correspond à aucune réalité,
j'ai essayé de substituer la thèse de l'énergie *biologique*.

Je dois à la vérité d'avouer que cette hypothèse a été

très diversement accueillie. Les uns, et pour des raisons critiques analogues aux miennes, ont accepté nettement cette orientation spéciale. Par exemple, dans un rapport présenté au Congrès de Genève de 1908 sur la pathogénie des états neurasthéniques, M. Jean Lépine[1] a écrit : « Le point de départ physiologique qui nous est nécessaire est très simple. M. Albert Deschamps, dans un livre récent, infiniment intéressant et suggestif, lui a consacré une longue étude... (p. 131). Il n'y a pas une maladie que l'on doive appeler la neurasthénie ; il y a une pathologie de l'énergie atteinte dans des points infiniment variés de son mécanisme complexe... (p. 159). Ce qu'il faut étudier d'abord c'est la physiologie de l'énergie ». Adoptant les divisions cliniques que j'avais indiquées, M. Jean Lépine ajoutait : « Cette énergie peut être insuffisante, épuisée ou inhibée, et ces variétés correspondent aux divers états neurasthéniques » (p. 134). (Cf. en outre, les travaux de Tastevin, Couchoud, P. Creuzé.)

Dans l'ordre psychologique, M. Th. Ribot, étudiant la psychologie du moindre effort, a fondé son argumentation sur la thèse énergétique. Reproduisant quelques-unes des lignes que j'avais consacrées à la physiologie des sources de l'énergie physique et à leurs divisions, il écrit : « Les causes physiologiques [du moindre effort] sont les plus générales et probablement la condition de toutes les autres. Elles se ramènent à *une insuffisance dans la production ou la distribution de l'énergie*[2] ».

La thèse qui tient la neurasthénie pour une maladie de l'énergie n'est pas une conception entièrement nouvelle. Beard qui, le premier, a isolé la neurasthénie, la considérait comme « un appauvrissement de la *force nerveuse* ». Bouveret, Brissaud, Meige, Claude, Babinski, de Fleury, Hartenberg ont exprimé, il me semble, sous des formes diverses, une idée analogue. Mais qu'entend-on par énergie nerveuse? Cette question est restée sans réponse. Les choses se passaient, et les travaux se poursuivaient,

---

1. Jean Lépine, professeur à la Faculté de médecine de Lyon. *C. R. du Congrès français de médecine*, pp. 130-163.

2. Th. Ribot. *La vie inconsciente et les mouvements*, p. 149. F. Alcan.

comme si le problème était résolu. Sans doute on pensait : l'énergie nerveuse est fournie par le système nerveux ; et l'on ne cherchait pas plus avant. Cependant, l'origine de cette énergie était et reste la question primordiale, en pathologie comme en physiologie. Or, les physiologistes ont démontré que le système nerveux ne produit pas l'énergie, il la transmet ; il est un agent de transformation, d'accumulation et de distribution de l'énergie ; rien de plus. L'énergie nerveuse est produite, dans l'organisme, par les transformations de la matière et des énergies biologiques. Sans doute, système nerveux et organisme sont solidaires et se conditionnent. Il est nécessaire, pour le bon équilibre de la fonction énergétique, que le système nerveux soit dans « un état anatomique d'intégrité suffisante et dans certaines conditions de fonctionnement » (Jean Lépine, C. R. Genève, 1908) ; mais la production de l'énergie reste le lot de l'organisme. Cette thèse doctrinale, démontrée par la physiologie, est d'accord avec la clinique, elle est le fondement de ma théorie des asthénies, maladies de l'énergie. Je ne crois donc pas avoir bouleversé la médecine. Mais il est vrai que j'ai introduit une notion nouvelle.

A l'expression « énergie nerveuse », qui n'est en relation avec aucun phénomène réel, j'ai substitué les mots : « énergie biologique ». J'ai remplacé un mot vague par un mot précis, plein de sens et de réalités, mais qui appelle évidemment de longues observations. Si mon étude n'a été qu'une simple amorce, une ébauche très incomplète de la question, et j'en demeure persuadé, elle ne paraît pas avoir été inutile.

A lire les œuvres des classiques qui, volontairement, n'en font pas mention, on constate qu'ils prononcent plus volontiers les mots d'énergie et de troubles de l'énergie, mais ils ne dépassent pas le mot et demeurent au seuil du domaine doctrinal, arrêtés par une barrière verbale. Le mot énergie, jeté dans le débat, évoque en effet des idées de mécanique et de mathématique, et le principe de la séparation des genres est trop fixé dans les esprits pour que l'apparence d'une invasion de la pathologie par la mécanique ne choque aussitôt les principes et les habitudes. Aussi voudrais-je, après sept années écoulées, expliquer les idées directrices de ce précédent ouvrage, car ma pensée, il me semble, n'a pas été très exactement comprise par tous, sans doute parce que je ne me suis pas assez clairement exprimé.

On m'a critiqué comme si j'avais dit : l'asthénie est une maladie de l'énergie cinétique. Pour beaucoup de gens, en effet, la conception cinétique ou mécanique est toute l'énergie. C'est une erreur dont on a fait justice en énergétique et qui ne devrait plus avoir cours en médecine. Cependant on m'a objecté : le moteur humain ne peut être comparé à un moteur mécanique, il est impossible d'assimiler les énergies organiques aux énergies mécaniques et de transporter les concepts et les formules mathématiques dans le domaine biologique. L'objection est excellente, mais elle est à côté de la question et se trompe d'adresse. Je n'ai jamais dit : l'asthénie est une maladie de l'énergie cinétique, ce qui serait proprement absurde et laisserait supposer que l'on prend l'effet pour la cause. J'ai dit : l'asthénie est un trouble des énergies *vitales* issues des énergies *chimiques* et destinées ensuite, mais seulement ensuite, à se transformer en énergies de mouvement, ou *cinétiques*. Ces trois formes de l'énergie universelle ne doivent pas être confondues. Les énergies vitales sont intermédiaires entre deux phénomènes ou formes d'énergie : le phénomène chimique qui les précède : énergie alimentaire ou potentielle ; et les phénomènes qui les suivent : énergie thermique et cinétique, chaleur produite + travail utile. Comme toutes les énergies intermédiaires, elles sont difficiles à observer et à connaître. En physique, par exemple, « entre l'énergie mécanique de l'eau qui tombe, de la turbine et du dynamo qui tournent, et l'énergie lumineuse de la lampe qui éclaire, l'énergie électrique intermédiaire n'a qu'une existence fugace [1] »; et cependant elle existe. Les énergies vitales intermédiaires sont également difficiles à étudier et cependant leur existence ne peut être mise en doute. Elles se traduisent par un ensemble considérable de

1. Dastre. *La vie et la mort*, p. 99.

phénomènes multiples et divers qui s'accomplissent dans l'intimité des tissus en activité; c'est par elles que la glande sécrète, que le muscle se contracte, que le nerf conduit l'onde nerveuse, que la pensée est conditionnée. Nous connaissons les effets de ces énergies vitales sans en connaître encore les mécanismes exacts, mais elles existent, de même que peuvent exister des formes inconnues d'énergie que l'on pourra découvrir un jour, comme on a déjà découvert l'énergie électrique.

Lorsque la fonction énergétique (énergies chimiques et vitales) s'accomplit dans des conditions de bon équilibre, elle donne des énergies cinétiques suffisantes, en un mot de la force ou de l'énergie physique. Lorsque ces énergies chimiques et vitales sont défectueuses, la force ou énergie cinétique est déficiente, il y a asthénie. L'asthénique est doué d'un organisme qui, pour des causes physiques momentanées (épuisement ou inhibition), ou chroniques (insuffisance de causes diverses), ou pour des causes psychiques (dérivations psychiques diverses), est un mauvais transformateur d'énergie et produit des énergies cinétiques insuffisantes. L'asthénie est ainsi *un trouble de quantité dont la qualité varie; une maladie des systèmes fonctionnels de production ou de distribution des énergies biologiques.* Elle est, en définitive, une maladie générale énergétique, associée ou non à une maladie somatique du système nerveux; elle est le résultat d'un trouble dans l'ensemble des relations énergétiques et physiologiques fonctionnelles qui produisent ou distribuent l'énergie biologique. Si une fonction est un ensemble de relations qui s'évoquent l'une l'autre (P. Janet), la production d'énergie est une fonction, au même titre que toutes les autres fonctions de l'organisme. On peut l'appeler la *fonction énergétique* ou *sthénique.* Produit des échanges nutritifs, des transformations de la matière et des énergies qui nous rattachent aux transformations de l'énergie universelle, elle préside à l'entretien de l'organisme et aux dépenses d'énergie pour le fonctionnement des organes et des activités vitales [1].

---

1. Cf. Lambling. *Précis de Bio-chimie.*

Pour qu'elle détermine en nous l'équilibre-santé, elle exige l'intégrité de deux systèmes fonctionnels : le système énergétique chimique, le système anatomo-physiologique nerveux ; ces deux systèmes ayant entre eux des rapports constants et nécessaires.

L'altération d'une des activités qui composent l'ensemble énergétique et physiologique nécessaire à la fonction, peut déterminer la pathologie de la fonction. Du point de vue énergétique on peut dire que la fonction peut être épuisée, insuffisante ou inhibée ; d'où trois formes de troubles énergétiques : *l'épuisement, l'insuffisance, l'inhibition.* Du point de vue proprement pathologique et clinique, on peut dire que le trouble de la fonction est une *Dysthénie*, comme on dit dyspepsie, dyspnée, dystrophie, etc.

La ou plutôt les dysthénies (asthénies, hypersthénies) sont des maladies fonctionnelles déterminées par une diminution, une augmentation ou une déviation de la fonction totale ou de l'un de ses modes. Elles sont *symptomatiques* (troubles de production *ou* de distribution : épuisement ou surmenages, toxi-infections, troubles secrétoires, scléroses, maladies du système nerveux ou des organes viscéraux) ; ou *idiopathiques* (troubles de production *et* parfois de distribution : insuffisances constitutionnelles, dysthénies essentielles ou primitives, méiopragie énergétique). Elles peuvent être *aiguës, chroniques* ou *intermittentes.*

Cette classification est surtout pratique et clinique. Elle permet de mieux comprendre, de mieux classer, de mieux limiter et aussi de mieux traiter les états asthéniques, en attendant que les travaux de laboratoire nous aient fourni les précisions utiles à la physiologie et à la pathologie de l'énergie biologique et du système nerveux.

Voilà, en quelques mots, le fond de la doctrine que j'ai exposée. L'énergie cinétique n'y joue, comme on voit, qu'un rôle secondaire. Avant d'adopter cette opinion, je me suis adressé à moi-même toutes les objections possibles, j'ai cherché à la prendre en faute et à la vérifier sans cesse, mais j'y suis toujours revenu et je ne vois pas d'autre thèse possible.

J'ai été conduit à orienter mes recherches dans cette voie, je le disais plus haut, par l'observation des malades et l'insuffisance des autres théories. Les théories purement symptomatiques sont insuffisantes, comme on sait. L'asthénique est un sujet qui a peu de chose cliniquement, qui n'a rien anatomiquement, du moins avec les méthodes histologiques actuelles, et qui, malgré cela, est asthénique, c'est-à-dire privé de forces, et incapable d'agir comme tout le monde. Je sais bien que, dans certains cas, l'asthénie est d'origine psychique, et j'exposerai plus loin les faits de cet ordre. Mais ce n'est pas la généralité, et il est impossible d'affirmer que toutes les fois que le médecin ne trouve rien, cliniquement ou anatomiquement, l'asthénie est d'origine psychique. La médecine sait-elle donc tout ce qu'elle peut savoir et n'a-t-elle rien à découvrir ?

Il faut donc chercher encore, mais chercher ailleurs. Chez les asthéniques ce qui est déficient c'est ce quelque chose de mal connu et cependant de réel qui s'appelle la force, ou l'énergie, et que l'on n'a pas étudié jusqu'à présent. Tout le monde sait bien que la force, ou énergie humaine, est un fait, et ce qui est paradoxal c'est que personne n'ait songé à en aborder l'étude.

On a bien essayé de mesurer la force dynamométrique (contraction musculaire) des sujets, leur capacité de marche ou de résistance, on n'a pas étudié la source de ces énergies cinétiques, c'est-à-dire l'évolution et la transformation des énergies chimiques et vitales, bref, la *fonction énergétique*. Cependant le problème est là, non ailleurs. La science médicale n'a pas terminé sa marche. Dépassant la cellule statique elle doit étudier la vie dynamique et ses altérations, surprendre, par quels procédés je l'ignore, la vie même du protoplasma, source première de toute énergie vitale.

Là seulement est le secret des maladies surtout dynamiques, telles que les asthénies. Je ne crois donc pas m'être trompé en écrivant, il y a sept ans, qu'il existe une physiologie et une pathologie de l'énergie ou, pour être plus explicite, des énergies vitales. Je ne crois pas davantage avoir confondu les genres.

Cette tendance nouvelle que j'ai essayé de donner au problème des asthénies, d'autres que moi, et dont l'autorité est incontestable, la donnent, sous la forme du dynamisme, à la médecine tout entière. Déjà, M. Bouchard écrivait en 1885 : « Il est hors de doute qu'il existe des états morbides de tout l'organisme dans lesquels l'anatomie même la plus délicate ne peut démontrer aucune modification anormale dans la forme, dans la structure, dans l'arrangement des éléments anatomiques ; il se peut même que la chimie n'arrive pas à démontrer la moindre différence entre ces éléments ou ceux d'un organisme sain. Mais si, considérée à l'état statique, la composition de telle cellule est normale, il se peut qu'à l'état dynamique, elle dévie notablement du type physiologique[1]. »

Plus récemment, M. Widal disait dans sa leçon inaugurale : « L'erreur de l'organicisme a été de vouloir faire de l'anatomie pathologique le pivot de la médecine. La cellule n'est plus pour nous cette unité dernière à laquelle devait s'arrêter, pour Virchow, l'analyse des actes pathologiques. Elle a, comme un organisme véritable, des fonctions d'une complexité prodigieuse, que la physiologie nous révèle, et que l'histologie la plus fine est incapable de déceler. L'anatomie pathologique résout un problème de topographie et de statisme ; elle reste muette dans le problème dynamique[2]. »

M. Albert Robin a écrit également : « Le règne de l'anatomie pathologique est passé, la bactériologie… cédera la place à son tour à la physiologie pathologique, car la maladie de la fonction finit par créer les lésions de l'organe[3]. »

Bref, on s'accorde généralement à reconnaître que la médecine entre dans une période doctrinale nouvelle. La période anatomo-pathologique, qui fut un progrès considérable, n'a pu donner, jusqu'à présent, tout ce qu'on en attendait. Il est possible que des procédés plus perfectionnés permettent un jour de découvrir des troubles cellulaires

1. *Maladies par ralentissement de la nutrition*, p. 12.
2. *Les Orientations nouvelles de la médecine.*
3. Albert Robin. *Leçon inaugurale.*

plus intimes et qui expliqueront bien des symptômes, mais on peut penser qu'ils n'expliqueront pas tout. La période pastorienne elle-même, marquée par les études micro-biennes, est dépassée. L'ère présente, qui n'est pas plus définitive que les précédentes, est une époque de « dyna-misme humoral »[1]. Les recherches récentes sur la nature des Ferments et des Diastases ont montré le rôle consi-dérable joué par les Ferments dans la lutte contre la maladie. En l'espèce, il ne s'agit pas seulement d'un acte cellulaire comme la Phagocytose, « absorption des bacté-ries par les leucocytes ». Si la lutte leucocytaire est l'un des actes de la défense vitale, l'action la plus importante est une réaction des ferments ou diastases, donc l'action d'une force réactionnelle d'origine diastasique et humorale. Il s'agit là d'une énergie vitale particulière, qui fait partie, elle aussi, des transformations énergétiques. Il semble que cette énergie soit d'une nature très spéciale : elle n'est pas en rapport avec sa masse (une faible quantité de ferment produit des effets chimiques considérables) et, d'autre part, la puissance du ferment n'est ni dimi-nuée, ni détruite par son action (Duclaux). Mais enfin c'est bien d'une action énergétique qu'il s'agit et d'une forme spéciale de l'énergétique physiologique. Tous les travaux actuels arrivent à mettre en relief des énergies vitales inconnues et dont le jeu normal assure la santé, tandis que leurs troubles entraînent la maladie. L'étude des Ferments apparaît ainsi comme un chapitre de l'étude des Énergies vitales et de l'Énergétique biologique. Ces travaux relient la pathologie traditionnelle à une patho-logie nouvelle dont nous distinguons à peine les éléments. Mais cela est toujours de la Pathologie. Si la médecine a pu, depuis trente ou quarante ans, réaliser de si remar-quables découvertes, elle le doit à l'appui prêté par les sciences appelées accessoires dans nos écoles. Certes, la médecine pure, l'observation clinique reste toujours la règle maîtresse de notre art, mais que serait-elle si elle ne s'était annexée peu à peu ces sciences accessoires : ana-

---

1. Noël Fiessinger. *Les Ferments de défense du sang en pathologie hu-maine. Journal des Praticiens*, 11 avril 1914. Martinet, *Médicaments*.

tomie (jadis inconnue ou interdite), physiologie (rappelez-vous la lutte contre Harvey et la circulation du sang), chimie, bactériologie (Peter contre Pasteur), chimie-physique — pour ne parler que des sciences aujourd'hui admises. Chaque annexion nouvelle a été l'objet d'une lutte, souvent fort vive, entre ceux qui se disent classiques et les novateurs. Pourquoi n'en serait-il pas de même de l'Énergétique biologique ? Le mot a pu choquer ceux qui veillent jalousement sur les traditions de la saine clinique. Leurs craintes sont superflues. L'énergétique biologique (et non l'énergétique mécanique, répétons-le) est une science qui emprunte ses lois et ses méthodes à la physiologie, à la chimie, à la physique. Elle est une annexe toute naturelle de la clinique, comme on peut s'en assurer en lisant ses lois, devenues *classiques* depuis quelques années. On me permettra de les reproduire ici — cela n'est peut-être pas inutile —, on s'apercevra que la médecine peut les adopter sans bouleverser la pathologie. Les voici, telles qu'elles sont énoncées dans les manuels du baccalauréat[1] ; car il n'est plus permis aux jeunes candidats de les ignorer.

I. Les phénomènes de la vie sont des métamorphoses énergétiques au même titre que les autres phénomènes de la nature.

II. Toutes les énergies vitales ont leur origine dans une seule, l'énergie chimique contenue dans les principes immédiats de l'organisme. « L'énergie vitale a donc pour origine la transformation des matières de réserve. Ces matières se simplifient chimiquement et abandonnent dans cette sorte de diminution l'énergie chimique qu'elles contenaient et qui va être utilisée par l'organisme. » L'alimentation a pour mission de reconstituer ces réserves : énergétique alimentaire, assimilation ou absorption des substances nutritives animales, végétales ou minérales, dont chacune apporte sa part d'énergie spécialisée.

III. Le terme des mutations énergétiques de l'animal est l'énergie thermique.

1. Caustier, professeur aux lycées Saint-Louis et Henri IV. *Sciences naturelles* à l'usage des élèves des classes de Philosophie et de Mathématiques.

Tel est le cycle des énergies vitales : une transformation d'énergie chimique en énergie calorifique avec, comme intermédiaires, les énergies vitales. Et, soit dit en passant, cela démontre l'intérêt des observations faites sur l'état de la température chez les névropathes[1]. Toutefois, si l'énergie thermique (la température) est le terme nécessaire des transformations énergétiques il n'est pas le seul ; le cycle des énergies vitales aboutit aussi, ou peut aboutir, à d'autres formes d'énergie : énergie mécanique ou cinétique (mouvement), énergie électrique (électricité), énergie lumineuse (lumière).

Le *mouvement*, ou *énergie cinétique*, est la forme de l'énergie la plus commune ; il s'exerce, comme on sait, par l'intermédiaire des cellules musculaires, des cils vibratiles des épithéliums, etc. Mais il ne naît pas de rien, il n'est pas un commencement, il est une fin, un résultat. C'est pour avoir méconnu cette question essentielle que trop de médecins, confondant l'énergie cinétique, les énergies chimiques et les énergies vitales, ont borné leurs études sur l'asthénie à l'étude des troubles du mouvement, méthode partielle et condamnée d'avance à l'insuccès. Pour le diagnostic des asthénies, l'étude du mouvement, ou énergie cinétique, est d'une importance secondaire. Le phénomène hyposthénie, ou fatigue, ou diminution de l'énergie cinétique, est sensiblement le même chez tous les malades, mais les causes de l'hyposthénie peuvent être et sont très différentes et l'on en acquiert la preuve en étudiant les troubles des énergies vitales, sources premières du mouvement.

La *lumière*, qui est un terme assez fréquent dans certaines espèces animales (ver luisant, luciole, infusoires noctiluques, poissons lumineux, certains mollusques, etc.), ne s'observe pas dans l'espèce humaine. L'*électricité*, observée chez les Torpilles et les Gymnotes, est plutôt rare. Cependant on sait, et j'ai constaté le fait, que les cheveux de certains sujets (des femmes en particulier) dégagent par le frottement des crépitements et des étincelles. Leur peau

____

1. Cf. *Les Maladies de l'Énergie*, pp. 174 et sq., 2ᵉ éd. (F. Alcan).

attire certaines étoffes — chemises de linon, de coton ou de soie, mousseline de soie — qui viennent adhérer brusquement à leur corps (comme les fragments de papier attirés par le gâteau de résine des cabinets de physique), et plus on fait effort pour l'enlever, plus l'étoffe adhère à la peau. Mais ce sont là des raretés, et les termes ordinaires des transformations énergétiques restent la chaleur et le mouvement.

Ainsi l'étude des énergies chimiques et vitales se rattache à l'étude de l'Énergétique biologique et celle-ci à la Physiologie, fondement de la science médicale, à la Chimie, à la Physique, et aussi à l'Énergétique générale si, comme la science tend à l'admettre aujourd'hui, l'énergie est le facteur de tous les phénomènes de l'Univers. Tout ce qui vit paraît être gouverné par des lois identiques. Claude Bernard a démontré l'unité des lois de la vie : unités morphologiques, chimiques, de nutrition, de reproduction. Cette démonstration est confirmée par tous les travaux actuels. L'homme ne saurait avoir la prétention de se soustraire aux lois générales de la vie. Lorsque j'ai émis l'hypothèse que les asthénies sont des troubles des énergies vitales et sont, par conséquent, des maladies de l'Énergie, je croyais, et je persiste à croire, que je suis dans la vérité de l'observation et que, suivant une parole connue, mon hypothèse est vraiment l'anticipation de l'expérience. Je n'ai pas donné la solution définitive du problème, pour de nombreuses raisons dont la première est que cette solution n'est pas actuellement possible, mais je crois avoir indiqué quelques-unes des directions à suivre.

II. — LE PROBLÈME PSYCHIQUE

Le problème que j'ai essayé de résoudre dans le présent ouvrage est le complément du précédent, mais il est, si possible, infiniment plus compliqué. Nous passons en effet du domaine des opérations du corps dans le domaine des opérations de l'esprit. Ces deux domaines entretiennent des relations dont l'histoire est l'histoire même de la philosophie. Il est bien difficile de soigner les troubles de l'esprit sans philosopher un peu, sans essayer de connaître les rapports entre l'esprit et le corps. Le corps et l'esprit sont-ils indépendants, réunis ou parallèles ? La matière (ou l'énergie) dirige-t-elle l'esprit ou l'esprit, la matière ? L'esprit est-il une forme de l'énergie ? Du point de vue scientifique, la question ainsi posée est mal posée.

Il est superflu de rechercher la manière dont l'esprit et la matière (ou l'énergie) agissent l'un sur l'autre. Ce problème, opposant le corps à l'esprit, est, sous cette forme, insoluble. Cependant, par une habitude traditionnelle, la question se présente presque toujours à l'esprit par son aspect anthropomorphique et avant même que toutes les étapes du problème psycho-physique aient été résolues. Il est également impossible d'identifier la pensée et l'énergie. Toutefois, les théoriciens de l'énergétisme n'ont pas échappé à la hantise qui pousse l'homme à l'interprétation métaphysique du réel. On a dit par exemple : La conscience est produite par les oscillations de l'énergie de la cellule nerveuse. L'énergie psychique est une transformation de l'énergie physique. Il existe une énergie psychique spéciale, née du milieu éthéré impondérable, immortelle, et pouvant passer après la mort à travers le milieu éthéré en d'autres corps et espaces. La vie et le psychique, a dit Bechterew, sont des dérivés de l'énergie. Le subjectif ou conscience se joint aux processus moléculaires dans lesquels la tension de l'énergie atteint son maximum. La conscience est le résultat d'une tension spéciale de l'énergie et cette tension est étroitement liée aux conditions qui la produisent[1]. On a dit aussi : Les phénomènes psychiques accompagnent les variations d'énergie et peuvent être identifiés avec elle (Ostwald).

Dans les opinions qui précèdent, il existe une part de vérité. Il est exact, et nous le montrerons, que les phénomènes énergétiques conditionnent les phénomènes psychiques, mais le conditionnement n'est pas l'identification. La fonction énergétique est une chose, la fonction psychique en est une autre ; elles se conditionnent, elles ne se confondent

---

1. Cf. En outre, les travaux de Laswitz, Grote, Kotick et, aussi, de Castaigneau : *Les Bases objectives du Psychisme, etc.*

pas. Il est possible que l'énergie physique et l'énergie psychique soient de même nature, mais l'identification du phénomène énergie au phénomène pensée est une thèse actuellement métaphysique et impossible à établir. Comme l'expérience l'hypothèse est limitée et, en l'espèce, l'hypothèse de l'identification dépasse les limites de l'expérience possible. Le problème ainsi posé ne comporte aucune solution, sinon métaphysique. Il conduit à une manière de Panthéisme énergétiste (l'énergie devient la substance unique et universelle), passible des mêmes objections que tous les Panthéismes. Surtout, elle donne à la question du *passage*, c'est-à-dire à la transformation de l'objectif en subjectif, une solution inexplicable (v. p. 472).

La question doit être posée d'autre façon. La seule question à résoudre est celle-ci : Quels sont les rapports ou les relations entre la pensée et l'énergie, entre la fonction psychique et la fonction énergétique ? Dans une espèce particulière, c'est la position très nette que toute science a le devoir d'adopter, si elle veut être vraiment exacte. Le criticisme averti d'Henri Poincaré nous a montré que la science consiste à établir des résultats et non des principes définitifs. « La seule réalité objective, dit-il, ce sont les rapports des choses d'où résulte l'harmonie universelle. C'est tout ce que nous pouvons connaître. Et il n'est pas nécessaire de connaître les corps pour trouver les lois des phénomènes. Le lien des phénomènes est seul objet de science, et la science est l'étude du relatif. Peut-être découvrira-t-on un jour des sciences nouvelles, indépendantes de la mesure et du mécanisme et qui nous feront pénétrer plus avant dans le mystère de l'harmonie universelle ».

C'est la vérité même : nous n'avons pas à rechercher l'explication dernière et métaphysique des phénomènes, mais leurs rapports.

Dans le précédent volume, j'avais étudié les rapports entre les asthénies physiques et les énergies vitales; c'est-à-dire les maladies de la fonction énergétique. Dans le présent travail, j'ai étudié les rapports entre la fonction

psychique et les asthénies, en d'autres termes, les troubles
de la fonction psychique, conditionnés par les asthénies,
particulièrement par l'asthénie constitutionnelle idiopathique.

Laissant de côté tout essai d'identification de la pensée à l'énergie, j'ai limité ma tâche au point de vue
strictement psycho-pathologique. Tout en supposant que
l'avenir pourra peut-être découvrir des analogies que
nous ignorons, on doit admettre que l'interprétation psychologique des fonctions de l'esprit est actuellement la seule
possible.

J'ai étudié les asthéniques comme on doit étudier tous
les êtres vivants, même du point de vue psychologique :
par rapport aux milieux. L'homme, et par ce mot j'entends
aussi l'asthénique, n'est pas un être abstrait, vivant dans le
vide, tirant spontanément de son propre fonds et d'un
esprit divisé en cloisons étanches des entités mythologiques
toutes-puissantes, il est placé dans des milieux divers
auxquels il doit s'adapter, ce qui signifie qu'il fait avec
eux des échanges, physiques ou psychiques. Les moyens
d'adaptations ou d'échanges sont précisément les fonctions.
Ainsi toute fonction est provoquée par la nécessité de
l'adaptation et de l'échange ; elle est une activité. La vie
tout entière est une adaptation, c'est-à-dire un système
d'échanges et d'expériences, un perpétuel devenir. La
qualité des adaptations et des expériences donne la mesure
des pouvoirs physiques et psychiques. L'activité psychologique est, comme les autres activités, relation et expérience,
et non vie spontanée. Les expériences psychologiques sont
de deux sortes, internes et externes (v. p. 34). L'état physique des sujets conditionne leurs expériences psychiques
et leur donne la tonalité fondamentale qui enveloppe toutes
leurs pensées et par suite toutes leurs attitudes morales
et sociales d'une résonnance caractéristique. Ainsi toute
pensée est une expérience individuelle et la connaissance
de l'objet est conditionnée par le fonds physiologique
qui est inséparable de la construction psychique (v. *Doctrines*).

C'est l'analyse des expériences internes et externes construites sous l'influence des asthénies qui m'a conduit à cette conclusion. J'exposerai plus loin que, du point de vue de la Doctrine empiriste, ces expériences représentent ce que la philosophie rationnelle appelle les facultés ou les états de conscience. J'ai donc étudié toutes les expériences décrites sous les noms de sensibilité, sentiment, intelligence, raison, jugement, imagination, volonté, etc., et, aussi, logique et morale. J'ai montré comment s'adaptent les asthéniques placés dans les divers milieux biologiques et sociaux, et les réactions physiques ou psychiques provoquées en eux par les difficultés de l'adaptation.

J'ai été ainsi amené, quoique médecin et parce que médecin, à faire œuvre philosophique et à écrire une étude de psychologie, ou plutôt de psycho-pathologie, de psycho-logique et de psycho-morale, car tout dérive de la psychologie. C'est une tâche nouvelle, mais les études philosophiques ne peuvent plus être poursuivies sans l'aide des sciences médicales, et les philosophes le savent bien qui, tels MM. P. Janet, G. Dumas et d'autres, sont venus à la médecine pour le plus grand profit des études psychologiques. Les névropathes en général et les asthéniques en particulier, comme d'ailleurs les hystériques, sont en effet les meilleurs sujets d'observation psychologique. Véritables instruments d'analyse et de laboratoire, ils déforment les expériences psychiques d'une façon qui nous permet, selon les méthodes de Claude Bernard et de Th. Ribot, de mieux analyser les éléments et les mécanismes de la pensée ; bien supérieurs, comme éléments de travail, aux sthéniques équilibrés qui ne déforment pas, ou pas assez, et aux vésa-niques qui déforment trop et dont les délires, si intéressants soient-ils, travestissent trop souvent la pensée, sans la décomposer clairement.

Du point de vue pratique cette tâche était, je crois, nécessaire. Les médecins ne savent pas assez la psychologie. Il y a là, il me semble, un enseignement à créer dans nos Facultés. Si la connaissance de la psycho-pathologie devient indispensable aux neurologistes et aux psychiâtres, elle n'est pas inutile aux praticiens qui sont obligés, chaque jour, de soigner l'esprit avec le corps. D'ailleurs les névro-, pathes ne commencent-ils pas leur vie pathologique par un premier contact avec leur médecin ordinaire ?

Les connaissances psychologiques deviendraient ainsi le couronnement des études médicales, comme elles le sont, ou devraient l'être, des études classiques. A l'exemple de nos grands ancêtres de France, je pense que la culture philosophique est la parure nécessaire d'un esprit et donne, à notre profession l'élévation et la noblesse dont elle ne saurait se passer sans déchoir. Je ne mets pas en doute l'utilité de la spécialisation, mais je crois, avec beaucoup de bons esprits, qu'elle ne peut donner tous ses fruits si elle n'est fécondée par la forte semence des idées géné-rales.

B. — Essai de doctrine philosophique

Je ne me suis pas borné à la seule description des troubles psychiques et à leur traitement, j'ai cru pouvoir dépasser le domaine des faits psycho-pathologiques pour aborder celui de la doctrine. Le mécanisme de la maladie nous, enseigne en effet le mécanisme de la vie. Si l'observation nous apprend l'existence d'un trouble fonctionnel cons-tant dans une espèce pathologique, nous avons le droit de conclure à l'existence physiologique de la fonction ainsi révélée par sa déformation. Les processus pathologiques atteignent des fonctions et non des mots. C'est pourquoi les facultés ou les catégories rationnelles apparaissent comme de pures entités verbales, puisqu'elles ne sont pas atteintes par la maladie. Il m'a semblé que, tout en restant dans les limites de la psychologie, on pouvait surprendre, par delà les troubles pathologiques, les mécanismes primitifs des fonctions psychologiques normales, mécanismes inter-médiaires entre le physique et le psychique. La maladie décompose mieux que nous les fonctions de l'esprit et permet, de saisir des éléments premiers, impossibles à découvrir, par la seule introspection. La connaissance de ces opéra-tions primitives m'a conduit progressivement à adopter sur l'origine des idées, sur les rapports entre l'esprit et le corps, sur l'organisation de la vie, un ensemble d'idées doctrinales, un système philosophique si l'on veut, mais fondé exclusivement sur l'observation psycho-pathologique et qui peut se résumer ainsi : *Expérimentalisme. Fonctionnalisme. Idéo-réalisme. Rapportisme. Conditionnisme.*

Je soumets cet essai à la critique des philosophes comme à celle des médecins. Je suis médecin et non philosophe et je n'ignore pas l'extrême difficulté de ma tâche. Cependant je connais, précisément à titre de neurologiste, tout l'intérêt du problème psychologique et l'utilité pratique des résultats que donnerait une connaissance exacte de l'esprit. La psychologie est en effet le commencement du tout, de la vie intérieure comme de la vie extérieure, de la logique comme de la morale. Les problèmes qu'elle soulève hantent les philosophes depuis qu'il y a des hommes et préoccupent à bon droit les médecins, en particulier les neurologistes et les psychiâtres.

On sait que les Sophistes, Grecs subtils, ont, les premiers, ramené la philosophie de la métaphysique des vieux Ioniens à l'étude de l'homme même. L'homme est la mesure de toutes choses, disait Protagoras. Socrate, à leur exemple, affirma que la première tâche de la philosophie est la connaissance de soi. La même préoccupation se rencontre chez la plupart des anciens, chez les scolastiques, chez les philosophes de toutes les écoles : Descartes, Bossuet, Leibnitz, Locke, Condillac, Kant, Maine de Biran, comme chez les philosophes actuels. Si les opinions diffèrent et souvent se contredisent il n'en faut pas accuser des hommes dont la sincérité est évidente, mais les méthodes qu'ils emploient. Certes, l'introspection et l'intuition ont donné des résultats considérables, mais l'évidence ne vient pas du jugement seul et d'une volonté libre, elle vient de l'expérience et de la soumission au fait. Seule, une méthode fondée sur l'expérience peut donner à la psychologie et au problème de l'origine des idées une base solide. La méthode psycho-pathologique, inaugurée par M. Th. Ribot avec la maîtrise que l'on sait, a fait peu à peu de la psychologie une science indépendante, dans la mesure du possible, des spéculations et des interprétations subjectives. Par une connaissance plus exacte de l'homme malade elle permettra de comprendre et d'éclaircir le mystère de l'homme normal, ce chaos dont a parlé Pascal : « Quelle chimère est-ce donc que l'homme ? Quelle nouveauté, quel monstre, quel chaos, quel sujet de contradiction !... Cloaque d'incertitude et d'erreur... Qui démêlera cet embrouillement[1] ? »

1. Ed. Havet. VIII, I, p. 141.

CHAPITRE II

LE MALENTENDU NEURASTHÉNIQUE

Tout le monde connaît cet état psychique très particulier, décrit depuis une trentaine d'années sous le nom d'*état mental neurasthénique*[1]. Fait de tristesse affective, de dépression intellectuelle, d'impuissance volontaire et d'émotivité, il a été copieusement exposé par de très nombreux auteurs et a servi de thème à des spéculations diverses et parfois contradictoires. Je n'apprendrai rien à personne en disant qu'on ne s'entend très bien ni sur sa définition, ni sur son étiologie, ni sur sa pathogénie, ni sur son diagnostic différentiel, ni sur son traitement.

Son domaine, déjà très vaste à l'origine et rapidement accru de tous les états frontières qui attendent un placement définitif, n'a pas tardé à devenir « le géant de la neuropathologie ». On l'attribuait tantôt à des causes psychiques, tantôt à des causes somatiques, et qu'il serait trop long de rappeler ici[2]. En thérapeutique, le désaccord n'était pas moins complet, et les médications plus nombreuses que les théories. On se demandait parfois : pourquoi des malades ayant même apparence fournissent-ils à des cliniciens également sincères des constatations opposées? Pourquoi les mêmes mots en passant de bouche en bouche se répètent-ils sans exprimer les mêmes idées? — Mais c'est une question collatérale et que nous n'avons pas à résoudre pour l'instant.

1. Cf. les descriptions de Beard, Huchard, Charcot, Bouveret, Levillain, Albert Mathieu, Déjerine, Dubois (de Berne), Dutil, M. de Fleury, Pitres, Régis, Vigouroux, Grasset, G. Ballet, Brissaud, Raymond, P. Janet, Hartenberg, P.-E. Lévy, H. Meige, Tastevin, Couchoud, etc.

2. Cf. *Les maladies de l'Energie*, 2ᵉ édition, p. 57 (F. Alcan, éditeur).

Peu à peu, cependant, on s'apercevait qu'il était nécessaire de distinguer plus soigneusement les différents états compris sous la dénomination trop générale d'état mental neurasthénique. Un désir de clarté poussait les neurologistes à tenter un travail de délimitation. Tout d'abord on éliminait du cadre neurasthénique — au moins en théorie — : les états de *psychoses* primitives ou symptomatiques : psychoses périodiques, mélancolie, anxiété, hypochondrie, états divers de dégénérescence ; les états proprement *mentaux* qui présentent, au début, des signes neurasthéniques : démence précoce, paralysie générale, etc. ; les états *organiques* ; ramollissement, scléroses diverses, états post-hémiplégiques ; etc. Éliminations précieuses et qui rétrécissaient peu à peu le champ de la neurasthénie. Cependant le champ, même diminué, demeurait encore trop vaste. Quand on parle de neurasthénie on se demande toujours avec inquiétude de quelle neurasthénie il s'agit : La neurasthénie maladie émotive, ou maladie de la raison ; la neurasthénie-épuisement ou la neurasthénie-intoxication, la neurasthénie psychique ou la neurasthénie somatique ? Entre tant d'opinions diverses et si autorisées, que pouvaient penser les malades et décider les praticiens ? Mais le travail de filtration continuait lentement et, peu à peu, quelques opinions tendaient à devenir prédominantes. J'ai trop longuement exposé ailleurs l'histoire de la question pour y revenir encore. Je me bornerai à exposer les grands courants d'opinions de l'heure actuelle.

Du point de vue psycho-pathologique on tend à diviser en deux groupes principaux ce que l'on entendait primitivement par état mental neurasthénique :

L'état mental *asthénique* ou *neurasthénique*, avec dépression intellectuelle, tristesse, impuissance volontaire, inquiétude, irritabilité. émotivité ; parfois doutes, scrupules, phobies, mais secondaires et greffés sur la dépression primitive ; cet état psychique accompagné d'un état physique de dépression générale du système nerveux et de faiblesse irritable, avec céphalée, amyosthénie, etc.

L'état mental *psychasthénique*, le plus souvent congénital, avec signes psychiques prédominants : obsessions, phobies, impulsions ; agitations forcées (mentales, émotionnelles, motrices) ; sentiments d'incomplétude, etc. Psychasthénie de P. Janet.

Du point de vue pathogénique, deux écoles principales existent, nettement tranchées, avec, toutefois, des opinions intermédiaires :

L'école *psychique* : la neurasthénie est une maladie de l'esprit, un état de pusillanimité naturelle, de faiblesse de jugement ; état primaire qui entraîne à sa suite les accidents de fatigabilité, d'émotivité, de crainte et d'indécision et que seule peut guérir une rééducation morale de l'esprit (Dubois, de Berne) ; ou une maladie de l'esprit encore, mais déterminée essentiellement, même exclusivement, par l'émotion (Déjerine).

L'école *somatique* : l'état mental neurasthénique est surtout la conscience du mauvais fonctionnement de l'organisme ; reflet ou concomitance, cet état est primitivement physique et secondairement psychique, ou, à la fois, physique et psychique (Raymond, Pitres, Ballet, etc.)

Mais il faut signaler une troisième opinion, plus récente, *à la fois psychique et somatique* : il existe une asthénie générale, primitive, essentielle, syndrome constitutionnel, mais d'origines diverses ; elle se traduit : par des symptômes *physiques* : une fatigabilité rapide, facile et excessive, qui n'est pas modifiée par le repos et qui s'accompagne d'une incapacité particulière d'entraînement que j'ai décrite sous le nom d'aphorie : incapacité de s'entraîner au delà d'un certain cran de dépenses, toujours le même pour le sujet, — insuffisance des pouvoirs physiques ; par des symptômes *psychiques* : diminution des fonctions psychiques, en quantité plutôt qu'en qualité, et pour l'adaptation à la réalité plutôt que pour le travail psychique intérieur et solitaire : insuffisance des pouvoirs psychiques. Cet état est particulièrement favorable au développement de ce qu'on appelle la neurasthénie (tristesse affective, impotence volontaire, affaiblissement intellectuel), mais il ne se confond pas avec elle. Si beaucoup d'asthéniques tombent dans la neurasthénie, ils en sortent, et la plupart d'entre eux ne sont pas neurasthéniques, au sens banal du mot.

J'ai décrit cet état en 1907 sous le nom d'*asthénie primitive essentielle* par *insuffisance*[1]. Sous une forme différente, mais avec des idées sensiblement analogues dans le fond, il me semble, cet état avait été déjà décrit, en 1905, par M. Paul Londe sous le nom d'*asthénie constitutionnelle*[2]. En 1911, M. J. Tastevin, puis M. Couchoud, reprenant les traditions des aliénistes Esquirol et Brachet qui avaient essayé d'isoler un état d'asthénie, envisagé surtout au point de vue psychiatrique, et unissant ces travaux à ceux des contemporains, décrivent à leur tour un syndrome « asthénie primitive » caractérisé par l'affaiblissement musculaire général et le ralentissement psychique général[3]. J'avais attribué cette asthénie à des troubles dans la production de l'énergie, provoqués par le désordre d'une fonction énergétique ou sthénogène; M. J. Tastevin l'attribue à « une insuffisante production d'influx nerveux », cet influx tirant son origine d'une « fonction névrosthénique ». Ces termes ne sont pas, il me semble, sans quelque analogie, et cette thèse paraît assez voisine de celle que j'avais émise moi-même quelques années auparavant. Toutefois ce syndrome, tel qu'il est décrit par MM. Tastevin et Couchoud, m'apparaît plutôt comme une asthénie symptomatique d'une maladie somatique psychopathique. Sans contredit, il existe un état d'asthénie primitive constitutionnelle, maladie de la fonction énergétique, mais cet état doit être distingué des états psycho-pathologiques, et des états psychopathiques, maladies somatiques. Le syndrome asthénie-manie, qui mélange des espèces pathologiques différentes, est passible des reproches que j'adresse à la neurasthénie et à la psychasthénie.

Comme le montre ce bref exposé, si les théories se précisent et se resserrent, l'opinion médicale est loin d'être unanime. Pour quelles raisons ? — Si tant de médecins également instruits et sincères s'entendent si peu, cela

1. *Les maladies de l'Energie*, 2ᵉ édition (F. Alcan), p. 284.
2. P. Londe, *Sem. méd.*, 5 avril 1907. *Rev. de méd.*, 1907, n. 11.
3. Tastevin. *L'asthénie post-douloureuse, Ann. méd. psych.*, 1907. Couchoud, *L'asthénie primitive*. Th. Paris, 1911 (F. Alcan).

tient à ce qu'ils disputent sur des mots mal faits, auxquels ils donnent des significations doctrinales contradictoires, et sur des entités morbides qui ne correspondent à aucune réalité. Les psycho-névroses actuelles assemblent, sous forme d'entités, des faits empruntés à des espèces pathologiques différentes et juxtaposées par un artifice de l'imagination ou par la puissance des mots; mais ce ne sont pas des espèces précises, fondées sur des troubles de fonctions, d'éléments ou d'appareils physiologiques bien déterminés. Il serait injuste de méconnaître le rôle utile qu'elles ont joué dans l'histoire de la psycho-pathologie. En isolant du vieux cadre des névroses des états pathologiques d'origine psychique, on ouvrait, à côté de la psychiâtrie, une voie nécessaire. En même temps, on attribuait justement à la neuro-pathologie tous les états caractérisés par des troubles des éléments anatomo-pathologiques (épilepsie, chorée, éclampsie, goître exopthalmique, etc.) ce qui a permis de les rendre à leurs familles légitimes. Le seul moyen d'apporter de la clarté à la psycho-pathologie et d'établir l'entente parmi les médecins, c'est de dissocier ce qui reste du groupe artificiel des psycho-névroses : attribuer aux familles psycho-pathologiques les états psycho-pathologiques, aux familles énergéto-pathologiques les états dysthéniques; aux familles physio-pathologiques les états névropathiques ou somatiques; aux familles psychiâtriques les états psychiâtriques. On groupe ainsi les phénomènes obéissant aux mêmes lois et on les fait rentrer dans leurs cadres naturels. Montrer ensuite leurs rapports est l'œuvre du clinicien. Les psychiâtres n'agissent pas autrement et ils sont dans la vérité.

L'origine du malentendu neurasthénique est là, dans cette erreur de méthode et d'observation, dans la méconnaissance des fonctions énergétiques et psychiques, et enfin dans la croyance persistante à l'existence des entités.

On peut faire les mêmes réflexions à propos de la psychasthénie.

Certes, la description de ce syndrome a réalisé un grand

progrès, mais elle n'a pas satisfait tout le monde. « C'est détourner fâcheusement, à notre sens, dit M. Ballet, le mot de la signification courante qu'il a prise ; il sert à désigner la fatigue mentale, l'impuissance au travail des simples neurasthéniques. Il ne dit pas assez pour dénommer les grands insuffisants que Janet a eus en vue [1]. » Tout en reconnaissant « l'étonnante originalité » des travaux de M. Janet, M. Pitres trouve aussi que le mot ne représente pas très bien l'idée. Et M. Dubois (de Berne) craint que, « plus encore que la neurasthénie, la psychasthénie ne devienne le géant de la neurologie et de la psychiatrie... Mais attendons les remaniements ultérieurs » [2]. La psychasthénie assemble en effet sous le même vocable des états de simple diminution des fonctions psychiques et des états de délire partiel, des obsédés simples et des obsédés par conceptions absurdes. Peut-on admettre dans un même groupe des malades aussi différents? Toutefois, si l'on peut faire ce léger reproche à la classification de M. Pierre Janet, il faut tenir pour précieuse sa conception générale des troubles fonctionnels fondés sur la baisse de la « tension psychologique » et de la « fonction du réel ». On sait les clartés apportées à la psychologie tout entière et en particulier à la thèse constructive par ses lumineux travaux. On peut disputer sur les mots et interpréter de façons différentes les mécanismes psychologiques — comme je l'ai fait moi-même dans cet ouvrage, — on doit reconnaître le rôle capital qu'il a joué, après M. Th. Ribot, dans les progrès de la psycho-pathologie.

1. G. Ballet. *L'Hygiène du Neurasthénique.*
2. C. R. du Congrès de Genève, 1908, p. 122.

PREMIÈRE PARTIE

PSYCHO-PATHOLOGIE

L'ADAPTATION ET L'EXPÉRIENCE

J'ai étudié tous les états névropathiques et psycho-pathologiques, quelles que soient leurs étiquettes actuelles : névroses, psycho-névroses, neurasthénie, hystérie, psychoses, états de dégénérescence ou de déséquilibre. Cependant j'ai plus particulièrement observé les états psychiques conditionnés par les asthénies en général et particulièrement l'asthénie primitive, essentielle, par insuffisance constitutionnelle ou idiopathique, ou état de méiopragie fonctionnelle. C'est pourquoi j'ai employé le plus souvent le terme asthénie psychique, qui est impropre, mais désigne les sujets qui ont servi surtout à mes études.

La *méthode* employée est la méthode *psycho-pathologique*. Inaugurée par M. Th. Ribot avec une admirable maîtrise, elle consiste « à unir la médecine à la psychologie, à tirer de la psychologie tous les éclaircissements qu'elle peut apporter pour la classification et l'interprétation des faits que nous présente la pathologie mentale et, réciproquement, à chercher dans les altérations morbides de l'esprit des observations et des expériences naturelles qui permettent d'analyser la pensée humaine » (P. Janet).

Elle n'est autre chose d'ailleurs que l'application à la psychologie de la méthode de Claude Bernard. « En étudiant attentivement le mécanisme de la mort... le physiologiste s'instruit par voie indirecte sur le mécanisme de la vie. » Taine a exprimé la même pensée en une phrase bien connue : « Il faut voir l'horloge dérangée pour distinguer les contrepoids et les rouages que nous ne remarquons

pas quand l'horloge va bien. » La maladie décompose en
effet mieux que nous les fonctions normales de l'esprit et
nous permet de saisir des mécanismes impossibles à découvrir par la seule introspection ou par l'intuition.

La méthode psycho-pathologique n'est pas sans défauts
et l'on serait surpris qu'il en fût autrement.

On dit parfois qu'elle est un simple retour à l'introspection, une introspection comparée. Elle exige en effet une
introspection première, celle du malade, mais dirigée par le
médecin, et une seconde introspection, celle du médecin.
« Étant donné le témoignage de la conscience de ce malade,
étant donné aussi le témoignage de ma conscience, quelle
différence y a-t-il entre lui et moi et quelles sont les différences simultanées ? »[1] Elle serait donc trop subjective
et passible des reproches adressés par les psycho-patho-
logues eux-mêmes aux philosophes de l'introspection.
L'aventure, si elle était exacte, serait piquante et propre
à décourager les chercheurs. Mais ces objections, un peu
subtiles, ne diminuent pas la valeur de la méthode, qui a
donné les résultats que l'on connaît et fait la moindre part
au subjectivisme de l'observateur.

Dans quel ordre et sous quelle forme convient-il de
décrire les troubles psychologiques des asthéniques ? Voici
le fait général d'observation qui m'a servi de guide :

L'homme n'est pas un être isolé dans les milieux biologiques ou sociaux, occupant une place à part dans l'univers et tirant de son propre fonds toute son activité d'esprit
sous forme de catégories, entités psychologiques, facultés
ou états. Les recherches des philosophes de toutes les
écoles, de Ribot comme de Bergson et de James, ont eu
pour conclusion de rattacher l'activité psychologique a l'activité biologique et de considérer la conscience psychologique comme « une donnée de l'expérience, une fonction » (W. James), qui s'explique comme la vie biologique, sans se confondre avec elle. La vie de l'esprit

---

1. G. Rageot. *Les Savants et la Philosophie*, p. 139, etc. (F. Alcan).

doit donc être étudiée par rapport aux milieux et non comme une vie spontanée ; elle est relation, rapport, expérience. L'homme, placé dans certains milieux physiques ou sociaux, reçoit des excitations et construit des relations qui sont des *expériences*, témoins de son activité nerveuse, résultats des rencontres entre l'excitant, ou objet, et le système nerveux, ou sujet, des possibilités qui en découlent et des réussites plus ou moins heureuses de ces rencontres. Expériences constantes qui sont la vie de son esprit et la base de toute pensée, car il n'y aurait pas de pensée s'il n'y avait relation. J'expliquerai plus loin ces mécanismes. Je me borne pour l'instant à signaler le fait : *L'activité psychologique consiste en expériences incessantes entre l'excitant-objet et le système nerveux, et ces expériences sont nécessitées par l'adaptation de l'homme aux milieux.*

L'adaptation est donc la condition capitale qui domine la vie psychique comme la vie biologique. Il faut s'adapter, c'est-à-dire s'équilibrer avec les milieux. Sinon, c'est la maladie ou la mort. « Les manifestations vitales, disait Claude Bernard, résultent d'un conflit entre deux facteurs : la substance organique vivante et le milieu, c'est-à-dire les facteurs externes se modifiant à tout moment. » L'adaptation est un système d'échanges entre un individu et son milieu. Il en résulte des expériences constantes et une dépense continue de pouvoir psycho-physique. Si le milieu varie, l'adaptation n'existe plus, les échanges doivent être renouvelés, et la dépense psycho-physique augmente en se renouvelant. La vie psychique, comme la vie biologique, est une expérience qui ne s'arrête jamais ; elle ne s'arrête, ou plutôt elle ne se limite, que si l'individu se confine dans un milieu invariable. C'est ce qui explique par exemple l'origine instinctive de l'habitude, de l'isolement et de l'ascétisme.

Toute expérience aboutit soit à une équilibration des milieux en présence, soit à une déséquilibration. L'adaptation est produite lorsqu'il y a organisation, unité, bon fonctionnement, augmentation du rendement fonctionnel. Il y a inadaptation lorsqu'il y a déséquilibre, désorganisation, diminution du rendement fonctionnel. En un mot, et selon la formule de Gœthe : « Vivre, c'est s'adapter ». (Faust a trouvé l'adaptation — et le bonheur — en desséchant des marais). Et s'adapter c'est faire des expériences bien équilibrées, c'est construire des relations avec le réel, et, comme nous le verrons plus loin, cela revient à organiser le réel, car le réel-objectif devient toujours le réel-subjectif. A propos des Tendances, nous essaierons d'expliquer le mécanisme de l'Adaptation. Disons seulement que l'adaptation psychique, ou système d'échanges, aboutit à deux grandes classes générales d'expériences :

1° *Expériences internes*, ou ensemble de relations entre les *excitants-objets*, quels qu'ils soient, et le *sujet*, s'accompagnant, comme toutes les expériences, de phénomènes réactionnels produits par les influences réciproques des éléments en contact et qui sont les *opérations* ou *fonctions psychiques*, créées à chaque instant par la rencontre de l'objet et du sujet ; — elles comprennent les facultés rationnelles connues sous les noms de sensibilité, intelligence et volonté, et constituent l'*activité psychologique*.

2° *Expériences externes*, ou ensemble des relations entre les états psychiques créés par l'expérience interne et les *milieux sociaux*, réactions produites par l'adaptation de l'interne à l'externe, de l'esprit au milieu social. Elles comprennent les opérations de *logique*, ou art d'appliquer les états psychiques à la vie sociale, et constituent l'*activité logique*.

Les expériences internes et les expériences externes représentent les deux aspects de l'adaptation de l'être vivant et sont le fonds créateur de toutes les fonctions ou expériences primitives et, par conséquent, des facultés rationnelles : sentiment, intelligence, volonté, logique, morale. C'est dans cet ordre, et sous ces deux vocables, que nous étudierons les états psychiques et leurs troubles asthéniques. Nous décrirons ensuite la *conscience* psychologique, résumé verbal de toutes les opérations psychiques, complication de la vie biologique, déformation subjective de l'excitant-objet, et la *Personnalité*, résumé de l'unité psychologique.

La *Doctrine expérimentale*, la seule que l'observation

clinique puisse admettre, ne sous-entend dans mon esprit aucune, des étiquettes prétentieuses et surannées, matérialisme ou spiritualisme, qui ont si longtemps encombré la Philosophie. Elle reste dans le domaine qui est le sien, celui de l'expérience pure, sans préjuger de l'origine première de la pensée, c'est-à-dire du passage de l'objectif au subjectif, de l'excitation physique à la pensée psychique, problème fondamental dont la découverte donnerait la solution de tout l'inconnu, mais problème inexpliqué et qui demeurera longtemps encore dans le domaine métaphysique. *L'expérimentalisme idéo-réaliste*, tel que nous l'exposerons plus loin, est, comme le *Conditionnisme*, une doctrine de travail (voy. *la Doctrine*, chap. ɪ, p. 419).

PREMIÈRE SECTION

EXPÉRIENCES INTERNES

Sous ce titre, nous étudierons les troubles des expériences connues sous les noms d'*intelligence*, *sensibilité* et *volonté*. Mais, ici, on voudra bien me permettre encore une digression, afin de préciser la façon dont on doit entendre ces trois groupes psychiques.

Nous avons dit plus haut que ces trois groupes ne représentent pas des entités toutes-puissantes et des pouvoirs permanents, mais des ensembles de phénomènes psychologiques, apparaissant ensemble, variant dans des proportions semblables et fixés par la tradition verbale. En effet, la maladie qui reste, ici comme partout, le meilleur procédé d'analyse et qui, sans respect pour les formules rationnelles, coupe les liens fragiles retenant en gerbes verbales les éléments fonctionnels, nous permet de découvrir, sous l'apparence des mots, la réalité des fonctions et leur origine réelle. L'analyse psycho-pathologique nous montrera qu'il n'y a pas de maladies fonctionnelles des états affectifs, intellectuels ou volontaires, mais des troubles des fonctions et des conditionnements servant à établir ces états verbaux. Très sûrement, ces états ne sont pas les phénomènes psychologiques primitifs. Les seules réalités, par conséquent les seules fonctions psychiques, sont évidemment celles que la maladie atteint, car la maladie est un processus réel qui peut bien toucher des réalités mais non des mots. L'expérience nous le démontrera au cours des pages qui vont suivre.

Grâce à la méthode psycho-pathologique, nous constaterons que ces trois groupements sont formés par les mêmes conditionnements et les mêmes opérations et diffé-

renciés seulement, du point de vue objectif, par la nature
de l'excitant-objet qui préside à leur formation, du point
de vue subjectif, par la nature des éléments qui servent à
la construction des rapports. Les états affectifs paraissent
être construits avec des excitants intéressant surtout le
sujet ; les états intellectuels avec des excitants se rappor-
tant plutôt à l'objet. Mais les opérations fondamentales
psycho-physiques sont toujours les mêmes, quel que soit
l'excitant-objet qui en est le prétexte, et quelle que soit
l'étiquette dont on revête cette opération.

Dans ces conditions, je comprends mal les discussions
d'École sur la priorité des états affectifs ou des états intellectuels, leur séparation radicale ou leur mélange et leur
puissance respective. Cependant la puissance d'objectiva-
tion des mots est telle que l'on dispute sur ces mots sans
se demander s'ils correspondent à des fonctions. Ainsi les
uns établissent une cloison étanche entre le domaine affectif
et volontaire, d'une part, et le domaine intellectuel, d'autre
part. Pour les uns, la vie affective conditionnerait toujours la vie intellectuelle, tandis que pour les intellectualistes
de l'école de Herbart ce serait le contraire. Pour d'autres,
et ils se rapprochent plutôt de la réalité, il n'y a entre ces
deux états qu'une différence de degrés non de nature ; il
y a unité entre sentir, penser et mouvoir[1]. « Une idée, dit
Alfred Fouillée, n'est pas un pur concept abstrait, elle agit
en éveillant les forces affectives et en stimulant des mouvements ; la vie intellectuelle est en germe dans la vie affective, elle n'est donc pas, comme le prétendent les dualistes,
un phénomène surajouté, indépendant. » Et Hoffding : « Un
état intellectuel est un état où prédominent les éléments
intellectuels, mais où existent en même temps des éléments
affectifs et volontaires. Une pensée pure, dénuée de tout
sentiment, n'existe pas. Un état de sentiment est un état
où prédominent les éléments affectifs mais unis à des idées
et à des volontés. Il en est de même dans les états de
volonté. » — « La vie de notre esprit, dit Bergson, est faite
d'une série d'états qui se pénètrent et ne se distinguent que

1. Cf. Les travaux de Ribot, Fouillée, Bergson, W. James, Hoffding,
Janet, etc.

par l'habitude du langage. » — « Il n'y a pas d'atomisme mental, affirme W. James : pensées et sentiments sont au même titre des états de conscience et appartiennent à ces « coulées de conscience » qui sont des réalités conscientielles secondaires, déjà construites et non plus immédiatement « données », et qu'on ne saurait sortir du courant de vie où elles évoluent sans qu'elles se dessèchent et meurent »[1]. — « Il n'est pas du tout prouvé, dit Pierre Janet, que les phénomènes psychologiques élémentaires soient des sentiments, des émotions, des pensées, des volontés. Beaucoup de difficultés que présente la Psychologie, ajoute-t-il, sont créées par le langage. » C'est le bon sens même.

Comme c'est l'usage, ces discussions reposent sur un malentendu verbal. Elles cesseront, je crois, dès qu'on aura fait la distinction entre des fonctions de la psychologie expérimentale et les facultés verbales de la psychologie rationnelle, simples étiquettes recouvrant des conditionnements et des fonctions toujours les mêmes et qui diffèrent seulement par la nature de l'excitant. Sans doute, il existe une hiérarchie des états psychiques, mais elle n'est pas entre les états affectifs et intellectuels, elle est entre les modes divers des fonctions psychiques qui servent à les constituer. Nous donnerons plus loin cette hiérarchie. Au commencement, sont les tendances internes et externes. Leur priorité n'est pas douteuse et leur force est indiscutable. Mais s'il y a des tendances motrices, dites affectives, il existe aussi des tendances motrices, dites intellectuelles, qui sont aussi fortes et, chez certains sujets, plus fortes que les tendances, dites affectives. La force dominante n'est pas dans l'affectivité ou l'intellectualité — mots —, elle est dans le rapport formé par l'excitant objectif et l'élément subjectif, intéressé ou désintéressé, qui assure le mieux l'équilibre nécessaire à l'expérience psychique, individuelle et momentanée, c'est-à-dire l'équilibre des systèmes de relations entre les phénomènes du donné et les phénomènes provoqués dans le sujet par le donné et qui constituent la création conscientielle du sujet et du

1. William James. *Précis de Psychologie*, Trad. Baudin et Bertier. Préface, p. VIII.

moment. Le pouvoir moteur d'une idée désintéressée n'est pas inférieure au pouvoir moteur d'un état affectif, si intéressé qu'il soit. Les besoins proprement intellectuels sont, chez certains êtres, plus puissants que les besoins affectifs. Les tendances à la spéculation philosophique sont évidemment, chez des hommes comme Kant et Spencer, plus fortes que tout, et Thaïs n'aurait pu détourner Kant d'un rêve métaphysique. Le devoir, la vertu, l'honneur, le sacrifice, le dévouement, l'oubli de soi et bien d'autres idées objectives et désintéressées sont des motifs d'action d'une puissance totale, chez certains êtres et à certains moments. La rumination chez un obsédé, si douloureuse et si inutile qu'elle soit, est plus forte que tous les états affectifs, si nobles, si hauts, si utiles, si agréables qu'ils puissent être. Ces querelles sont sans issue puisqu'elles sont verbales. Et elles n'ont pas d'objet si, du point de vue de l'expérience psychologique, qui est le vrai, on recherche les excitants, les conditionnements et les fonctions intervenant comme dominantes dans chaque état, affectif ou intellectuel, et assurant l'équilibre adaptatif nécessaire à l'assimilation psychique du moment. Il n'y a pas d'antériorité affective ou intellectuelle, puisque ce sont là des artifices de langage, des mots synthétisant des opérations et des fonctions ; il y a des conditionnements primitifs ou secondaires et des fonctions primitives ou secondaires.

Cependant, si ces groupes verbaux ne correspondent pas à des réalités fonctionnelles, s'ils ne sont ni des entités-facultés douées d'un pouvoir métaphysique, ni des entités-fonctions blotties dans des circonvolutions cérébrales (rationalisme matérialiste), ou vivant d'une existence verbale (rationalisme vague des encyclopédistes), s'ils ont été édifiés de toutes pièces et lentement par le verbalisme philosophique, ils représentent du moins des habitudes psychologiques bien connues, comprises de tous et justifiées par les nécessités du langage. Si, selon le mot de W. James, il n'y a pas d'atomisme psychique, il existe un atomisme verbal qui traduit l'effort de l'homme vers l'explication de l'univers et la classification des phénomènes dont il ignore encore les causes profondes. Ces trois mots expriment des groupements, artificiels sans doute, dénués de bases psycho-physiques, on le sait, mais groupements formés par le langage pour traduire certains états psychologiques synthétisés par des expériences humaines millénaires, façonnés par l'adaptation et témoignant des progrès du langage civilisé sur les balbutiements des peuples primitifs. Ils expriment enfin la tendance à l'unité et, comme les mots personne et âme qui achèvent l'œuvre d'unité psychique sans toutefois représenter une réalité anatomique ou physiologique, ils doivent être retenus, car ils sont devenus nécessaires au langage comme à la pensée.

Après avoir essayé de montrer par l'analyse leur inexistence psycho-physique, nous avions le devoir d'expliquer leur existence verbale et l'utilité de leur conservation pour le langage. Pour toutes ces raisons, nous conserverons les mots et cette classification générale, non sans faire remarquer son insuffisance et en la modifiant quelque peu.

Je décrirai en premier lieu les *Opérations intellectuelles*. On pourrait aussi bien commencer par les *opérations psycho-motrices* qui sont parfois, et souvent, antérieures (tendances) aux états dits intellectuels, ou par les états de sensibilité affective. Mais il faut bien commencer par quelque chose. La vérité probable est que la nature n'apporte pas dans les opérations psychologiques le souci de catégorisation qui obsède la philosophie rationnelle. Et, sans doute, tout se tient.

CHAPITRE PREMIER

OPÉRATIONS INTELLECTUELLES

Une opération psychologique a pour but de recevoir les excitants, de les élaborer pour les assimiler et en construire ce que l'on appelle une pensée, qui est nécessairement une relation entre l'excitant-objet et le sujet ou son organisation nerveuse, quels que soient les excitants objectifs.

L'observation que voici est un exemple assez représentatif de l'état d'esprit asthénique. Au seuil de cette étude, elle permettra de saisir les traits multiples qui caractérisent les troubles psychiques des asthéniques.

Bar., qui est un prédisposé constitutionnel, un méiopragique, devient asthénique à trente-cinq, ans par surmenages multipliés. Aprosexie intense, désagrégation de la conscience, automatisme, dédoublement de la mémoire, affaiblissement de l'inhibition et des synthèses et, en même temps, amyosthénie considérable. Il est incapable de lire, de causer, de marcher, de vivre en société, de jouer un rôle social quelconque. Les opérations psychologiques primitives et les opérations secondaires sont aussi affaiblies que possible. Si la compréhension était corrélative du pouvoir d'attention, comme le disait Helvétius, ou du pouvoir moteur, ou de la volonté, Bar. serait devenu un parfait imbécile. Il n'en est rien. Bar. est incapable de faire un travail long et difficile, mais il connaît, perçoit, comprend, conçoit comment il faut le faire et peut l'indiquer aux autres. Les perceptions extérieures qui ont pour but la reconnaissance des objets, sont précises. Pas d'agnosie d'aucune espèce, ni visuelle, ni auditive, ni tactile. Mais s'il reconnaît très bien, il lui semble, par exemple, quand il est plus fatigué, ou plus ému, ou intoxiqué (par l'antipyrine un jour), qu'il voit les choses à travers un brouillard. C'est là une expression fréquente chez les asthéniques et la plupart des névropathes et particulièrement chez les obsédés, les scrupuleux, et les mélancoliques. En outre, les objets lui paraissent parfois étranges ; non que leur forme semble modifiée, comme à certains parapsychiques, mais parce qu'ils semblent nouveaux, pas vus depuis longtemps, ou pas sous cette forme. Au retour d'une absence qui avait duré un an, Bar., trouva son logement singulier,

nouveau. « Ce rouge est plus rouge qu'avant, disait-il ; et cet objet ?
il est donc à moi ? » Trouble de mémoire en même temps que trouble
de perception par insuffisance de fixation, d'achèvement des constructions psychiques, trouble de l'activité psychique. — Dans d'autres cas
les objets paraissent plus petits qu'ils ne sont. Chaque fois qu'il prend
de l'antipyrine, même à petite dose, il éprouve cette sensation singulière : Debout, près d'une table, il lui semble qu'il est très grand et
que la table est à une grande distance de son visage. Illusion, non pas
visuelle ; mais erreur, trouble de l'activité psychique. L'homme est
décidément la mesure des choses, me confiait-il, à la façon de Protagoras, d'Abdère.

Plus encore que la perception extérieure, les perceptions internes
sont très souvent erronées. Bar... se connaît fort mal. Il a par moments
des sensations de force qu'il croit durables et il entreprend plus qu'il
ne peut ; ou, au contraire, il se croit incapable d'agir et se terre dans
un coin, alors que la vérité est dans une plus juste appréciation des
réalités. Tantôt il va trop loin et tantôt pas assez, et dans tous les
domaines : physique, intellectuel, affectif, volontaire, social. Il ignore
ses limites et connaît mal ses pouvoirs, sans cesser pourtant de s'analyser, mais il analyse ses tares, ses hésitations, ses doutes, ses craintes
et ne sait ni les rattacher à une cause générale, ni les discipliner.
Aussi ses erreurs sociales ont-elles été nombreuses, jusqu'au jour où,
en possession d'une doctrine et d'une méthode, il sut se connaître et
s'adapter, secret de toute vie harmonieuse. Sa compréhension est
lente, mais elle s'exécute quand même. Pourvu qu'on laisse à son cerveau un temps suffisant, il arrive à très bien comparer et comprendre.
Ce qui est diminué, c'est la force cérébrale utilisable, l'activité intellectuelle, ce n'est pas la pensée comparaison. Les jugements sont
sains, justes quand ils sont impersonnels, et marqués au coin de la
sagesse. Inexacts, par contre, lorsque sa personne intervient dans
l'affaire et qu'une émotion se met de la partie. Ses idées générales
sont abondantes, plutôt trop et un peu vagues, un peu trop générales,
tandis que les idées concrètes, plus rares, sont imprécises et, d'ailleurs,
ne l'intéressent guère, comme tout ce qui est réel. Son imagination
le porte plutôt au rêve, à la chimère, à l'impossible. Cependant, si une
circonstance impérieuse le contraint à prendre contact avec la réalité, comparaison, compréhension, jugement, rapports, en un mot —
sont sains. La notion de personnalité fut elle-même longtemps troublée. Devenu asthénique à la suite de surmenages multiples et de
chocs émotifs répétés, il eut un jour un choc émotif intense, à la suite
duquel il éprouva de la désagrégation. Il avait deux moi : l'un, antérieur au gros choc émotif et qui avait disparu totalement, pour reparaître brusquement et très rarement, dans des « instants clairs », à
la suite d'un bon sommeil ou d'un bon repos ; l'autre, postérieur au
choc, occupait tout le champ de la conscience. Peu à peu, ces deux
Moi se mélangèrent pour en former un nouveau, où le premier tint
la plus grande place, tandis que le second — le pathologique — s'es-
tompait de plus en plus dans la pénombre. Peu à peu, Bar. retrouva
ses forces physiques et psychiques. Grâce à une méthode et à une discipline précises il récupéra, avec ses fonctions psychiques, ses pouvoirs logiques d'adaptation. Et il reprit sa place dans la mêlée sociale,
— tout en restant prédisposé, mais mieux armé par l'expérience.

Cette observation présente en raccourci la plupart des troubles psychiques déterminés par l'asthénie et aussi par les chocs émotifs. Étudions maintenant ces désordres en détail, en commençant par les opérations les plus élémentaires de l'esprit.

ARTICLE PREMIER

Sensations. — Images. — Représentations.

Dans le chapitre consacré à l'étude des opérations affectives, nous exposerons l'état des sensibilités sensitive, sensorielle, kinesthésique, etc. C'est de la sensation, en tant que *connaissance d'objet*, que je voudrais dire ici quelques mots.

Elle est en effet le phénomène primitif de l'esprit, l'opération élémentaire par laquelle le sujet entre en relation avec l'objet pour l'assimiler et construire avec lui ce rapport qui est la connaissance de l'objet et, par conséquent, la pensée. Cette opération comporte trois phénomènes : le phénomène *physique* ou excitant; le phénomène *physiologique*, modification produite dans le système nerveux par l'excitant; le phénomène *psychique*, opération qui transforme l'excitant en objet de connaissance.

Comment se produit cette transformation du physique en psychique ? Comment un excitant physique peut-il, à travers les transformations physiologiques, devenir un phénomène psychique, c'est-à-dire un état de pensée ? Nous l'ignorons. J'ai déjà dit, et je le dirai encore, que ce fameux passage est un phénomène inexplicable dans l'état actuel de nos connaissances.

Mais si le passage, si le phénomène crucial de la sensation nous demeure inconnu, nous pouvons, je crois, et par l'observation pathologique, saisir les opérations qui accompagnent le passage et qui paraissent être intermédiaires entre l'excitant physique et les opérations que l'on appelle facultés rationnelles : intelligence, sentiment et volonté. J'ai cru pouvoir trouver ces opérations dans les troubles psychologiques des hystériques et des asthéniques. En effet, la tare fondamentale et constante des opérations psychiques asthéniques est une diminution du pouvoir de *construire* — avec les phénomènes *physiologiques* subjectifs, ou modifications produites dans le système nerveux par l'excitant — les pensées ou *opérations psychologiques* quelles qu'elles soient, depuis les plus primitives (sensation) jusqu'aux plus élevées (jugement), en adaptation complète et achevée avec le réel.

La tare fondamentale et constante des opérations psychiques *hystériques* est la diminution ou la suppression du pouvoir de *recevoir*, — grâce aux phénomènes physiologiques produits dans le système nerveux par l'excitant — l'impression consciente de l'excitant quel qu'il soit (physique ou psychique, externe ou interne), destinée ensuite à construire les pensées ou opérations psychologiques en adaptation avec le réel.

Les troubles psycho-pathologiques de ces deux espèces pathologiques sont donc constitués à la fois par des troubles physiologiques et par des troubles proprement psychiques, mais strictement liés les uns aux autres. Ce lien démontre, avec l'union indivisible de l'esprit et du corps, l'existence de fonctions primaires, intermédiaires entre le physique et le rationnel et à la fois physiques et psychiques. Je les ai nommées : *fonction constructive et fonction réceptive*, et j'essaierai de justifier plus loin leur existence (voy. p. 426).

Je me borne à dire pour l'instant que chez l'asthénique le trouble constant des sensations les plus primitives d'ordre intellectuel est un *trouble constructif*. Les choses se passent comme si les activités *physiologiques*, intermédiaires entre l'excitant physique et l'opération proprement psychique, étaient insuffisantes à bâtir les opérations nécessaires à l'assimilation de l'excitant, donc à la construction du rapport qui fait de l'excitant un objet de connaissance ; comme si, enfin, dans l'ensemble des opérations qui rendent l'excitant connu et conscient et constituent une sensation, la fonction *psychologique* la plus difficile, la plus rapidement troublée ou épuisée, était celle qui consiste à *construire* la relation ou rapport nécessaire pour établir la sensation ou la connaissance — expérience primitive.

Il m'a semblé inutile d'étudier ici toutes les sensations, puisque la sensation ou assimilation psychique de l'excitant est au fond de toutes les opérations ou expériences psychologiques, et puisque toute opération psychique se ramène, sous des noms divers créés par les philosophes, à ce phénomène simple qui est la construction d'un rapport entre un excitant et un sujet avec les matériaux fournis par la fonction réceptive. Mais on peut déjà retenir que la sensation ne présente un caractère individuel et n'existe que par l'intermédiaire de la fonction psychophysique primitive d'ordre dynamique. Sans elle, il n'y a pas de sensation. La réalité est donc dans l'organisation de la sensation. Mais cette organisation n'est pas exclusivement dans le sujet, elle est une relation entre l'excitant et le sujet, elle est idéo-réaliste (voy. *Doctrine*, p. 419) [1].

LES IMAGES. — On entend par images des phénomènes simples comme la sensation, mais secondaires, car ils reproduisent des sensations sans l'intermédiaire d'un excitant. Les images ne sont pas identiques aux sensations, elles sont le résultat d'un ensemble de sensations ou d'expériences systématisées et sont des habitudes ou des expériences stabilisées.

L'image est un phénomène bien plus compliqué que la sensation (simple expérience). Il est superflu de répéter que les images ne sont pas des états atomiques stables et fixes. En réalité, il n'y a ni images, ni centres d'images ; il y a, croit-on, des mouvements, des synergies, des relations. Mais le mot est trop commode pour ne pas être utilisé et il est indispensable pour désigner certaines formes d'excitants. L'image est un donné qui est le point de départ d'impressions ou d'excitants, elle n'est pas un objet-entité immuable et matériel, dans le sens statique

---

1. On sait que dans l'interprétation des sensations ou perceptions visuelles ou auditives la conception dynamique tend à se substituer à la conception statique (Mach, Bourdon, Bonnier, etc.) (Kostyleff. *La Crise de la Psychologie expérimentale*. F. Alcan, 1911).

donné généralement à ce mot ; elle est un état indéfinissable du mouvement fixé, si j'ose dire, et elle devient à son tour excitant psychique d'opérations psychologiques destinées à alimenter le champ de la conscience.

L'organisation des images est liée, comme celle des sensations, aux phénomènes *physiologiques*, c'est-à-dire aux modifications produites dans le système nerveux par l'excitant, et aux phénomènes psycho-physiques (réceptivité et constructivité), destinées à transformer l'excitant en objet de connaissance et d'image. Elle est donc conditionnée, comme la sensation, par de très nombreux éléments physiologiques ou psycho-physiques. Lorsque ces conditionnements sont troublés les images le sont aussi, et les causes des troubles sont très nombreuses.

Il est superflu, je crois, de décrire ici tous les troubles des images, ce serait exposer toute la pathologie psychique, qui se trouvera mieux à sa place en analysant les désordres des états de conscience. Le fait à retenir est celui-ci : Dans la formation des images, le trouble qui caractérise la manière dont l'asthénique déforme les images — quand les images sont mal formées — est un trouble de l'adaptation à la réalité, c'est-à-dire de l'organisation du réel. Derrière ce trouble de l'organisation du réel, on découvre encore une faiblesse du *pouvoir constructif*. Les images sont mal adaptées à la réalité (qu'elles soient sensorielles, kinesthésiques, affectives, intellectuelles), lorsque leur construction est trop difficile pour le sujet ; elles sont alors insuffisantes et inachevées. Telle est toujours la double tare de l'asthénique.

Les *Représentations* (du moins ce que l'on appelle ainsi, car la psychologie assimile souvent la représentation à l'image), apparaissent aussi comme des relations conditionnées par d'innombrables influences physiques et psychiques. La tare caractéristique des formations psychiques asthéniques est encore une insuffisance constructive et un inachèvement. Il est inutile de décrire à part les troubles des représentations, puisque nous retrouverons ce qu'on appelle la représentation dans tous les domaines de la connaissance et dans toutes les opérations psychologiques.

La représentation n'est autre chose qu'une construction de rapport ou, si l'on veut, un jugement psychologique. En réalité, il n'y a pas de représentation, au sens où l'entend la psychologie rationnelle : le sujet ne crée rien, il est l'instrument de l'expérience ou de la rencontre entre l'objet et le sujet, un constructeur de rapports.

ARTICLE II

Les jugements. — La Croyance. — Les Premiers principes

Lorsque l'opération psychologique se complique, et qu'au lieu de se borner à répondre à l'excitation du dehors par une relation hâtive et purement réflexe, elle cherche à approprier cette réponse, à l'adapter selon une certaine méthode, alors l'opération devient un jugement, la construction d'un rapport réfléchi.

Le Jugement est avant tout une opération psychologique, et les psychologues modernes (Ribot, Hoffding, Marbe, Titchener, etc.) l'ont étudié comme tel. Le jugement est l'opération par laquelle un sujet constate des rapports ou relations entre lui et un objet. Cette opération est le centre de la pensée, la base de toute construction psychique, mais elle n'est pas une catégorie toute faite, une entité innée, semblable chez tous les êtres ; elle est, ou paraît être, une relation bâtie par chaque sujet, selon ses propres moyens et les nécessités de son adaptation individuelle. C'est pourquoi l'on se comprend si peu. « Personne ne comprend personne » a dit, je crois, Flaubert. Bref, le jugement est la base de toute opération psychique, donc de toute pensée, depuis la sensation jusqu'au jugement logique. Tout jugement est un rapport ou une relation, et tout rapport est une expérience individuelle.

Mais le jugement est aussi une opération logique, la constatation d'un rapport entre deux idées. Et c'est sous cette forme qu'il a surtout été étudié par les philosophes classiques, qui hésitent à considérer le jugement comme une opération psychologique. Cela n'est qu'une querelle de mots. La nature est moins formaliste. Elle mêle volon-

tiers la psychologie et la logique, étiquettes verbales différentes d'opérations connexes. Nous procéderons comme
elle. Il est entendu que si nous tenons avant tout le Jugement pour une opération psychique, constatation d'un rapport entre la conscience du sujet et son objet, nous ne le
séparons pas de la méthode logique ; et les descriptions
qui suivent concernent tantôt, ou à la fois, le *point de vue
psychologique* et le *point de vue logique*.

Le Jugement étant une opération d'adaptation est soumis
comme tel à tous les conditionnements physiques et
psychiques utiles à la construction d'un rapport, d'une
relation, donc d'une pensée. Nous étudierons les différentes
formes de jugement chez les asthéniques et rechercherons
les conditionnements déficients, diminués ou déformés.

A. CONDITIONNEMENTS PHYSIQUES. — Pour construire des
relations adaptées au réel, et même pour construire des
relations ou des pensées, il faut posséder des pouvoirs physiques, de la dynamogénie, c'est-à-dire une vie cellulaire
relativement satisfaisante, une tension physio-psychique
suffisante, et aussi de bonnes conditions de milieu et de
temps. — Madame N..., obligée de travailler pour vivre
et faire vivre les siens, a épuisé ses forces à diriger une
maison de commerce. Fourbue à cinquante ans, elle est
allée à l'étranger consulter un médecin dont la réputation
est mondiale et la santé robuste : « Un peu de repos, lui
a-t-il dit, mais, rapidement, remettez-vous à l'action.
Soyez vaillante, entendez-vous, vaillante ! » Galvanisée
par ce langage, et après un repos de six semaines, elle a
repris sa vie, tirant de l'aile. Mais, bientôt, épuisée par ce
nouvel effort, elle a dû s'aliter, se soigner, vaillante toujours mais épuisée par sa vaillance même. Depuis quelque
temps, outre sa fatigue physique extraordinaire, elle n'arrivait plus à former les idées nécessaires à ses travaux.
Elle s'arrête au milieu des phrases, ne trouvant ni les mots,
ni les idées ; elle est incapable d'entretenir une conversation. Ce n'est pas la mémoire qui fait défaut, c'est le
pouvoir de construire des rapports entre elle et les objets ;
elle ne construit rien et reste sans pensées. Tous ces symp-

tômes ont disparu d'ailleurs, à mesure que s'amélioraient, par le repos et la méthode, les forces physiques et que, par suite, les pouvoirs divers (et non les vouloirs) devenaient possibles. — Bir... qui a été très ambitieux et a, durant de longues années, abusé de ses forces, n'a quitté ses occupations que le jour où il est devenu incapable de remplir ses obligations. Bien qu'il fût victime de sa vaillance, on lui a dit aussi d'être vaillant. Et il a essayé de nouveau de reprendre son travail. Mais si la fatigue physique le rendait à peu près incapable d'agir, le mauvais rendement de son esprit le rendait incapable de s'adapter à la vie. Il ne pouvait plus construire les relations nécessaires. Les mots sensibilité, intelligence, mémoire, imagination, volonté conservaient en lui toute leur valeur verbale, et il avait de tout cela un peu, quand il était bien reposé, mais si peu que l'usage, si mesuré fût-il, le réduisait à néant. Car, au fond de tout, l'essentiel manquait pour donner à ces « facultés » l'existence, c'est-à-dire le pouvoir de construire les rapports qui constituent la base des sentiments comme de l'intelligence et de l'action. Et ce rapport ne se construit pas tout seul, par la seule vertu d'une volonté immatérielle, supra-organique, et qui ne tiendrait pas à la terre. Il y faut une base physique, résultat de l'ensemble des conditionnements physiques. On ne construit pas un mur sans matériaux ni mortier. Lorsque Bir... retrouva ses matériaux, il put construire ses pensées.

De toute nécessité, et sans discussion possible, il faut à la pensée, aux rapports, aux jugements, des conditionnements physiques. Dans le gâtisme il n'y a plus de pensée, donc plus de rapports, et l'âme immatérielle ne sert de rien. Ces choses-là doivent être dites — et cependant, je ne suis pas matérialiste — parce que médecins et parents oublient trop souvent au chevet des malades que la pensée est liée d'abord à des conditionnements physiques.

Nous constatons en outre qu'il faut au sujet, pour penser [1], des conditionnements de *milieu* externe et de *temps*. Dans la solitude et le calme, dans un milieu favorisé par

___

1. Il est bien entendu que je ne parle pas ici des inhibitions psychiques dont la cause est purement psychique.

la température, le confort ou la sympathie, la construction des rapports est plus facile, donc plus normale. On sait par exemple que des asthéniques légers (ne parlons pas des asthéniques graves qui sont des malades) ont été ou sont des écrivains illustres, des hommes très remarquables en des professions diverses, sachant prévoir et vouloir. C'est qu'ils ont pu ou su se placer dans des conditions qui leur permettaient de coordonner leurs pouvoirs énergétiques et de les utiliser à propos, sans aucune déperdition, leur compréhension restant intacte. Ce sont très souvent — fait à retenir — des êtres qui ne donnent toute leur mesure que dans l'âge mûr. Ils perdent, en effet, leurs moyens dans les luttes trop ardentes de la jeunesse.

Dans l'éparpillement des forces, si fréquent dans la jeunesse, ils sont incapables de faire les présentifications nécessaires et de donner toute leur valeur. Cela détermine chez eux, selon les dispositions naturelles, ou une défiance de soi avec un sentiment d'humilité qui est néfaste, ou de l'amertume, de la sécheresse, de la révolte et, au total, de l'inadaptation. Plus tard, quand les curiosités sont satisfaites, et les luttes apaisées, l'autorité de l'âge qui impose, sinon le respect, du moins le silence, leur permet de juger en paix et de décider à loisir. Ils deviennent alors un peu autoritaires ; mais c'est pour mieux penser. Trop délicats pour aimer le despotisme brutal, ils ont cependant besoin d'autorité pour penser complètement et agir correctement.

Et il faut enfin du *temps*. L'asthénique opère lentement ses constructions psychiques volontaires. Il arrive à construire comme d'autres, si le temps est suffisant, sinon, si le temps est bref et l'opération difficile, il ne construit rien ou il construit un automatisme; c'est ainsi que les timides construisent leurs pensées quand ils se trouvent dans le monde. La difficulté d'une opération psychique est directement proportionnelle à la brièveté du temps.

Ainsi les choses se passent comme si des conditionnements physiques étaient absolument nécessaires à la construction des rapports, du jugement et par conséquent de la conscience. Les conditionnements physiques défectueux chez l'asthénique sont : la dynamogénie, la tension, l'équilibre des milieux, donc la vie cellulaire et toutes les fonctions qui président aux pouvoirs quantitatifs et constructifs. Au contraire, la conductibilité et les pouvoirs qui président à la réceptivité sont intacts ou même parfois excessifs.

B. CONDITIONNEMENTS PSYCHIQUES. — On sait que la philosophie distingue plusieurs sortes de jugements : selon la nature de l'attribut : les jugements *analytiques* et les jugements *synthétiques ;* — selon le verbe, les jugements *affirmatifs* ou *négatifs*, qui s'accompagnent de phénomènes psychologiques très importants : la *croyance* ou le *doute*. Je ne parlerai pas ici du jugement modifié par le sujet.

Ces jugements ont pour conditions premières les conditionnements physio-psychiques signalés dans les lignes précédentes : vie cellulaire, dynamogénie et, pour conditions secondes, certains jugements que la philosophie classique apppelle vérités premières ou *principes de la raison* (identité, contradiction, raison suffisante, causalité, finalité, unité, ordre, espace, temps,) et qui apparaissent, comme nous essaierons de le montrer chez les névropathes, plutôt comme des constatations subconscientes ou conscientes des conditions d'équilibre ou de déséquilibre des rapports qui constituent les expériences internes ou externes. Tout nous fait penser — et nous le montrerons au cours de ces pages — que les principes universels formant par leur ensemble ce que l'on appelle la Raison ne sont ni des idées innées (Descartes, Leibnitz, Kant, Cousin), ni le résultat mécanique d'associations de sensations et d'images, mais la conséquence de constructions dynamiques individuelles, variables par conséquent. Et si ces constructions et ces principes sont relativement universels, c'est que les hommes possèdent des organes analogues et dont les fonctions ne peuvent être très différentes. De même les manières de marcher sont universelles, mais relativement, bien que les jambes soient analogues. Comme il y a des boiteux, on rencontre des êtres n'ayant du temps, ou de l'unité, ou de l'ordre, ou de la causalité, que des idées inexactes et boiteuses. Ce n'est pas tout. Le simple jugement ne suffit pas à exprimer toutes les formes de la pensée. Lorsque le jugement ne peut établir un rapport explicite entre les termes ou les idées, on est obligé de recourir à d'autres termes ou à d'autres idées, de les comparer entre elles, c'est ce que l'on appelle un *raisonnement*. La nature des raisonnements dépend, comme on dit, des relations établies entre les prémisses et la conclusion. Le raisonnement est déductif, lorsque les prémisses sont plus larges que la conclusion. La déduction repose sur les opérations de comparaison par identité et elle est, au fond, un jugement analytique. Or cette opération est généralement facile, c'est pourquoi les asthéniques sont surtout des analystes. Le raisonnement est *inductif*, lorsque la conclusion dépasse les prémisses. L'induction repose sur les opérations de comparaison par raison suffisante. Elle est, au fond, un jugement synthétique, dans lequel l'attribut ajoute quelque chose au sujet et elle est, par conséquent, difficile, ou devrait l'être, pour l'asthénique. Mais tout cela est relatif, selon l'usage. Nous verrons, grâce à l'observation des asthéniques, la déduction et l'analyse devenir difficiles, l'induction et la synthèse faciles, au moins dans certaines conditions. C'est que, derrière ce que les philosophes appellent « principes d'identité ou de raison suffisante », existent d'humbles conditionnnements physio-psychiques (attention, stabilisation, dynamogénie, inhibition, équilibre, vie cellulaire, etc.) et que ces conditionnements commandent les rencontres qui constituent les relations ou rapports psychiques. Analyse et synthèse, déduction et induction sont des méthodes logiques, différentes par l'art individuel, mais semblables par le fond des matériaux physio-psychiques servant de conditionnements.

Nous étudierons ici les jugements réfléchis, *analytiques* et *synthétiques*, puis leurs conditionnements psychiques appelés *Principes de la raison* par les philosophes, ou *Vérités premières* : identité, contradiction, absolu, perfection, raison suffisante, unité, espace, temps, causalité, finalité ; les jugements affirmatifs et négatifs : la *croyance* et le *doute*. Nous dirons aussi quelques mots des *Jugements intuitifs* si fréquents chez les névropathes.

I. — Jugements analytiques

L'analyse.

L'analyse a pour but de décomposer les notions construites — sensations, perceptions, idées, relations de toute origine, expériences internes et externes — afin d'arriver à connaître les éléments de plus en plus simples qui les composent, les causes des phénomènes comme des événements. Elle développe les notions sans rien y ajouter. Elle s'oppose verbalement à la synthèse et elle la complète.

Les névropathes en général et tous les asthéniques, quelle que soit l'origine de l'asthénie, sont des esprits analytiques. Ils passent une partie de leur temps à décomposer les sensations et les idées, la vie extérieure et surtout leur vie intérieure, dans le but de rechercher les causes les plus obscures et sous le prétexte — rarement atteint — de simplifier des notions trop complexes pour eux. Les médecins qui sont en contact quotidien avec les nerveux connaissent bien cette tendance, qui est une qualité rare lorsqu'elle est contenue dans de sages limites et dirigée par un pouvoir attentif suffisant, mais qui devient pathologique dès qu'elle échappe à un juste contrôle.

Pour citer des exemples, il faudrait raconter l'histoire de tous les malades. Sim., est depuis son enfance le jouet du démon de l'analyse. Il décompose sans cesse, et tout est prétexte à la recherche des causes. Il s'étudie lui-même à l'excès, analyse ses sentiments, ses idées, son caractère, les causes de toutes ses manifestations psychiques, les causes de ces causes et, ainsi, interminablement. Il se regarde sentir, comme il se regarde penser et agir, et il éprouve une volupté secrète en même temps qu'un indéfinissable malaise à contempler le fonctionnement de sa machine. S'il est ému, il veut en connaître les motifs. Il ne sait pas très bien d'ailleurs s'il est ému, puisqu'il n'en démêle pas clairement les causes, et s'il les découvre, il jouit plus de sa découverte que de l'émotion elle-même. Insatiable curiosité, car à peine a-t-il trouvé une cause qu'il en cherche une autre, en l'espérant plus précise et plus absolue. Il n'étudie pas moins les autres, ses parents, ses maîtres, ses camarades. Un mot, un geste, surtout quand il ne les prévoit pas, deviennent les sources de recherches infinies : pourquoi ce mot ? à quelle pensée correspond-il ? et pourquoi cette pensée, pourquoi cette action et ce regard ? Comme il est, en outre, et naturellement, timide, hésitant, craintif, il analyse éperdûment et rumine sans jamais achever. Incapable de conclure, il va d'analyse en analyse, de cause en cause ; il subtilise à tel point qu'il s'égare en des régions où les causes deviennent si ténues qu'elles ne sont que des hypothèses fragiles : domaine du doute, de l'hésitation, de l'inquiétude, de l'irréel, où les idées flottantes et vagues ne peuvent plus s'exprimer par des mots. Quand il aborde l'examen des questions métaphysiques, son aptitude analytique ne connaît plus de bornes et se perd dans la brume des songes informes.

Curiosité, besoin de nouveauté et d'excitants, rumination, insuffisance de l'attention, de la stabilisation, de l'inhibition, du pouvoir d'effort, de l'adaptation, du pouvoir constructif, inachèvement du raisonnement et de la croyance ; ensuite, doute, scepticisme, dilettantisme (car tout s'enchaîne) et inquiétude, telles sont les déformations psychiques, les tares de conditionnements que l'on retrouve au fond de l'esprit d'analyse exagéré, le comment de l'abus d'analyse. Mais le pourquoi ? La philosophie assure que les jugements analytiques sont fondés sur le principe d'identité : une chose est elle-même, A est A. Ce principe aurait pour fondement « l'identité de notre être dans la conscience et impliquerait le pouvoir de distinguer les idées entre elles, c'est-à-dire de nous distinguer nous-mêmes des autres choses et de nous retrouver toujours identiques et indépendants en présence des autres êtres ».

Il y a de bonnes choses dans cette thèse. L'affirmation que le principe d'identité a sa source dans la conscience est à retenir. Toutefois, elle implique dans la conscience l'existence d'une entité immanente, « volonté du raisonnement par analyse », qui ne paraît pas être conforme à la réalité. L'observation des névropathes nous permet de penser que les choses se passent d'une autre façon, à la fois plus simple et plus compliquée.

La réponse à l'excitant — qui constitue proprement la relation, le jugement, la pensée — n'est pas toujours chez eux conforme à une norme universelle qui dresserait en eux, comme chez nous tous, des relations toujours adéquates à la réalité, comme le prétend la théorie des idées innées. Cette réponse est, chez les asthéniques, toujours individuelle et produite par une déformation subjective de la réalité. Déformée par les tares des conditionnements réceptifs et constructifs, elle paraît être le résultat de constructions faites au hasard de la rencontre des faits d'expériences internes ou externes, mais guidée en même temps par la recherche instinctive (loi biologique) de l'équilibre nécessaire au fonctionnement physio-psychique individuel. Je montrerai ailleurs (Chap. iii, p. 172) que la recherche de l'équilibre subjectif est la loi des tendances ; elle est la loi commune à toutes les opérations psychologiques ; elle est donc une loi universelle. Mais chaque équilibre est individuel, car il dépend des conditionnements physiologiques subjectifs. Pour que des faits d'expérience soient transformés en rapports précis, il importe qu'ils s'adaptent aux conditionnements de chaque sujet, de manière à provoquer en lui un équilibre aussi stable que possible, pour lui. Or l'asthénique étant le plus instable, le plus vibrant, le plus mobile de tous les sujets, il est rarement identique à lui-même et il atteint rarement l'équilibre. Ses conditionnements varient en effet trop souvent avec ses modalités physiologiques.

D'autre part, l'insuffisance de ses conditionnements constructifs lui permet rarement d'établir des croyances achevées, nettes de toute hésitation : des convictions, en un mot. Instable, douteur, vibrant, émotif, il a soif de l'équilibre qui lui manque. Jamais satisfait de ses constructions sans équilibre, et inachevées, poussé par les besoins complémentaires d'absolu et de perfection, il continue la poursuite des rencontres et des relations, sans les fixer d'ailleurs, puisque l'équilibre lui est trop difficile. Et cela est proprement l'analyse. On observe des degrés dans l'aptitude analytique. Shakespeare, Saint-Simon, Stendhal, qui étaient peut-être, par certeins côtés, des névropathes, furent des analystes supérieurs. Les scrupuleux, les phobiques, les obsédés, la plupart des névropathes, tous les ratés de la littérature sont des analystes inférieurs et pathologiques.

On peut avancer, je crois, que l'esprit exagéré d'analyse est la recherche instinctive et plus ou moins continue de l'équilibre psychique. Le névropathe essaie d'y arriver en construisant des relations toujours plus simples en apparence, mais plus compliquées en réalité, puisqu'elles sont inachevées et s'éloignent de plus en plus, à force de subtilité, de l'adaptation précise au réel. Ceux qui présentent cette particularité sont en perpétuel déséquilibre et, par conséquent, rarement identiques à eux-mêmes. Comment mettraient-ils dans les rapports des choses l'identité qui n'existe pas en eux ?

Ainsi l'esprit d'analyse n'apparaît pas comme une volonté d'appliquer un principe déterminé d'identité, mais plutôt comme une tendance instinctive vers un équilibre fugitif. Il ne repose pas sur des principes fixés de toute éternité, idées innées, formes spéciales de l'adéquation du connaître et de l'être — mais, dans ses formes primitives et pathologiques, comme une tendance, loi biologique commune à toutes les fonctions. Dans les formes plus compliquées de raisonnement, ou chez les êtres mieux équilibrés, l'analyse peut devenir méthodique et prendre pour bases des procédés définis, cela est évident. La recherche des causes par l'analyse est un procédé classique de raisonnement ; mais il faut savoir qu'il a de très humbles débuts et de pathologiques déviations.

Dans tout ce travail d'analyse, n'y a-t-il pas des opérations constructives et, par conséquent, de la synthèse, au sens que nous donnerons tout à l'heure à ce mot ? A n'en pas douter, le travail d'analyse se résout, lui aussi, à des opérations constructives, effectuées avec les matériaux de la fonction réceptive. Nous retrouvons là, comme partout, et en dernière analyse, ces deux fonctions, réceptive et constructive, qui sont, à mon sens, les deux conditions psycho-physiques de l'esprit et que nous décrirons plus loin (voy. *Doctrine*, p. 419). Par quoi diffèrent l'analyse et la synthèse? Ce qui constitue la différence, ce n'est ni le principe, ni la méthode, ni l'opération fonctionnelle, c'est plutôt, je crois, la direction du travail psychologique et de la tendance instinctive vers l'équilibre, — je parle, bien entendu, des formes primitives de l'analyse et non des formes supérieures et logiques. Dans l'analyse, la direction de la tendance est descendante, elle va des espèces les plus compliquées, des expériences les plus chargées de faits, aux expériences les plus simplifiées, du réel aux principes. Dans la synthèse, le travail est inverse ou ascendant, comme nous le verrons plus loin. Dans un cas, comme dans l'autre d'ailleurs, l'achèvement du travail est difficile, et une analyse achevée n'est pas beaucoup plus facile qu'une synthèse complète.

En résumé, les choses se passent comme si l'insuffisance physio-psychique qui est au fond de tout asthénique l'obligeait à renouveler sans cesse ses expériences pour atteindre un équilibre que ses tares d'inachèvement lui refusent. Tels seraient les débuts de l'analyse, méthode logique, et tel est le mécanisme de l'abus de l'esprit d'analyse, méthode pathologique.

II. — Jugements synthétiques

La Synthèse.

La synthèse a pour but de reconstituer les notions décomposées par l'analyse, après avoir étudié les rapports entre les éléments; elle construit au lieu de démolir et ajoute quelque chose au sujet. Elle est la « preuve de l'analyse ». Comme l'analyse, elle est une opération naturelle à l'esprit et qui semble être le résultat d'un besoin de l'activité. Nous étudierons plus loin les causes générales de la synthèse.

En matière de jugement, le mécanisme de la synthèse est donc une reconstitution, une construction. Connaître les éléments d'une expérience, tous ses éléments, mais rien que les éléments nécessaires, les connaître avec toutes leurs propriétés; utiliser tous ces éléments pour une construction harmonieuse, complète, parfaite; tel est le rôle de la synthèse dans la construction des jugements ou rapports psychologiques. Comment les asthéniques exercent-ils cette fonction? Sim. est avant tout un analyste (voy. p. 53) ou, plus exactement, un ruminant, la rumination étant une analyse perpétuelle et facile, puisqu'elle n'est jamais achevée. Mais il ne décompose pas toujours, il reconstruit et construit aussi, et beaucoup. Il est un synthétique, comme il est un analyste. Toutefois, ses constructions ont des caractères particuliers et qui donnent sur le mécanisme de la synthèse des clartés intéressantes. Lorsqu'il est contraint par les circonstances d'entrer en contact avec la vie réelle, les choses se passent toujours d'une certaine façon qui n'est pas normale, c'est-à-dire qui n'est pas l'équilibre, la conformité du désir à la situation réelle. Enfant, il éprouva la plus grande difficulté à entrer et à demeurer dans la petite école où il devait apprendre à lire. Il ne « s'habituait », comme on dit, ni au local nouveau, ni aux petits camarades dont les yeux semblaient toujours fixés sur lui. Il rougissait, pâlissait, restait seul dans les coins, ne regardait personne, hésitait à répondre, ne pouvait réciter ses leçons à haute voix; on appelait cela de la timidité. Au fond, il ne s'adaptait pas à la vie en commun. Au moment de la première communion, il donna les preuves d'une foi ardente, profonde, impeccable, très pure. Il avait avec le mystère des affinités secrètes : Pas de lutte à soutenir, et la joie de pouvoir donner tout son être confiant à un Dieu tout-puissant qui l'accueillait sans rire! Il était silencieux, obéissant, désintéressé, résigné, dévoué, bon, fidèle au devoir jusqu'au scrupule, disposé à tous les renoncements, à toutes les mortifications, à tous les sacrifices, à l'oubli total de soi. On disait qu'il était un modèle pour ses camarades, un parfait chrétien. Et cela était exact. Il avait toutes les vertus instinctives qui sont à la base du christianisme. Il s'adaptait à merveille au non-réel, à l'idéal chrétien. Incapable de se soumettre au présent et de synthétiser le réel, il synthétisait parfois de l'idéal, et plus souvent (car un idéal d'enfant est bien fragile) du rêve, de la fiction, de la chimère, — opérations plus faciles pour lui. Quand il dut choisir une carrière, il ne sut pas étudier fortement les circonstances et se laissa guider par des conditions étrangères à la réalité. Dans sa vie, c'est toujours un peu la même chose. Les idées et les sentiments désintéressés, les rêves et les chimères déterminent ses actes, toutes les fois qu'il s'agit d'organiser une synthèse adaptée au réel immédiat. Les synthèses vastes et rapides sont en effet plus faciles que les analyses méthodiques. Mais il reprend l'avantage dans les synthèses d'organisation du futur. Alors il peut prévoir, combiner et poursuivre un but lointain avec une ténacité sûre et qui étonne ceux qui ignorent les causes psychologiques souterraines. De même, il n'est pas toujours l'incapable du présent, car les contrastes des névropathes sont une règle et dérouteront toujours ceux qui les connaissent mal. Lorsque les circonstances deviennent pressantes ou dangereuses, lorsque la nécessité d'une action brusque s'impose, alors il trouve en lui, sous le coup de fouet de cette excitation, des ressources ignorées d'activité et fait, sur l'heure, ce qui convient, et mieux que bien d'autres. De même, lorsqu'il est hanté par le désir de la nouveauté, lorsque, mécontent des choses réelles ou des idées connues, il cherche à innover, il sait alors construire les synthèses nécessaires. De même agit-il encore quand il est poussé par les besoins instinctifs d'absolu et de perfection, constants dans la plupart des asthénies psychiques. Il est encore plus apte à synthétiser, lorsqu'il s'agit des autres. Dans toutes les circonstances précédentes, en effet, son moi intervenait qui rendait plus pénible l'adaptation. Lorsqu'il pense pour autrui, les difficultés diminuent. N'étant plus partie au débat, il retrouve une sorte d'indépendance ou de désintéressement qui lui laisse la disposition de ses pouvoirs synthétiques.

Il en est de même dans toutes les asthénies psychiques, et l'observation de Sim., représentative de toutes les autres, exprime une vérité générale.

En présence de ces faits, deux questions se posent : Quelles sont les synthèses exécutées par les asthéniques?

et pourquoi? Quel est le mécanisme général de la synthèse?

L'observation de Sim., montre chez nos asthéniques l'inexactitude, l'insuffisance et l'inachèvement des synthèses construites pour l'adaptation immédiate à la réalité. L'effort exigé par l'adaptation immédiate demande la dépense la plus considérable d'attention, de stabilisation, de tension, d'association, d'ordre, d'unité et, en même temps, d'inhibition pour arrêter les synthèses inutiles et les réactions nuisibles, en un mot de pouvoir dynamogénique et de vie cellulaire. Plus l'adaptation est difficile, plus la dépense est grande. Au contraire, dans les opérations d'automatisme ou d'habitude, dans les adaptations au futur ou à un idéal, la dépense est moindre, tantôt nulle, tantôt faible. Aussi les synthèses de cet ordre sont-elles plus faciles pour lui. Il ne suffit pas de vouloir effectuer un raisonnement synthétique, présent ou futur, pour que ce raisonnement s'érige en paroles nettes; il faut le pouvoir. Et ce pouvoir est le résumé verbal d'un ensemble considérable d'opérations psychiques et de fonctions physiques. L'observation des asthéniques le prouve. On sait que l'asthénie est caractérisée par une diminution des pouvoirs, mais de causes diverses (épuisement, insuffisance, inhibition). C'est le pouvoir dynamogénique qui fournit la matière de la fonction constructive. Si ce pouvoir est défectueux, soit parce qu'il n'est pas produit (épuisement ou insuffisance), soit parce qu'il est arrêté ou dévié (inhibitions de causes physiques ou psychiques), le travail constructif s'accomplit mal, et d'autant plus mal que la besogne demande plus de pouvoir.

Le *pourquoi* de la synthèse est-il un principe de la raison, une vérité première, en l'espèce le principe de raison suffisante? On sait en effet que pour la philosophie, le jugement synthétique repose sur ce principe : rien n'arrive sans une raison qui explique pourquoi cela est ainsi et non autrement. Cette thèse peut être l'objet des mêmes objections que le principe d'identité pour l'analyse. Elle suppose en effet l'existence d'une entité volontaire, qui érigerait des relations toujours adéquates à la réalité et selon des règles universelles. Or l'observation montre que chez les névropathes les synthèses sont individuelles comme les analyses, et déformées comme elle par les tares des conditionnements psychio-physiques. Les synthèses des névropathes divers (l'observation de Sim. le prouve), ne paraissent pas déterminées par une cause qui serait une force génératrice, mais plutôt par l'état des conditionnements. Dans le principe de causalité, la philosophie rationnelle distingue la cause, force génératrice et déterminante, et la condition. La distinction est juste, mais la philosophie paraît se tromper quand elle suppose l'existence d'une force causale génératrice qui serait un moi-entité libre de choisir sans conditionnements physiques. Chez nos malades, les synthèses paraissent être guidées par la recherche instinctive de l'équilibre subjectif, donc par des tendances qui sont elles-mêmes toujours conditionnées. Après avoir décomposé par l'analyse et obéi à des tendances analytiques, c'est-à-dire descendantes (voy. p. 57), le sujet est bien obligé de reconstruire quelque chose, une pensée sous une autre forme, puisqu'il ne peut rester dans le vide produit par l'analyse. Il reconstruit donc des relations, non pas selon la logique d'un moi apportant des vérités premières issues d'un principe absolu ou d'une raison impeccable, mais expérimentalement, d'après l'état « actuel » de ses conditionnements.

Parti, avec l'analyse, des espèces les plus simplifiées, il remonte, par ce que l'on appelle la synthèse, 1 x espèces les plus composées, avec le secret instinct de trouver l'équilibre subjectif, c'est-à-dire de construire des relations établissant en lui l'équilibre psycho-physique. Comme précédemment, la fonction constructive s'exerce sur les matériaux de la fonction réceptive et elle s'exerce pragmatiquement, non dialectiquement. L'opération de la synthèse ressemble donc, en définitive, à l'opération d'analyse et n'en diffère que par le sens de l'opération constructive. La différence est dans la méthode d'utilisation des matériaux, non dans le mécanisme fondamental. Les choses se passent comme si les fonctions qui sous-tendent les méthodes étaient identiques.

Telle est l'opération générale de jugement synthétique : une tendance constructive, automatique ou cherchée, vers l'agrégation, la concentration, l'unité, l'organisation, tendance commandée par les multiples conditionnements de la vie physio-psychique. Elle n'est autre chose d'ailleurs qu'une forme, spécialisée par l'adaptation, de la synthèse générale.

III. — JUGEMENTS AFFIRMATIFS OU NÉGATIFS

1° *La Croyance* (avec certitude). *Les conditions subjectives ou psychologiques de la Croyance.*

Un rapport, une relation, un jugement est constitué d'une façon solide, transitoire ou définitive, quand il est complet, achevé et intégré à notre personnalité. Lorsque notre personne tout entière adhère à ce jugement, lorsque cette pensée est incorporée à notre moi pour commander à l'occasion nos sentiments, nos idées et nos actes, on dit qu'il y a croyance. La croyance peut être affirmative — quand elle établit un rapport de convenance entre' les termes; ou négative — quand elle établit un rapport de disconvenance. Dans l'affirmation comme dans la négation, il y a croyance à la vérité du jugement. Quel est, chez les asthéniques, l'état de cette opération psychologique?

Sim. n'a plus de croyances. Durant son enfance et sa première jeunesse, ses croyances étaient au contraire très précises et très rigoureuses. Il croyait à son père, à sa mère, à Dieu, à ses maîtres, à ses amis, à tout ce qu'on lui enseignait, à tout ce qu'on lui disait, à la patrie, à la gloire, à

---

1. Sous le nom d'aphronie, M. Bérillon a décrit des troubles psychologiques liés à l'insuffisance du jugement, signifiant bon sens. L'aventurier serait le type de l'aphronique, beau parleur, optimiste, plein de confiance en lui. A l'époque où M. Bérillon publiait son travail, j'avais moi-même essayé d'isoler des sujets analogues mais dans un sens plutôt psychologique. J'avais formé ce même néologisme : « Aphronie ». J'écrivis à M. Bérillon pour lui faire part de cette coïncidence, sans d'ailleurs publier mon travail. Depuis cette époque, j'ai poursuivi l'étude des troubles des jugements et j'ai renoncé à isoler sous ce nom d'aphronie les troubles du jugement, entendu du point de vue psychologique. La signification est un peu étroite, en effet. Je crois qu'il est inutile de créer le mot aphronie qui ne représente pas une espèce psycho-pathologique précise et qui pourrait créer des confusions entre les différents sens du mot jugement.

l'humanité, au bonheur, aux traditions politiques ou sociales — à tout —. S'il ignorait il demandait, et toute parole autorisée devenait une croyance. Vers la quinzième année, quand il dut penser par lui-même, comprendre et juger, il cessa peu à peu de croire. Il ne crut plus à rien, ni à personne. Il douta de tout, même de ses propres idées, et devint incapable de mettre debout une croyance précise, en quoi que ce fût. Plus tard, Sim. est devenu l'asthénique dont j'ai déjà parlé. Son doute est universel, son impossibilité de croire, totale, et l'on retrouve cette tare au fond de tous les Paralogismes qui servent de point de départ à ses obsessions, à ses peurs et à ses réactions fonctionnelles défectueuses. Cependant, il n'est pas tout à fait dépourvu de croyances, mais, par une fatalité de sa nature, il croit presque toujours à des idées fausses, c'est-à-dire inadaptées au réel. Toutefois, il n'y croit jamais complètement, car il doute de ses erreurs, de ses croyances et de ses propres doutes.

Deux faits sont à signaler tout de suite dans cette histoire : la croyance totale, tant que l'enfant est soumis à une direction ; la perte de toute croyance juste, avec la croyance facile aux idées fausses ou inadaptées, dès qu'il est rendu à ses propres forces et obligé de s'adapter tout seul à la vie. Cette constatation est capitale. Elle est une occasion nouvelle de saisir la formation générale des idées et le mécanisme de leurs modifications individuelles. Le spectacle du monde étant le même pour tous, pourquoi n'avons-nous pas tous également la même manière de penser ? Ne faut-il pas conclure que le psychisme est réglé par les pouvoirs d'adaptation ? Tant que Sim. n'a pas à construire des opinions personnelles, tant qu'il construit des pensées avec les idées qui lui sont fournies par les autres, tant qu'il n'a pas à s'adapter seul, il a des croyances justes, des opinions fermes, précises, des certitudes. Dès qu'il est contraint, en présence des êtres, des idées et des choses, de bâtir lui-même des idées, de construire des croyances, des certitudes, et de s'appuyer sur elles pour penser et agir, il est incapable d'accomplir et d'achever cette besogne ; il devient à la fois douteur (idées), craintif (sentiment), hésitant (action). Et l'on dit : ce jeune homme n'a pas de volonté, c'est un aboulique. Rien n'est plus faux. D'abord l'aboulie n'est qu'un symptôme. Et puis ce jeune homme veut penser et agir bien, il veut même beaucoup ; mais il ne peut pas agir bien, parce qu'il ne peut pas penser bien. Le mot de Pascal est toujours vrai : pour bien agir, il faut d'abord bien penser. La volonté n'est qu'une réaction ; elle est la suite naturelle d'une pensée logique et achevée, d'une croyance précise. Ce jeune homme a de la volonté. Écoutez-le : il est plein de projets et de désirs. Mais il n'a pas de croyances depuis qu'il est obligé de s'adapter seul à la vie. Pourquoi?

L'adaptation exige l'exercice d'un certain nombre de fonctions physiques et psychiques : effort, attention, tension, stabilisation, inhibition, synthèse, dynamogénie, vie cellulaire suffisante. Tel est l'enchaînement de tous les conditionnements nécessaires à la construction d'un jugement bien adapté. Or l'observation des asthéniques montre chez eux l'insuffisance de ces fonctions primitives. L'insuffisance psycho-motrice par insuffisance des conditionnements physiques est le fond psychique de l'asthénie psychique. La construction s'opérant avec des moyens défectueux ne peut pas ne pas être imparfaite : Ou elle s'achève trop rapidement, ou elle s'achève mal, ou, ce qui est plus fréquent, elle ne s'achève pas ; en un mot, elle ne s'achève pas en adaptation parfaite, logique, avec la réalité.

L'inachèvement dans l'adaptation au réel est la marque indélébile, la caractéristique des opérations psychiques asthéniques. Les esprits médiocres, mais suffisants, achèvent des pensées médiocres ou basses, les hystériques achèvent des pensées localisées. L'asthénique aspire à toutes les croyances justes et il n'y atteint pas, ou rarement, parce qu'il n'achève rien. S'il établit une croyance, elle est trop souvent fausse, à l'exemple de Sim. Par croyance fausse, ou erreur, on doit entendre une pensée non conforme à la réalité ou aux vérités abstraites prouvées, donc considérées comme réelles. L'adaptation exacte au réel est en effet plus difficile qu'une adaptation approximative ou que l'adaptation aux constructions théoriques mal équilibrées d'un esprit affaibli ; elle comporte une dépense plus grande d'attention, d'effort, de stabilisation, d'inhibition, de vie cellulaire et de tous les conditionnements primitifs. Il est au contraire beaucoup plus facile de construire un jugement adapté aux désirs, aux rêves, aux théories n'ayant que des rapports lointains avec le réel mais qui, par leur facilité, séduisent l'esprit et l'entraînent à des jugements commodes et hâtifs, donc erronés.

Le névropathe croit facilement aux idées et aux thèses les plus bizarres, parce qu'il ne trouve pas en lui-même la force de démolir les raisonnements faux, issus de son émotivité, et instinctivement, car sa volonté n'y est pour rien, il va au plus simple. Le plus simple est presque toujours l'inadaptation au réel : l'erreur. Par contre, le névropathe construit des idées beaucoup mieux achevées et adaptées quand il raisonne pour les autres. C'est un fait d'observation, et que j'ai souvent signalé, que le névropathe est un bon conseiller, exact, judicieux et désintéressé. Sa personnalité étant hors du débat, son émotivité n'entre pas en jeu, et ses raisonnements ne sont pas déformés. Cela prouve qu'il peut achever et, en effet, il achève, lorsqu'il est instruit de son état et a appris à discipliner son esprit.

Incapable d'achever un jugement bien adapté à la réalité, comment l'asthénique pourrait-il y croire, c'est-à-dire adhérer de toute sa personnalité à une idée construite sur un terrain mauvais ! Croire n'est pas seulement lier deux termes et construire ainsi un rapport : cela c'est penser, simplement. M. Brochard a dit avec raison : « à la rigueur, on peut comprendre une vérité géométrique et ne pas y croire ». La croyance occupe dans la hiérarchie des fonctions psychiques un degré plus élevé. *Quand nous croyons, nous décidons par cela même que le rapport construit possède une valeur à la fois subjective et objective et que nous, sujet, nous sommes lié totalement à l'objet qui est l'autre terme du rapport.* Nos sentiments, nos idées et nos actes sont alors commandés par l'objet. Et le rapport ou jugement ainsi construit nous intéresse au plus haut point, car *il est en nous comme il est dans l'objet*, et rien de ce qui touche à cette réalité ne peut nous laisser indifférent, parce que cette réalité acceptée nous équilibre avec le réel extérieur : l'objet.

Une interpénétration aussi totale du sujet et de l'objet n'est possible que si les fonctions et les opérations de l'esprit sont accomplies de telle manière qu'elles ont épuisé tous les aspects de l'objet : connaissance complète de la réalité des chose, attention, compréhension, association, méthode logique, etc., etc. Lorsque toutes ces opérations sont terminées et achevées selon les règles d'une bonne logique, quand il y a évidence et certitude, alors la croyance naît et porte tous ses fruits.

La croyance, — et j'entends ce terme dans le sens de certitude, — est un état psycho-physique très particulier entraînant des mouvements cérébraux, constructions et réactions psycho-physiques, en conformité absolue avec l'idée devenue croyance. A telle croyance — qu'il s'agisse de faits simples ou complexes — correspondent tels mouvements déterminés (sentiments, idées ou actes). — Je crois que le soleil trop vif peut provoquer une insolation, je me coiffe d'un chapeau de paille. Si je ne le crois pas, je reste tête nue et j'attrape une insolation. — J'ai une foi religieuse profonde et j'y conforme toute ma vie. — Je crois, par exemple, que le martyre ouvre les portes du Paradis. Je deviens missionnaire et je vais parmi les sauvages risquer le plus cruel des supplices. Si je n'ai pas, très intense, cette croyance à la vertu du martyre, je demande une cure de campagne et je cultive mon jardin (voy. *la Conversion*, p. 576).

Ces faits très simples montrent la différence des mouvements psychiques sous l'influence de croyances différentes. La croyance à la vérité objective, lorsqu'elle est constituée, est le phénomène psychologique fondamental, la clé de voûte de l'édifice psychique ; elle entraîne, dès qu'elle existe, des synthèses, des constructions et, par suite, des réactions adaptées totalement à la réalité qui fait l'objet de la croyance. C'est elle qui donne *l'unité psychologique* et assure la *maîtrise*.

En résumé, l'opération de la Croyance est conditionnée par deux séries de phénomènes :

a) Un ensemble d'opérations physio-psychiques qui ont pour aboutissement le pouvoir de construire des rapports bien équilibrés, stables, liés de telle manière à l'objet réel que le sujet soit en équilibre parfait avec le réel. Ce pouvoir est un état psycho-physique, naturel ou acquis, mais indépendant de la volonté. Lorsque la Théologie affirme que la Croyance religieuse est une grâce, elle donne à un phénomène biologique naturel une interprétation mystique, mais son observation est rigoureusement exacte ; et les Hindous ont fait des remarques semblables. Ne croit pas qui veut. Croire est un état psychique qui postule certains pouvoirs psycho-physiques et que la volonté remplace difficilement. Le point de vue biologique (aptitude naturelle) et le point de vue mystique (grâce) s'accordent,; et ce n'est pas la première fois.

b) L'achèvement du rapport-jugement en adaptation logique et complète avec la réalité (réalité qui d'ailleurs peut être un idéal). — Si l'asthénique a si peu de croyances, c'est qu'il n'achève pas et s'il n'achève pas c'est que, d'une part, ses conditionnements psychologiques insuffisants ne peuvent satisfaire à toutes les adaptations sociales ; d'autre part, c'est qu'il manque d'une doctrine précise pour établir des croyances justes et s'adapter à la vie, ou d'un guide qui lui indiquerait les éléments de cette doctrine. Si la non-croyance est causée par l'insuffisance psycho-physique, elle peut l'être aussi par une mauvaise méthode logique, due à l'ignorance ou à l'émotivité.

Telles sont les conditions subjectives de l'opération de croyance. On ne peut faire de la croyance un état rationnel d'intelligence, de sentiment, ou de volonté, car ces entités verbales ne créent rien, en l'espèce. La croyance n'est pas un fait volontaire comme l'ont dit Descartes, Lacordaire et Brunetière, car elle serait trop commode ; elle est antérieure à la volonté. « Tu ne me chercherais pas, si tu ne m'avais déjà trouvé » (Pascal) (voy. *Traitement de la volonté*, p. 654).

2° *La Croyance dans ses rapports avec l'Objet.*
La logique de la Croyance.

Nous avons étudié les conditions subjectives psycho-logiques de la Croyance. Il reste à examiner ses conditions *objectives*, la Croyance dans ses rapports avec l'objet ou, si l'on veut, la logique de la croyance.

En l'espèce, l'objet c'est la vérité. Il existe des vérités objectives, des idées vraies objectivement. Notre esprit s'accorde plus ou moins avec ces vérités objectives. C'est ce qu'on appelle l'assentiment. La nature et les degrés de notre assentiment à la vérité objective indiquent les degrés de notre pouvoir subjectif d'adhésion à la vérité objective. On peut établir des jugements justes, adhérer par conséquent à la vérité, croire à la vérité, ou douter de cette vérité — d'où deux formes d'adhésion : la *croyance* (voy. les pages précédentes) et le *doute*.

Mais on peut établir des jugements *faux :* — c'est-à-dire en contradiction avec la vérité objective. Ils peuvent être *erronés* ou *absurdes*. Dans le premier cas, ils constituent *l'erreur ;* dans le second, ils sont ce qui choque l'évidence : *l'absurde*. L'erreur peut s'accompagner tantôt de croyance, tantôt de doute ; il en est de même de l'absurde.

L'erreur. — Le névropathe adopte l'erreur avec une extrême complaisance. L'erreur est une affirmation qui n'est pas conforme à la réalité. Elle est un raisonnement faux, c'est-à-dire un paralogisme ou un sophisme, et nous étudierons plus loin les paralogismes des asthéniques. Par exemple, un névropathe croît qu'il aura une syncope en se mettant à table, un autre, qu'il ne peut pas respirer, celui-ci, que son estomac est trop petit, celui-là, qu'il s'est mal confessé ou qu'on l'a regardé de travers, ou que la fenêtre est incomplètement fermée etc. Z., se fait de ses talents une opinion inexacte, X., connaît fort mal ses camarades et leur attribue des qualités qu'ils n'ont pas, etc. Ces croyances ne sont pas conformes à la réalité, elles sont fausses ; rien de plus : elles ne sont pas absurdes.

La croyance à la vérité objective, on ne saurait trop le

répéter, est le phénomène psycho-physique capital dans les opérations de l'esprit ; mais elle est l'opération la plus difficile à construire en adaptation parfaite avec le réel. C'est pourquoi toute croyance au réel véritable est rare chez l'asthénique comme chez tous les névropathes, et pour des motifs divers. C'est pourquoi, aussi, la croyance aux idées inadaptées, aux paralogismes, à l'erreur, est chez eux fréquente. Il est difficile d'achever une opération psychique en adaptation parfaite avec une vérité objective, et pour les motifs d'insuffisance psycho-physique que j'ai si souvent indiqués. Il est au contraire facile d'inachever une pensée et de s'adapter à une idée peu conforme au réel. L'erreur est une déformation subjective de la réalité objective.

L'absurde. — Il est des esprits qui conçoivent naturellement l'absurde. Ce malade croit que les poils des personnes qui l'approchent se fixent sur lui, et il en conclut qu'il est souillé ; cet autre se croit poursuivi par une puissance malfaisante, parce qu'il n'est pas assez fidèle à la pensée de sa femme défunte ; celui-ci se croit persécuté par son entourage, cet autre croit qu'il est obligé de laver deux cents fois ses mains chaque matin pour les débarrasser du microbe varioleux. X., croit qu'il a un dépôt de chaux dans l'abdomen, etc., etc. Ces croyances ne sont pas seulement fausses, elles sont absurdes, parce qu'elles choquent l'évidence. Les idées absurdes ou délirantes ne sont pas l'apanage des seuls aliénés complets, quelles que soient la cause et la forme de l'aliénation ; on les rencontre chez les névropathes, mais localisées à des points particuliers. En dehors de la question qui le fait raisonner « absurde », le névropathe juge correctement. Les malades de ce genre sont catalogués sous les étiquettes les plus diverses, selon les idées doctrinales du moment, ou selon la forme clinique de leur état : folie raisonnante, délire partiel, délire d'interprétation, psychopathie constitutionnelle, déséquilibre mental etc. Pour ma part, je les classe tous sous la rubrique générale de *Parapsychisme* (voy. p. 459). Dans les croyances partielles à l'absurde, les sujets sont rebelles à tout raisonnement juste. Rien ne peut modifier leur croyance, ni les raisonnements, ni les démonstrations, ni les expériences. Ils vous écoutent, et ils continuent. Ils ont l'esprit apte à l'absurde, je veux dire qu'ils possèdent un système psycho-physique qui, avec un objet déterminé, externe ou interne, toujours le même, construit un rapport qui est une contradiction absurde entre le sujet et l'objet. C'est une aptitude, une tare, sans doute somatique, qui ne leur permet pas d'établir une relation en rapport exact avec un réel donné.

Le degré de croyance à cet absurde sert de règle au pronostic. Et les nuances sont infinies qui séparent le vrai, le faux et l'absurde. Aussi faut-il accorder une extrême attention aux jugements des névropathes. C'est dans le degré de croyance qu'ils accordent à la vérité, à l'erreur ou à l'absurde, plus que dans les autres signes psychologiques, que l'on peut trouver les éléments d'un pronostic précis. La qualité et la quantité de la croyance sont des phénomènes psychologiques qui dénotent l'état fondamental du système psycho-physique.

IV. — JUGEMENTS SANS AFFIRMATION NI NÉGATION

1° *Le Doute*.

« Nier, croire et douter bien sont à l'homme ce que le courir est au cheval », disait Pascal, pour qui la logique était l'art essentiel de l'homme. L'asthénique qui est inhabile à la négation comme à la croyance, ne sait pas douter bien. Certes on connaît un doute excellent, le doute scientifique de Descartes, celui qui nous permet de ne recevoir aucune chose pour vraie si elle n'est reconnue évidemment pour telle. Un tel doute est une méthode de travail. Mais le doute du névropathe n'a rien de réfléchi ni de volontaire ; il n'est pas un procédé, il est une manière d'être, un état psycho-pathologique.

L'observation de Sim. nous expose les symptômes du doute. Notre malade a du savoir, de l'intelligence, de la mémoire, du jugement (surtout pour les choses qui ne le touchent pas personnellement), mais dès qu'il s'agit d'adapter tout cela au réel, à la vie ambiante et changeante, il n'est sûr de rien. Tout est pour lui objet de doute : sentiments, idées et actes. Affection, religion, politique, actes familiaux, sociaux, professionnels, pensées, tout est remis en question, et à chaque instant. Pas de confiance en soi, pas de confiance en l'avenir, pas de foi, pas de croyance. Le doute universel, l'inquiétude, l'hésitation, tel est le lot de son esprit. Chez lui le doute est une perplexité perpétuelle. Toute pensée est matière à doute et par cela même qu'elle naît dans l'esprit.

On ne peut pas dire que le doute affecte plus spécialement tel ou tel objet, l'interne ou l'externe, le réel ou l'idéal, le passé, le présent ou le futur, les sentiments ou les idées, ou la logique ; il surgit à propos de tout et toutes les fois que Sim. veut construire un rapport psychologique. Supplice conscient, il accompagne toute opération psychique. Le douteur n'est jamais sûr de bien penser, ou de bien faire, ou d'avoir bien fait. Toutes les fois qu'il a pensé ou agi — que l'opération psychique soit grave ou insignifiante — il lui reste une arrière-pensée qui est un regret ou un remords, mais toujours une torture ; et c'est le doute.

Une culture scientifique ou littéraire très étendue ne met pas à l'abri du doute ; il serait exagéré de prétendre qu'elle le favorise, mais elle l'étend à des domaines multiples. L'ignorance n'en préserve pas. Si elle favorise parfois la certitude, elle exerce cette action chez les seuls sujets vigoureux qui sauraient affirmer à tous les étages de la connaissance. La difficulté pour le douteur n'est pas en effet d'adopter de temps en temps et à loisir quelques croyances et de s'y tenir avec ténacité ; c'est de choisir, durant toute la vie, et dans toutes les circonstances, familiales, sociales, professionnelles, les motifs précis qui déterminent la pensée ou l'action, sans laisser place à ce doute consécutif qui est comme le sillage de l'asthénique en marche, — et d'ailleurs de très nombreux névropathes.

On dit quelquefois que le doute est d'origine émotive et que nous doutons seulement de ce qui nous touche. L'observation est inexacte, il me semble, car le doute peut porter sur tous les objets; et elle s'appuie, en outre, sur une explication erronée de l'émotion. On ne doit pas voir dans l'émotion une entité agissante, mais une modalité particulière de l'activité psychique. Le doute n'est pas la suite de l'émotion, il l'accompagne souvent, pas toujours.

Son origine est autre. Si l'on veut bien relire les pages consacrées à la croyance, on comprendra les sources et le mécanisme du doute. Si la croyance est un état d'unité, d'achèvement et d'adaptation, le doute est un état de désagrégation, d'inachèvement et d'inadaptation. On doute lorsqu'on n'est pas capable de croire, c'est-à-dire de construire une pensée solide, une, nette, séparée de toutes les autres pensées contradictoires, différentes ou analogues; on doute lorsqu'on n'achève pas ses opérations psychologiques. Et l'on n'achève pas, lorsque les conditionnements psychiques ne suffisent pas aux adaptations. Le doute d'origine subjective, par insuffisance d'adaptation avec inachèvement consécutif, est donc la première forme du doute. Dans ce cas-là, il est vraiment dû à l'insuffisance de ce que la théologie appelle la grâce, ou de ce que nous avons appelé le pouvoir de croire, don naturel ou mystique. Le malheur est que ceux qui auraient besoin de croire, les scrupuleux, les obsédés, les phobiques et tous les paralogiques sont précisément ceux qui en sont incapables. On sait combien sont nombreux les croyants ou les prêtres envahis par les scrupules et les doutes religieux et qui demandent la grâce, ou la croyance, sans pouvoir l'obtenir. Au contraire, les êtres doués de bons pouvoirs et qui achèvent, pourraient fort bien, en apparence, se passer de la grâce ou de la croyance, et cependant ils la possèdent.

Mais il existe une autre forme de doute. L'origine peut être *objective*, dépendre de la difficulté de l'objet ou de la hauteur de l'idéal. Nous avons vu ailleurs que le névropathe se connaît mal, que sa conscience trop réceptive et mal limitée par un pouvoir insuffisant d'inhibition, ne lui est pas familière; il connaît imparfaitement ses aptitudes, ses puissances comme ses incapacités; il s'attaque à tous les objets, sans réflexion et sans calcul. Il est évident qu'il s'adaptera mal aux objets qui ne conviendront pas à ses aptitudes ; il ne pourra pas achever et il sera envahi par le doute, avec toutes ses conséquences. De même, s'il veut s'attaquer aux impossibles catégories de l'idéal ou de la métaphysique, il retombera meurtri, angoissé par les doutes, torturé par le besoin de découvrir les vérités éternelles de l'art ou de l'énigme du monde. Ils sont légion, les êtres moyens ou supérieurs, obscurs ou illustres, que tourmentent les problèmes de l'infini, de l'éternel, de la vie, de la mort, ou simplement du Beau, du Vrai et du Bien, et qui restent au bord des certitudes, sans pouvoir attacher à leur esprit quelque chose qui demeure dans l'écoulement des adaptations et du temps. C'est le drame des consciences de nerveux, que l'ardent désir et le besoin de croire se heurtent, pour des motifs divers, à l'impossibilité de construire le phénomène psychologique de croyance. De tels esprits sont délicats et nobles, mais l'inquiétude qui les rend malheureux, est utile à la marche de l'humanité quand elle les pousse à déchiffrer les mystères de l'inconnu ou de l'inconnaissable. S'il est préférable d'avoir des certitudes, cela n'est pas accessible à tous : il y faut des dons naturels ou, à leur défaut, une bonne méthode logique.

En résumé, le doute, au rebours de la croyance, est un état d'insuffisance, d'inachèvement, et d'inadaptation. L'inadaptation est produite lorsqu'il existe un déséquilibre, une désorganisation, une diminution du rendement fonctionnel. La croyance est organisation, équilibre, unité ; elle est une force, même quand elle se trompe, force dangereuse alors, mais qui suscite des contradictions et des croyances adverses, de la lutte, donc de la vie. Le doute est toujours faiblesse, désorganisation, déséquilibre, désagrégation.

2° *Le Dilettantisme.*

Éliminons le dilettantisme littéraire ou social, qui est une attitude ou une mode. On sait l'influence exercée par la pensée ondoyante et subtile de Renan et combien furent nombreux ceux qui modelèrent leur attitude sur la sienne, au moins pour un temps. L'histoire de ces dernières années nous apprend en effet qu'un certain nombre de dilettantes notoires et qui, si j'ose dire, tenaient bureau de dilettantisme, ont abandonné le doute élégant qui était comme la parure de leur esprit, pour s'attacher à des croyances diverses dont ils sont devenus les défenseurs absolus et farouches. Telle est la force des croyances méthodiques et tardives, qu'elles donnent à ceux qui les éprouvent des ardeurs de néophytes. Ces croyances sont-elles profondes et durables ? Car on ne s'improvise pas plus croyant que dilettante.

Aussi devons-nous distinguer les dilettantes d'attitude, les épigones qui suivent le maître et pour qui tout est littérature, ou mode, et d'autre part, les dilettantes vrais, instinctifs, qui le sont, parce qu'ils ne peuvent pas être autrement.

Ceux-ci possèdent cette « disposition de l'esprit, très intelligente à la fois et très voluptueuse, qui nous incline tour à tour vers les formes diverses de la vie et nous conduit à nous prêter à toutes ces formes sans jamais nous donner à aucune ». Cette définition de M. Paul Bourget met en lumière la tare foncière fondamentale du dilettante, être doué d'un système psychique qui se *prête* à toutes les formes de la vie, sans se *donner* à aucune. Pour se donner, il importe de croire, c'est-à-dire d'adhérer de toute sa personnalité à une pensée ou à un système doctrinal. Nous connaissons les difficultés psycho-physiques de cette tâche. Pour se prêter, au contraire, il suffit de comprendre et de saisir tous les aspects des choses. Il y a trente ans, il était élégant d'établir une incompatibilité entre la croyance et l'intelligence. Entre tant de points de vue légitimes, mais contradictoires, disait-on, il est bien difficile d'arriver à une certitude. Le doute et le dilettantisme étaient ainsi le privilège très distingué des êtres trop intelligents, tandis que « l'horrible manie de la certitude » restait l'apanage des esprits étroits et un peu lourds. Comme beaucoup d'hommes de ma génération, j'ai longtemps professé cette opinion. L'expérience m'a contraint de l'abandonner. Renan, qui fut le prince du dilettantisme, n'était peut-être pas plus intelligent (nous verrons ce qu'il faut entendre par intelligence) que Pasteur et Berthelot.

Ceux-ci étaient des croyants, leur esprit ne s'équilibrait que dans la certitude. Certitudes diverses d'ailleurs, mais certitudes quand même. L'un et l'autre éprouvaient un besoin psycho-physique de croyance, avec adaptation à une réalité. Renan, au contraire, s'équilibrait dans le doute et semblait tenir pour légitimes toutes les hypothèses et toutes les solutions, sans jamais ressentir le besoin physiologique d'adapter ses idées à une réalité quelconque. Il est bien difficile d'admettre que ces esprits également éminents fussent de même structure psycho-physique.

Les mêmes différences s'accusent chez les êtres, sains ou névropathes, que nous observons chaque jour. Les uns croient, d'instinct, et ne peuvent rester sans certitudes ; les autres doutent et ne peuvent pas ne pas douter. Le dilettante, qui est un douteur cultivé, n'arrive pas, pour des raisons psycho-physiques, à achever ses jugements et à choisir un état de croyance fixe et immuable. N'est pas dilettante qui veut. Mais le dilettantisme, comme le doute, est une faiblesse, un état pathologique. Il est une forme atténuée, compatible avec la meilleure santé physique l'intelligence la plus lucide, de cet état psycho-physique étudié dans les pages précédentes et qui constitue le doute. Maladie infiniment distinguée, d'ailleurs, mais candidature aux désagrégations de l'esprit pour soi ou ses descendants. Aussi le dilettantisme doit-il être combattu comme une tare légère de l'esprit et ne pas être érigé en doctrine. Il n'a aucune chance, du reste, de devenir une doctrine universelle. Pour le bien, et aussi pour le malheur de l'humanité, les êtres doués de certitudes, et surtout de certitudes médiocres, sont les plus nombreux, ainsi qu'il sied à la nature. Les hommes vivent sous le règne de dogmatismes étroits qui se succèdent sans se ressembler, au hasard des actions et des réactions ; et les foules préfèrent ces dogmes de passage aux intelligentes incertitudes. La tendance de certains êtres à développer en eux un moi compliqué, multiple et divers, qui « se lasse de tout excepté de comprendre », reste un fait très individuel, un phénomène d'exception et d'ordre névropathique, et, comme tel, nous sommes contraints de la combattre. Montrons aux dilettantes l'utilité psycho-physique des croyances. Sans-doute le dilettante vrai est malhabile à dépouiller son vêtement naturel. D'illustres et modernes exemples nous ont en effet permis de démêler la part des circonstances, de la mode, du snobisme, du milieu, de l'ambition, de la chimère ou de l'artificiel dans des croyances arbitrairement choisies. Cependant, il ne faut pas vivre dans le dilettantisme et il faut avoir des croyances. Il est sage, lorsqu'on constate en soi cette aptitude, d'admettre la nécessité *psychologique* des croyances et des disciplines. On recueille ainsi les bénéfices psycho-psychiques de la croyance ; et cela n'empêche pas d'être très largement compréhensif.

V. — JUGEMENTS INTUITIFS

On sait que l'intuition est faite surtout d'instinct, de sensibilité, de sympathie, d'attention automatique ; elle consiste, d'après M. Bergson, à se placer à l'intérieur de l'objet, pour atteindre non les faits, mais ce qui se fait, le mouvement, le devenir ; elle est une connaissance concrète. Elle est la construction rapide, instinctive, irréfléchie, de relations physio-psychiques, un travail obscur de l'inconscient ou du subconscient. Et sans doute elle vaut ce que vaut le subconscient du sujet, en qualité et en quantité, en culture ou en ignorance ; ce que vaut son réservoir d'acquisitions et d'expériences. L'intuition d'un malade n'est probablement pas identique à celle de M. Bergson qui s'est fait, comme on sait, le théoricien de l'intuition. Lorsque, suivant sa méthode, M. Bergson pénètre par intuition dans l'objet, tenez pour certain qu'il n'y pénètre pas à la façon d'un enfant ou d'un ignorant, mais armé d'une formidable expérience, car toutes les sciences, toutes les littératures et toutes les philosophies lui sont familières. Et ce n'est pas une intuition ordinaire. Tant d'expériences, et si puissantes, accumulées dans un sujet le rendent particulièrement apte à assimiler spontanément tout ce qui, dans l'objet, lui est assimilable. De cette rencontre, si rapide soit-elle, naissent des relations, des constructions, des idées, en un mot, dont la valeur tient toute au sujet. L'intuition, jugement de sympathie, d'attention involontaire, jugement subconscient, est, pour l'asthénique, une opération instinctive et naturelle. Et cette aptitude est une conséquence inévitable de son système nerveux, l'intuition étant l'opération psychologique la plus facile, parce qu'elle ne demande qu'une faible dépense énergétique et un minimum d'opérations synthétiques, — un moindre effort.

S. M. D. jugent d'abord par intuition, et bien d'autres agissent de même. Le rapport construit par intuition peut être clair et juste ; cela arrive, et certains asthéniques ont des intuitions d'une étonnante justesse, particulièrement lorsque le jugement est désintéressé et strictement objectif. Alors le névropathe peut juger les êtres et les choses avec précision et tact, donner aux autres des conseils marqués au coin de la logique la plus lucide, et proposer les directions les plus fermes. On sait bien que la plupart des nerveux ont des intuitions d'une étonnante clairvoyance, ils devinent les sentiments et les pensées des autres. Ils ne savent pas pourquoi d'ailleurs. C'est un pressentiment plutôt qu'un jugement réfléchi. Ils ont comme des *antennes psychiques*.

Cela serait un inexplicable paradoxe si l'on ne savait, je le redirai plus loin, que les actions désintéressées étant les plus faciles à accomplir n'exigent qu'un minimum de présentification. Mais cela n'est pas la règle, c'est une rencontre heureuse, et ces belles qualités disparaissent, même chez les sujets les mieux doués, lorsque le sujet lui-même est intéressé dans le rapport, ou lorsque l'émotion intervient. Dans ces cas là l'intuition est illogique; elle détermine cependant la réaction, mais cette réaction est fâcheuse. S. achète une voiture pour son galbe, sans s'assurer de la solidité des ressorts ; P. s'éprend d'une femme que son intuition lui donne comme loyale; quand il s'aperçoit de sa fourberie il est trop tard ; A. se lance dans une affaire qu'il estime excellente au jugé et il est proprement roulé; O. achète une maison et la paie fort cher, parce qu'il y a dans cette maison une fontaine qui lui plaît; S. achète un cheval médiocre, à cause de sa crinière, et Mme T. une propriété de cent mille francs, pour un petit kiosque qui vaut cent francs. Dans tous ces cas là, l'asthénique prend rarement le temps d'établir un jugement réfléchi, parce que cela lui imposerait un effort fatigant; il ne s'attarde pas à donner aux motifs leur valeur vraie et se fie à ses intuitions.

En résumé, l'intuition est un mode de connaissance essentiellement lié au sujet et qui vaut ce que vaut, dans le moment où elle se produit, le terrain subjectif psycho-physique.

VI. — LES CONDITIONNEMENTS PSYCHOLOGIQUES DES JUGEMENTS.
LA RAISON ET CE QUE L'ON APPELLE LES PREMIERS PRINCIPES.

En décrivant les Jugements ou relations, analytiques ou synthétiques, nous avons essayé de montrer qu'ils apparaissent chez les névropathes comme une tendance instinctive et individuelle vers l'équilibre psychique et non comme les produits d'une entité innée qui érigerait des rapports selon des règles universelles. Ces réponses particulières à l'excitant, ces rapports, synthétiques ou analytiques, sont des déformations subjectives de la réalité, et, par conséquent, individuelles. Construits au hasard des rencontres, et grâce aux aptitudes de chacun, ils paraissent être *guidés* uniquement *par la recherche biologique instinctive de l'équilibre subjectif.*

Quand on étudie les opérations de l'esprit, on doit donc distinguer les *jugements psychologiques*, qui sont des constructions de rapports simples, et les jugements ou *raisonnements logiques*. Les premiers sont déterminés par les mécanismes primitifs de l'action psychologique, les seconds, par des méthodes réfléchies qui sont proprement l'art de penser, ou science des méthodes. On peut avoir recours, par réflexion, à des méthodes d'identité ou de raison suffisante, d'analyse ou de synthèse; ce sont là des procédés d'art acquis, logique, ce ne sont pas des principes naturels ou biologiques. La psychologie pure les ignore. Il importe d'établir les mêmes distinctions pour les premiers principes.

La *causalité*, ou idée de cause, est vraiment assez vague chez beaucoup de névropathes. Certes, ils sentent obscurément, vaguement, la succession des phénomènes, leurs causes, leurs conditionnements. Cependant, le malheur veut que le plus souvent ils attribuent aux phénomènes des causes inexactes, à moins que l'idée même de cause ne soit à peu près absente de leur esprit. Un esprit bien équilibré n'agit pas sans réfléchir, si brièvement que ce soit, aux causes et aux effets de son acte ou de sa pensée. Quand un être humain ne pense ni aux causes, ni aux effets, on a coutume de dire qu'il se comporte à la façon d'un hanneton dans une lanterne. N'est-ce pas ainsi qu'agissent beaucoup de névropathes ? Les motifs de leurs actes sont commandés trop souvent par le hasard ou les rencontres, et le heurt des milieux a plus d'effet sur leur pensée que leur propre réflexion.

Les idées de cause et d'effet sont absentes de leurs déterminations et de leurs constructions psychiques. On est tout surpris de les voir accomplir des actions importantes, ou émettre des idées considérables, ou éprouver des sentiments violents, et tout cela pour des causes futiles ou pour des résultats nuls, ou même sans causes ni résultats. On dit alors qu'ils agissent ou pensent sans « raison ». Est-ce à dire qu'ils aient perdu toute raison, comme les aliénés, où une part de raison, comme les psychopathes avec délires partiels ? Non certes. Ils ne délirent pas ; simplement ils construisent mal les rapports en adaptation avec le réel. Ils ne rattachent pas, comme il conviendrait, les phénomènes entre eux ; ils n'établissent pas dans les jugements les relations qui déterminent l'existence, la forme, le but des phénomènes et leur équilibre. Les phénomènes qui précèdent (causes matérielles ou efficientes), ceux qui suivent, déterminent ou expliquent, physiquement ou intellectuellement, les phénomènes. Pour établir des liens entre tous ces phénomènes, il importe de posséder les pouvoirs ou mécanismes primitifs d'équilibration et d'adaptation : vie cellulaire; dynamogénie, inhibition, stabilisation, attention, etc.

L'histoire des asthéniques nous enseigne que c'est précisément ce fonds psycho-physique qui leur manque le plus. Il n'est pas surprenant que les bases mêmes de tout jugement ou de toute construction de rapport soient défectueuses. Que ces fondements de toute pensée soient appelés premiers principes, ou idées premières, ou idées de la raison, il importe peu. Le vocabulaire philosophique est conventionnel. On peut appeler raison l'ensemble des idées premières. Mais que ces principes soient les mêmes chez tous, il n'y paraît guère. Et Locke paraît bien avoir raison contre Leibnitz. Universels dans la méthode logique évidemment, mais, dans les mécanismes psychologiques primitifs, ils sont individuels et variables. Les choses se passent, comme si l'application des principes de la raison était liée aux pouvoirs physiologiques de chaque sujet.

C'est là, dans ce mécanisme et dans la doctrine empiriste, qu'il faut voir l'explication de l'idée de cause. Cette idée est construite par le sujet avec les matériaux fournis par sa fonction réceptive, selon les lois propres à ses aptitudes ou tendances équilibrantes. L'observation des asthéniques apporte un appui à la théorie psychologique constructive. Elle permet de rejeter la théorie sensualiste. Les sensualistes expliquent l'idée de cause par les sensations et l'association des sensations. Mais il y a autre chose dans l'esprit qu'une addition et une suite de sensations ; il existe un lien de dépendance, et ce lien est construit par l'esprit. Si les pouvoirs de la fonction constructive sont solides, l'idée de cause est de bonne qualité. S'ils sont défectueux, comme chez les asthéniques, l'idée de cause est sujette à de fréquentes déformations.

Le principe de *finalité* amène les mêmes observations et les mêmes conclusions. Le mouvement vers un but ne se sépare guère d'ailleurs de l'idée de cause, et nous avons montré plus haut la façon dont les névropathes l'envisagent. Se représenter un but ou une fin est une opération où le pouvoir constructif individuel est une nécessité.

Il en est de même des principes d'*unité*, d'*ordre* et de *loi*. Ils sont conçus et construits par notre activité personnelle, et nous appliquons aux objets extérieurs les phénomènes qui sont en nous. Qu'on ne soit pas surpris de voir des névropathes dépourvus, à des degrés divers, d'ordre, de loi, d'équilibre, d'agrégation, d'unité (psycho-physique, bien entendu), appliquer au monde extérieur les lois de désordre et de dissociation qui sont en eux. Les époques troublées sont propices à leur éclosion, et l'on commence à savoir que la plupart des agitateurs et des révolutionnaires qui excellent à détruire, sans pouvoir reconstruire, sont des névropathes divers qu'une société bien ordonnée sait mettre à leur place, automatiquement.

Les principes d'*Absolu* et de *Perfection* nous retiendront davantage. La plupart des névropathes et presque tous les asthéniques sont vraiment hantés par le désir de l'absolu et de la perfection dans tous les domaines.

Ce n'est pas une idée ou un principe, c'est un véritable besoin instinctif, inné si l'on veut. Dès sa jeunesse, Sim... recherchait les solutions totales dans les petites choses comme dans les grandes. A toutes les questions qui se posaient à son esprit en éveil, il voulait trouver des réponses qui n'eussent rien laissé à désirer. Toute vérité devait être absolue, toute logique irréfutable, tout senti-ment parfait, toute action impeccable. Enfant, il déclarait qu'il serait soldat, un jour, et tout de suite il dit : je deviendrai Empereur ; — l'Absolu, celui, dit la Philosophie, dont tout dépend et qui ne dépend de rien. — Plus tard, il désira d'être prêtre et il dit : je serai Pape. Quand il prépara sa première communion, il eut une Foi absolue, son rêve était la perfection de la piété, de la docilité, de la pureté. Rien n'était assez parfait. Mais quand le doute religieux envahit son esprit, il courut tout de suite à l'absolu de l'irréligion et de l'incroyance. Mme Ju..., s'intéresse à l'Histoire ; elle ne trouve jamais un ouvrage assez bien fait. Un livre est trop long ou trop court, consacré à une époque trop spéciale, ou, au contraire, trop générale. Elle voudrait un travail sans défauts, du moins à son point de vue, et elle demande à tout le monde le titre d'un ouvrage « absolument bien fait ». — Ch..., veut atteindre à la perfection dans sa profession. Cela est légitime. Mais, quand on cherche à se perfectionner, on agit le mieux du monde et on parle moins. Ch... parle la perfection, si j'ose dire, et reste incomplet dans l'action.

Je ne sais si je me trompe (car les diagnostics rétrospectifs sont dangereux), mais il me semble que le besoin d'absolu explique le Jansénisme et les idées absolues de grâce et de prédestination. Ces Messieurs de Port-Royal n'étaient-ils pas des névropathes ? Je les admire trop pour essayer de les diminuer, mais, pour le médecin que je suis, ce n'est pas diminuer des esprits aussi nobles que de dire qu'ils ont pu être des nerveux inadaptés, affamés d'absolu. On s'expliquerait ainsi leurs luttes contre les Jésuites casuistes de leur temps, qui, mieux doués au point de vue psycho-physique, prêchaient l'adaptation aux milieux et blâmaient l'absolutisme de ces grands solitaires. incapables de vivre dans le siècle.

Pourquoi les asthéniques ont-ils un tel besoin d'absolu et de perfection ? Dire que ce sont là des manifestations de la Raison-entité, et que chacun de nous les applique avec choix et liberté ne paraît pas être une interprétation conforme à l'observation des asthéniques. Ceux-ci ne sont pas libres de rechercher ou non l'absolu. S'ils le poursuivent, par une sorte d'instinct obscur, c'est encore, semble-t-il, pour des motifs d'ordre biologique ou psycho-physique.

L'absolu s'oppose au *relatif*, comme on sait. Il existe par lui-même, il ne dépend de rien et de lui tout dépend. S'il est presque toujours impossible à définir et à atteindre, il est facile sinon à concevoir du moins à formuler. Toute notion absolue remplit d'aise l'asthénique dont l'esprit éprouve toujours de la difficulté à pratiquer les opérations nécessaires à des adaptations multiples et compliquées. Avec l'absolu, qui supprime toute recherche, toute hésitation, qui est une idée complète, achevée, rien n'est plus commode pour l'esprit. C'est le *tout ou rien*, dont les nerveux sont si friands. L'asthénique, presque toujours en état de déséquilibre ou d'inachèvement, tend instinctivement à adapter l'idée achevée qui favorisera en lui l'équilibre psychique et permettra d'éviter les efforts de choix, d'inhibition, etc., nécessaires à une adaptation compliquée. L'absolu donne. théoriquement, la sécurité psychique et la paix.

Le *relatif*, au contraire, dépend toujours d'un ou de plusieurs phénomènes auxquels on est obligé de le rattacher. Un tel travail nécessite une attention constante à des objets multiples, donc un effort permanent. Pour s'adapter à des objets nombreux ou complexes, pour conserver dans cette diversité l'unité et la direction du moi, la dépense énergétique psycho-physique est évidemment plus grande. Si, pour s'équilibrer, l'asthénique restreint sa dépense, évite les trop nombreuses dépendances du relatif et va d'instinct vers la simplicité de l'absolu, il n'y a pas lieu d'en être surpris [1]. Par contre, il est d'observation courante que les esprits solides évoluent avec plaisir dans le relatif et le contingent. La dépense que le relatif détermine leur est un plaisir et facilite leur équilibre. Ainsi l'instinct d'équilibration nous mène (voy. p. 172). Je parle ici des tendances instinctives, des dominantes de chacun, et non des choix théoriques faits par calcul, par éducation ou par culture. Dans certaines circonstances, l'asthénique peut élire volontairement l'absolu ou le relatif. Il n'est ici question que de la tendance naturelle.

Ce que je viens de dire de l'absolu s'applique exactement au *besoin de perfection*, c'est-à-dire à l'absolu dans la réalité. Il est, lui aussi, une conséquence de l'inachèvement qui crée le besoin complémentaire de l'achèvement total. Toujours inachevé par difficulté de l'effort, sentant très bien son imperfection et son déséquilibre, poussé par le besoin d'excitation que crée en lui l'insuffisance (voy. p. 157), l'asthénique aspire de tout son désir (je ne dis pas de toute sa force) à perfectionner tout ce qu'il pense et tout ce qu'il fait, à achever le réel en un mot, et de telle manière qu'il n'ait rien à gagner ni à perdre. Mais, et c'est là encore une des contradictions asthéniques, le besoin d'absolu et de perfection se heurte à l'impossibilité de croire. Si l'inachèvement qui oblige l'asthénique à vivre dans le doute, entraîne le besoin complémentaire de l'absolu et de la perfection, il ne confère pas du même coup le pouvoir de construire des croyances fermes et de se

---

1. Il ne faut pas confondre le relatif et le vague. L'asthénique se plaît dans le vague et aussi dans l'absolu, pour les mêmes raisons.

tenir à l'absolu désiré. Le plus souvent, le besoin d'absolu coexiste avec le doute ; le nerveux doute de cet absolu comme de tout ; et de ce conflit naît la Rumination, qui demeure souveraine. C'est ainsi que la métaphysique sert de prétexte à d'interminables ruminations. On n'explique pas la métaphysique, sinon par la religion. Et la religion doit être acceptée les yeux fermés, ou rejetée. Ces deux solutions contradictoires, qui donnent satisfaction aux esprits capables de certitudes, ne font pas l'affaire des douteurs. Ceux-ci ne savent pas croire et ils ne savent pas nier. Ils ne savent que vivre dans l'inquiétude métaphysique. S'ils connaissaient leurs tares — et notre devoir est de les leur révéler — ils sauraient que l'inquiétude de l'absolu est le plus souvent une infériorité pathologique, que l'absolu n'est donc pas un problème à poursuivre ; et ils y renonceraient. Il est triste de penser qu'un très grand nombre de systèmes et d'ouvrages philosophiques ou métaphysiques ne sont peut-être autre chose que des ruminations de névropathes.

Temps et espace. — Ces deux notions sont évidemment nécessaires et universelles, puisqu'elles sont parmi les conditions de toute perception interne ou externe. Cependant, elles paraissent encore être le résultat de constructions individuelles, conditionnées donc par l'état du système nerveux.

Le Temps. — Si les troubles de la notion d'espace ont fait l'objet d'assez nombreux travaux, les désordres de l'idée de temps ont été fort peu étudiés[1]. Cependant un certain nombre d'états psycho-pathologiques, phobies, dérivations, instabilités, troubles de l'esprit ou du caractère, désordres viscéraux, n'ont pas d'autre origine. On peut dire que l'asthénique épuisé ou insuffisant ne se fait pas du temps une idée très précise ; il a pour le temps, comme pour bien d'autres choses, une sorte d'indifférence, il laisse passer les jours, parfois les mois et les années, dans une

---

1. Cf. Revault d'Allonne (*les Inclinations*), Sollier (*les Troubles de la Mémoire*), P. Janet (*les Obsessions*), G. Rageot, Bourdon, etc. *in Rev. philos.* (F. Alcan.)

sorte d'apathie rêveuse. Il vit comme si la marche fatale des années ne devait pas l'atteindre et on dirait qu'il a l'éternité devant lui. Il cristallise la minute présente, bien qu'il vive surtout dans le passé et dans l'irréel et bien que, souvent, il ait peur de la réalité présente. Et tout cela n'est contradictoire que dans les mots. Comme les mystiques, beaucoup d'asthéniques vivent dans un perpétuel présent sans en jouir d'ailleurs, puisqu'ils s'adaptent mal au réel, et ne savent en connaître ni l'importance ni l'intérêt. Le temps ne leur paraît ni long ni court : il n'existe pas. Ils passent et vieillissent sans s'en apercevoir : le temps ne passe pas, car la minute présente ne finit jamais.

Ainsi l'asthénique est nonchalant, ses actions sont lentes, aussi bien les actes moteurs que les actes psychiques, parce qu'il n'est pas poussé par des sensations fortes et ardentes. Enfant, il n'est jamais bouillant ni pétulant ; homme, il est rarement pressé, ou il l'est tout à coup, parce qu'il se croit en retard, comme s'il s'éveillait d'un songe, ou bien parce qu'il est en période d'excitation.

Quand son état s'améliore, la notion du temps se modifie. Le temps qui passe paraît long parce qu'il est vide d'actions ; il paraît court quand il est passé, car toutes ces petites choses sans action ne laissent dans la mémoire que des traces vite effacées. On peut ajouter que c'est le contraire chez les gens qui agissent : le temps présent paraît court, parce qu'il est très rempli d'actes ou d'idées, il paraît long quand il est écoulé, et pour la même raison.

Au fond de tout cela, il est permis de discerner des troubles divers, psycho-physiques, tout en déclarant qu'il y a une part d'hypothèse dans ces interprétations : diminution de la cénesthésie, des sensations sensorielles, du sens musculaire, insuffisance du pouvoir synthétique, des perceptions, inachèvement des adaptations, — bref tout le cortège ordinaire des insuffisances constructives asthéniques. Si, chez l'asthénique, l'idée de temps est inexacte c'est que, et cela est évidemment une hypothèse, le temps étant une somme de rapports entre les phénomènes qui changent, le sujet est incapable de construire à la fois de nombreux rapports. Les phénomènes qu'il peut condenser dans son psychisme sont rares, sa conscience est peu remplie, le temps devient une chose étroite, bornée, non adéquate au réel, une construction psychique insuffisante et inachevée, comme toujours, et inadaptée.

Tout cela paraît bien démontrer que le temps n'est pas une notion abstraite et *a priori*, mais qu'il est « fonction de l'esprit » (Bergson). *Tempus item per se non est*, disait Lucrèce, et M. P. Janet : « Le temps n'est pas donné à l'esprit tout fait. » La durée n'existe que dans et par la conscience. Les états succesifs du monde extérieur, dit M. Bergson, n'ont de réalité « que pour une conscience capable de les conserver d'abord, de les juxtaposer ensuite en les extériorisant les uns par rapport aux autres ». Il y a dans la durée un changement qu'on perçoit et un changement qu'on imagine. Cette idée est donc liée à l'intégrité des opérations de conscience, d'attention, de jugement; leur insuffisance et leur inachèvement expliquent les troubles de conscience et de jugement qui donnent lieu aux troubles de l'idée de temps. Par suite d'une disposition spéciale, certains sujets sont inaptes à organiser les états de conscience qui relient le présent à l'avenir et à établir des rapports logiques entre les phénomènes réels du moment et les phénomènes possibles du futur. Aussi cette insuffisance dans la construction de l'idée de temps entraîne-t-elle, parfois, des troubles d'adaptation à la durée et à la vie, que l'on peut classer parmi les *Réactions d'inadaptation et les phobies*, et que je décrirai à cette occasion (voy. p. 299).

Il importe enfin de dire un mot des troubles de l'idée de temps observés chez d'autres névropathes et qui possèdent d'autres caractères psychologiques. L'idée de temps comprend dans sa formation, outre les éléments constructifs, diminués chez l'asthénique, d'autres éléments, sensitifs, sensoriels, musculaires, viscéraux, dont les désordres peuvent modifier aussi l'idée de temps, mais d'une autre façon. Telle cette malade de M. Revault d'Allonnes, Alexandrine, privée des données organiques du

corps, faim et soif, des états affectifs et des sensations
vitales[1]. Alexandrine a conservé la représentation intellectuelle du temps, mais « elle ne sent pas le temps, elle le
juge. » Elle est obligée de construire sans interruption le
temps abstrait; elle doit se tenir continuellement par un
effort soutenu d'attention au courant du progrès des hor-
loges, soit en les écoutant sonner, soit par des indications
raisonnées; et si ce travail d'orientation intellectuelle est
arrêté, si l'on emmène Alexandrine loin de ses repères
habituels, dans un autre quartier, la voilà perdue, égarée
dans le temps; elle ne sait plus du tout quelle heure il
peut bien être, car la lacune n'a pas été comblée par une
succession continue d'états affectifs. » Les troubles des
cénesthésies, du sens musculaire, des mouvements organiques peuvent, à n'en pas douter, altérer la construction
de l'idée de temps, en altérant les activités réceptives.

L'Espace. — Si l'idée de temps est un fait de conscience,
l'idée d'espace est un fait d'expérience; elle est un produit
de notre perception opérant sur les données de nos sens.
Nous percevons l'espace sous forme de trois dimensions,
sans pouvoir expliquer pourquoi nous le percevons de
cette façon et non d'une autre. La perception de l'espace a
pour moyens : les sensibilités sensitives, tactiles, les sensibilités sensorielles, les centres de coordination cérébel-
leux et bulbaires, l'interprétation psychologique. La notion
d'espace est une synthèse de ces éléments organiques et
psychiques. Elle nous révèle ce que les philosophes
appellent le non-moi, de même que le temps nous révèle
le moi. Ces deux notions ont entre elles des rapports
étroits. Quelques philosophes disent qu'elles se confondent
et que le temps n'est autre chose que de l'espace. Hypothèses.

On sait que l'idée d'espace est troublée soit par diminution, soit par augmentation, l'hyperperception étant dési-
gnée sous le nom d'agoraphobie. Chez les asthéniques purs,
je n'ai jamais rencontré un trouble vrai de l'idée d'espace.

1. Revault d'Allonnes, *Les Inclinations*, pp. 161 et sq. (F. Alcan.)

Et cela semble bien démontrer une fois de plus l'intégrité de leurs moyens de perception externe ou, d'un mot que je définirai plus tard, de leurs fonctions psychologiques de réception. Cependant, certains malades présentent des troubles que l'on attribue souvent à l'idée d'espace. Ainsi on rencontre des sujets qui s'obstinent à ne pas vouloir sortir et qui éprouvent, quand ils sont dans la rue, une émotion comparable à celle de l'agoraphobique, émotion que l'on peut prendre — que l'on prend presque toujours — pour de l'agoraphobie. Avec de l'attention, on peut différencier ces deux états. D'abord l'agoraphobe marche très bien, longtemps, sans fatigue, dans un endroit fermé ; sa peur n'apparaît qu'au dehors, elle se traduit par des réactions viscérales et motrices très intenses, elle ne cède ni au raisonnement ni à l'expérience. L'asthénique qui a peur de sortir, est un amyosthénique qui marche peu et qui éprouve tous les signes connus de la fatigue. Il sait que la fatigue lui donne des accidents extrêmement pénibles, longs à se dissiper ; il a payé trop cher ses expériences pour avoir envie de les recommencer. Il sait aussi que, dans la rue, il rencontrera des personnes qui l'arrêteront au passage, pour s'informer de sa santé avec une sollicitude touchante mais maladroite. Il devra rester immobile sur ses jambes, et rien n'est fatigant comme de parler debout. La rencontre de chaque personne est un acte nouveau, un effort à faire, une synthèse de mémoire et d'attention. De ces promenades il est rentré prodigieusement éreinté, la nuit suivante a été mauvaise. Il a fallu plusieurs jours et plusieurs nuits pour réparer les désordres provoqués par cette promenade courte et, pour lui, dépourvue d'agrément. Peut-on le blâmer de ne pas vouloir recommencer ? Évidemment non. Il a raison de mesurer son effort à ses forces. Mais un jour viendra où, son état étant meilleur, il ne voudra pas encore sortir, à cause de l'automatisme qui le porte à persévérer dans ses habitudes. Ce jour-là, le médecin devra lui démontrer, par l'expérience, le retour de ses forces. Le sujet comprendra, car il ne demande qu'à être persuadé ; et ce sera la fin de son trouble psycho-physique.

Un tel malade ne peut être confondu avec l'agoraphobique si l'on prend soin d'analyser minutieusement tous ses accidents physiques et psychiques, d'en fixer les rapports exacts et non de se borner à recueillir le récit de l'état émotif. En psycho-pathologie, comme en chimie urinaire, la valeur des symptômes est souvent dans leurs rapports. On s'aperçoit ainsi que dans les asthénies vraies les appréhensions de l'espace sont le plus souvent déterminées par un calcul mental, conscient ou subconscient, dont la fatigue physique avec ses suites fâcheuses a été la cause première.

Mais la fatigue n'est pas la seule cause de ces pseudo-agoraphobies. La difficulté d'adaptation aux milieux provoque fréquemment des états analogues. Nombreux sont les asthéniques qui ne traversent ni les places, ni les rues, parce qu'on pourrait les « regarder », ou parce qu'ils rencontreraient telle personne qui les intimide, en un mot, parce que l'action est trop difficile. Cela n'est pas de l'agoraphobie vraie par trouble du sens de l'espace ; c'est de l'inadaptation, pour toutes les causes que nous connaissons (voy. p. 299).

En résumé, les *premiers principes* paraissent être construits par le sujet lui-même avec les matériaux fournis par sa fonction réceptive et selon la loi de ses tendances équilibrantes individuelles. Si les premiers principes sont relativement universels, cela tient à ce que les individus normaux se ressemblent, ou à peu près, et vivent dans les mêmes conditions de milieu ; mais tout être humain découvre, pour son propre compte, les premiers principes, bases de tout jugement et de toute raison. Les principes valent ce que vaut le terrain psycho-physique qui leur donne naissance. Justes, exacts, précis, normaux en somme (s'il y a une normale), chez les êtres bien équilibrés, ils sont ou peuvent être incomplets, inachevés, inexacts ou faux chez les névropathes de toute catégorie. Ce n'est pas faire déchoir la pensée humaine que de montrer ses humbles origines, c'est l'ennoblir au contraire et l'éclairer, lorsque l'on constate la possibilité, pour chacun de nous, de se créer soi-même, et la nécessité de ne jamais abandonner au hasard le gouvernail de son esprit.

C'est donc à la Doctrine expérimentaliste que nous rattachons l'explication des premiers principes. Et cela laisse toujours intact le mystère métaphysique de la subjectivation ou transformation de l'objectif en subjectif (voy. p. 419).

ARTICLE III

La Perception.

La perception est une opération psychologique qui nous fait connaître ou reconnaître l'objet. Elle doit être distinguée de la sensation parce qu'elle est plus compliquée, mais son mécanisme fondamental est le même. Nous verrons qu'elle dépend chez l'asthénique de la nature de son activité, en un mot de son système neuro-psychique et que pour lui, comme pour tous les êtres, sans doute, percevoir un objet externe ou interne c'est prendre dans le réel ce qui est possible ou assimilable pour son système nerveux, ce qui lui permet de construire la relation constituant l'objet. Et tout se ramène à l'organisation subjective du réel-objet.

Au premier degré de la hiérarchie, nous devons signaler une forme primitive de la perception que l'on nomme *Reconnaissance*, chapitre fait tout entier par la clinique, dit M. J. Grasset[1].

La reconnaissance est une opération primaire qui porte en clinique le nom de *Gnosie*. On appelle *agnosie* la diminution ou la perte de cette opération, elle peut atteindre tous les modes de la perception. Les agnosies peuvent être visuelles (comme dans la cécité psychique), auditives (surdité psychique), tactiles (stéréoagnosie). On appelle asymbolie tactile une agnosie dans laquelle le sujet, sans reconnaître l'objet, en perçoit cependant les dimensions.

Ces désordres du psychisme primitif s'observent chez les malades atteints de lésions organiques ou chez des

1. Grasset. *Physiopathologie.*

hystériques, jamais chez les asthéniques. Cela semble montrer qu'ils sont déterminés soit par des troubles intéressant les conditions physiques des phénomènes psychiques : troubles somatiques dans les lésions organiques; soit par des troubles de la fonction réceptive dans l'hystérie. S'ils n'existent pas dans l'asthénie c'est que, là, les troubles psychiques sont d'une nature différente, biologique aussi, évidemment, mais constructive et dynamique, c'est-à-dire non statique. Ce qui est déformé dans la relation qui est à la base de la perception chez les asthéniques, ce n'est pas la matière du rapport, son aspect statique, c'est sa forme, sa manière constructive.

Illusion. — L'illusion consiste, comme on sait, à attribuer à un objet des propriétés qu'il ne possède pas. Y a-t-il proprement des erreurs matérielles des sens chez les asthéniques? En principe, il n'y a pas d'erreurs des sens et la phrase d'Aristote : « Le sens ne se trompe pas sur son objet propre », est toujours vraie. L'objet qui nous est connu par la perception, est toujours exact pour celui qui perçoit. Il ne peut y avoir erreur des sens que dans les cas de malformation des organes de perception (lésion des organes sensoriels), ce qui exclut l'asthénie.

Mais on rencontre des erreurs de forme. Des malades disent qu'ils voient les choses à travers un brouillard. Tout leur paraît vague, étrange. Le monde extérieur n'a pas son aspect ordinaire. — Rentrant chez lui, après quelques mois d'absence, Bar. ne reconnaissait plus la plupart des objets de son mobilier. Leur couleur lui paraissait plus vive. — Comme c'est drôle, disait-il. — A d'autres moments, il ne reconnaissait plus très bien le son de sa propre voix. Le jamais vu et le déjà vu font partie de ces mêmes troubles. Nous les avons étudiés ailleurs.

Tous ces désordres paraissent être provoqués non par un trouble dans la matière de la fonction perceptive, mais par une insuffisance de cette partie de la fonction qui sert à la construction du rapport. Le retour des forces physiques et psychiques les fait disparaître. Bref, dans le domaine de la perception externe, l'illusion n'est pas plus fréquente chez l'asthénique que chez la plupart des névropathes et ne présente pas de particularités dignes d'être signalées.

Il n'en est pas de même dans le domaine de la perception *interne*. Nous nous connaissons nous-même comme une personne une et distincte des autres, et c'est le problème psychologique de la personnalité que nous étudierons ailleurs (voy. p. 254). Mais, en même temps, nous connaissons en nous le moi-objet « agrégat empirique d'états à connaître objectivement » (James). Le moi est particulièrement difficile à percevoir. L'asthénique arrive difficilement et rarement à connaître exactement son moi et ses pouvoirs. Il croira, par exemple, être apte à accomplir des tâches qui sont manifestement au-dessus de ses forces ; tout le monde le sait, on le lui dit, il n'en croit rien. Ou bien il se fait de ses aptitudes intellectuelles une idée fausse. Le travers d'esprit qu'on nomme la *sottise* n'est pas rare chez l'asthénique. Elle consiste, comme on sait, et comme l'a dit Balzac, à ne pas justifier suffisamment la bonne opinion que l'on prend de soi-même. C'est tout à fait autre chose que l'inintelligence. La sottise peut accompagner une grande intelligence, et le sot n'est pas un inintelligent, mais un esprit qui connaît mal son moi.. L'illusion naît parce qu'elle est une opération infiniment plus facile qu'une connaissance précise du moi, toujours difficile, même pour les asthéniques. Aussi l'asthénique est-il un grand illusionniste, comme il est rêveur, inattentif, imprécis, dilettante ; il se réfugie dans l'illusion, comme dans le rêve, et avec joie, parce que l'organisation de la réalité est trop difficile. Il en arrive ainsi, souvent, à n'être pas sincère avec lui-même, ce qui est la pire des calamités. Et il n'est pas véritablement libre puisqu'il s'illusionne, par faiblesse constructive d'abord, par paresse ensuite et par une habitude qui devient un plaisir — une sorte de délectation morbide. Être libre c'est se conformer à son moi. La liberté est la maîtrise des conditionnements physio-psychiques qui servent à la construction incessante du moi. Mais il n'y a pas de liberté sans connaissance précise du moi et sans maîtrise des conditionnements du moi. Être lié c'est être libre, disait fort justement saint Paul.

L'illusion mène à la fantaisie ou au caprice, caricatures de la liberté.

Le trouble le plus grave de la perception est l'*Hallucination*, ou perception sans objet. Rien à en dire. Elle n'est pas un accident asthénique. Si on la rencontre chez un asthénique, elle doit éveiller immédiatement l'idée de parapsychisme, trouble d'un autre ordre.

ARTICLE IV

Les Mémoires.

La mémoire est un fait biologique, une fonction générale et primitive du système nerveux. On ignore son mécanisme intime, de même qu'on ignore le pourquoi de la transformation de l'objectif en subjectif — le passage métaphysique —, mais on sait que cette fonction dépend de l'intégrité du tissu nerveux, de la valeur du métabolisme et aussi de l'irrigation sanguine.

Nous décrirons les troubles de la *mémoire créatrice* et aussi ceux de la *mémoire automatique*, puisque toutes les fonctions possèdent, comme on sait, une forme automatique.

La mémoire se compose de deux fonctions essentielles, la *conservation* et la *reproduction*. — La *conservation* est liée, semble-t-il, à des actions chimiques comme à l'état des cellules nerveuses. C'est la propriété sans laquelle il n'y aurait aucune opération psychique possible ; elle paraît être « assurée par la nutrition qui fixe sans cesse parce qu'elle renouvelle sans cesse »[1]. Nous n'avons pas à expliquer ici le fait de la conservation, à dire s'il existe une mémoire des tissus (van Biervielt) ou si la conservation doit être distinguée de la revivabilité (Pitres, J. Grasset). Mais il est bien probable que la conservation dépend de l'intégrité du tissu nerveux, de l'état des mutations nutritives et qu'enfin elle est une qualité somatique.

La mémoire de *reproduction* paraît être plutôt une

1. Ribot. *Les Maladies de la Mémoire*, p. 103. (F. Alcan.)

question de quantité, comme le montrera l'étude des asthéniques. Évoquer un souvenir est en effet une opération constructive, dynamique par conséquent.

A la conservation et à la reproduction, il faut ajouter une opération spéciale et complexe, la *localisation* des souvenirs. Il ne suffit pas en effet de posséder dans son cerveau une énorme collection d'images, d'idées, de faits, il faut encore pouvoir les mettre à leur place et les rattacher à notre propre personnalité.

LES DYSMNÉSIES

Les observations suivantes donneront une idée assez exacte des troubles de mémoire chez les asthéniques. — Avant de devenir profondément asthénique, Mir. fut pendant toute sa jeunesse candidat à l'asthénie. Sa mémoire était sujette à des variations incessantes et à des éclipses singulières. Tantôt il apprenait facilement et récitait de même, tantôt il ne pouvait retenir dix lignes ou, s'il les apprenait, il les oubliait le soir même. Ses professeurs disaient de lui : il a une mémoire capricieuse. Cependant, comme il était bon élève, il arrivait plus ou moins vite à connaître tout son programme d'études. Il savait parfaitement certaines choses, il pouvait les dire un jour, mais, un autre jour, il était incapable de retrouver le premier mot d'une connaissance qui s'y trouvait pourtant bien fixée. L'émotion, la fatigue, des causes inconnues produisaient ces résultats. Chez lui, la conservation était assez bonne, la reproduction capricieuse, instable et difficile. Dans la conversation, par exemple, il trouvait difficilement ses mots, il hésitait, il « ânonnait », il employait parfois des mots dont la consonnance se rapprochait de celle du mot cherché ; à chaque instant, il avait recours aux mots « chose » et « machin ». Les noms propres surtout lui échappaient. Les idées suivaient la même loi que les mots et, plus souvent qu'il ne voulait, sa mémoire lui apportait une idée voisine peut-être de ce qu'il cherchait mais qui n'était pas celle qu'il fallait trouver.

Plus tard, à la suite de circonstances sans intérêt actuel,

Mir. devient complètement asthénique. Il présente tous les désordres physiques de l'asthénie. Son dynamisme est singulièrement diminué, sa nutrition en très mauvais état. Sa mémoire a suivi la même marche descendante. Elle existe toujours dans son ensemble, mais affaiblie. Il n'a pas d'amnésie proprement dite — comme les hystériques — portant soit sur une période de la vie, soit sur un ensemble de souvenirs; il conserve assez mal et reproduit plus mal encore; il arrive difficilement à acquérir de nouveaux souvenirs et les oublie au fur et à mesure. Il ne remplit pas son cerveau de connaissances, et son existence lui paraît vide d'événements. Cependant il conserve très nets les souvenirs d'autrefois, les images formées avant la maladie. Il peut les évoquer à son gré et, s'il ne sait plus ce qu'il a fait la semaine d'avant, il pourra très bien raconter ses vieux souvenirs ou utiliser les connaissances emmagasinées autrefois. — C'est un peu ce qui se passe chez le vieillard : conservation des souvenirs anciens avec abolition des souvenirs récents. Mais, chez celui-ci, l'amnésie tient à une dégénérescence des éléments nerveux, devenus incapables d'acquérir, tandis que la dysmnésie de l'asthénique est sous la dépendance de troubles nutritifs et dynamiques de reproduction.

Autres exemples : un jeune étudiant, légèrement asthénique, arrive un matin en retard à l'hôpital et se précipite dans la salle, un peu fatigué par la course. Le chef de service le considère d'un œil sévère et, avec une froideur polie, le prie d'exposer les symptômes et le diagnostic différentiel de la pneumonie. Le jeune homme reste coi, incapable de se rappeler un seul symptôme de cet état bien connu. Le chef hausse les épaules et passe. Et cependant cet étudiant, qui n'était plus un débutant, savait très bien ce qu'on lui demandait. Sous l'influence de la fatigue et de l'émotion, la reproduction et la présentification des souvenirs n'avaient pu s'opérer. — Luc. est élève de philosophie. Légèrement asthénique, comme le précédent, il est candidat à la grande asthénie et peut-être y versera-t-il un jour. C'est un bon élève, sachant très bien ses cours, mais très inégal : très remarquable un jour, médiocre la

semaine suivante. Son professeur de philosophie dit de lui :
M. Luc. est pour moi un mystère. — Le mystère est facile à
expliquer : Luc est un asthénique, donc un instable. Le jour
où ses pouvoirs psychiques sont bons il fait des devoirs
remarquables, très supérieurs à ceux de ses camarades ;
quand ils sont faibles, ses devoirs le sont aussi. — Les
professeurs devraient savoir ces choses-là. — Un jour,
l'Inspecteur général des sciences vient en classe de mathématiques et prie le professeur de faire passer quelques
élèves au tableau. Luc., qui est un bon élève, et connaît
bien les matières du cours est invité, comme par hasard,
à « passer à la planche ». On lui pose une question qu'il
sait. Il devient rouge, pâle, puis rouge et encore pâle et
ne répond rien. — Seconde, troisième question : même
silence, total, absolu. Le professeur, qui comptait sur lui
pour être bien noté par l'inspecteur, le renvoie furieuse-
ment à sa place et appelle un autre élève. Faut-il ajouter
que le professeur ne comprit rien à cette histoire et, l'inspecteur parti, accusa Luc. de l'avoir « fait exprès », lui
administra une punition sévère, que le malheureux dut
accepter sans pouvoir fournir une explication plausible de
son incroyable amnésie.

En général, on n'attache qu'une importance médiocre à
ces troubles de jeunesse : on punit, ou on rit. C'est un très
grand tort. Ces amnésies et dysmnésies paroxystiques
indiquent une tare nerveuse qui devrait attirer toute l'attention des maîtres et des parents. Les enfants de cette
sorte devraient recevoir des soins particuliers d'hygiène
physique et pédagogique et non des punitions. On pourrait
les améliorer dans la mesure du possible et, en leur apprenant à connaître l'instrument défectueux dont la nature
les a doués, leur éviter la catastrophe où ne manquent pas
de verser les asthéniques qui s'ignorent.

En résumé, les désordres qui caractérisent la mémoire
asthénique sont de deux sortes : troubles de *fixation*,
troubles d'*évocation*.

La fixation est meilleure que l'évocation, sans être
bonne. Elle est en général difficile, plus lente et, le plus
souvent, partielle. Les sujets sont obligés à plus d'efforts

pour apprendre, ils mettent plus de temps pour retenir une leçon ou une théorie. Ils ne sont pas de ceux auxquels il suffit de lire une page de prose, de vers ou de musique, pour la retenir ; leur mémoire est élective, elle n'est pas totale : l'un retiendra l'histoire ou la géographie, ou les vers, ou la littérature, ou les sciences.

Ces troubles dysmnésiques s'accordent avec les troubles de l'attention : la mémoire retient ce qui frappe l'attention automatique instinctive — on connaît d'ailleurs les liens étroits qui rattachent l'attention à la mémoire —, et l'attention involontaire est la manifestation des tendances équilibrantes internes ou externes. De même, il y a des inégalités des mémoires sensorielles ; les mémoires visuelle, auditive, gustative, olfactive, tactile, musculaire sont inégalement développées.

Il semble donc que la mémoire de fixation ait des bases organiques et soit proportionnée à leur richesse et à leur stabilité. Sa diminution ou sa disparition paraissent être conditionnées par des influences organiques : la nutrition, l'état des échanges métaboliques, l'épuisement ou l'insuffisance cellulaire, la fatigue, l'intoxication, etc.

Les troubles de *reproduction* ou d'*évocation* caractérisent plutôt la mémoire asthénique. Si, en effet, sous l'influence d'une émotion agréable, d'une excitation de l'amour-propre satisfait, l'évocation peut être rapide et brillante, elle est trop souvent lente et nulle, comme on a pu le voir dans les observations citées plus haut.

Les mots, les idées, les phrases arrivent avec une lenteur désespérante. Certains enfants mettent à réciter une leçon dix fois plus de temps que d'autres. Chez les asthéniques ce retard est tel que le souvenir évoqué n'arrive qu'après quelques heures ou quelques jours : c'est la *dysmnésie retardante*. Dans d'autres cas, sous l'influence d'une émotion, d'une fatigue, l'évocation est impossible (voy. obs. de Luc.), surtout si elle doit être accomplie en présence d'autres personnes et en adaptation avec une réalité immédiate. « Ce qui caractérise l'homme d'action, dit M. Bergson, c'est la promptitude avec laquelle il appelle au secours d'une situation donnée tous les souvenirs qui s'y rapportent, mais c'est aussi la barrière infranchissable que rencontrent chez lui, en se présentant au seuil de la conscience, les souvenirs inutiles ou indifférents[1]. » On sait bien que cette opération est particulièrement difficile pour les asthéniques et que leur mémoire présente est l'esclave de leur impressionnabilité. Chez eux le pouvoir appelé par P. Janet « pouvoir de *présentification* » et qui consiste à rendre présent un état d'esprit et un groupe de phénomènes[2] (voy. p. 98) demeure, sinon toujours réduit, du moins trop souvent précaire. Et c'est une des raisons pour lesquelles l'asthénique est rarement un homme d'action immédiate — rarement, mais pas toujours.

La mémoire de reproduction paraît donc être conditionnée par des influences plutôt dynamiques : les dynamogénies, les inhibitions, l'effort, la présentification, la synthèse, l'association. Sa diminution est un affaiblissement du pouvoir d'effort, de la *fonction constructive*. On ne peut pas dire qu'il s'agit d'amnésie, car les souvenirs existent dans la conscience. Le terme *dysmnésie* est plus exact. Il existe une diminution, une difficulté de la fonction et qui peut atteindre la fixation mais surtout la reproduction.

Les amnésies ou dysmnésies de nos malades suivent la marche de l'asthénie générale et sont soumises à toutes les influences déprimantes des fatigues, des émotions, des idées obsédantes, des toxi-infections ; elles sont simplement *paroxystiques* chez les candidats à l'asthénie, mais continues chez les asthéniques confirmés, avec paroxysmes plus ou moins fréquents.

Dans l'hystérie, les troubles de mémoire sont tout à fait différents. L'amnésie est totale, tantôt systématisée (perte d'une certaine catégorie de souvenirs), tantôt localisée (perte du souvenir d'une période de la vie) ; mais elle est totale. Les souvenirs sont absents de la conscience (non de la subconscience, il est vrai). Les choses se passent

1. H. Bergson. *Matière et Mémoire*, p. 166. (F. Alcan.)
2. *Obsessions et Psychasthénie*, p. 481. (F. Alcan.)

comme si les souvenirs n'étaient pas reçus par la conscience, tandis que chez les asthéniques les choses se passent comme si le pouvoir conscientiel constructif ne pouvait évoquer les souvenirs reçus. Nous retrouvons, ici comme partout, les deux caractères qui distinguent toujours les troubles hystériques et asthéniques et qui nous permettront d'isoler les deux fonctions primitives de réceptivité et de constructivité, car ce sont toujours ces troubles, et non d'autres, que l'on retrouve à l'origine de tous les désordres psycho-pathologiques.

Les hypermnésies automatiques avec désagrégation. — Il ne peut s'agir, en l'espèce, d'une augmentation durable de la mémoire. Certains névropathes ont une mémoire prodigieuse et presque anormale, mais ce sont des hypersthéniques. Dans d'autres cas, la mémoire est momentanément exaltée par une excitation psychique (peur, amour, passion, etc.), ou physique (fièvre, intoxication, etc.), mais elle est transitoire.

L'augmentation dont nous voulons parler n'est pas d'ordre volontaire, elle est d'ordre automatique et prend sa source dans le subconscient. Nous enregistrons, sans le vouloir, une foule d'images, de mots, d'idées, de gestes qui ont frappé nos sens et nos centres psychiques et s'y sont casés un peu à notre insu. Cette mémoire involontaire existe à un degré extraordinaire chez l'enfant. Dans l'état de santé ou d'équilibre la mémoire du subconscient obéit aux pouvoirs constructifs du moi, qui évoque à son gré les souvenirs ou les laisse à leur sommeil. Il n'en est plus de même lorsque l'esprit est désagrégé par une des causes ordinaires de désagrégation (émotion, fatigue, etc.). Alors le moi volontaire est inhibé, la fonction automatique l'emporte sur lui, et du fond du subconscient surgissent des souvenirs futiles, et parfois sans lien avec la situation présente. L'asthénique se rappelle sans le vouloir, et alors même qu'il ne le voudrait pas, les souvenirs les plus lointains, les plus insignifiants ou les plus pénibles et avec une extrême netteté. Il en est assiégé, obsédé.

La désagrégation peut aller jusqu'à la séparation complète des deux mémoires. Quand le choc émotif a été particulièrement grave, la désagrégation de l'esprit est totale, il se produit deux mémoires : l'une portant sur les événements antérieurs à la maladie, l'autre commençant exactement à cette date. Ces deux mémoires ne se pénètrent pas ; elles sont comme les deux « moi » qui en sont à la fois la cause et la conséquence, absolument indépendantes pour le moment. Dans les instants clairs, la mémoire revient comme le moi et, l'instant passé, disparaît avec lui (v. p. 317 *Désagrégation*). Les deux mémoires finissent par se souder l'une à l'autre et se confondre lorsque la tension psycho-physique se relève et permet l'équilibration des deux fonctions, automatique et volontaire.

On a coutume de décrire comme un trouble de mémoire cette sensation très particulière de « fausse reconnaissance », décrite sous le nom de « déjà vu ». Disons d'abord qu'elle n'est pas un signe d'asthénie, car on la rencontre chez des névropathes quelconques, mais on peut l'observer chez nos malades; il est donc utile d'en dire quelques mots. Le « déjà vu » consiste à reconnaître un état psychique que l'on croit n'avoir jamais éprouvé.

Il ne faut pas le confondre avec la réminiscence, qui est la reproduction d'un état psychique que l'on a vu, mais que l'on ne se rappelle pas avoir vu. « Vous sentez, dit Fernand Gregh, que vous vivez identiquement une minute que vous avez déjà vécue, mais vous ne pouvez la situer dans votre passé[1]. » Il n'est pas exact de dire seulement « déjà vu », l'expression est trop étroite, dit avec raison M. J. Grasset; la sensation peut être de nature diverse : « déjà entendu » ou « déjà senti ». Le sujet reconnaît donc une image visuelle ou auditive, une émotion, une impression, qu'il voit pour la première fois, et il ne comprend pas comment ni quand cette image a pu être déposée dans son esprit. Il en éprouve une surprise extrême, qui, chez cer-

---

1. J. Grasset. *La sensation du déjà vu, Journal de Psychologie,* janvier 1914. Leroy, *Th. Paris,* 1898, n° 665. Ch. Méré. *Mercure de France,* juillet 1903. Emile Laurent. *Rev. de philosophie,* juillet 1903. Ribot. *Les maladies de la Mémoire,* p. 149. (F. Alcan.)

tains sujets, va jusqu'à l'angoisse. M. J. Grasset dit même que, sans angoisse, le phénomène n'existe pas. Je n'en suis pas convaincu. Surprise oui, anxiété quelquefois, et M. J. Grasset en cite des exemples, mais angoisse ?

Certes l'étonnement est extrême et s'exprime parfois en paroles véhémentes. « Le frisson me prit, une sorte d'horreur s'empara de moi. » (Shelley, cité par Leroy) « ...mystérieux jusqu'à susciter en nous la secrète épouvante de l'inconnu psychique et peut-être d'un au-delà vécu... » (Ch. Méré, cité par J. Grasset) — Littérature ? Il n'importe. Si la sensation de « déjà vu, entendu, senti », etc., n'a rien de mystérieux ni de tragique, elle est un trouble de la perception (P. Janet) ; mais elle reste un fait curieux et que l'on doit connaître pour en expliquer la genèse à ses malades.

ARTICLE V

Imagination.

Distinguons l'imagination *primaire*, ou pouvoir de renouveler et d'associer les sensations, et l'imagination *créatrice*, ou pouvoir de créer des états psychiques nouveaux selon les lois propres de l'esprit, et pour une fin déterminée. La première se confond avec la construction des images (visuelles, auditives, musculaires, tactiles), ce qui a fait dire qu'il n'y a pas une mais des imaginations. La seconde apparaît vers l'âge de trois ou quatre ans (Th. Ribot) ; elle se développe progressivement jusqu'à l'âge adulte et permet à l'être humain de s'adapter le mieux possible au milieu où il vit. Sa formation est-elle complète et parfaite chez tous les hommes et à tous les âges ? La simple observation montre qu'il n'en est rien. Chez les enfants, l'imagination est d'abord purement primaire et passive ou représentative ; peu à peu, et grâce à l'expérience, elle devient constructive et créatrice et s'adapte de mieux en mieux à la réalité. Mais elle est très inégalement répartie entre les hommes. Les uns sont de simples rêveurs, d'autres des théoriciens dénués de sens pratique, des utopistes, d'autres au contraire savent adapter leur esprit au réel et créent des œuvres nouvelles, logiques et durables. Chez les vieillards enfin, l'activité de l'imagination créatrice diminue pour laisser place à l'automatisme.

Ces formes diverses de l'imagination se retrouvent chez nos asthéniques. On rencontre des asthéniques sachant parfaitement s'adapter à la réalité présente et, sinon à toutes les réalités, ce qui exigerait peut-être un effort excessif, du moins aux réalités les plus urgentes. Tout le monde connaît des asthéniques qui conduisent fort bien leur barque et atteignent au succès. Sans doute, ils n'y arrivent qu'au prix d'une discipline étroite et d'efforts inconnus des sthéniques; mais cela prouve que si leur machine nerveuse ne fournit pas l'énergie nécessaire à toutes les adaptations, c'est que le déficit est plutôt quantitatif, dynamique par conséquent, et non qualitatif ou statique. — J'aurais du génie, me disait un jour un asthénique, si j'avais assez de pouvoir nerveux. — Ces mêmes asthéniques, bien adaptés à certaines réalités, ne le sont pas à d'autres. Ils ont dépensé pour toutes ces besognes nécessaires toutes leurs disponibilités, la quantité qui reste ne suffit pas à gouverner convenablement leur imagination dans d'autres domaines. D'autres, plus insuffisants, sont incapables de s'adapter même à une seule réalité. — Les troubles asthéniques de l'imagination peuvent être divisés en trois catégories : *insuffisances, déséquilibres* et *déviations.*

Insuffisances. — Parfois, elles sont fondées sur une tare somatique, ou insuffisance sensorielle. Si les matériaux fournis par les sens sont imparfaits, les images qui en résultent seront imparfaites et le pouvoir de l'imagination sera de même insuffisant. Maur... est très nettement un visuel. Imagination, mémoire, attention, tout, chez lui, a une base visuelle. Son sens auditif ne paraît jouer qu'un rôle effacé dans ses créations psychiques, en particulier dans son imagination. Il ne se représente rien sous forme d'image auditive. Le son n'a pour lui aucun sens. Musicien, il aime et comprend la musique, mais il n'a aucune mémoire musicale. Il est

incapable de jouer « par cœur » un morceau qu'il sait,
mais qu'il voit sans l'entendre, incapable de retenir une
seule phrase d'un opéra entendu plusieurs fois; il voit les
personnages, leurs gestes, les décors, l'orchestre, la salle,
mais tout est muet. Il ne présente pas la moindre lésion
de l'oreille, son ouïe est fine bien que son oreille gauche,
dit-il, entende moins parfaitement que la droite. On peut
supposer chez lui un défaut de développement du sens
auditif qui expliquerait le déficit de son imagination auditive. Bal... est un musicien qui, après une seule audition
d'une œuvre quelconque, peut la répéter à peu près entière
sur le piano. Les qualités de l'esprit n'y sont pour rien.
Le développement plus parfait de l'organe sensoriel doit
donner l'explication du problème. Jos... est incapable d'es-
quisser un « bonhomme » sur le papier. Complètement
inapte au dessin, il exécute des formes dénuées de proportions et de sens. La géométrie présente pour lui des
difficultés à peu près insurmontables. Il n'arrive pas à
créer des figures dans l'espace, il se représente mal un
cercle, un triangle, une tangente, une figure. Il est contraint d'apprendre la géométrie « par cœur ». Avec quelle
difficulté, on le suppose. Ici, probablement, il s'agit d'une
insuffisance visuelle chez un asthénique. Dra... passe
par des alternatives constantes d'imagination brillante
et d'imagination éteinte. On pourrait dire : d'excitation
ou de dépression. Collégien, il était un mystère pour
ses professeurs. Pendant une, deux ou trois semaines,
ses devoirs témoignaient d'une grande facilité; dans les
semaines suivantes, il était « au-dessous de tout » : terne,
ahuri, absent, à peu près nul. Dans les premiers rangs un
jour, avec une composition éclatante ou presque, il était,
le mois suivant, dans les derniers, sans raisons apparentes.
Homme, il continue. C'est un asthénique latent. S'il se
surmène, la crise asthénique éclate. Ce n'est pas un cyclothymique, c'est un oscillant. Et ces oscillations ont sans
doute des raisons chimico-physiques, impossibles à découvrir dans l'état actuel de nos connaissances.

On peut admettre, je crois, que les insuffisances de
l'imagination sont dues soit à des défauts, retards ou arrêts

de développement sensoriel, insuffisance somatique d'un organe et de ses centres, soit, et surtout, à une baisse transitoire, longue ou brève, du courant nerveux ou, si l'on préfère, de la tension psychologique, d'origine chimicophysique très probable, en un mot à une insuffisance dynamique qui met obstacle au bon fonctionnement de ce que je décrirai plus loin sons le nom de Fonction constructive.

Déséquilibres. — Dans le déséquilibre, l'asthénique voit faux, il est à côté, ou au-dessus, ou au-dessous, ou en avant, ou en arrière. En un mot, son appareil psychique arrive difficilement à mettre au point la réalité. Les choses ont-elles une grande importance, il ne s'en occupe pas ou les considère comme inaccessibles ; sont-elles insignifiantes, il en fait des montagnes. Faut-il être attentif, il est distrait ; grave, il est plaisant ; gai, il est grave. Une affaire demande-t-elle une étude sévère, une discussion purement pratique, il l'envisage sous un aspect agréable ou drôle. Ses projets sont toujours grandioses, magnifiques, éblouissants, et presque toujours irréalisables, parce qu'il ne les étudie pas et les conçoit sans examiner leurs possibilités. Il va tout droit et sans hésitation à ce qui brille et à tout ce qui est, pour lui surtout, inaccessible. Collégien médiocre, il songe à Normale, ou bien il veut être explorateur et découvrir les Pôles ; ingénieur, et bouleverser l'industrie ; général, et entrer au son des musiques, sous les regards admiratifs des femmes, dans les villes reconquises.

Suivant le tempérament, le caractère, les dispositions énergétiques du moment et les circonstances, l'imagination de l'asthénique entraîne des réactions différentes. Tantôt la constatation d'un écart trop grand entre le réel et ses pouvoirs le plonge dans l'ennui, la déception, l'apathie et le renoncement ; tantôt elle provoque en lui une excitation favorable et qui peut faciliter de justes adaptations. Mais très souvent, soit qu'il constate cet écart et ne sache pas en tirer une leçon, soit qu'il ne l'aperçoive pas, il sort du réel pour construire dans la fantaisie, l'utopie ou la chimère.

Et l'on dit qu'il est idéaliste. Oui, parce qu'il s'affranchit du réel trop difficile et poursuit — tel Don Quichotte — des buts désintéressés, généreux en apparence, irréfléchis et faciles. Cela, c'est le sens vague du mot idéal qui a plusieurs significations. Du point de vue psychologique, l'idéal paraît être la projection sur le monde objectif d'une tendance de notre nature. L'idéal de l'enfant n'est pas l'idéal de l'homme fait, l'idéal d'un être très intelligent n'est pas celui d'un médiocre ; l'idéal d'un asthénique n'est pas celui d'un sthénique ou d'un hypersthénique. L'idéal n'est pas une fiction. Et nos maîtres nous ont appris jadis à ne pas les confondre. La fiction paraît correspondre à l'idéal d'un esprit incapable d'une adaptation achevée. L'idéal de l'asthénique malade est un idéal puéril, un idéal de régression, une fable, un mythe, une fiction, parce qu'il est alors incapable d'organiser un idéal possible.

Mais il n'en est pas toujours ainsi. L'idéal vrai, qui est une perfection capable de se réaliser sous une forme sensible, peut se présenter sous des formes diverses : le sublime, le beau, le joli, le gracieux. Pour y atteindre, il faut du génie, du talent où du goût. Chacune de ces aptitudes exige de la précision dans l'adaptation. Si cette précision manque à l'asthénique malade, on la rencontre très souvent — l'observation en fait foi — chez les névropathes ayant eu ou non des crises asthéniques et chez les asthéniques latents.

Si le génie, le talent et le goût ne sont pas l'apanage des névropathes — et je ne voudrais pas ici renouveler de vieilles querelles fastidieuses — du moins les névropathes passent généralement pour être gens de talent, de goût et, parfois, de génie. Chez les névropathes, *le génie est une longue souffrance*[1]. Je veux dire que leur inadaptation foncière aux réalités impossibles pour eux les pousse à reconstruire le réel qui ne les satisfait pas et, ainsi, à découvrir les rapports nouveaux qui sont la marque du génie dans tous les domaines. Napoléon disait brutalement : l'infortune est la sage-femme du génie. Quelquefois. Plus

---

1. Pasteur disait : le génie est une longue patience. Et cela est vrai également. Mais une définition n'exclut pas l'autre, au contraire.

souvent, c'est l'inadaptation. Les souffrances qu'elle fait éprouver obligent à un effort constant pour créer un réel possible. Et de cet effort naît l'œuvre originale, qui peut révéler le génie, mais qui peut aussi révéler la médiocrité, car dans l'organisation de la pensée le dynamisme n'est pas seul, il est inséparable de la qualité statique et celle-ci joue son rôle dans cette organisation (idéo-réalisme). Mais tout cela prouve une fois de plus qu'un asthénique discipliné peut aussi bien et mieux que d'autres utiliser des fonctions psychiques déficientes par quantité et non par qualité.

Ici, une observation doit être faite. Cet asthénique qui, trop souvent, est la dupe lamentable de sa propre imagination, sait juger sainement quand il s'agit des autres ; et j'ai noté souvent cette remarque au cours de ce travail. Son imagination, déséquilibrée quand il raisonne et agit pour lui-même, retrouve l'équilibre lorsqu'il doit servir de guide. Inhabile à s'adapter, il excelle à conseiller les justes adaptations. Dans les autres catégories de névropathes il n'en est pas de même. Les troubles de l'imagination sont totaux et permanents, le malade ne sait ni s'adapter, ni conseiller. Chez l'asthénique, le déséquilibre est localisé. L'imagination cesse de fonctionner normalement, dès que le sujet est intéressé personnellement à l'opération psychologique et doit faire des efforts qui dépassent ses pouvoirs ou sa connaissance des méthodes de discipline. Aussitôt la déformation se produit. Le trouble est analogue à celui que produit l'émotion. Nous avons dit ailleurs que l'émotion est une déformation de la pensée, avec déséquilibre et inadaptation. Sans doute, il y a des différences entre les causes provocatrices de l'émotion et celles du déséquilibre de l'imagination, mais le mécanisme est analogue.

Déviations. — La déviation est marquée surtout par la *rêverie.* On sait en quoi elle consiste et qu'elle est très fréquente chez les enfants. En classe ou en étude, l'enfant cesse peu à peu de fixer le professeur ou ses livres, ses yeux deviennent vagues, son esprit s'évade du réel, des leçons ou des devoirs, et se réfugie dans une rêverie, fabulation sans rapport avec la réalité. L'enfant crée des rêves dans lesquels il joue toujours des rôles agréables ; il les poursuit avec ténacité, si bien qu'il semble parfois tout à fait absent de la vie réelle. Une jeune fille rêve qu'elle inspire des passions irrésistibles et que le plus beau des Princes charmants murmure à ses pieds les serments éternels. Un jeune homme fait les plus beaux vers du monde ou conquiert des pays nouveaux ; un autre dirige la politique de son pays ou gagne des fortunes considérables. Chacun poursuit le rêve qui est en harmonie avec ses secrètes tendances. Mais un enfant rêveur est un candidat à la névropathie.

Chez l'asthénique, cette disposition est constante.

La rêverie peut être le résultat d'un hasard en rapport avec les circonstances du moment ; elle est souvent systématique. Le malade prend un jour un sujet de rêverie, il le développe, le suit avec obstination. Dès qu'il a un instant, il y revient : c'est un véritable roman feuilleton, avec suite au prochain numéro. Le roman se poursuit avec des complications extraordinaires, jusqu'au jour où la mémoire s'épuise à suivre de telles péripéties et l'esprit à en concevoir de nouvelles. Et puis, c'est trop beau et, à la fois, trop vague. Il se produit de la confusion et même un certain malaise physique qui oblige le nerveux à abandonner son histoire. — Mais, peu après, il en commence une autre. — Dra... avait plusieurs sujets affectionnés : Général, il battait sans mesure les armées ennemies, entrait dans Berlin stupéfait. L'Alsace et la Lorraine faisaient retour à la France, l'Allemagne terrorisée demandait la paix. Un parterre de rois implorait ses faveurs. Et il revenait en France, entouré d'une auréole de gloire. Sur son passage, les foules émues l'acclamaient. La rentrée à Paris était surtout une chose extraordinaire : les musiques, les femmes, les fleurs, les cris d'enthousiasme, l'Assemblée reconnaissante... Puis, il prenait le pouvoir et l'exerçait avec désintéressement pour le bien de tous (Ob. prise en 1896). Il versait tout seul des larmes de joie. Mais les choses n'allaient pas toujours toutes seules. Parfois je le trouvais rouge, inquiet. Cela ne s'arrange plus, il y a des difficultés, disais-je en souriant. Ne raillez pas, répondait-il, je prends à ces fables un plaisir évident, et cependant je sais que c'est absurde, mais je ne peux pas m'en débarrasser. D'autres fabulations de couleur érotique l'absorbaient encore. Le récit en serait fastidieux.

Il ne s'agit pas ici du délire d'imagination, tel qu'il a été décrit par M. E. Dupré. L'asthénique laisse son imagination vagabonder à loisir, mais il n'en est pas la dupe et il sait y mettre un terme, s'il y a lieu. Ses actes ne sont pas influencés par ces fabulations, au rebours des véritables délirants. C'est une tendance fâcheuse, inutile, nuisible même à la bonne direction de l'esprit et de la vie, mais ce n'est autre chose qu'une exagération de l'automatisme, une déviation de l'activité nerveuse, qui ne pouvant s'employer à des besognes difficiles se lance dans des voies faciles et agréables. On rencontre d'ailleurs la rêverie chez tous les névropathes et aussi chez des hommes bien portants, certains écrivains en particulier ; et cela devient alors l'imagination romanesque.

En résumé, l'asthénique apparaît comme un être éprouvant de grandes difficultés à diriger son imagination vers un but défini et choisi. L'imagination, synthèse *verbale* de fonctions diverses, a pour but de construire des états psychiques nouveaux mais bien adaptés à une réalité déterminée, bref d'organiser un réel hypothétique. Dans les troubles de l'imagination comme dans ceux de l'émotion, la pensée n'est pas toujours construite en adaptation logique avec une réalité possible ; il y a diminution des liaisons logiques dans les formations psychiques ; diminution d'une direction volontaire une et bien adaptée au but. Ces désordres psychologiques sont causés et entretenus par des troubles des conditionnements psycho-physiques de la pensée ; troubles : du jugement analytique ou synthétique des idées objectives; de l'attention, ce qui ne permet pas au sujet d'examiner avec assez de soin les différentes hypothèses qui se présentent et de faire un choix judicieux ; de l'inhibition, donc arrêt insuffisant des hypothèses à éliminer, d'où confusion psychique et dispersion des efforts ; dé la stabilisation des idées appropriées ; de l'unité qui doit présider à la formation d'une création psychique ; enfin des pouvoirs d'adaptation et d'organisation du réel.

D'instinct, il va à la facilité qui évite l'effort, à l'inachèvement et à l'inadaptation. Ses fonctions psychiques, mal dirigées, mal disciplinées, ne se font plus contrepoids. Les unes se développent aux dépens des autres. La proportion et l'unité disparaissent, parce que la maîtrise inséparable de l'achèvement logique est absente et l'imagination, nsuffisante à créer des opérations logiques, vagabonde au hasard des associations.

Telles sont, le plus souvent, les dispositions biologiques de l'imagination asthénique. Mais, quand le sujet a appris à se connaître, quand il sait mettre en pratique la discipline qui lui convient, il peut organiser son imagination avec méthode, comme toutes les opérations psychiques, et lui faire produire des résultats précis, justes et parfois magnifiques. C'est une question de connaissance, de maîtrise et de discipline (V. *Méthode générale*).

CHAPITRE II

LA SENSIBILITÉ ET LES OPÉRATIONS AFFECTIVES

Le mot sensibilité est l'un des termes les plus imprécis de la psychologie, qui en compte tant d'autres. On comprend sous ce nom les états de sensibilité organique aussi bien que les formes les plus hautes du sentiment. Avec son goût pour les entités faciles, la psychologie rationnelle opère dans la sensibilité une division ingénieuse : la sensibilité passive : sensations et sentiments ; la sensibilité active : inclinations physiques (appétits et instincts), morales (soi-même, les autres, l'idéal), et les passions. En réalité, les choses sont un peu moins simples. Au fond de toute vie affective il y a des mouvements ou des arrêts de mouvement et des constructions de rapports. J'ai dit plus haut, et je l'expliquerai plus loin, que la vie affective est semblable à la vie intellectuelle par les opérations fonctionnelles fondamentales et n'en diffère que par la nature de l'excitant. Ce qu'on appelle la sensibilité apporte des excitants qui expriment les cénesthésies profondes individuelles, les instincts, les tendances, et tout ce que nous procure le contact avec la nature et la vie organique. Cet apport est d'une extrême importance dans la vie psychique ; mais il doit être contrôlé et discipliné par ce qu'on appelle l'intelligence. C'est l'erreur des romantiques de tous les temps de donner à la sensibilité la prédominance sur l'intelligence. Celle-ci conduit sans doute à la sécheresse quand elle est dénuée de toute sensibilité. Mais la suprématie de la vie instinctive ou affective conduit tout droit au désordre et à l'anarchie. Une intelligence sans sécheresse, voilà l'équilibre et voilà le classique. Ce fut l'erreur de Kant et de Cousin d'attribuer à la sensibilité une existence de faculté ou d'entité.

On en connaît les résultats dans les mœurs, la littérature et la politique.

Pour nous conformer aux habitudes du langage, et tout en faisant les réserves doctrinales utiles, nous décrirons : les *troubles de la sensibilité générale* (sensations cutanées) et des *sensations profondes (cénesthésies)* ; les *besoins* ou *appétits ;* les *sensibilités* spéciales ou *sensorielles* (vue, ouïe, goût, odorat) ; enfin la *sensibilité* proprement *affective* (*plaisirs* et *douleurs, joies* et *tristesses, sentiments*). Nous étudierons dans chaque opération le ou les conditionnements troublés (augmentés, diminués ou déviés), la ou les fonctions modifiées ou supprimées.

I. — Opérations de sensibilité générale et cénesthésies

Hyperalgésie. — Dans un précédent volume j'ai signalé les aptitudes hyperesthésiques des asthéniques. Telle est en effet la note dominante de leurs fonctions sensitives, générales ou spéciales. On ne trouve jamais chez eux ces disparitions de sensibilités qui caractérisent les hystériques. Pas d'hypoesthésies ni d'anesthésies. Toutes nos observations sont formelles et confirment d'ailleurs les observations de tous les auteurs. Les recherches à l'esthésiomètre sont, à ce point de vue, catégoriques : les sensations tactiles sont normales. Loin d'être abolies, elles sont au contraire plus fines, plus rapides, plus présentes, plus « à fleur de peau » ; le temps de réaction est plus bref, avec prolongation de la sensation. Est-ce à dire que l'on observe de l'hyperesthésie vraie ? On sait que l'on rencontre chez les hystériques des sensations douloureuses qui paraissent plutôt être en relation avec des idées subconscientes d'appréhension. Ces hyperesthésies ne correspondent en effet à aucune notion anatomique. En outre, les manifestations psychiques de la douleur sont excessives. Quand on approche la main du point sensible, la malade sursaute et crie. Mais si on la touche avec des précautions digitales et surtout oratoires, elle ne sent pas plus qu'une personne normale. Si même on appuie un peu fort on ne produit pas de douleur, même au point qui était indiqué comme le plus douloureux.

Chez l'asthénique, il en est tout autrement. La sensibilité au tact est normale. Il n'y a pas ou rarement d'hyperesthésies localisées ; pas de rapports entre les idées du malade et la sensibilité. Mais la sensibilité à la douleur est, par contre, manifestement augmentée. Cette hyperalgésie s'observe surtout au début et aussi dans le cours des asthénies aiguës, asthénies par surmenage (physique, intellectuel ou moral) ou par toxi-infections. Pendant toute la durée de cette période, que l'on peut appeler *période des oscillations biologiques, ou période de trépidation métabolique* — période d'excitabilité avec augmentation des échanges azotés — là surexcitabilité nerveuse est extrême, les sujets sont en proie à ce que nos anciens appelaient le *supplicium neuricum.* C'est une hyperalgésie généralisée. Les sujets ne sauraient cependant localiser leur douleur sur tel ou tel point. Tout le corps, disent-ils, est également douloureux. Il leur semble que la douleur est plutôt intérieure, profonde. Et, en effet, si l'on palpe les muscles, si l'on percute les os, si on fait exécuter à l'asthénique des mouvements passifs exagérés, ou simplement normaux, il accusera au niveau des muscles, des os ou des articulations, des douleurs plus fortes qu'un sujet bien portant. Le malade souffre, comme il dit, de partout. Et ces sensations douloureuses servent de prétexte à des interprétations multiples et généralement erronées. Le médecin, à qui il confie ses misères bizarres, ne peut lui donner une explication précise, ou bien il s'en tire par le « c'est nerveux », banal et irritant pour le malade. Quelques-uns, surtout parmi les asthéniques secondaires et à la fois tarés constitutionnels sans être des insuffisants nerveux proprement dits, souffrent sans cesse ; il leur semble qu'ils ont des brûlures, ou que de l'ammoniaque court sous leur peau, etc., etc. Ces sensations bizarres disparaissent par le repos chez les asthéniques insuffisants, mais sont souvent aggravées par le même repos chez les asthéniques secondaires. A ceux-ci convient

un repos modéré avec un exercice également modéré
(V. cénesthésie).

Troubles kinesthésiques. — A côté de l'hyperalgésie on
observe de l'*Hyperkinesthésie*, dont la *crampe* ou contrac-
ture douloureuse, si fréquente chez les asthéniques, est un
exemple. On a même voulu faire de cette hyperkinesthésie une maladie à part sous le nom d'*akinesia algera*
(Möbius). En réalité, il s'agit d'un phénomène commun à
bien des états névropathiques. D'autres sensations kinesthésiques doivent être notées. Dans les états graves, les
malades ont une sensation de pesanteur extrême dans tout
le corps ou dans une partie du corps ; ils se sentent extrêmement lourds. D'autres fois, mais rarement, ils se sentent
très légers, plus légers que l'air. Dans ces moménts, qui
coïncident avec les périodes d'excitation et s'accompagnent
d'un sentiment d'euphorie, le sujet se croit guéri et apte à
tout entreprendre, même l'impossible. Cela ne dure guère.
Parfois le sujet se sent plus grand ou plus petit que dans
l'état ordinaire. Un de mes malades, asthénique grave,
avait de temps en temps la sensation d'être beaucoup plus
grand qu'il ne l'était en réalité. Il éprouvait cette sensation surtout dans la station debout. Placé près d'une table,
il lui semblait qu'il dépassait exagérément le niveau où se
trouvait son assiette. Cette sensation pathologique coïnci-
dait surtout avec des périodes d'aggravation de son état.
Deux fois elle survint après l'absorption d'une petite dose
d'antipyrine. On sait que ce médicament déprime le bulbe,
diminue les oxydations et augmente par conséquent la cause
naturelle de l'asthénie. Les *para-kinésthésies* ont une grande
importance pour le diagnostic.

Sensation de fatigue. — Il faut parler ici de la *sensation
de fatigue*. La question de la fatigue est en effet la plus
importante qui soit, puisqu'on a fait de la neurasthénie
une fatigue cristallisée et puisqu'on a dit, d'autre part, que
cette sensation était purement représentative. Je ne veux
ni répéter ici ce que j'ai dit sur la Fatigue et ses symptômes dans un précédent volume, ni reproduire les très

nombreuses théories qui ont été émises sur sa pathogénie (théories centralistes ou périphéristes ; travaux de Mosso, Woodworth, Joteyko, Parkes, North, Pavy, de Fedor et Tibald, Lahy, etc.). J'exposerai seulement la question de la sensation subjective de la fatigue.

On doit distinguer deux choses dans le phénomène fatigue : la fatigue, état objectif, et la sensation de fatigue, synthèse psychique. Ces deux états ne sont pas toujours corrélatifs. Et l'on juge un peu sommairement la question lorsqu'on écrit : « On ne doit pas parler de fatigue où il n'y a pas eu travail ». « Le mot fatigue, disent Morat et Doyon[1], a deux sens différents : il exprime une *sensation* qui est liée à un travail de nos organes, quand ce travail tend à devenir excessif et nous avertit que le repos est devenu nécessaire ; il exprime ensuite le phénomène *objectif* d'épuisement et d'usure de ces organes qui ralentit leur mouvement. » La fatigue s'accumule lentement dans l'organisme, tandis que le sentiment de la fatigue apparaît d'une façon soudaine (Joteyko). Fatigue et sensation de fatigue sont deux phénomènes souvent unis, mais très souvent indépendants.

La fatigue est un phénomène chimique d'abord, anatomique ensuite, ou à la fois chimique et anatomique ; l'état chimique traduisant l'épuisement du budget organique et l'intoxication par les déchets ; l'état anatomique traduisant l'usure d'un ou de plusieurs organes, centres ou appareils. La sensation de fatigue est un phénomène cénesthésique, une synthèse des sensations du toucher externe (périphérique) et du toucher interne (central ou cénesthésique).

Il peut y avoir travail exagéré, sans que la sensation apparaisse, comme dans la chorée, certains cas de tabes à la phase destructive ; et la sensation peut être constante, intense, douloureuse, alors que le sujet ne se livre à aucun travail, comme dans les asthénies graves.

En un mot, la sensation de fatigue peut être *normale* ou *anormale*. Quand elle est normale, elle peut s'exprimer de la façon suivante : *le travail exagéré fatigue, le repos*

1. Morat et Doyon, *loc. cit.*, t. II, p. 87.

repose. C'est ce qui se produit chez les gens sains ou du moins dénués de tares nerveuses.

Inversion de la sensation de fatigue. — Anormale, elle peut l'être de trois manières :

a) Par *diminution* : le travail exagéré ne fait éprouver aucune fatigue ; par exemple dans la chorée, chez certains tabétiques à la phase de destruction ;

b) Par *augmentation* : asthénies, primitives et symptomatiques ; tabes au début ; maladie de Parkinson.

c) Par *inversion* : le travail fait disparaître la sensation de fatigue ; le repos aggrave la même sensation ; ou, brièvement : *le repos fatigue* et *le travail repose*. On peut donner à cette sensation anormale le nom de : *Inversion de la sensation de fatigue*. Elle est à peu près constante chez les asthéniques épuisés, à la phase d'oscillations des trépidations métaboliques ; elle se produit chez les insuffisants toutes les fois qu'ils ont dépassé les limites de leur résistance et marque pour eux l'état de crise ; on l'observe aussi chez les secondaires ou inhibés.

Je ne crois pas que cette modalité de la sensation de fatigue ait attiré suffisamment l'attention des auteurs. On dit bien que l'asthénique est en général plus fatigué le matin que le soir et, par conséquent, que le repos de la nuit ne l'a pas reposé. Mais on se borne à cette constatation. Je crois que l'on doit considérer ce symptôme comme caractéristique d'une certaine période et de certaines formes d'asthénie. — Sim... atteint d'asthénie grave après surmenages multiples, éprouve chaque matin une sensation de fatigue qui va jusqu'à la douleur et l'angoisse. Les sensations sont bizarres et difficiles à définir : il lui semble qu'il entre dans son lit. Il est éreinté à un point tel qu'il ne trouve pas de mots pour exprimer sa fatigue. Chaque jour, dans l'après-midi, il se lève pendant une heure environ et reste sur sa chaise-longue. En se remettant au lit il est très fatigué. Sa sensation de fatigue augmente peu à peu, pour devenir très pénible, puis disparaît après deux ou trois heures. Toutes les fois que, après une dépense musculaire, si légère soit-elle — position assise, station debout — il se remet au lit, le repos du lit augmente la sensation de fatigue. Un séjour d'une demi-heure ou d'une heure sur une chaise-longue paraît lui être agréable. Quand il se remet au lit, la fatigue devient intense ; la chaise-longue demande une certaine dépense de forces, les malades le savent bien, seul le lit n'en demande aucune, ou plutôt c'est le lit qui en demande le moins. Sim... fait-il une petite marche de quelques minutes, il éprouve une sensation agréable. Dès qu'il se repose, la sensation de fatigue apparaît. Ces symptômes ont persisté pendant un certain nombre de mois, tout en s'atténuant progressivement, pour disparaître enfin et laisser place à la sensation normale. Toutefois, comme Sim... est un insuffisant héréditaire, il fait de temps à autre des crises aiguës et en est toujours averti par l'inversion de la sensation de fatigue. — M⁰ᵉ No..., surmenée par la vie familiale (mari malade, enfants, etc.), se plaint depuis un temps indéterminé de fatigue excessive. Mais si, au moment où elle se sent très fatiguée, elle se secoue et marche quand même, elle ne sent plus sa fatigue. Son entourage lui sert les clichés ordinaires : C'est nerveux, il ne faut pas s'écouter. Un jour vient cependant où, épuisée, elle se couche et ne peut plus aller. Crise d'asthénie avec ses symptômes habituels. Mêmes signes d'inversion que chez Sim... L'après-midi elle passe une heure dans le parc sur une chaise-longue. Elle s'y trouve mieux. Remise au lit, elle éprouve pendant près de trois heures un éreintement extraordinaire et douloureux Peu à peu ces phénomènes s'amendent, et la sensation normale reparaît, grâce au repos systématique. — M⁰ᵉ Ej..., surmenée par la vie familiale et sociale, est malade depuis quinze ans. Elle traîne sa vie. Sans doute elle remplit ses devoirs conjugaux, maternels et mondains ; elle suit les autres, reçoit, va dans le monde à l'occasion, mais, le plus souvent, comme une automate. Tantôt excitée et tantôt déprimée, ahurie, parfois, au point de ne pas comprendre les conversations, répondant au hasard, l'attention absente et la mémoire vide, trop gaie ou trop triste, elle paraît une énigme aux siens comme à elle-même. Est-elle très fatiguée, elle va, sort, marche, parle et n'est jamais aussi brillante. Si elle se repose, elle éprouve une fatigue extraordinaire. Aussi son entourage lui dit-il (comme à la précédente) : il ne faut pas s'écouter ; allez et ne vous reposez pas. — C'est ce qu'elle fait. Mais elle sent bien que cette activité lui donne des forces factices et que, au fond, elle est malade, d'une maladie que l'on ne comprend pas. Elle n'y comprend rien elle-même, sinon qu'elle tient par un effort au-dessus de ses forces, que tout est artificiel, et qu'elle ne sait comment cela finira. — Je la mets au repos. La fatigue, l'inquiétude, l'anxiété, l'angoisse, l'agitation, le besoin d'activité ne font qu'augmenter, comme il arrive toujours en pareil cas. La période des oscillations biologiques se traduit par une agitation psycho-physique extrême. Je la maintiens au repos malgré ses plaintes et son désir de marcher, parce que je sais que je suis dans la vérité. Peu à peu l'apaisement se fait. Mais la méthode de repos, absolue d'abord, puis proportionnelle, doit être suivie jusqu'au retour de la sensation normale de fatigue : le repos repose, le travail fatigue. Telle est l'inversion de la sensation de fatigue [1].

Cénesthésie générale. — Les troubles des *sensations profondes ou de la cénesthésie vitale* sont d'une extrême importance. On sait que l'on désigne ainsi les excitations apportées dans le champ de la conscience par tous les appareils fonctionnels (circulation, respiration, secrétions) et surtout par la vie cellulaire. Le sens vital, formé de l'ensemble des sensations fournies par chaque organe fonctionnel (Henle) et qui constituent cette conscience du moi physique, donne à l'être humain sa tonalité fondamentale. Lorsque, dans les asthénies aiguës ou dans les crises aiguës des asthénies, les malades disent qu'ils « souffrent de partout », ils émettent une opinion qui éveille souvent le sourire et qui est cependant l'expression de la vérité. Les sensations qui leur viennent des tissus profonds sont très souvent douloureuses. Faut-il, parce que la vie des cellules échappe à nos actuels et un peu grossiers moyens

1. V. *Journal des Praticiens, L'inversion de la sensation de fatigue,* n° du 22 avril 1916.

d'investigation, attribuer ces expressions de malades à de pures représentations psychiques? Dans certains cas, chez des hystériques, des pithiatiques, oui, mais, chez les asthéniques vrais, ces sensations ont un objet. Quel est cet objet? Sans doute il est assez malaisé de le définir et de le décrire. Les troubles de la vie cellulaire, c'est-à-dire des échanges qui constituent le métabolisme et dont les cénesthésies sont l'expression obscure, sont d'une analyse difficile, comme on sait. L'examen direct des cellules étant impossible, on est contraint de s'en rapporter à l'examen des phénomènes qui dérivent de leur vie : réactions et chimisme urinaires, matières fécales, liquides organiques, cytodiagnostic, troubles sensitifs, troubles moteurs, troubles vasculaires, etc. Si imparfaits que soient les procédés d'examen on ne peut nier l'existence de modifications organiques objectives chez les asthéniques vrais, épuisés, insuffisants ou inhibés. Je sais bien qu'une école médicale les tient pour inexistants ou négligeables et ne voit dans tout cela qu'un trouble de l'esprit. Cependant si j'admets, comme tout le monde, l'origine psychique de certaines asthénies, j'ai la certitude que les asthénies vraies ont une origine organique. Cette opinion est aujourd'hui la plus généralement admise[1]. On sait d'ailleurs que le domaine des névroses pures diminue peu à peu. Evidemment les modifications organiques s'accompagnent — car tous les changements du corps sont en même temps des états de conscience — de sensations cénesthésiques qui constituent dans la conscience la notion douloureuse et confuse d'un déséquilibre, d'un désordre. Nées dans le monde de l'inconscient, les sensations cénesthésiques déséquilibrées deviennent des états de conscience donnant lieu à ces douleurs et à ces tristesses que l'on dit sans cause parce qu'on les ignore, mais dont les causes probables sont bien ces sensations profondes, « concert des actions vitales » (Ribot), « chaos non débrouillé des sensations qui, de tous les points du corps, sont sans cesse transmises au sensorium » (Henle).

1. Cf. les C. R. du Congrès de Genève de 1908.

Mais le malade interprète tout ce qu'il éprouve, et cela sans doute est très fâcheux, car il interprète selon son état présent, sa culture ou son intelligence, et ses interprétations déforment presque toujours la réalité. Il essaie de justifier, selon l'expression de Malebranche, les sensations qu'il éprouve, obéissant ainsi au besoin profond d'organisation qui existe dans les pures synthèses organiques comme dans les synthèses psychiques. Dans les sensations intellectualisées, l'interprétation devient très souvent fausse, et pour des motifs faciles à comprendre. La logique du malade, qui est souvent absurde, fait tort à ses sensations cénesthésiques, qui sont exactes. De telles sensations n'existent pas seulement dans les asthénies, on les rencontre aussi dans les périodes d'incubation des maladies aiguës (fièvre typhoïde par exemple), des maladies mentales ou des névroses. Le sujet sent qu'il change. Sans accuser aucune douleur précise et grossière, comme une névralgie ou un rhumatisme, il éprouve des sensations vagues de malaise général qu'il appelle des pressentiments : mot exact. On le raille ; et c'est lui qui a raison. On observe encore des auras somato-affectives, très courtes, chez les névropathes de toutes catégories. Des tristesses, des inquiétudes, des pressentiments précèdent des crises d'excitation ou de dépression, d'asthénie ou d'hypersthénie, et les annoncent aux malades expérimentés. Dans tous ces états, ces sensations, que l'on ne peut exprimer en un langage précis puisqu'elles n'ont pas de nom — sinon poétique ou puéril comme dans les œuvres de Plotin ou de Mœterlinck — ces sensations traduisent les souffrances des fonctions les plus humbles et les plus nécessaires de la vie. Leur rôle dans les constructions psychiques est considérable et nous aurons occasion d'y revenir à propos des tendances, de la conscience, de la subconscience, de l'automatisme, etc.

Cénesthésies locales. — Les cénesthésies *locales* apportent leur note dans ce concert des actions pathologiques. Elles paraissent être des anomalies de la sensibilité commune avec troubles des éléments de la connaissance (Dupré). On connaît les cénestopathies abdominales :

points gastrique, cœliaque, solaire (G. Leven, A. Mathieu), les points intestinaux, pancréatiques, hépatiques, rénaux, etc. Toutes ces cénesthésies viscérales déterminent ce que l'on a appelé l'Hypochondrie mineure des neurasthéniques. Cette hypocondrie serait liée, comme d ailleurs toute hypochondrie, aux troubles cénesthésiques du sympathique (Pierre Roy). Le sujet a la sensation subjective du mauvais fonctionnement de ses viscères, il l'interprète d'une façon fausse, mais la sensation première est exacte. Pour produire un état hypochondriaque, deux éléments sont nécessaires, comme toujours : un élément cénesthésique et un élément psychique. Il faut une tare cérébrale quelconque pour interpréter faussement une sensation juste.

Cénesthésie cérébrale. — Existe-t-il une cénesthésie cérébrale ? La question n'est pas résolue. Parce que la substance cérébrale est insensible aux sensations tactiles, on dit qu'elle est dénuée de toute sensibilité. « Ne sent-on absolument que son corps, demande M. Georges Dumas... et n'a-t-on pas un sentiment direct des centres eux-mêmes [1] ? » M. G. Dumas pose le problème sans le résoudre. M. Sollier est plus affirmatif. Les excitations tactiles ne sont pas les excitants normaux du cerveau, dit-il avec raison, pas plus que les ondes lumineuses pour l'oreille. Il déclare que le cerveau étant un organe comme un autre, formé d'une foule de centres sensitivo-moteurs, sensoriels, viscéraux, vaso-moteurs, est doué de sensibilité et qu'il n'y a en réalité pas d'autre sensibilité que la cénesthésie cérébrale. A l'appui de son opinion, il apporte trois sortes de preuves : psychologiques, physiologiques, pathologiques ; et il conclut que la cénesthésie cérébrale est un fait indéniable et que toute émotion est liée à la sensibilité cérébrale [2]. — La question reste ouverte. — Cependant il n'est pas impossible que, s'il existe des sensibilités périphériques et viscérales, il puisse exister aussi une sensibilité spéciale profonde « un élément sensitif central... dont nous avons conscience directement », dit M. G. Dumas.

1. G. Dumas. *La tristesse et la joie,* p. 395. (F. Alcan.)
2. *Loc. cit.,* pp. 191, 200 et sq.

En effet, j'ai parlé, dans un ouvrage précédent, des troubles des sensations cérébrales comme la céphalée, les chocs cérébraux, les secousses nocturnes, les craquements, crépitements, frémissements, signalés par un très grand nombre d'asthéniques. Je n'y reviendrai pas. Mais ces sensations ne sont pas niables. La difficulté de l'attention ou aprosexie, signe commun à tous les asthéniques, avec des degrés divers, nous est-elle connue par la cénesthésie ? Il est bien vrai que l'aprosexique a la perception très nette de son impotence psychique. Lorsqu'il est arrivé au point extrême de sa résistance attentionnelle, il a la sensation subjective précise que son cerveau ne peut aller au delà ; si, d'ailleurs, il veut pousser plus loin son effort d'attention (lecture ou conversation), il éprouve des sensations de constriction cérébrale, de gonflement, de craquement, de crépitement comme d'un parchemin que l'on froisserait entre les doigts ; puis il se produit un phénomène d'impotence complète, d'obnubilation ; le cerveau ne marche plus, il refuse tout travail. Que se passe-t-il ? et que signifient ces symptômes subjectifs ? Pour M. Sollier ce sont des signes de cénesthésie cérébrale.

Cénesthésie bulbaire. — On admet plus volontiers les troubles de la cénesthésie bulbaire. Leur expression psychique serait l'*angoisse*, l'angoisse vraie —-état proprement cénesthésique — et non l'anxiété, ni l'inquiétude. Cette opinion, émise par M. P. Londe [1] a été défendue avec beaucoup de force par Brissaud [2].

L'angoisse, disait-il, est un phénomène bulbaire ; l'anxiété est un état mental, traduisant la terreur qu'inspirent les conséquences immédiates des sensations angoissantes. C'est à une opinion semblable que m'a conduit l'observation des asthéniques.

J'ai eu à soigner un malade qui a présenté nettement les trois degrés : angoisse, anxiété, inquiétude, indiqués par Lalanne comme trois degrés d'un même état cérébral. Il s'agissait d'une asthénie traumatique. Pendant les pre-

1. Paul Londe. *De l'angoisse, Rev. de médecine,* août 1892. (F. Alcan.)
2. Brissaud. Congrès de Grenoble, 1902.

miers temps, le sujet était dans un état constant d'angoisse horriblement pénible. Peu à peu, cette angoisse fit place à une anxiété plus tolérable, à laquelle succéda une vague inquiétude, qui disparut elle-même progressivement. En même temps, le malade présentait des troubles fonctionnels cardiaques, respiratoires, laryngés, vaso-moteurs, etc., nettement bulbaires. Ces troubles physiques suivirent exactement la même marche que les troubles psychiques et s'améliorèrent ensemble. Voici son observation résumée :

— Ser... a présenté pendant près de deux ans un état d'angoisse très caractérisé. La sensation d'angoisse s'accompagnait surtout de troubles cardiaques plutôt que de troubles respiratoires. Les crises étaient de différentes sortes, mais la crise principale pouvait s'analyser ainsi : sifflements d'oreilles, douleur du cou le long des sterno-mastoïdiens, douleur rapide et courte, en coup de sabre, à la nuque, sensation de déclenchement cardiaque, sensation de froid dans la région cardiaque, besoin impérieux d'uriner ; parfois diarrhée subite et profuse. Par une de ces images familières aux malades, Ser... comparaît cette sensation d'angoisse cardiaque avec douleur du cou, à une crampe dans *le sens de la vie*[1]. A l'étudier de près, cette comparaison pourrait bien être juste. C'est le bulbe qui, par les nerfs dont il est le centre — système vago-sympathique —, préside aux fonctions vitales essentielles. On peut très bien enlever une forte tranche de matière cérébrale, sans que la santé physique et morale en soit gênée. Au contraire, une simple piqûre bulbaire entraîne la mort immédiate. Cette expression, bizarre au premier abord, « le sens de la vie », pourrait bien reposer sur un ensemble de sensations justes dont l'affaiblissement ou le trouble entraîneraient une diminution dans la sensation que nous avons de notre résistance vitale immédiate, c'est-à-dire de notre vie même. Le bulbe est le nœud vital de Flourens, le foyer régulateur des fonctions essentielles de l'existence (Dupré), le centre de la sécurité (Léopold Lévi).

1. Symptômes analogues signalés par Léopold Lévi dans l'affolement cardiaque d'origine thyroïdienne (*Soc. méd. des Hôpitaux de Paris*, 5 juillet 1907).

C'est l'analyse des phénomènes pathologiques qui nous permet de mieux comprendre la pensée, et je crois qu'au lieu de traiter d'absurdes les comparaisons des malades il faut les accueillir avec curiosité et chercher à en déterminer le sens profond. Ce malade, qui ne connaissait pas le rapport de M. Lalanne, puisque cela se passait environ dix ans avant le Congrès de Grenoble, définissait très bien lui-même les trois états par lesquels il avait passé : angoisse, anxiété, inquiétude. Je viens de dire qu'il s'agissait d'une névrose traumatique. Et, en effet, MM. Brissaud et Ballet l'ont fait remarquer : l'angoisse est fréquente dans la névrose traumatique. Et cela vient encore à l'appui de la thèse bulbaire. Les recherches de Duret ont montré que la commotion cérébrale détermine des changements de pression et des déplacements du liquide céphalo-rachidien. Il se produit un *flot de percussion* dans les cavités ventriculaires et un choc intense, parfois même des lésions hémorrhagiques, à la surface et dans l'épaisseur du bulbe. Les symptômes immédiats sont connus : ralentissement de la respiration et du pouls, abaissement de la pression, etc., etc. L'asthénie bulbaire, ainsi produite, s'accompagne d'une diminution considérable des sensations vitales données par le bulbe ; elle explique l'angoisse, qui sera forte et longue si le bulbe du sujet était en état de moindre résistance au moment de l'accident. L'angoisse, l'anxiété et l'inquiétude paraissent être trois degrés d'un même état d'asthénie bulbaire.

Il serait exagéré de prétendre que toutes les sensations d'angoisse, d'anxiété et d'inquiétude sont les expressions d'états bulbaires. On sait qu'il est des anxiétés et des inquiétudes d'origines diverses (bulbaire, vago-sympathique, solaire, chimico-physique), constitution anxieuse (Dupré) (V. *Émotivité*).

L'aboutissement des troubles de toutes les sensibilités physiques est une cénesthésie générale pénible, douloureuse, phénomène à la fois physique et psychique, avec trouble de toutes les fonctions psycho-physiques, invasion de la conscience par des excitants pathologiques, enfin douleur psychique vague, avec tous les états de conscience ou sentiments qui en découlent (tristesse, mécontentement, humilité, ennui, dégoût, honte, étrangeté, irréalité, et que nous décrirons plus loin). La douleur morale qui en résulte est le sentiment d'un commencement de désorganisation mentale, comme la douleur physique est un commencement de désorganisation physique[1]; elle accompagne les états asthéniques, et elle est secondaire.

Les choses se passent dans les asthénies comme si le point de départ de tous les désordres d'ordre cénesthésique était lié à des troubles physico-chimiques de la vie cellulaire. Ici, comme l'enseigne la psycho-pathologie, nous devons juger le normal par l'anormal. Nous pouvons conclure que le conditionnement troublé (diminué, dévié ou augmenté) dans les désordres cénesthésiques étant la vie cellulaire, c'est celle-ci qui est à l'origine de la vie psychique comme à l'origine des phénomènes moteurs étudiés plus loin; elle est le premier terme, la source la plus puissante de la vie psychique, le premier de tous ses conditionnements. Retenons cette première constatation d'ordre clinique. Nous la retrouverons, lorsque nous essaierons de reconstituer les étapes de la fonction psychique et de tous ses conditionnements[2].

II. — L'ÉMOTIVITÉ ET L'ÉMOTION

Si le terme sensibilité est trop vague, le mot émotion manque totalement de précision. Il suffit, pour s'en convaincre, de parcourir les innombrables études consacrées à l'émotion et les discussions ardentes qui s'élèvent sans cesse entre les partisans des théories les plus célèbres. Nous essaierons d'abord d'expliquer ce que l'on entend

1. Ribot. *Loc. cit.*, p. 48.

2. Sous le nom de *Cénestopathes* on a isolé (Dupré et Camus) des malades présentant des sensations gênantes mais non douloureuses et ne donnant lieu à aucune interprétation anormale ou délirante, à aucun changement de l'affectivité ou de l'activité. La cénestopathie serait simplement un déséquilibre de la sensibilité. L'interprétation fausse ou délirante marquerait les degrés de terrain de dégénérescence. La description de MM. Dupré et Camus montre l'importance accordée aujourd'hui par les cliniciens aux désordres des sensibilités profondes.

par *émotivité*, puis nous distinguerons l'émotivité de l'émotion.

Il est entendu que les asthéniques sont des émotifs, c'est-à-dire des êtres doués d'une aptitude particulière à présenter au moindre choc les variations vasculaires, nerveuses et psychiques, qui caractérisent l'émotivité. Cette disposition varie selon la gravité de la maladie et la nature de l'excitant. Un exemple entre mille : Ser... est un homme de trente-cinq ans qui s'est surmené à l'excès pour faire face aux nécessités d'une profession très pénible. Puis, des ennuis intimes sont survenus. Après avoir lutté longtemps, soutenu par sa seule volonté, il a dû s'avouer vaincu par la maladie. Une asthénie grave, et qui est guérie aujourd'hui, a été la conséquence de cet effort trop prolongé et que des repos pris judicieusement eussent évitée. Un jour, Ser... voit, de sa fenêtre, deux charretiers se quereller dans la rue. Il éprouve aussitôt des troubles intenses : palpitations de cœur, bouffées de chaleur à la tête, respiration difficile. Ces charretiers se prennent aux cheveux : son émotion augmente, il a un tremblement de tout le corps, des sueurs aux extrémités, son cœur s'affole, ses jambes fléchissent ; il se hâte de quitter la fenêtre et de s'asseoir dans un fauteuil. Cette agitation dure un instant, sans qu'il puisse arriver à la calmer, puis, peu à peu, tout rentre dans l'ordre. S'il reçoit la visite d'une personne qu'il n'a pas coutume de voir, l'émotion est la même, aussi absurde et aussi forte. Et il doit prier le visiteur de passer un moment dans une pièce voisine, afin de laisser à ses troubles émotifs le temps de disparaître. Une nouvelle imprévue, la moindre contrariété, une surprise quelconque, deviennent pour lui l'occasion de réactions émotives considérables et irrésistibles. Tout est prétexte à émotivité et, la nuit même, cet état se traduit par des réveils brusques avec anxiété inexplicable. Cette émotivité intense, permanente et involontaire, fut pour lui, pendant longtemps, un supplice intolérable. Elle diminua et disparut, en même temps que revinrent ses forces nerveuses. Ce cas typique nous donne les caractères physiologiques de l'émotivité : troubles circulatoires vaso-moteurs ; troubles cardiaques avec palpitations et tachycardie ; troubles respiratoires avec dyspnée ou polypnée ; sueurs profuses ; tremblements nerveux.

L'émotivité ne présente pas chez tous les sujets une telle intensité. Elle est conditionnée en effet par des éléments multiples : *a*) *État chimico-physique*, tenant sous sa dépendance l'état d'asthénie et déterminant son degré de gravité ou de bénignité ; troubles chimiques des minéraux, troubles d'insuffisance ou d'excès secrétoires (troubles thyroïdiens, surrénaux, hépatiques, rénaux, etc.) ; en un mot désordres de la nutrition. L'observation démontre que tous les arthritiques (rhumatisants, migraineux, dermopathes, lithiasiques, etc.) sont des neuro-arthritiques, c'est-à-dire des êtres de qui le système nerveux est déficient et sont, dès le bas-âge, des émotifs. Les phénomènes névropathiques précèdent généralement les accidents de la nutrition, mais quand ceux-ci ont apparu, il se crée un cercle vicieux entre les accidents nutritifs et les accidents nerveux, et leur dépendance mutuelle ne fait aucun doute. Aussi peut-on croire que l'émotivité a sa source première dans les troubles de la nutrition.

b) La seconde condition paraît être l'*état fonctionnel du système nerveux*. Le degré d'émotivité paraît en effet dépendre, chez les asthéniques, des centres fonctionnels atteints de déficit. Il est assez difficile de préciser les centres cérébraux diminués, puisqu'il s'agit de simples troubles fonctionnels et que les signes objectifs sont rares. Cependant il est permis d'établir quelques faits. Les plus émotifs sont les sujets présentant des troubles fonctionnels bulbaires. Ser..., qui présente une asthénie générale à prédominance cardio-bulbaire grave, est atteint d'une émotivité telle que la vie en commun lui est totalement impossible. Le psychisme proprement dit n'y est pour rien, et la volonté est impuissante à refréner les manifestations émotives. L'amélioration de l'état physique et la disparition de l'émotivité ont été parallèles. — F..., de qui la pression artérielle est toujours très basse (10 à 11) comme maxima, et 5 à 6 minima, est un grand émotif. — Mmes N..., et K... ont un maxima de 10 avec 5 minima. Ces hypotensions paraissent être sous l'influence d'un déficit bulbaire (signes cardiaques, vaso-moteurs, respiratoires). Toutes les fois que les symptômes démontrent une tare pathologique des nerfs pneumogastriques, du sympathique et de ses principaux ganglions, on peut être assuré que l'émotivité est grande.

La clinique semble bien démontrer l'existence d'appareils fonctionnels, physiologiques plutôt qu'anatomiques, contribuant pour une très grosse part aux réactions physiologiques qui constituent l'état d'émotivité. Il est probable que ces appareils émotionnels sont, comme l'ont montré les physiologistes : le bulbe (Sergi), le thalamus, le corps strié, le noyau caudé (Pagano)[1], l'appareil vago-sympathique; plutôt le vague chez les uns (vagotoniques), plutôt le sympathique chez les autres (sympathicotoniques), l'équilibre de ces deux innervations antagonistes étant nécessaire au fonctionnement normal de l'organisme. L'état pathologique de ces appareils faciliterait la production des réactions d'émotivité, de même que tout appareil fonctionnel de l'organisme donne des désordres caractéristiques (cœur, foie, estomac, etc.), lorsqu'il est déficient pour une cause quelconque. Il est impossible d'assigner à l'émotivité une localisation anatomique unique. On peut dire simplement que l'état pathologique de certains centres, comme le vago-sympathique ou le noyau caudé, favorise la production du phénomène émotivité.

c) Enfin il faut signaler spécialement le rôle des sécrétions glandulaires et en particulier des surrénales. La sécrétion surrénale excite en effet, et surtout, le sympathique.

L'émotivité est donc un état somatique. On en peut faire la preuve expérimentale (voy. *Les Physiologies*).

Elle est la condition somatique des états psychopathologiques décrits sous les noms *d'inquiétude*, *d'anxiété* et *d'angoisse*. La forme clinique dépend de la localisation de la tare somatique et du terrain sur lequel ils se développent. La tare bulbaire provoque plutôt l'angoisse; la tare vago-sym-

---

1. Cf. Les travaux de Pagano, Bechterew, Sherrington, Revault d'Allonnes, H. Piéron, etc.

pathique, solaire ou chimico-physique, plutôt l'anxiété; la méiopragie cérébrale, plutôt l'inquiétude. Il existe une *constitution émotive*, caractérisée par une extrême facilité à éprouver les réactions organiques de l'émotivité, et aussi une *constitution anxieuse*, transitoire ou durable, caractérisée par la prédisposition à l'anxiété et aux *crises anxieuses*. On observe en effet des crises anxieuses que l'on ne doit pas confondre avec les crises hystéroïdes et qui se traduisent par des réactions aiguës d'émotivité : jambes coupées, sueurs, fourmillements, palpitations, pouls petit et rapide, vertiges, pâleur, regard absent, tremblements, dyspnée, nausées, compression gastrique, etc.

Ces symptômes ne se produisent pas toujours en même temps et les crises ne sont pas toujours semblables. Parfois elles s'accompagnent de cette sensation de mort imminente que l'on observe surtout dans l'angoisse. Chez certains sujets, elle peut aller jusqu'à la perte de connaissance, relative ou totale. Ces accidents aigus constituent parfois de simples crises, brèves ou longues, et qui durent quelques minutes ou plusieurs heures et cessent brusquement. Dans d'autres cas, l'ébranlement apporté au système nerveux émotif se prolonge pendant des jours, des semaines ou des mois. Les accidents (nausées, vertiges, sueurs, palpitations, etc), se reproduisent ensemble ou séparément à des heures diverses, s'arrêtent à d'autres moments pour reparaître ensuite, le jour ou la nuit, sans ordre et sans causes d irectes. La mécanique est remontée, comme disent les malades. Puis, lentement ou rapidement, tout cela cesse, pour revenir quelques semaines ou quelques mois après, sous une influence physique ou psychique, jusqu'au jour ou la maladie nerveuse proprement dite s'atténue ou disparaît.

Ainsi l'émotivité serait conditionnée par un ensemble d'états somatiques. C'est d'ailleurs une conception analogue qui a été exposée par M. E. Dupré sous le nom de : *Constitution émotive* : « mode de déséquilibration psychique... anomalie physique... associée... à des anomalies... constitutionnelles de la sensibilité viscérale, de la motilité ou de la nutrition ». Les signes en sont : l'exagération dans leur instantanéité et leur amplitude, plutôt que dans leur vitesse, des réflexes tendineux, pupillaires ou cutanés, l'hyperesthésie sensorielle ; le déséquilibre des réactions vaso-motrices et secrétoires, la tendance aux spasmes, enfin l'intensité de la diffusion anormale des effets physiques et psychiques des émotions ; et encore « l'insuffisance de l'inhibition motrice, réflexe et volontaire ». Ainsi les conditionnements de l'émotivité sont tantôt, ou à la fois, physiques et psychiques.

Tel paraît être, chez les asthéniques, le premier élément du processus émotionnel : un élément somatique variable, lié à l'état actuel des milieux physico-chimiques et de certains centres nerveux physiologiques, variant selon l'état moléculaire du moment, et indépendant de la volonté psychique. L'émotivité est, selon l'expression de M. Sollier, l'incapacité congénitale ou acquise de donner aux excitations des réactions appropriées ; elle est un des conditionnements de l'émotion, et elle est un état somatique. Mais on ne doit pas la confondre avec l'émotion proprement dite.

Si l'émotivité est un état somatique qui s'accompagne de réactions purement somatiques, l'émotion est un état psychique qui s'accompagne de réactions psychiques et peut aussi s'accompagner en même temps de réactions somatiques. L'émotion est conditionnée par l'émotivité sans doute, mais elle est provoquée par d'autres causes, je veux dire par une mauvaise discipline psychique, une utilisation défectueuse de nos moyens psycho-physiques et de la méthode logique, une mauvaise assimilation de l'objet par le sujet, en un mot par une mauvaise adaptation. L'émotivité est une incapacité physique, l'émotion est une incapacité psychique, et il est évident qu'elles sont liées entre elles, comme l'esprit est lié au corps. L'émotivité paraît être un état de sensibilité, au sens vaste et biologique du mot, l'émotion est un état psycho-moteur conditionné par l'adaptation ; elle est, à mon sens, une réaction d'inadaptation. C'est pourquoi je la décrirai avec les autres réactions d'inadaptation et non avec les états de sensibilité.

Cette séparation est nécessaire et, en permettant aux médecins de mieux connaître les mécanismes de l'émotion avec leurs conséquences, elle apprendra à les soigner plus judicieusement (voy. *Les Réactions d'inadaptation. L'Émotion*, p. 322).

III. — OPÉRATIONS DE SENSIBILITÉ DITE AFFECTIVE

1. — *Plaisir. Douleur. Indifférence.*

C'est pour obéir aux traditions de la Psychologie rationnelle que nous décrivons ici les phénomènes de plaisir et de douleur. Leur étude serait mieux à sa place à l'occasion des états moteurs, dont ils sont partie intégrante, ou des conditionnements des opérations psychologiques. A propos des Tendances, nous dirons en effet que le plaisir et la douleur sont des phénomènes simples et primitifs liés à l'activité, à l'activité physique comme à l'activité psychique. Ils signifient que l'activité se développe librement ou non et sont une des expressions de la vie cellulaire profonde.

Quelles sont les expériences psychiques qui donnent à l'asthénique la sensation du plaisir ? Il est impossible de passer en revue toutes les opérations de l'esprit, mais on peut dire d'une façon générale que l'asthénique éprouve du plaisir lorsqu'une opération psychique interne est facile, et de la douleur lorsqu'elle est difficile. Une opération est facile lorsqu'elle provoque l'équilibre, c'est-à-dire l'adaptation ; elle est difficile lorsqu'elle s'accompagne de déséquilibre, c'est-à-dire d'inadaptation. Il en est de même dans les expériences psychiques externes.

Peut-on dire, avec la théorie la plus généralement admise, que le plaisir résulte d'une augmentation d'activité, la douleur, d'une diminution ? Je ne le pense pas. Chez l'asthénique le plaisir existe quand il y a adaptation, convenance, équilibre ; la douleur, quand il y a disconvenance, conflit, déséquilibre, — et cela dans l'état actuel du sujet. Or l'équilibre n'est pas toujours, dans les états d'asthénie, en rapport avec une augmentation d'activité, au contraire. Très souvent, l'équilibre c'est le repos, ou l'état d'indifférence. Plus l'asthénie est marquée, plus l'activité est difficile et plus le plaisir est rare. On peut même avancer que l'équilibre, chez les asthéniques graves et même chez la plupart des asthéniques insuffisants confirmés, est marqué par l'absence de plaisir, ce qu'on a appelé *l'anhédonie*. A mesure que l'asthénique revient à la santé, la sensation de plaisir reprend la normale, mais, dans l'état d'asthénie, le malade est un anhédonique, parce que le plaisir, en tant qu'augmentation, est une activité trop difficile pour lui. Il existe comme un paradoxe de la sensation de plaisir.

On dit aussi que l'équilibre plaisir est déterminé lorsque les mouvements produits sont utiles au sujet et qu'il y a déséquilibre si les mouvements lui sont nuisibles. On ajoute que l'utile est agréable, donc recherché; le nuisible, désagréable, donc évité. Cela n'est pas tout à fait exact. Dans l'état normal, l'équilibre peut être produit par l'utile et l'utile peut être agréable. Dans certains états, anormaux sans doute, l'équilibre peut être conditionné par l'inutile ou le nuisible, et l'inutile devient agréable, comme le nuisible. Les obsédés, les asthéniques, les pessimistes, les tristes, les scrupuleux ruminent avec complaisance leurs idées obsédantes, qui sont pour eux à la fois une torture et un plaisir, mais qui sont faciles. La délectation morose, signalée par les théologiens, est un fait évident, comme la volupté des larmes. Plus me plaît ce qui plus me nuit, disait Michel-Ange (*Poésies*, XLII); et aussi : mille joies ne valent pas un seul tourment (*id.* LXXIV). Ce n'est pas l'utile qui donne le plaisir, c'est l'équilibre adaptatif facile ; ce n'est pas le nuisible qui est douloureux, c'est l'équilibre trop difficile ; et celui-ci varie avec le sujet et les dispositions actuelles du sujet. Utile et nuisible sont des termes de valeur que les psychologues devraient employer avec prudence.

L'obsession est nuisible à l'obsédé et cependant elle lui est agréable, sans doute parce qu'elle réalise un certain équilibre adaptatif, dans les conditions pathologiques où se trouve actuellement son système nerveux. L'état actuel peut être douloureux, inutile, nuisible même au développement du sujet. Les conséquences importent peu pour la fixation. Celle-ci se produit lorsqu'il y a équilibre dans les conditions présentes. Voilà pourquoi le plaisir du moment peut être une douleur, un désintéressement, un sacrifice, un héroïsme, ou une stupidité.

D'autre part, quand on dit que le plaisir et la douleur sont transformables, on émet une observation juste, mais d'une interprétation inexacte. La douleur devient un plaisir lorsqu'elle assure l'équilibre et on la recherche, mais on ne peut pas dire alors qu'elle est une douleur. Plaisir et douleur sont encore ici des termes de valeur. Le vrai, c'est que l'équilibre agréable, donc recherché, est conditionné par des influences que le langage convenu appelle tantôt plaisir, tantôt douleur ; plaisir pour celui-ci, douleur pour celui-là, plaisir dans certaines conditions, douleur dans d'autres conditions. De même pour l'intérêt et le désintérêt.

Nous avons établi (voy. *Tendances* p. 189) que, du point de vue de l'adaptation, le sujet à tendances centrifuges devient biologiquement altruiste et socialement égoïste ou intéressé, tandis que le sujet à tendances centripètes devient biologiquement égoïste et socialement altruiste ou, plus exactement, désintéressé. Équilibre et déséquilibre sont des mouvements que la nature ne qualifie pas. Ces phénomènes font partie intégrante de l'activité et sont tout à la fois les résultats et les causes des expériences.

On peut noter en passant (nous y reviendrons) que la sensation désagréable du déséquilibre (inadaptation interne ou externe) est une cause plus puissante d'action que l'équilibre. En poussant à la recherche du mieux et du nouveau, elle stimule l'effort. Et c'est pourquoi les grandes découvertes ont été faites, les grandes idées ont été émises par des inadaptés, c'est-à-dire par des névropathes. Les esprits individualistes et novateurs sont ceux qui ne peuvent s'équilibrer que dans des conditions personnelles et en s'écartant des règles communes. Les équilibrés sont des satisfaits qui jouissent d'eux-mêmes, des autres et de l'heure[1] ; ils ne demandent qu'à conserver, par instinct. Et si, souvent, ils deviennent agitateurs, c'est par calcul.

---

1. Je ne m'occupe que des êtres sincères.

Mais, dès qu'ils possèdent, ils reviennent à leur conserva-tisme naturel.

En résumé, le plaisir et la douleur agissent sur l'activité et sont des mobiles incessants d'action. A la vérité, il est superflu de dire qu'ils agissent sur l'activité, ils en font partie intégrante et servent au sujet de guide instinctif pour la recherche de l'équilibre adaptatif. Bref, le plaisir étant facilité, convenance, équilibre, adaptation, et la douleur étant difficulté, disconvenance, déséquilibre, ina-daptation, l'asthénique trouvera ses plaisirs psychiques dans les adaptations faciles, ses douleurs psychiques dans les adaptations difficiles, — réserve faite des circons-tances exceptionnelles, des désirs, des efforts et de toutes les causes qui le poussent à sortir de ses aptitudes biolo-giques.

Chez les asthéniques, les plaisirs des *sens* sont assez rares, nous l'avons vu plus haut, puisque l'activité orga-nique à laquelle ils sont liés est toujours dans un état de fonctionnement mineur. Les plaisirs *intellectuels* sont plus faciles ; ils exigent une moins grande dépense d'énergie, si l'on sait trouver dans son propre fonds les plaisirs tran-quilles de la réflexion ou du rêve. Les plaisirs d'ailleurs s'émoussent vite, et tout le monde sait qu'ils sont courts. S'ils ne peuvent durer, c'est que, sans doute, la provision d'énergie nerveuse s'épuise rapidement et que sa dispari-tion met un terme à l'activité agréable. L'esprit ne pouvant se maintenir au cran nécessaire au plaisir, tombe immé-diatement dans l'état douloureux. Et puis, les asthéniques ne savent pas prendre du plaisir, suivant une locution très expressive. Il est entendu qu'ils ne peuvent pas toujours « faire comme tout le monde » et suivre les autres, mais, en outre, ils ne savent pas. On croit que cela est très simple : prendre du plaisir. Point. C'est un acte compliqué, qui exige des achèvements psychologiques et des adapta-tions immédiates. Il est des gens qui savent cela d'instinct, ils prennent du plaisir partout, et toute leur vie, même là ou d'autres n'en sauraient trouver, et ils en donnent aux autres. Quelques-uns même ne savent faire que cela. D'autres, les asthéniques par exemple, savent mal ; ils commencent bien mais ils s'arrêtent, faute de combustible.

La *douleur*, chez eux, est plus fréquente. Dès que le plaisir est terminé, la douleur commence (car l'équilibre est bref) et elle est parfois tenace. Cependant l'état le plus fréquent, le plus recherché par les sujets, c'est l'absence de plaisir et de douleur, *l'anhédonie*. Leur plaisir est l'absence de plaisir : l'indifférence ; ni plaisirs, ni douleurs, ni passions, ni défauts. Une femme me disait un jour en parlant de son mari asthénique : Ce qui m'ennuie c'est qu'il est sans défauts. L'asthénique qui a fait toutes les expériences, aspire de tout son effort à un état meilleur, donc facile, sans secousses, sans heurts, pourvu qu'il y trouve l'équilibre. Cet équilibre il ne le trouve que dans l'état d'indifférence, indifférence voulue, recherchée, obtenue par l'effort. Ser..., qui est très émotif, est parvenu cependant à arrêter en lui, dans une certaine mesure, la plupart des manifestations affectives. Quand il rencontre un parent ou un ami, d'avance il pense à ce qu'on pourrait lui dire de nouveau, d'agréable ou de désagréable, et il se contracte pour ne rien sentir. Souvent, ses réponses paraissent mal adaptées aux questions qu'on lui pose, et on le dit étrange. C'est qu'il est tendu tout entier vers ce but d'indifférence. Il cherche toujours à conserver le calme et le sang-froid dont il a tant besoin et qui lui manquent. Partout où il va, et même alors que cela est inutile, cet émotif joue l'indifférence, ce sensible, tout frémissant de flamme intérieure, semble un être froid et dénué de sensibilité. Ainsi l'indifférence est, du point de vue psycho-moteur, un état d'équilibre recherché par certains asthéniques et qu'ils obtiennent difficilement ; car ils sont essentiellement impressionnables.

Quelques psychologues ont nié l'état d'indifférence, affirmé par Bain et aussi par Ribot. La psycho-pathologie permet d'affirmer sa réalité. Il n'est pas un arrêt de la vie psychique, il est un certain mode psycho-moteur. Fouillée a fait remarquer très justement qu'il n'est pas un état primitif, mais un effacement[1]. Cette observation peut s'appliquer à l'indifférence de l'asthénique, qui est un

1. Fouillée. *Psychologie des Idées-forces*, I, p. 68.

effacement, une contrainte, une fuite, une dérivation, une méthode psycho-motrice instinctive ou réfléchie, destinée à obtenir un équilibre meilleur. Et cependant l'un de ses désirs les plus ardents ce n'est pas d'être indifférent, c'est d'aimer et d'être aimé.

Des indifférents faut-il rapprocher ceux qu'on appelle ou qui se disent *blasés*. Il y a des nuances. L'indifférent se dit blasé quand il croit sa curiosité satisfaite, alors qu'elle est simplement endormie. Vienne un surcroît d'énergie, le blasé se retrouve épris de la vie et parfois jusqu'à la candeur : la candeur n'est-elle pas la faiblesse des âmes délicates ? En réalité l'asthénique n'est un blasé que dans les moments où il s'ignore. Cet état sans danger pour le sage devient néfaste lorsque l'asthénique, par snobisme ou par imitation, abandonne la discipline nécessaire pour suivre ses instincts, ou la mode. Alors ses forces naturelles ne lui permettant pas de vivre de la vie qu'il rêve, il est obligé, s'il veut y atteindre, de recourir aux excitants artificiels : l'alcool, le thé, le champagne, l'éther, la morphine. Les névropathes de cette catégorie se rencontrent surtout parmi les oisifs sans cesse en quête de sensations neuves ; ils épuisent toutes les ressources qu'une civilisation trop ingénieuse met à la disposition des malheureux comblés des dons de la Fortune.

2. — *Joie et tristesse.*

La note dominante affective de l'asthénique est plutôt la tristesse, comme la douleur dans le domaine cénesthésique. La tristesse n'est pas violente et soudaine, par crises, comme chez l'hystérique rétréci qui voit tout à coup un chagrin à la fois énorme et puéril lui cachant le reste du monde ; elle est modérée mais constante, vague, confuse et universelle. C'est un ciel gris et bas qui estompe tous les objets. Comme on l'a remarqué souvent, elle est plutôt une absence de joie, une anhédonie. On éprouve de la joie — joie de vivre — lorsqu'on a la sensation de pouvoir accomplir une tendance, un désir, une inclination. La joie accompagne le bon fonctionnement de l'organisme ; elle est une hypersthénie, transitoire ou durable. Lorsque l'énergie est en quantité suffisante, on éprouve un véritable besoin d'agir ; on parle avec vivacité ; on rit sans raison, on chante si les circonstances le permettent ; les yeux sont animés ; on se sent plus léger et poussé par on ne sait quel mobile instinctif à dépenser en actions immédiates la force qui surabonde. La joie, qui est saine par ses causes, est saine aussi par ses effets, et l'homme joyeux entretient en lui une circulation active, une nutrition heureuse qui conservent, mieux que tout, la jeunesse du corps et de l'esprit.

Or ce qui distingue l'asthénique, c'est un affaiblissement partiel ou total de l'activité, la sensation presque constante de ne pouvoir faire un effort prolongé. La vie, le seul fait de vivre, de manger, boire, dormir, lire, marcher, aimer, travailler, aller en voiture ou en chemin de fer, au froid ou à la chaleur, chacun de ces actes, qui est naturel, non perçu, non senti, presque inconscient chez la plupart, est pour lui une peine et une souffrance. Tout lui est effort, et tout effort est douloureux. De même pour l'acte idéologique. La formation de l'idée, l'acte inconscient pour tant d'autres, s'accompagne de difficultés. Quand on est très fatigué, on a, dit-on, de la peine à joindre deux idées. L'asthénique est souvent obligé de faire effort pour synthétiser des idées, surtout quand elles sont nouvelles. Dans de telles conditions, un être qui pourrait être joyeux sans relâche, serait un prodige de la nature. Et c'est un prodige que l'on voit rarement, je crois. L'asthénique est donc triste. Tout le monde s'accorde à le reconnaître.

Mais sa tristesse n'est pas totale comme celle du mélancolique. Il n'a qu'une demi-tristesse, comme aussi des demi-joies, demi-amours, demi-chagrins. Sur ce fond de grisaille éclatent, par instants, sous l'influence d'une idée ou d'une émotion gaie, d'une conversation ou d'un spectacle agréable, des éclats de gaieté parfois bruyante et hors de proportion avec la cause, comme si le sujet éprouvait le besoin de se détendre brusquement et de donner libre cours à un sentiment d'autant plus vif qu'il est plus rare. Et en effet, l'asthénique comprend la gaieté et la désire, il est souvent triste d'être triste, mais il est incapable d'être toujours gai.

Le gai, au contraire, ne comprend pas la tristesse; et cela est une infériorité. Mais l'accès de gaité passé, l'asthénique retombe dans une demi-tristesse vague. Il goûte incomplètement les joies des autres; il ne sait plus rire à gorge déployée, il sourit. Il n'est pas complètement heureux et il n'est pas entièrement malheureux. Il n'a que de petites joies et de petits chagrins; et il s'en étonne. Pourquoi la perte d'un parent très cher ne lui fait-elle éprouver qu'une peine légère ? Il comprend très bien, il se représente parfaitement le chagrin qu'il devrait avoir; il ne l'a pas. Sa douleur est théorique, mais, en réalité, il n'est pas ému, ou peu; pas assez. Est-il entouré de gens gais qui veulent lui faire partager leur joie, il arrive rarement à se mettre au niveau de leur plaisir ; même la joie des autres l'attriste un peu plus. Lui arrive-t-il un bonheur, un événement heureux, il ne sait pas s'il doit rire, et sa joie est médiocre, un peu vague.

Très souvent ses sentiments sont en retard; ils arrivent après l'heure. — Bar..., perd subitement un parent qu'il aimait profondément. L'annonce de la catastrophe le laisse comme indifférent. Huit jours après, il est pris d'un désespoir sincère et durable. Bar..., fait pour ses plaisirs ce qu'il fait pour ses douleurs. Ce n'est que le lendemain, ou quinze jours, ou plusieurs mois après, qu'il se décide à éprouver de la joie, au souvenir d'un événement qui fut heureux. Sur le moment, il essaie de s'échauffer pour ressentir l'émotion agréable dans toute son intensité : rien n'arrive. Il s'en console en pensant que dans huit jours le souvenir lui procurera un bon moment de petite joie; il préférerait jouir du présent, il n'y peut parvenir. Ce curieux état d'esprit, étudié par M. Pierre Janet, par M. Dugas, a été fréquemment décrit par les romanciers. Il faut lire à ce propos *Adolphe* de Benjamin Constant, *Le Rouge et le Noir* de Stendhal, *Crime d'amour* de M. Paul Bourget; on y trouvera des analyses exactes de cet état d'esprit. J.-J. Rousseau fut un exemple intéressant de ce sentiment bizarre. Il n'eut jamais que l'esprit ou la joie de l'escalier. Toujours inquiet, il ne sut fixer le bonheur nulle part. Enfin Amiel nous dit en termes d'une rare précision. « Je badine toujours avec le moment qui passe et je n'ai que l'émotion rétrospective. »

L'asthénique est-il triste parce qu'il est fatigué ou bien sa tristesse est-elle provoquée par un état intellectuel de tristesse ? On a longtemps disputé sur ce point, et il est encore des théoriciens rationnels pour affirmer que la tristesse de l'asthénique est toujours consécutive à un état purement intellectuel. Cependant il est admis par le plus grand nombre des médecins et des psychologues que la tristesse est la manifestation conscientielle d'un état organique. L'élément physique est le fondement persistant de l'état psychique triste. La dépression kinesthésique, la diminution métabolique, les modifications organiques sont à la base des cénesthésies de l'asthénique; elles s'accompagnent de phénomènes moteurs, vaso-constrictions, phénomènes d'arrêt de toutes les fonctions.[1]. Le triste est dans un état de « crispation » générale, suivant une expression qui traduit bien l'état de constriction mettant obstacle au fonctionnement organique. Les sensations cénesthésiques appellent alors des idées ou constructions psychiques destinées, par le besoin de logique propre à tout esprit, à justifier et à expliquer les sensations qu'il éprouve. Et la tristesse s'installe. Mais l'idée, qui est effet, peut devenir cause à son tour. Si l'asthénique a une idée triste, cette idée entraîne des phénomènes constrictifs et, par conséquent, toutes les modifications organiques qui provoquent la tristesse. Sans doute la tristesse peut, dans ces cas-là, être d'origine intellectuelle, mais elle se produit encore par l'intermédiaire de phénomènes somatiques. Car la psychologie rationnelle n'est qu'un écran ; au fond, il n'y a que de la psycho-physiologie.

A ces causes d'ordre intérieur s'ajoutent des causes d'ordre extérieur : l'insuffisance des pouvoirs d'adaptation aux situations présentes. Les opérations d'adaptation complète étant difficiles à achever, le sujet limite automati-

1. Cf. Les travaux de M. Georges Dumas.

quement son action psychique. Incapable d'achever une action bien adaptée, il ajoute aux tristesses cénesthésiques la pensée de ne pouvoir transformer ses idées en actes immédiats et complets ; et cette pensée est triste. Fondée, du point de vue de l'expérience interne sur une insuffisance somatique, la tristesse est, du point de vue de l'expérience externe, conditionnée par les difficultés de l'adaptation, laquelle procède d'une incapacité de construire les opérations psychologiques en conformité avec la réalité.

A l'appui de cette opinion l'observation apporte de nombreux exemples. La tristesse des jeunes gens n'est-elle pas faite d'un désaccord entre leurs rêves et les réalités ? La concurrence sociale toujours plus âpre, la diminution des idées religieuses qui rend inexplicable l'énigme de l'univers, la lutte des sexes sous le couvert de la famille ou de l'amour, ne sont autre chose que des causes d'inadaptation [1]. Il en est de même de ce qu'on a appelé le mal du crépuscule, le mal du soir (passage de la lumière à l'obscurité : adaptation nouvelle) ; le mal de l'automne, la tristesse du dimanche, torpeur dominicale de Rodenbach et de Mœterlinck, triste paix du jour dominical, de Francis Jammes ; le mal des voyages, avec la nostalgie d'un ailleurs où l'on trouverait une adaptation plus facile et plus complète ; le mal de la province avec ses petites villes et petits villages où la vie est grise, inerte et stagnante, et où les sensibilités curieuses d'affinité ne trouvent matière à aucune adaptation — à moins que la vie intérieure ne soit assez forte pour absorber tout l'esprit. — N'est-ce pas toujours, et pour des causes diverses, de l'inadaptation par inachèvement, avec une insuffisance constructive à la base ?

Dans le vocabulaire usuel, la tristesse de l'asthénique est souvent qualifiée de *mélancolie*. On appelle volontiers mélancolique toute personne qui a, comme on dit, du « vague à l'âme ». La médecine doit distinguer soigneusement ces deux états, dont le traitement est absolument différent. Il est bien vrai que la mélancolie n'est pas une

---

1. Cf. E. Seillière, P. Bourget, L. Estève et E. Gaultion.

entité mentale (G. Dumas) et qu'elle peut naître sur des terrains différents, constituant des états mixtes (hystéro-mélancolie par exemple) dont le diagnostic est particulièrement délicat. Mais il existe un type mélancolique dont les caractères très-nets ne permettent pas le doute. La mélancolie est caractérisée par une douleur morale, profonde, intense, totale, qui absorbe tous les pouvoirs du sujet et s'accompagne d'un arrêt de toutes ses fonctions psychiques : inhibition intellectuelle, tristesse absolue, aboulie totale, avec dépression physique ou agitation. Cet état s'étend à tout et ne cesse pas un instant. L'asthénique a des moments de détente, il fait parfois effort, il éprouve par moments de la joie, du plaisir à sentir, penser ou agir. Le mélancolique n'a pas de détente, il n'éprouve jamais un plaisir, il n'agit jamais, il ne veut rien, il ne peut rien. Si l'asthénique est un inadapté, le mélancolique est un incapable — tant que dure son accès ; car sa mélancolie passe un jour, sans savoir pourquoi et, avec elle, toute la dépression physique. On sait qu'il n'en est pas de même chez l'asthénique.

3. — *Irritation et colère.*

L'irritation est souvent une conséquence de la tristesse. Doit-on dire colère ? Le mot est un peu gros. Colère en feu de paille, pour rien, pour des causes morales aussi bien que pour des causes physiques : une tracasserie infime, l'orage qui se prépare, la neige ou la pluie qui menacent. Un asthénique extrêmement irrité, sans raison, un jour d'orage, éprouve un rare bien-être dès que la pluie tombe. Le même malade, à une autre période de sa maladie, sera au contraire affaissé par la pluie. La forte tension électrique de l'atmosphère détermine un surcroît d'énergie qui se mue en mouvements tumultueux, vite abolis du reste. Une petite contrariété morale produit les mêmes effets, et l'on voit des asthéniques indifférents, s'enflammer subitement pour des motifs qui nous semblent puérils mais qui, les touchant particulièrement, leur sont d'une extrême importance. La crise est courte, d'ailleurs, et le malade revient

très vite à sa douceur ordinaire, très étonné et fort contrit
de s'être laissé entraîner à un tel accès de colère. Sa colère
est très différente de celle du névropathe hyperacide ou
hypersthénique. L'accès de colère, chez celui-ci, est comme
le déclenchement d'une machine à vapeur : il commence
sous un prétexte quelconque, puis c'est un flux de paroles,
de gestes, un terrible échappement d'énergie latente ; les
mots se pressent, les phrases succèdent aux phrases, le
discours continue interminablement, alors que la question
est depuis longtemps épuisée et que le malade a dit tout
ce qu'il avait à dire ; mais les mots sortent toujours en
foule de la bouche furieuse, à la grande surprise des
témoins de cet étrange spectacle. Peu à peu l'émission se
ralentit, les phrases se font plus rares, le clapet se ferme
automatiquement, sans raison apparente ; il se soulève
encore une fois ou deux pour laisser échapper quelques
mots qui devaient sortir, puis il s'abaisse définitivement :
l'accès est terminé. Chez certaines hystériques, la colère
est semblable en apparence, mais elle est plutôt une
leçon apprise, une comédie que la malade donne aux
autres et à elle-même.

4. — *Sentiments et sentimentalité.*

Comme nous avons différencié l'émotion et l'émotivité,
nous devons séparer le sentiment et la sentimentalité. Le
langage les confond trop souvent, et surtout depuis
J.-J. Rousseau, dont l'influence a été, au moins sur ce
point, particulièrement néfaste. C'est de lui que sont issus
les hommes « sensibles » de la fin du xviiie siècle, et aussi
tous ceux et toutes celles qui, depuis cette époque, tiennent
ce qu'ils appellent le sentiment ou la sentimentalité pour la
plus grande force psychique et en font un but, un idéal et,
trop souvent, une excuse. — Savoir n'est rien, sentir est
tout. L'intelligence paralyse, alors que le sentiment exalte.
Toute passion ennoblit, même quand elle est malpropre,
et le crime passionnel déchaîne l'enthousiasme des foules.
On ne peut concevoir théorie plus fausse dans son principe,
plus dangereuse dans ses conséquences. Cependant des

philosophes et des médecins la soutiennent et la propagent.

La *sentimentalité* est l'expression de certaines tendances ou besoins les plus primitifs de l'être humain. Nous verrons plus loin (chap. III p. 189) que ces tendances sont doubles : intéressées ou désintéressées. L'observation démontre que la sentimentalité exprime surtout une forme de tendance intéressée, le besoin de tendresse, de caresses, le besoin d'être aimé. Les êtres de tendances désintéressées parlent peu, ne demandent rien ; ils s'enferment dans une attitude distante, que l'on prend pour de l'indifférence ou de la froideur et qui n'est que de la réserve, la crainte de ne pouvoir dire ou faire ce qui convient, ou la peur d'être mal accueilli, de gêner... L'intéressé n'a pas ces appréhensions. Il va, et son extériorisation devient exigeante : il demande. Sans doute il donne, mais surtout il prend, comme le chat. La sentimentalité ainsi comprise est du pur égoïsme, moyen hypocrite d'une tendance intéressée. Le (ou la) sentimental est un être dangereux. La sentimentalité est d'ailleurs propagée par les mots excessifs dont la conversation s'encombre de plus en plus : j'en suis folle, je l'adore... Termes courants qui détraquent les esprits comme le langage.

Bref, la sentimentalité est un besoin d'appui, de soutien, de caresses. Elle est l'expression d'une faiblesse, d'une infériorité, d'une tendance égoïste. Elle est un mot inventé par certains égoïstes pour justifier leurs pratiques et excuser leurs manœuvres, grâce à un pavillon que la tradition aveugle a rendu respectable. Au sens strict du mot on peut dire que la sentimentalité —, ou la tendresse — : c'est l'affection des autres ; elle est un besoin de direction — : et c'est l'appui des autres ; — elle est un besoin de caresses : et c'est les caresses des autres. Faire appel à la sentimentalité c'est faire appel à des états psycho-physiques puissants peut-être, mais d'ordre inférieur.

Le *sentiment* est autre chose. Il est un état de conscience construit avec des excitants qui peuvent être parfois des tendances intéressées mais aussi, et surtout, des inclinations désintéressées pour les autres êtres et pour l'idéal. Il se confond alors avec les opérations rationnelles, dites intellectuelles, et n'en diffère que par la nature de l'excitant. Quand on dit que le sentiment est plus fort que l'idée, on fait une confusion de mot, qui résulte d'une erreur de doctrine. L'excitant seul change, mais l'opération psychologique reste la même et elle obéit aux mêmes règles. Le sentiment est facile et fort qui s'accorde avec les tendances, difficile et faible s'il ne s'accorde pas. Facile et fort quand le pouvoir constructif est suffisant, difficile et faible quand il ne l'est pas.

Les discussions sur la puissance respective du sentiment et de l'idée sont superflues. Je n'ignore pas que Pascal a écrit : « Le cœur a des raisons que la raison ne connaît pas ». Pascal est évidemment dans la vérité. Je me permets de penser que la psychologie expérimentale donne aux mots des sens différents et plus précis.

J'ai essayé de montrer que les états affectifs et les états intellectuels sont des états purement verbaux, ne répondant à aucune réalité fonctionnelle et cachant des fonctions psycho-physiques, dont le mécanisme explique la force ou la faiblesse des états verbaux qu'ils sous-tendent. Il n'y a ni sentiments forts, ni intelligence forte, il y a des opérations psychiques, plus ou moins bien construites, avec des excitants d'une nature dite affective ou d'une nature dite intellectuelle ; et les états les plus forts sont ceux — affectifs ou intellectuels — qui sont construits avec les excitants réalisant le mieux l'équilibre dans les opérations psycho-physiques du sujet et créant une pensée facile pour le sujet et pour le moment. Cela peut être un sentiment ou une idée, une pensée intéressée ou désintéressée.

5. — *La délicatesse.*

Le caractère général des sentiments asthéniques est ce qu'on nomme d'un nom bien connu, bien qu'un peu suranné dans notre monde moderne : *la délicatesse*. Doué d'une sensibilité très vive, mais incapable d'appétits violents et d'actions prolongées, l'asthénique apporte dans toutes ses manifestations psychiques, en même temps qu'une facilité très grande à être ému, une répugnance instinctive pour les idées et les choses qui dépassent la mesure de son goût et de sa tolérance organique. Délicat au physique, c'est-à-dire incapable de supporter les sensations trop violentes que lui apporteraient des sens facilement irritables, il est délicat au moral, en ce sens que les idées grossières et les sentiments vulgaires impressionnent désagréablement sa conscience, la déséquilibrent et choquent son goût. Le goût instinctif, non le goût littéraire ou artistique développé par éducation, mais ce quelque chose d'indéfinissable et d'original qui caractérise chaque individu, n'est-il pas un état psycho-physique en rapport avec notre manière de sentir, et comme la mesure de notre sensibilité ? Le goût de l'asthénique peut n'être pas toujours très sûr, dans le sens classique du mot ; il peut préférer l'étrange au normal, le rêve au réel ; il peut avoir des enthousiasmes irréfléchis et peu justifiés ; mais toujours il a l'horreur de la vulgarité comme de la bassesse. Dans tous les domaines, dans ses inclinations pour le beau, ou pour le bien, il est ce qu'on nomme un délicat.

Et il l'est sans culture spéciale. Il m'est arrivé de rencontrer, chez des ouvriers ou des paysans dénués de toute instruction, des êtres d'exception, névropathes exceptionnellement doués, pleins de sentiments d'une rare élévation et d'idées généreuses, ardents pour le beau et pitoyables pour les souffrances. Cela, certes, n'était pas appris. On ne peut ni les en louer, ni les en blâmer. La délicatesse instinctive de la plupart des asthéniques n'est pas plus un mérite que la goujaterie de certaines brutes n'est un démérite. (Du point de vue psychologique il n'y a ni mérite, ni démérite, il n'y a que des faits.) C'est un état naturel.

6. — *L'amitié et l'amour.*

L'asthénique a généralement un culte pour cette forme de sociabilité qu'on appelle l'amitié. Il est délicat, discret et sûr. Volontiers il s'efface et ne demande pas plus qu'on ne peut lui donner. Assez sensible pour saisir très vite toutes les nuances des plaisirs ou de la douleur des autres, il est heureux de leurs joies, sans toujours savoir les partager, car la joie lui est peu familière, mais il est présent quand on souffre et la douleur trouve toujours un écho dans son esprit. Son intelligence, coutumière des idées désintéressées, ne s'étonne pas quand il faut sacrifier ses propres désirs à ceux des amis qu'il aime, et son égotisme est si peu égoïste qu'il abandonne ses préférences plus facilement que ne fait l'altruiste, prodigue de protestations extérieures. Il est, en général, l'ami fidèle et désintéressé, l'ami des mauvais jours, l'ami discret, lointain parfois, mais que l'on est sûr de retrouver aux heures de découragement, la main ouverte et l'esprit accueillant; l'ami très pur, idéal, héroïque, et sacrifié. Mais il est rarement le camarade banal, personnage qu'attire la communauté des besoins, des appétits et des intérêts, et que le malheur éloigne, aussi vite que la maladie.

Et que dire de *l'amour?* Mais qu'est-ce que l'amour? — Négligeons les définitions des philosophes et des physiologistes, les unes un peu vagues, les autres trop précises[1]. L'amour, du point de vue clinique, est un état complexe, fait d'instincts, d'idées et d'actes. Parcelle infime des énergies qui animent l'Univers, il est un pouvoir mystérieux qui pousse les sexes à se rapprocher, à se confondre en un être nouveau qui porte en soi des hérédités millénaires. Source d'inspirations, il éveille des états de conscience, puissants par leur origine profonde, et il emporte au delà d'eux-mêmes des êtres parfois médiocres mais poussés par d'obscurs instincts qui ont en eux la force aveugle des éléments naturels, plus forts que la mort. Il est vraiment le « génie de l'espèce », dont Schopenhauer avait une horreur sacrée, plus théorique que pratique d'ailleurs, car il en souffrit amèrement, comme l'optimiste Pan-

---

1. Cf. Bain, Herbert Spencer, Sergi, Mantegazza, Schopenhauer, Hartmann, Th. Ribot, G. Danville, J. Grasset, Joanny Roux, etc. et toute la littérature innombrable, française ou étrangère.

gloss. Et les humains paraissent être les jouets de forces inconnues, chimiques et physiologiques, qui s'attirent pour conserver le monde.

Les éléments très nombreux qui forment l'amour et que Spencer[1], ce solitaire et ce chaste, a si joliment analysés, peuvent, je crois, se ramener à quatre principaux : l'instinct sexuel (élément organique), le choix cérébral ou goût (action psychologique), l'idée obsédante (réaction paralogique) et l'état émotif, qui accompagne presque toujours l'amour. Il faudrait y joindre d'autres éléments psychologiques : la peur de l'isolement, le désir de trouver un être qui pense et sente comme soi (l'âme-sœur) ; le besoin de tendresse, d'assistance, de consolation, de domination ou de direction. Mais on peut les négliger dans l'analyse essentielle du phénomène.

Lorsque les éléments principaux sont unis en de justes proportions, ils constituent l'amour physiologique normal, qui est sain et utile. Sinon, ils peuvent exister isolément, former des associations variables ou présenter, ensemble ou séparément, les troubles fonctionnels ordinaires : augmentation, diminution, déviation. L'instinct isolé est la sensualité. L'obsession est l'idée fixe et, pour beaucoup de gens, cela, surtout, est l'amour. Le goût, sans obsession ni désir, c'est un peu plus que l'amitié — l'amitié amoureuse, dit-on quelquefois, — quelque chose de doux et de fort, de durable parfois, enfin ce je ne sais quoi qui fait d'un homme le confident discret et dévoué, le « chevalier servant de sa dame », comme disait une jolie expression du temps passé... mais si désuète ! État volontiers adopté par les hyposthéniques, mais que ne pratiquent jamais les hypersthéniques. On peut d'ailleurs multiplier les variétés. La forme de l'amour dépend du terrain dans lequel il évolue.

Chez l'asthénique insuffisant, les variations fonctionnelles de chacun de ces divers éléments sont les suivantes : *L'instinct sexuel* est généralement peu développé. Ce n'est ni la frigidité, ni l'impuissance, c'est à la fois une diminu-

1. *Herbert Spencer. L'homme et l'œuvre*, par le Dr Albert Deschamps, *Revue moderne de Méd. et de Chir.*, janvier, février, mars 1909.

tion quantitative de la puissance dynamique générale et une diminution possible de la sécrétion glandulaire. Le désir sexuel est tout aussi vif que chez d'autres, mais les sensations vitales qui entrent dans la composition des forces formant l'état d'amour (on aime avec tout son organisme et non avec les seuls organes sexuels) sont nécessairement diminuées et ne donnent pas cette impulsion irrésistible qui fait les grands sexuels.

La part du *choix* est souvent médiocre, car l'asthénique choisit difficilement. Il ne sait pas. Il hésite en cela comme en tout. — Choisir ? me disait Sim..., mais je ne peux pas. Les circonstances me guident. Et puis l'émotion spéciale que me donne la femme m'empêche de réfléchir. Ce sont mes tendances qui choisissent pour moi. Au fond, je suis attiré par des femmes ayant toutes des caractères distinctifs analogues, un même type de femme. — Et Sim..., avait raison. On aime toujours la même femme (ou le même homme) sous des apparences différentes. On sait bien que les névropathes s'attirent. Et puis l'asthénique est un instable et un douteur. Il voudrait aimer, mais il n'arrive pas à constituer une synthèse forte et stable, malgré la bonne volonté qu'il y apporte. Avec le désir d'aimer, il est atteint en même temps de cette « impuissance d'aimer », très clairement analysée par M. Paul Bourget dans ses premiers romans, et qui est une insuffisance d'action psychologique. La recherche perpétuelle de la femme qu'il rêve « bonne, pure, fidèle avec un air d'ami », (Coppée); s'accompagne d'une difficulté extrême à réaliser l'amour complet, *achevé* psychologiquement, parce qu'il s'y mêle toujours des doutes et des scrupules. Difficile problème ! Parfois l'asthénique croit avoir atteint son but ; il aime de toutes les forces dont il est capable. Hélas, ce n'est pas pour longtemps. Le doute l'envahit, l'inachèvement fait son œuvre, le besoin d'absolu et de perfection le torture. Et dans le moment qu'il se croyait sûr d'aimer enfin, il s'aperçoit qu'il ne sait pas s'il aime, parce que sa fonction constructive est en défaut.

Pour beaucoup, *l'obsession* est tout l'amour, et l'on sait quels reproches cruels celui qui ne se trouve pas assez aimé adresse à son partenaire. Ne pas être assez aimé, cela signifie que le partenaire n'est pas totalement obsédé. On dit que, au temps de l'antique Hellade, l'amour se bornait à deux éléments : l'instinct sexuel et le choix intellectuel. L'obsession était inconnue. Cet heureux temps n'est plus. La civilisation a fait son œuvre destructive d'équilibre. Comme tous les névropathes l'asthénique connaît, en cette matière, l'obsession pathologique.

Enfin *l'état émotif* intervient pour donner à l'asthénique épris tous les troubles qui caractérisent l'émotion : déformation avec paralogisme (raisonnement défectueux), désagrégation des deux activités psychiques avec prédominance de l'automatisme créé par l'amour ; dérivation avec réactions viscérales diffuses ou systématisées (rougeurs, pâleurs, palpitations, sueurs, tremblements, etc.) ; ruminations (voy. p. 309). Les névropathes sont trop impressionnables pour ne pas subir tous les troubles émotifs sous l'influence du choc-amour, l'un des chocs les plus puissants et les plus dissociants qui soient. Quand on dit que l'amour est aveugle on ne se trompe pas. Il est ainsi parce qu'il détermine, au moins chez les névropathes — et l'on sait que les névropathes sont aujourd'hui légion —, une maladie nerveuse momentanée, avec déformation du jugement-sujet, déformation du réel-objet, désagrégation, dérivation et rumination.

Chez l'hystérique le choc amour produit d'autres troubles : un rétrécissement de la fonction réceptive avec absorption complète, par l'objet de l'amour, de la conscience rétrécie. Les hystériques, à quelque sexe qu'ils appartiennent, sont possédés tout entiers par une pensée unique, ne vivent que pour l'aimé, ne voient que lui et lui obéissent comme un esclave, jusqu'au jour où le rétrécissement disparaît, et l'amour avec lui. Ce sont vraiment les grands amoureux, et, surtout, les grandes amoureuses.

En définitive, l'amour, chez l'asthénique comme chez tous les êtres, est fonction du terrain dans lequel il évolue. Si le terrain est défectueux, je veux dire, si l'organisme, source de sensations vitales, et le système nerveux qui les organise, sont de qualité médiocre, leurs manifesta-

tions subissent des modifications quantitatives ou qualitatives [1].

Le besoin *d'être aimé* accompagne le besoin d'aimer. Il
naît d'un besoin de tendresse, de caresses, de sympathie,
de direction, de protection et aussi du désir, si fréquent
chez les asthéniques, « d'être bien avec tout le monde ».
Ce sont des doux qui ont peur de gêner, de froisser, de
blesser, qui voudraient revêtir d'ouate leurs mots et leurs
gestes — peut-être pas toujours, mais le plus souvent.
Ainsi ils évitent les luttes, les discussions, les colères,
toutes choses qu'ils fuient avec le plus grand soin, parce
qu'elles leur imposent des émotions pénibles et des efforts
violents pour construire à l'improviste des pensées difficiles.

Il leur plaît donc d'être aimé de tous, afin d'éviter les
luttes, mais il leur plaît aussi d'être aimé de quelqu'un,
afin de satisfaire à ce besoin de tendresse ou de sympathie,
qui leur est commun d'ailleurs avec bien des gens normaux, dont on sait qu'ils ne peuvent se passer d'une « affection ». Mais ils renoncent assez vite au besoin d'être
aimé, quand ils s'aperçoivent que l'affection des autres
n'est qu'un simple calcul, — car ils sont égotistes, c'est-
à-dire indépendants et désintéressés.

7. — *Jalousie.*

Sentiment très humain et très fréquent. Il a des origines
diverses. Très aigu chez les enfants gâtés et les égoïstes,
il est alors l'irritation d'un être qui n'admet pas qu'on
s'occupe d'un autre être que de lui.

Chez l'asthénique, la jalousie est le résultat d'une pensée qui ne sait pas construire des idées achevées et bien
adaptées. Le sujet est défiant et soupçonneux plutôt que
jaloux. Si on l'aide à achever ses pensées, il comprend
très bien l'inanité de sa jalousie.

L'hystérique au contraire est une véritable et dangereuse jalouse ; elle l'est par rétrécissement psychique. Ne

1. Je demande pardon aux poètes et aux amoureux pour cette description barbare. Cela, pourtant, est la cruelle vérité.

voyant pas tous les aspects des êtres ou des événements, elle est prise par des jalousies totales, souvent absurdes, mais suivies d'actes impulsifs, comme des crises qui révèlent sa conscience lacunaire.

8. — *Les passions.*

L'asthénique est bien rarement ce qu'on appelle communément un passionné. On dit que l'on ne doit pas confondre le sentiment et la passion. Les passions prendraient leur source dans nos instincts, forces aveugles, impulsives, spontanées, durables comme les instincts « et qui se servent de la raison pour arriver à leurs fins » (Nicole). Les sentiments seraient au contraire des réactions soudaines et sans durée. Les êtres les plus émotifs, les plus sensitifs, les plus riches en sentiments délicats sont presque toujours les moins passionnés, tandis que les plus passionnés sont les moins délicats et souvent les moins scrupuleux. S'agit-il d'une différence d'espèce ? Je ne le crois pas. Ces distinctions sont d'origine rationnelle. Différence de pouvoirs, oui, et puis différence d'excitants.

Chez l'asthénique, toute passion, c'est-à-dire tout état de conscience, est difficile qui dépasse ses aptitudes et ses pouvoirs. Mais, dans les domaines qui répondent à ses adaptations il est, autant que quiconque, capable de constructions psychiques ardentes, sincères, tenaces et par conséquent passionnées. Il peut poursuivre avec ténacité un but lointain, manifester une rare « volonté de puissance », selon l'expression désormais classique de Nietzsche, posséder le désir de domination, de conquête, de savoir, d'esthétisme. Quand il a trouvé un excitant qui équilibre complètement ses opérations psychologiques, il le conserve avec autant de ténacité que qui que ce soit. Mais il n'est, par exemple, ni exclusivement un joueur, ni exclusivement un gourmand, un érotique, un spéculateur. Ce sont là des tendances qui n'équilibrent pas, en général, ses fonctions psychiques. Il peut quelquefois être attiré par elles, il ne persévère pas. Il se passionne plutôt pour les formes abstraites de la pensée. N'y a-t-il pas là aussi des formes de passion ? Et la passion du beau ou du vrai, du travail, de l'intelligence ou de l'art, ne peut-elle être considérée comme une passion, à l'égal du jeu ou de l'amour ? Sans doute il se passionne, à l'occasion, dans l'ordre affectif, mais ses passions manquent de puissance ; il se passionne plutôt pour les objets de l'ordre intellectuel. Une passion est pour lui un état de conscience qui équilibre ses tendances et ses aptitudes et leur donne leur plus grand développement. Et c'est aussi de la passion. On pourrait dire que cela est plutôt de la ténacité. Qu'importent les mots si le résultat est le même.

CHAPITRE III

LES OPÉRATIONS PSYCHO-MOTRICES

Dans les chapitres qui vont suivre, nous étudierons les troubles de l'activité psycho-motrice sous toutes ses formes. Il faut entendre par là les réactions conditionnées par les opérations psycho-physiques que nous venons d'étudier. Si j'emploie les termes activité, réaction, état psycho-moteur, au lieu du mot volonté, cependant plus connu, dans le sens rationnel, c'est qu'il est nécessaire de poser dès le début ce principe qu'une action n'est pas toujours un acte de jugement réfléchi, volontaire et libre, mais qu'elle est le plus souvent la réaction d'une tendance. Les médecins ne le savent pas assez. Trop absorbés par leurs occupations professionnelles pour suivre les travaux philosophiques contemporains, beaucoup d'entre eux, imbus des connaissances de la classe de philosophie, tiennent encore la volonté pour une entité toute-puissante. En pathologie nerveuse, et aussi dans la pratique quotidienne, ils font jouer à l'aboulie, ou maladie de la volonté, un rôle prépondérant, et d'ailleurs inexact. Cependant les philosophes n'ignorent plus que la volonté est une puissance bien déchue de sa splendeur ancienne. Dans les Traités récents on ne trouve même plus un chapitre ayant pour titre : la Volonté[1].

De toutes les entités psychologiques créées par l'abus du verbalisme la volonté est à coup sûr l'une des plus néfastes. On a fait entrer dans l'esprit des hommes, religieux ou irreligieux, la conviction qu'il existe, en chacun de nous, une mécanique, surnaturelle ou rationnelle, supérieurement

1. Cf. *Éléments de Psychologie expérimentale* de J. de la Vaissière. (S. J.).

organisée et qu'il suffit de l'invoquer, qu'on soit bien portant ou malade, pour être apte à agir selon son désir ou son jugement. Nous avons connu cette volonté-entité, « bonne à tout faire », puissance infinie et d'ailleurs indéfinie, qui eut toute la valeur d'un mythe et la force d'une légende. Comme la Raison, cette autre entité, la volonté était un *Deus ex machina* tout-puissant et invisible. Par un singulier artifice de langage, la volonté, qui n'est « la cause de rien » (Ribot), était l'origine de tout. Tout être qui n'agissait pas suivant son désir ou son jugement était un malade de la volonté. Et pour le guérir, il suffisait de l'engager à vouloir. Comme c'était simple ! et ce mythe psycho-médical ne fut pas l'œuvre des métaphysiciens !... La neurasthénie, par exemple, cette fausse entité, fut pendant longtemps (et elle est encore pour beaucoup) une maladie de la volonté. Vouloir c'est pouvoir, disait-on. On peut tout ce qu'on veut. Quel singulier et néfaste paralogisme !

Depuis quelques années l'opinion a subi d'heureuses transformations. La volonté, en effet, est un processus qui n'est ni original, ni dernier, ni autogène, mais résulte de conditions antérieures à la volition (Bradley). La volonté « je veux » est dénuée de toute efficacité pour faire agir (Ribot). La volonté éveille l'énergie, elle ne crée aucune énergie (Mosso). Nul mouvement ne dérive directement de la volonté (Longet). La volonté n'est que l'occasion du mouvement (Paul Dupuy). La volonté est une petite mécanique inventée au siècle dernier où, sous le nom de conception, délibération, exécution, on voit tout un système de rouages fictifs dont l'agencement est fort ingénieux, mais qui ne fonctionnent que dans les livres (Godfernaux). Et je ne cite pas les plus récents. L'activité ou « l'agir » comprend sans doute des activités volontaires, c'est-à-dire des réactions consécutives à des jugements bien adaptés, mais aussi, et d'abord, et surtout, des réactions déterminées par des tendances, excitations subconscientes ou conscientes, et dénuées de jugements d'adaptation choisie, réactions ayant une simple finalité dynamique, conditionnée par la nature de l'excitant.

Nous étudierons les troubles de tous les modes d'activité,

depuis les plus inférieurs jusqu'aux plus élevés dans la hiérarchie psychologique. Les plus primitifs sont de simples mouvements, antérieurs au plaisir et à la douleur. Des mouvements d'origine interne ou externe, tel est pour M. Ribot, comme pour Spinoza, le fond initial de tout le psychisme, mouvements « réductibles à des explications physico-chimiques » et qui « trahissent les besoins de l'individu, quels qu'ils soient, physiques ou mentaux ».

Les mouvements ont pour effet soit de produire des phénomènes psychiques moteurs, et ils sont *dynamogéniques*, suivant *la loi de diffusion* de Bain. « Tout fait de conscience détermine un mouvement et ce mouvement s'irradie dans tout le corps et dans chacune de ses parties »; soit d'arrêter ces phénomènes, et ils sont inhibitoires, selon la *loi d'inhibition* de W. James : « Les ondes nerveuses déterminées par le fait de conscience peuvent parfois interférer avec les ondes anciennes, interférence qui se traduit au dehors par l'inhibition de quelques mouvements ». Nous décrirons : 1° les *opérations dynamogéniques ou de diffusion* : I. Les *opérations psycho-motrices primitives et les tendances*; A. *Physiques* (appétits et instincts) ; B. Les *Tendances psycho-physiques* (excitation et dépression, égotisme, égoïsme, altruisme ; intérêt et désintérêt ; sympathie et antipathie). II. Les opérations de volonté proprement dite ou les *Jugements pratiques et la réaction-volonté*. III. Les opérations d'*Inhibition*. IV. Les opérations *automatiques*.

Tous les mouvements ont pour objet soit l'adaptation des milieux internes entre eux, soit l'adaptation des milieux internes aux milieux externes.

LES OPÉRATIONS DYNAMOGÉNIQUES

ARTICLE PREMIER

Les opérations psycho-motrices primitives et les tendances.

I. — LES TENDANCES PHYSIQUES (APPÉTITS ET INSTINCTS).

Les tendances nous portent à rechercher ou à fuir certains objets; elles sont *physiques* ou *psychiques* (v. p. 187).

Les tendances physiques sont les *appétits* et les *instincts*. Les appétits ont pour fin la satisfaction des besoins organiques, ils s'accompagnent d'un état particulier de souffrance qui est le besoin. Le caractère des appétits est d'être périodique, c'est-à-dire d'exiger leur satisfaction à des moments déterminés et aussi d'être indépendants de toute réflexion. Ils ont pour but la satisfaction des besoins organiques. Je les énumérerai très brièvement, car ils ont été décrits ailleurs[1]. La *Faim* est le plus souvent diminuée, mais on ne constate jamais les anorexies totales observées chez les hystériques et qui sont d'origine psychique subconsciente, ni les refus d'aliments des anorexiques mentaux, ni les inhibitions totales de la sensation de faim des mélancoliques. Sur ce fond d'anorexie se développent des poussées boulimiques qui sont en réalité des besoins très vifs. L'asthénique en état de crise, ou très fatigué, éprouve des besoins de manger, urgents, qu'il doit satisfaire immédiatement et qui s'accompagnent d'une véritable souffrance. La *soif* est tantôt diminuée et tantôt augmentée, comme la faim, et ses besoins s'accompagnent souvent de souffrances (voy. *les Mal. de l'En.*). Les variations du *besoin sexuel* ont été longuement décrites par quelques auteurs, et bien que je n'en méconnaisse pas l'importance individuelle et sociale, je serai bref. Si l'on s'en tient au besoin sexuel physiologique, on peut dire qu'il est plutôt diminué, comme toutes les sécrétions de l'organisme le sont dans les états d'asthénie, avec des périodes intercalaires d'excitation. Mais ce besoin n'est pas simple. Il est singulièrement compliqué par les états psychiques, émotifs ou intellectuels, qui l'accompagnent. J'exposerai plus loin ce côté de la question, dont l'importance est assurément très grande, car tout le monde connaît le rôle des états affectifs ou intellectuels dans l'acte génital. Cependant les états affectifs ne sont pas tout. L'insuffisance secrétoire glandulaire diminue sans contredit la puissance génitale et les formations psychiques qui en dérivent. L'insuffisance énergétique générale agit dans le même sens. Les hyposthé-

---

1. Cf. *Maladies de l'Energie.*

niques sont plus facilement chastes que les hypersthéniques.

D'une façon générale, chez les asthéniques, les appétits et les instincts qui ont pour effet d'augmenter les recettes organiques et, par suite, le potentiel, sont augmentés (toutes choses égales d'ailleurs et proportionnellement à la normale actuelle du sujet et non à la normale générale). Au contraire, les instincts qui ont pour effet de satisfaire et d'augmenter les dépenses sont diminués : besoins sexuels par exemple. Les instincts qui tendent à la conservation de l'individu sont généralement augmentés : individualisme, sentiments de défense, etc. ; ceux qui tendent à sa diffusion, à son extériorisation, sont plutôt diminués, car ils exigent une dépense d'activité et une force d'adaptation qui sont souvent au-dessus des pouvoirs du sujet.

Instinctivement, l'individu *tend*, si l'on me permet cette expression très représentative, par ses appétits et ses instincts, à s'équilibrer, c'est-à-dire à favoriser l'adaptation de ses milieux chimico-physiques ou psychiques. La finalité des appétits et des instincts que l'on peut appeler les *tendances internes*, paraît être l'équilibration des milieux internes, comme la finalité des instincts ayant pour but la conservation et le développement de l'être et sollicitant l'être à agir au dehors est aussi une équilibration de l'interne à l'externe. Nous en aurons la démonstration en décrivant les tendances ayant pour but le développement de l'être psychique.

Les troubles des instincts sont considérés par les psychiâtres comme d'un pronostic sévère (Dupré, Bénillon). C'est exact, mais il faut distinguer. Par exemple, Lef... se présente avec l'étiquette neurasthénique, comme tout le monde. L'asthénie existe en effet. Mais, quoi qu'il digère très bien, son indifférence pour l'alimentation est totale ; il mange parce qu'on l'y oblige. Au point de vue sexuel c'est un érotique. Il est en outre mythomane, pathomime, malicieux et méchant, indocile, indiscipliné, doué d'un féroce esprit de contradiction et faisant tous ses efforts pour arrêter les effets de son traitement. Il a un goût excessif pour le tabac et l'alcool. Enfin il souhaite constamment la mort. Ces troubles d'instincts n'ont rien de commun avec l'asthénie.

Il s'agit, en l'espèce, d'un malade atteint de troubles parapsychiques, troubles par déviation de fonction (voy. p. 458). A propos des troubles de l'activité, des instincts, des tendances physiques ou psychiques de la volonté, comme du jugement et de tous les états psychiques, on doit toujours rechercher la nature des troubles fonctionnels de tous les modes psychiques. C'est la base de tout diagnostic et de tout pronostic. Dans l'asthénie il y a diminution des instincts et hypopsychisme ou, plus exactement, hypophysio-psychisme. Quand il y a déviation, ou trouble para, il ne s'agit plus d'asthénie pure, et le diagnostic est sévère, — que la déviation porte sur les instincts ou sur le psychisme.

II. — Tendances physio-psychiques
dans les expériences internes

Sous ce titre je décrirai les états d'excitation, de dépression, d'oscillation, d'indifférence, de sympathie, d'antipathie, d'intérêt, de désintérêt, d'égotisme, d'altruisme. Peut-être s'étonnera-t-on de trouver à cette place des états d'origines diverses en apparence. J'essaierai de montrer que ces états sont moteurs d'abord et antérieurs à ce que la psychologie rationnelle appelle l'affectivité ou l'intelligence.

1° *États d'excitation.*

Si les asthéniques sont surtout des déprimés, ils présentent aussi des crises ou des périodes d'excitation dont les manifestations symptomatiques, la marche et la durée, les conditions et les causes sont utiles à connaître. Les *symptômes* de l'excitation sont à la fois physiques et psychiques.

Les symptômes *physiques* s'observent, ensemble ou séparément, dans tous les organes et dans toutes les fonctions. Dans ces moments-là, le névropathe est doué d'une hypersensibilité parfois très grande, sensitive, sensorielle et cénesthésique[1]. Il sent très vivement la pression de la peau ou des muscles ; le frôlement du doigt l'agace, la pression sur les os lui est insupportable. Les poids lui paraissent plus légers. La lumière trop vive lui est désagréable ; le rouge et le pourpre l'irritent, tandis que le bleu, le violet, le vert lui sont agréables. Les sons en général et, suivant les sujets, quelques-uns en particulier, ne sont pas ou sont fort mal tolérés ; le tic-tac d'une pendule, le son d'une cloche ou d'une sonnerie électrique, une voix criarde et mal timbrée lui procurent une irritabilité extraordinaire. — La respiration semble être plus facile, la circulation meilleure. Il éprouve une sensation de liberté, de facilité, de force inusitées. Il lui semble que toutes ses sensations internes (cénesthésiques) et toutes ses fonctions sont plus précises, plus actives, et que tout va mieux, ou même trop bien.

En effet, la faim est plus grande, le pouls est plus rapide. La pression artérielle est plus haute. Un asthénique ordinairement hypotendu, à 11 ou 12 Mx, monte à 15, 16 ou 17. La diurèse est plus abondante, la motricité est plus facile ; elle est parfois transformée en un besoin impérieux de mouvements stériles, sans cause et sans but le plus souvent. Le sujet éprouve un réel sentiment de force, dont le contraste avec le sentiment d'accablement est particulièrement agréable. Trop souvent il y cède et dépense trop vite un dynamisme illusoire. L'expérience, à défaut d'une direction vigilante, lui apprendra qu'il est préférable de s'abstenir et d'économiser cette excitation, comme nous le verrons plus loin.

Les symptômes *psychiques* de l'excitation s'observent dans toutes les opérations de l'esprit. L'irritabilité est constante. Toute contradiction irrite le sujet, il supporte mal la discussion et les observations ; il a des impatiences plutôt que des colères, et ses violences apparaissent comme des feux de paille. Mais, en même temps, l'asthénique est content de lui. Un optimisme relatif accompagne cette euphorie transitoire. Il voit la vie en rose : sa santé n'est pas aussi

---

1. Voyez *Les Maladies de l'Energie*, p. 119.

mauvaise qu'il le croyait la veille, la guérison est possible, et le bonheur n'est plus une chimère. Il est affectueux, expansif. Même il songerait aux choses de l'amour, parfois avec tendance à l'obsession. Une sensation plus grande d'euphorie, nous y reviendrons, précède toujours le retour de la dépression. Dans l'excitation, les tendances sont plutôt centrifuges, avec exubérance, rapidité excessive, intérêt pour les autres, altruisme, agitation générale sans rapport avec l'état des forces, comme si le sujet était poussé inconsciemment à dépenser un excès, un trop plein, pour atteindre un équilibre. Le malade paraît être le jouet d'une trépidation intérieure d'autant plus surprenante qu'il était la veille souvent fort apathique. Sa conductibilité nerveuse est plus rapide ; ses synthèses psychiques sont plus vives et, du moins en apparence et momentanément, plus stables. Son pouvoir d'adaptation serait donc meilleur si les associations, mal soutenues par un pouvoir fragile et impatient, n'étaient instables et fugaces. Il y a là comme une très légère ébauche de la « fuite des idées ». L'attention, trop fugitive, a plus de surface que de profondeur ; elle effleure et ne pénètre pas. L'effort est plus facile, mais il s'épuise vite, et l'habitude ne tarde pas à reprendre son pouvoir. La mémoire d'évocation est assez bonne, sans que la mémoire de fixation soit plus vigoureuse. Enfin la réceptivité et la constructivité étant de meilleure qualité, l'achèvement logique et la croyance paraissent plus cohérents, plus faciles, la conscience moins divisée contre elle-même, l'unité et la maîtrise plus fréquentes mais avec une trépidation et une instabilité qui sont la signature de leur fragilité et donnent aux opérations psychiques construites dans ces périodes d'excitation plus d'apparence que de force. Le sujet est particulièrement impatient de finir tout ce qu'il fait. Je dis finir et non achever : l'inachèvement est en effet le signe caractéristique de l'asthénie psychique et surtout de l'insuffisance. Il se hâte pour se débarrasser, il termine sans compléter ni achever. Le même phénomène s'observe d'ailleurs dans les périodes de dépression, et toujours par impossibilité d'achèvement. Je note ceci en passant et j'y reviendrai : le sujet est impatient dans les opérations psychiques actives et qui demandent une adaptation nouvelle ; il est au contraire d'une patience singulière dans toutes les opérations psychiques conditionnées par l'habitude ou l'automatisme. Nous verrons plus loin d'ailleurs que les symptômes de l'excitation sont différents lorsqu'il y a dissociation des deux activités, créatrice et automatique.

Les *conditions* et les *causes* de l'excitation sont physiques ou psychiques et déterminent, suivant les sujets et les périodes, le degré d'excitation. Parmi les causes *physiques* citons : le traumatisme, les toxi-infections au début, le surmenage ou épuisement au début, dans la période de suractivité des échanges avec augmentation du rapport azoturique[1]. Dans la période prémonitoire de l'épuisement — je l'ai exposé ailleurs — l'excitation est constante, le frein est affolé et, au bout de la descente, la culbute inévitable. Les asthéniques, au début de la maladie, et lancés dans le courant de la vie sociale, n'agissent que par excitation : le repos les fatigue, et l'agitation leur fait du bien. C'est ce que j'ai appelé l'*inversion de la sensation de fatigue* (voy. p. 115) et c'est un excellent signe de diagnostic différentiel. Quand ils vont consulter le médecin avec une parole trépidante, inquiète, une agitation très grande, une pression artérielle élevée, le médecin non prévenu les prend pour des hypersthéniques et leur administre du bromure et des douches froides, qu'ils ne peuvent pas supporter. Les malades de cette sorte m'arrivent trop souvent avec des idées fausses sur le repos et l'activité, et avec des forces apparentes qui cachent mal un fond très sûr de fatigue.

Après quelques jours de repos, l'excitation disparaît, la pression artérielle, qui était parfois de 17 ou 18 Mx, tombe à 10 ou 11, et la sensation de fatigue naît. Elle est bienfaisante, car elle devient une réaction de défense qui permet d'éviter la catastrophe finale. Sans doute, il faut distinguer, et certains sujets, les intoxiqués, ne doivent pas s'arrêter. Aussi faut-il bien analyser les causes physiques

---

1. Voyez *Les Maladies de l'Energie,* pp. 248 et sq.

de l'excitation et sa véritable nature. Un temps clair et sec, un beau soleil, l'air vif, l'approche de l'orage ou de la grêle sont des causes constantes d'excitation. Le printemps peut amener de l'excitation, tandis que l'automne provoque une crise de dépression (crise d'automne). Une nourriture trop copieuse et surtout trop riche en matières carnées détermine peu à peu une période d'excitation dont on va chercher souvent bien loin la cause, alors qu'il suffit de modifier le régime et de donner des légumes pour ramener l'équilibre. De même le mouvement, la marche, une vie sociale un peu active produisent les mêmes effets mais selon la cause et la période de l'asthénie. Dans ces cas-là, un asthénique qui a marché ou agi un peu trop ne sait plus s'arrêter, il veut marcher encore, parler, rire, s'agiter sans but, jusqu'à ce qu'il tombe.

Au premier rang des causes *psychiques*, on doit placer ce qu'on appelle les émotions. Tout le monde sait qu'elles sont tantôt excitantes et tantôt déprimantes, sans qu'on soit d'accord sur les conditions de cette double action. Enregistrons le fait, que nous essaierons d'expliquer plus loin. Les émotions ne doivent pas être considérées comme des entités psychologiques, des sentiments intervenant capricieusement dans la pensée, mais plutôt comme de simples états moteurs, des modalités de l'adaptation des opérations psychiques mal construites et dans lesquelles l'objet est déformé dans un sens favorable ou défavorable au sujet, parce que les conditionnements subjectifs du travail psychologique sont influencés par la qualité ou la quantité de l'excitant[1]. Mais, pour la commodité du langage, nous conservons le mot d'émotion, avec cette réserve que toute émotion est un état psycho-moteur et non un sentiment-entité.

Les émotions excitantes peuvent être désagréables ou agréables. La qualité d'une émotion importe peu, c'est sa nature motrice qui est effective. S..., est très surexcité lorsqu'on lui annonce la visite d'une personne qu'il n'aime pas; il ne l'est pas moins si une personne amie doit venir.

---

1. Voyez *Emotion*, p. 322.

surexcitation s'il doit accomplir un acte en un temps qu'il estime trop court, ou trop long ; s'il doit faire une action sociale difficile ; s'il rencontre dans la vie quotidienne des obstacles pénibles à surmonter. La vie génitale est aussi pour lui une source d'émotions très excitantes. On connaît la surexcitation psychique exercée par les émotions et les sentiments de cet ordre. Les réactions médullaires qu'ils entraînent sont au contraire très souvent des inhibitions. Les émotions tristes, chagrins, maladies, malheurs, accidents, peuvent déterminer de l'excitation aussi bien que de la dépression. En apparence cela est contradictoire. Mais la contradiction n'est que dans notre interprétation des mots, le mot émotion recouvrant un ensemble très vaste d'opérations psycho-physiques mal définies, et l'excitation étant très souvent le résultat des états psychologiques tristes ou gais qui, pour des raisons profondes d'adaptation, poussent le sujet à l'unité, à l'équilibre immédiat — sauf à le lui faire expier ensuite par une réaction inverse. Tout acte nouveau est excitant, à moins qu'il ne soit déprimant. On en peut dire autant de l'attention, de l'effort et de tous les actes psychiques d'adaptation. Même contradiction que pour l'émotion, et même explication. Tous nos mots usuels expriment des phénomènes très complexes. La nouveauté est excitante quand elle facilite l'équilibre psychique du moment, déprimante lorsqu'elle lui met obstacle, comme l'attention et l'effort et toutes les opérations psychiques.

La physionomie, l'aspect de ces crises, leur *marche* et leur *durée*, leur *terminaison* dépendent de l'espèce asthénique. Dans les états asthéniques aigus, consécutifs à l'épuisement ou au surmenage, au traumatisme, aux toxi-infections, au surmenage moral, l'excitation est, au moins au début, et généralement, presque permanente ; elle s'observe dans toutes les manifestations du système nerveux, sensitives, motrices et psychiques, et semble liée à un état physico-chimique dont nous parlerons plus loin. Lorsque la période aiguë s'atténue, l'agitation diminue d'intensité, et elle alterne généralement avec la dépression, jusqu'à ce que le malade ait retrouvé son équilibre. Parfois l'excitation fait place, sans transition, à l'état normal. Cette terminaison se rencontre chez les sujets bien portants qui font par hasard un surmenage ou une toxi-infection, ou un traumatisme ; elle est plus rare chez les névropathes héréditaires qui traversent presque toujours la période d'oscillation (voy. p. 167).

Chez les insuffisants ou asthéniques héréditaires, l'excitation est soumise aux mêmes conditions quand les sujets sont atteints d'asthénie aiguë ; elle aboutit toujours aux périodes d'oscillation et se termine de même, par la diminution des amplitudes qui se rapprochent peu à peu de l'équilibre. Dans les états chroniques, l'état d'oscillation est presque la règle, mais la dépression domine et cela n'empêche pas de posséder une santé passable. N'est-on pas certains jours un peu plus actif et d'autres jours un peu plus atone ? C'est de l'oscillation. Que les névropathes qui me lisent ne se laissent pas alarmer par des mots dont ils apprécient mal le sens exact. L'oscillation est un phénomène naturel.

Dans les inhibitions, ou asthénies secondaires, l'excitation ou, plus exactement, l'irritation est la règle. M. de Fleury a noté justement ce trait. Et l'état normal revient après une période d'oscillations. Toutefois, il faut bien savoir que les névropathes disposés aux asthénies secondaires sont rarement très équilibrés et sont plutôt des oscillants ou des instables, susceptibles, violents, emportés, en un mot d'humeur plutôt désagréable et mobile. En définitive, et quels que soient les symptômes, les conditions, les causes, la physionomie ou la marche de l'excitation, les choses se passent chez les névropathes en état d'excitation comme si toutes les opérations psychologiques étaient animées, mises en train par un moteur plus actif, plus rapide, plus puissant, au moins en apparence. Tous les états de conscience sont enveloppés d'une atmosphère spéciale, d'une tonalité sourde, comme dirait Hoffding, indépendante de ce que l'on appelle l'intelligence, le sentiment ou la volonté. Le psychisme tout entier est conditionné par des états primitifs purement moteurs et qui paraissent issus, sans cloison visible, des profondeurs de l'être organique.

Nous essaierons plus loin d'interpréter cette origine et ce mécanisme.

2° Etats de dépression.

Les symptômes *physiques* de la dépression sont les contraires des symptômes d'excitation. Les sensibilités sont plutôt diminuées et dans tous les domaines. Ce n'est pas de l'anesthésie vraie, c'est comme une indifférence de la conscience à l'égard des excitants. Plus exactement, l'opération de construction psycho-physique qui élabore le champ de la conscience se fait avec moins d'activité. Loin de lui donner la sensation de force, les sensations du sujet lui donnent la sensation d'accablement. Il se tient debout avec plus de peine ; le tonus musculaire étant diminué sans doute, il lutte plus difficilement contre les lois de la pesanteur. Selon le proverbe oriental, il est mieux assis que debout, couché qu'assis. Il n'a d'autre désir que de rester au repos, et rien ne l'ennuie autant que l'obligation de bouger. La sensation de fatigue est-elle d'origine organique et due à une diminution d'énergie physique, ou d'origine psychique et due à une diminution d'énergie morale par inhibition ou déviation de l'énergie psychique ? La question est importante mais sera discutée ailleurs. Constatons le fait : l'accablement, avec toutes les manifestations qui l'accompagnent. Tout paraît lourd : les poids comme le corps, comme les idées ou les sentiments, comme la vie et comme le monde, qui semble peser douloureusement sur ses épaules. Pas de facilité, pas de liberté, au contraire tout est difficile, et il est l'esclave de l'univers. Enfin, toutes les fonctions sont en baisse : l'appétit, les digestions, la diurèse, la pression artérielle, la nutrition générale, les échanges, la respiration.

Les symptômes *psychiques* sont le corollaire nécessaire des précédents. La dépression enveloppe comme d'une tonalité fondamentale toutes les opérations psychiques, tous les conditionnements et toutes les fonctions : les tendances, les synthèses, la conductibilité, la stabilisation des constructions, les adaptations, les associations, l'attention, la constructivité, l'unité consciencielle. Les phénomènes qui en résultent sont des tendances plutôt centripètes, comme si le sujet était obligé d'économiser : le repliement sur soi-même, avec l'égotisme plutôt que l'égoïsme ; la faiblesse des synthèses nouvelles auxquelles se substituent les ruminations du passé ou les rêves de l'avenir ; l'instabilité et le dégoût rapide de tout, des êtres et des choses ; l'inadaptation par conséquent, familiale et sociale ; la difficulté d'attention, la faiblesse des associations et des constructions psychiques sauf celle des automatismes ; la désagrégation de la conscience et la multiplicité des moi ; et puis la lassitude, le découragement, l'incomplétude, l'inachèvement, le mécontentement, l'inquiétude universelle et vague, la faiblesse irritable, l'indifférence affective ; et la tristesse, une tristesse morbide qui donne à l'humeur une note morose, sombre et pessimiste. Tristesse passive, le plus souvent, imprécise et confuse, mais tristesse active à d'autres moments, avec une douleur morale déterminée et très vive. Tristesse à hypotension en général, tristesse à hypertension quelquefois. On sait que la faiblesse irritable est le fond des asthéniques. En un mot, la dépression ressemble à une ébauche de la psychose dépressive mélancolique, comme l'excitation ressemble à une ébauche de la psychose maniaque.

Comme l'excitation, la dépression peut succéder à des *causes physiques* ou *psychiques*, et ce sont souvent les mêmes, les effets variant selon les sujets ou les circonstances. D'ailleurs, nous le verrons plus loin, la dépression est très souvent la suite naturelle de l'excitation, ou inversement. Au premier rang des causes de dépression est le surmenage. Après la période de l'excitation du début, la dépression est la règle et caractérise, comme on sait, les états d'asthénie ; elle accompagne cet état de fatigue permanente que l'on a appelée la fatigue cristallisée. Puis interviennent les toxi-infections, les anémies, les maladies, l'inanition, l'amaigrissement, la misère physiologique, certaines maladies chroniques, en résumé tous les états pathologiques évoluant sur un terrain prédisposé et mettant obstacle à la production ou à la distribution des énergies physiques ou psycho-physiques qui sont au fond des fonctions psychologiques et contribuent à former l'action psycho-motrice. Le ciel gris, les climats humides, un climat obstinément sombre (On sait que le ciel londonien est une cause avérée de spleen); l'automne et sa douceur mélancolique ; une nourriture insuffisante, une vie trop monotone, diminuent le pouvoir d'action et favorisent aussi la dépression psychique.

Les causes *psychiques* sont d'abord les émotions. Je renouvelle les réserves émises plus haut sur le sens du mot auquel on doit refuser, en théorie, un sens d'entité, sauf à le lui conserver en pratique, pour la facilité du langage. D'une façon générale, une émotion est déprimante lorsque l'opération psychique où elle intervient empêche l'équilibre adaptatif du sujet à la réalité présente. Les émotions déprimantes peuvent être agréables ou désagréables. La joie peut être inhibitrice, comme la peine. La qualité d'une émotion importe peu, pas plus que sa valeur morale ; c'est sa forme motrice. Cependant il est entendu que les émotions qualifiées tristes, chagrins, déceptions, malheurs, accidents, disposent plutôt à la dépression : elles mettent en effet plus facilement obstacle à l'adaptation immédiate en empêchant, par des procédés divers (inhibition, dérivations intempestives inadaptées, épuisement) l'équilibre de la pensée, c'est-à-dire la construction d'une pensée une, logique et adaptée. En un mot, il y a émotion déprimante quand, à la dissociation de la conscience, s'ajoutent la faiblesse des constructions psychiques, leur insuffisance et leur désunion, avec, presque toujours, prédominance des automatismes inutiles.

La physionomie de ces crises, leur marche et leur durée, leur terminaison dépendent, comme précédemment, de l'espèce asthénique. Dans les asthénies par surmenage, la dépression succède à l'excitation du début et reste définitive, jusqu'au retour progressif à l'état normal. Chez les insuffisants, la dépression est dominante. Malgré de courtes périodes d'excitation elle reste plutôt la caractéristique de toutes leurs constructions psychiques, de même que l'excitation est la caractéristique des hypersthéniques. Les inhibés, ou asthéniques secondaires, ne sont précisément ni déprimés, ni excités, ils sont instables et irritables, d'humeur mobile, avec exagération de leur caractère naturel.

En résumé, les choses se passent dans les états de dépression, comme si le moteur psychologique était en fonctionnement mineur. Tous les états de conscience sont enveloppés d'une tonalité motrice diminuée, indépendante de l'intelligence, du sentiment ou de la volonté, issue des profondeurs de l'être organique et purement motrice. Ces états moteurs sont antérieurs au plaisir et à la douleur ; ils sont de purs états de mouvement et paraissent être les troubles pathologiques des conditionnements· physiologiques primitifs, provoqués peut-être par des produits particuliers des échanges métaboliques (?)

3° *Etats d'oscillation.*

L'excitation qualifie les hypersthéniques, de même que la dépression caractérise les hyposthéniques. Mais on le sait bien, et j'ai signalé le fait à l'occasion, dans les pages précédentes, les asthéniques ne sont pas toujours en état de dépression psychique. Ils traversent des moments ou des périodes d'excitation, séparés ou non par des périodes normales. La dépression est la tonalité dominante, mais le psychisme est soumis à des oscillations constantes, qui n'obéissent à aucune règle et ne présentent aucun type régulier — périodique, circulaire ou cyclothymique. — Elles sont alternantes et atypiques. Leur forme et leur durée varient selon l'espèce asthénique. Les symptômes physiques et psychiques sont ceux que l'on connaît. Le passage d'un état à un autre peut être brusque, succéder à des motifs futiles ou même survenir sans motif connu : un sujet qui était triste, morne, pessimiste, déprimé, devient gai, optimiste, allègre (relativement, bien entendu) ou inversement. Il peut être progressif, avec une période intermédiaire de calme, d'état normal pour le « cran de forces » où se trouve le sujet ; ou avec une période intermédiaire d'un état mixte dans lequel la dépression s'associe à une certaine excitation, ou, au contraire, l'agitation motrice à la tristesse et au désespoir. Dans chacun de ces états, la transformation des opérations psychiques est totale, et porte à la fois sur les sentiments et l'intelligence. Les choses se passent comme si un moteur d'une qualité différente présidait à tous les mouvements psychiques. Comme dit l'entourage, le sujet n'est plus le même et l'on attribue trop souvent ces variations d'humeur au caprice. Pour les asthéniques, ce n'est pas exact[1].

Dans les états aigus d'épuisement, si l'excitation est plus fréquente au début, avec dépression consécutive, l'oscillation intervient à chaque instant, et les symptômes s'enchevêtrent si bien qu'il est difficile parfois d'assigner au malade un type précis. Passant brusquement, et sans cesse, de l'excitation à la dépression et inversement, il réalise cette faiblesse irritable que tous les auteurs ont indiquée comme un signe caractéristique des neurasthénies. En la décrivant longuement ailleurs, j'ai essayé d'interpréter le phénomène que j'attribuais à une diminution du pouvoir de tension des accumulateurs nerveux avec raccourcissement du temps des réactions et rétrécissement du champ des réactions. Cela est hypothèse, je ne l'ignore pas. Peut-être les recherches actuelles sur les sensibilités organiques, les hypercénesthésies, l'anaphylaxie, permettront-elles d'interpréter le fait, qui, lui, n'est pas douteux. La faiblesse irritable est la représentation brève, atténuée, le premier degré si l'on veut, de l'état d'oscillation qui, sur des terrains de qualité plus mauvaise, devient la psychose périodique. Et tout cela n'est sans doute que l'exagération pathologique de cette loi naturelle du rythme, signalée par Spencer et notée aussi par Hoffding : « ... car bien des indices portent à croire que tous les mouvements et tous les changements de la nature sont périodiques[2]. »

Dans les *crises aiguës* les oscillations sont rapides, les changements se produisent d'un instant, d'une heure, d'une journée à l'autre. Que les sujets soient des asthéniques simples. épuisés, inhibés, ou insuffisants simples, avec

---

1. Voyez *Les Maladies de l'Energie*, p. 91.
2. Hoffding : *Psychologie*, p. 159. (F. Alcan.)

tristesse, aprosexie et découragement, ou des insuffisants plus tarés avec phobies, obsessions, scrupules, désagrégation, etc., la modification porte toujours sur l'ensemble des opérations psychiques. La tonalité change complètement, du mineur elle passe au majeur, ou inversement. Chez certains malades tels que : S... L... P... (asthéniques aigus) les passages sont si fréquents et si rapides que ces sujets semblent toujours en état de *trépidation*. Il existe dans ces cas-là une sorte de trépidation perpétuelle des états cénesthésiques, comme si la mer cellulaire, agitée par des transformations métaboliques plus rapides, battait sans cesse et tumultueusement les sources du tonus et du dynamisme. Les oscillations sont à la fois très profondes et très brèves. Le malade descend très bas dans le mal-être et monte à un degré élevé d'excitation et de bien-être. Les crises s'annoncent en général par un prodrome qui est toujours le même : dans l'état d'excitation, c'est au moment où le malade éprouve le plus de bien-être, quand il se dit « maintenant, ça va, je peux marcher carrément », c'est à ce moment précis que la dépression survient. Au contraire, dans l'état de dépression, lorsqu'il désespère de tout et de lui-même, à ce moment, et toujours, il remonte. Ces prodromes ne me trompent jamais. Mais ils égarent toujours le malade qui ne peut concevoir le mieux quand il est au fond du trou noir, ni la chute quand il est bien lancé. Les crises peuvent aussi débuter brusquement quand une émotion intervient, ou un choc quelconque, mais cela est occasionnel. Et cela n'empêche pas la marche rythmique des crises d'oscillation. A mesure que l'asthénie s'améliore, les oscillations diminuent d'amplitude, la dépression est moins profonde et l'excitaion moins forte.

Au début, les oscillatións sont très accentuées dans les deux sens. Les passages sont brusques, les transitions brèves. Peu à peu l'excitation devient moins forte, la dépression moins profonde. Les phases d'excitation deviennent aussi plus courtes et les phases de dépression plus longues, car la dépression est plutôt la note dominante de l'asthénie. Lorsque le sujet est sain et l'épuisement accidentel, l'état normal reparaît. Si toutefois le sujet présente une tare, une aptitude névropathique, il conserve une disposition à l'excitation et à la dépression. Enfin, s'il était auparavant un insuffisant, il demeure apte aux états d'oscillation. Chez les insuffisants en effet l'état d'oscillation est constant, ou à peu près. Les oscillations n'ont pas des amplitudes aussi accentuées que dans les crises d'épuisement, et leur rythme est moins uniforme. Au lieu de passer sans cesse de l'excitation à la dépression et inversement avec, parfois, une station à l'état normal, mais assez court pour être négligeable — ce qu'on appelle l'état circulaire — le sujet traverse des états psychiques qui se succèdent sans ordre. Déprimé généralement, parfois excité, souvent normal, l'insuffisant est un atypique. La dépression peut faire place à l'état normal aussi, bien qu'à l'excitation. Et il n'est pas possible de schématiser les oscillations des asthénies comme celles des psychoses périodiques.

Comme les accès circulaires des épuisés, les crises atypiques débutent parfois sous l'influence d'une cause occasionnelle quelconque et variable, physique ou psychique, mais le plus souvent sans aucune intervention apparente et, probablement, sous la seule influence du jeu rythmique de la vie cellulaire devenue pathologique (v. p. 174). Les accès peuvent se produire tous les jours, toutes les semaines, tous les mois, toutes les saisons (il y a la dépression automnale, la dépression ou, suivant le sujet, l'excitation printanière). On ne peut prévoir ni le moment de leur apparition, ni leur intensité, ni leur durée. Chez les inhibés ou secondaires, les états sont toujours atypiques.

Cette description évoquera dans l'esprit la conception de psychose maniaque dépressive, de même que celle de cyclothymie ou de circularité. Cela n'est pas pour surprendre ceux qui veulent bien observer les malades sans parti pris. L'oscillation est à la base des états circulaires comme des cyclothymiques et de la psychose maniaque dépressive. Kroepelin a soutenu que tous les accès (quels qu'ils soient) de la psychose maniaque dépressive sont en réalité des accès à double forme, que tout malade contient en lui le germe de l'excitation et de la dépression et que le type circulaire est celui d'où dérivent tous les autres. « Les diverses formes, dit-il, ne sont que des manifestations différentes d'un seul et même processus pathologique fondamental, des équivalents, comme les formes multiples sous lesquelles se manifestent les paroxysmes épileptiques ».

Ce processus fondamental c'est la tendance naturelle, primitive, à l'excitation ou à la dépression ; réfrénée, chez les normaux, elle s'exagère chez tous les névropathes, quels qu'ils soient. On a écrit, il y a longtemps, que les neurasthéniques sont des petits mélancoliques. On dit aussi qu'ils sont des maniaques. Tout cela est à la fois exact et inexact. Tous les névropathes présentent à l'état d'ébauche les grands états d'excitation et de dépression. Puisqu'ils possèdent par définition un système nerveux déficient, leur appareil neuro-psychique obéit plus facilement que celui des normaux aux variations métaboliques ou auto-toxiques qui tiennent sous leur dépendance les conditionnements physico-psychiques des opérations psychiques.

La conclusion qui se dégage de ces observations, c'est que les états psychiques les plus puissants sont des états moteurs dont la force aveugle est irrésistible. Il ne viendra jamais à l'esprit d'un médecin aliéniste de dire à un maniaque ou à un mélancolique en délire : mon ami, faites appel à votre raison et à vos sentiments et tenez-nous des discours plus sensés... Cependant on dit tous les jours à l'asthénique : soyez gai, soyez énergique, volontaire, attentif, calme, ferme, — comme si ces attitudes motrices dépendaient exclusivement de son choix intellectuel. Ne peut-on admettre que si les pouvoirs d'inhibition et de choix sont perdus totalement par le maniaque et le mélancolique, ils sont diminués chez l'asthénique, et que si celui-ci possède évidemment plus que le maniaque ou le mélancolique la possibilité de réaliser la maîtrise et l'unité psychique, cette possibilité est limitée par l'état variable des opérations métaboliques, source première des tendances psychiques primitives ?

Et d'autre part, ces états moteurs irrésistibles sont primitifs ; ils sont antérieurs à tout état de plaisir ou de peine. L'oscillant n'est pas excité par plaisir, et la peine du déprimé n'est pas primitive, elle est secondaire, comme l'excitation, à quelque chose de primitif, d'inconscient et d'aveugle qui est un ensemble d'états moteurs.

Ainsi l'analyse psycho-pathologique nous permet de mettre à leur place les états psychologiques moteurs, et cette place est la première. Elle nous montre que la psychose maniaque dépressive paraît être l'aboutissement pathologique ultime de phénomènes pathologiques dont l'état névropathique d'oscillation est une forme atténuée et variable. Toutefois, notons en passant qu'entre cette psychose et la névropathie la différence n'est pas seulement dans le degré, elle est surtout dans la nature des phénomènes et du trouble de la fonction psychique, par conséquent du terrain. L'asthénie est une manière d'être dont le trouble est surtout quantitatif. On peut avoir une asthénie très grave, une absence totale de forces sans verser dans la psychose ou parapsychisme. Pour délirer, c'est-à-dire pour émettre des idées absurdes, et qui choquent l'évidence, il faut autre chose, un terrain particulier : sans doute un trouble qualitatif de la cellule nerveuse, trouble dont on ne connaît pas la nature mais que l'on peut admettre, puisque les asthéniques les plus dénués de résistance ne délirent pas, alors que des sujets vigoureux délirent très facilement.

Essai d'interprétation. — Essayons maintenant d'interpréter les phénomènes d'excitation et de dépression. Si nous parvenions à comprendre ces phénomènes, cela nous aiderait à nous représenter plus facilement une part des mécanismes primitifs de toute pensée. Sans doute, il n'est pas encore possible de donner une explication définitive de ces deux états, mais on peut essayer de tirer de l'étude de leurs caractères une explication provisoire.

Je crois qu'il faut éliminer d'abord les interprétations qui cherchent à établir un rapport logique entre l'excitation ou la dépression et la pensée du malade. Quand S...

est excité ou déprimé, ce n'est pas parce qu'il a voulu établir un rapport de causalité entre les phénomènes. C'est là une thèse d'origine rationnelle et qui paraît prendre sa source unique dans les aptitudes philosophiques des interprétateurs — qu'ils s'inspirent du matérialisme ou du spiritualisme.

L'explication doit être cherchée, il me semble, dans les phénomènes d'ordre biologique. En effet, les manifestations psycho-motrices de l'excité sont provoquées par quelque chose d'intérieur, une impulsion centrifuge à dépenser, un excès d'excitation, une propulsion irrésistible ; elles sont à peu près comparables au déclenchement d'un ressort. Le déprimé, au contraire, tend à restreindre ses attitudes psycho-motrices, non parce qu'il éprouve une répulsion pour les objets du dehors, mais plutôt parce qu'il ne ressent pas cette poussée intérieure qui commande le mouvement et parce qu'il ressent plutôt un besoin de combler un déficit, d'économiser des mouvements. Ces mouvements d'origine interne paraissent exprimer les deux besoins pressants et primordiaux des milieux intérieurs obligés de s'adapter entre eux. Ils se traduisent par des attitudes psycho-motrices qui ont forcément pour intermédiaire le système nerveux, lequel fonctionne à la fois dans le sens centrifuge et dans le sens centripète.

Lorsque les milieux intérieurs éprouvent des besoins d'extériorisation ou de propulsion, le système nerveux a tendance à s'extérioriser et fonctionne dans le sens centrifuge. Lorsque les milieux intérieurs n'éprouvent pas ces besoins, les excitants étant sans doute hors d'état (état physico-chimique) de les provoquer, le système nerveux n'a pas tendance à s'extérioriser et fonctionne plutôt dans le sens centripète. L'observation des névropathes établit ce mécanisme de la façon la plus probable.

L'excitation psychique paraît correspondre à un ensemble d'excitants déterminant des tendances excessives aux mouvements centrifuges ; la dépression, à un ensemble d'excitants déterminant des tendances excessives aux mouvements centripètes.

L'équilibre, si rare chez les névropathes qui sont par

définition des déséquilibrés, ou déprimés, ou excités, serait produit par l'union, dans une juste mesure, des mouvements centrifuges et centripètes. Le psychisme entier des excités est toujours, ou à certains moments, caractérisé par de l'exubérance, de l'agitation, de la rapidité excessive, une tendance à la colère, à la méchanceté, à l'orgueil, sans raisons logiques. Les déprimés sont au contraire portés naturellement à l'apathie, à la lenteur, à l'humilité, à la timidité, à la honte, à la douceur, au scrupule, à l'indécision.

Pourquoi les mouvements centrifuges ou centripètes sont-ils excessifs? La question est embarrassante et, dans l'état actuel de nos moyens d'investigation, ne peut être résolue que par hypothèse. Cependant, il est probable que l'hypothèse suivante, basée sur des analogies, a quelque chance d'être juste.

Le caractère essentiel de ces manifestations psychiques est d'être irrésistibles et aveugles; elles ne sont conditionnées ni par l'intelligence, ni par la volonté, ni même par le plaisir ou la douleur; elles obéissent à des forces purement instinctives et très probablement physico-chimiques qui, dans un cas (excitation) sont un instinct de *dépense*, dans l'autre (dépression), un instinct de *défense* ou de *recette*. Les choses se passent comme si, dans les deux cas, l'organisme *tendait* à exécuter des mouvements destinés, par l'impulsion ou l'arrêt, à assurer un certain équilibre adaptatif à ses milieux intérieurs soit en s'agitant avec excès pour dépenser un trop plein (dont on ignore d'ailleurs la nature), soit en restreignant ses manifestations pour économiser. On sait que dans tous les milieux biologiques l'équilibre des milieux (qui est une loi de la nature), ou du moins la tendance à l'équilibre, est produite par un ensemble de réactions chimico-physiques ayant pour but l'adaptation des milieux entre eux. Ces réactions produisent irrésistiblement des mouvements qui aboutissent à une adaptation nouvelle des milieux en présence avec équilibration, fixation et stabilisation. Si l'adaptation chimico-physique n'est pas possible il y a, au physique, déséquilibration, désagrégation, instabilité, non-fixation, phénomènes observés aussi au psychique, comme on sait, quand le sujet ne s'adapte pas. L'analogie est frappante.

Tous ces mouvements d'une puissance irrésistible semblent être conditionnés par des infiniment petits. Les recherches des chimistes et des physiologistes tendent à montrer que toutes les réactions organiques obéissent à des conditions physico-chimiques encore mal connues, mais dont la découverte éclairera très particulièrement les mécanismes fonctionnels. La loi qui se dégage des travaux actuels est celle-ci, et elle est une loi d'humorisme : les quantités de substances qui entrent en jeu dans les réactions physiologiques sont souvent en si faibles proportions qu'on peut les dire impondérables[1]. La chimie des impondérables devient la chimie des fonctions biologiques des humeurs.

Pour connaître les fonctions individuelles, expliquer les réactions et les tendances d'un sujet, il faudrait étudier la chimie de ses humeurs ; rechercher dans son sérum les substances anti-coagulantes, anaphylactisantes, antihémolytiques, les liposes, les glycoses, les antitoxines et tous les corps similaires encore inconnus qui expliqueront peut-être un jour le pourquoi et le comment des fonctions biologiques, physiologiques, et, enfin, psychologiques de chaque individu. Car il n'y a pas deux individus identiques. Pour des raisons actuellement mal connues, on sait bien que les névropathes réagissent de façons très particulières à toutes les impressions, qu'il s'agisse d'idées, d'émotions, de médicaments, de température, de soleil ou de pluie, etc. On parle de dispositions, d'aptitudes, d'idiosyncrasie, d'anaphylaxie, de plaisir, d'intérêt, ce sont des mots utiles que la chimie biologique nous aidera à interpréter.

On sait par exemple que les spermatozoïdes progressent vers l'ovule parce qu'il existe une différence d'acidité entre la quantité d'acide qui se trouve à la tête et celle qui se trouve à la queue. « Cette différence dépasse en petitesse, dit M. Ch. Richet, tout ce qu'on peut imaginer, et cepen-

1. Ch. Richet. *L'humorisme ancien et l'humorisme moderne*. Congrès de physiologie de Vienne, et *Leçon inaugurale* de Widal, *loc. cit.*

dant cela suffit à expliquer la marche des spermatozoïdes et la fécondation. » Peut-on dire que le spermatozoïde progresse par plaisir ou par intérêt? Ces mots du vocabulaire philosophique s'appliquent-ils à des réactions purement organiques comme celles du spermatozoïde? Il n'est pas interdit de supposer que les mouvements qui provoquent les tendances d'excitation ou de dépression sont dus, en dehors de tout état affectif ou intellectuel, à des réactions du même ordre physico-chimique ayant pour finalité la recherche biologique de l'équilibre organique. L'équilibre prouve qu'il y a adaptation des milieux entre eux, convenance dans les milieux psychiques comme dans les milieux physiques. Le déséquilibre, prouve qu'il y a inadaptation, disconvenance et conflit. La recherche de l'adaptation par l'équilibre est un phénomène naturel, car « vivre c'est s'adapter », disait Gœthe.

En outre, l'équilibre et l'adaptation s'accompagnent d'une sensation cénesthésique particulière que le langage qualifie plaisir, de même que le déséquilibre et l'inadaptation s'accompagnent de douleur. C'est dans les tendances primitives qu'il faut rechercher l'explication du plaisir et de la douleur (voy. p. 172). L'observation des asthéniques semble démontrer la probabilité de cette hypothèse. L'organisme éprouve, quand il a rencontré l'équilibre, une cénesthésie agréable qualifiée plaisir; s'il ne la rencontre pas, une sensation désagréable qualifiée douleur. Mais le plaisir n'est pas forcément utile, c'est-à-dire une augmentation de fonction, et la douleur n'est pas forcément inutile, c'est-à-dire une diminution de fonction. Plaisir = équilibre, même nuisible, et douleur = déséquilibre. Il reste que l'équilibre et le déséquilibre sont les moteurs secrets, puissants et aveugles, des états psycho-moteurs primitifs.

On a discuté la légitimité du mot tendance, mais de quel nom baptiser ces mouvements d'origine chimico-physique et aboutissant à des états psychiques? Mouvement est un terme trop général. Conscience affective est trop vague et implique l'idée d'un plaisir ou d'une peine psy-

chiques, absente en l'espèce. Tendance paraît être le terme
le plus exactement représentatif, puisque les mouvements
ou états psycho-moteurs *tendent* à assurer un équilibre et
une adaptation. Peut-être n'y arrivent-ils pas toujours et
l'on sait bien que l'excitation ne procure pas immédiatement l'équilibre complet au névropathe. Mais, en vérité,
ils y tendent. Et, bien que ce terme soit tenu par d'éminents psychologues pour un vestige du langage scolastique
il semble, par tout ce qu'il contient d'inachevé, exprimer
très clairement des mouvements dont on ne peut dire
qu'ils aboutissent à un résultat précis. Donnons le nom
de *tendances* à ces états psycho-moteurs, mouvements primitifs, premiers anneaux de la chaîne qui relie le physique au psychique, la région obscure mais formidable de
la vie organique préconsciente, à la région proprement
psychique. Expression changeante de la vie organique, la
tendance est au fond de toute l'activité psychique, car elle
est mouvement ou arrêt de mouvement, elle exprime la
vie métabolique profonde, le bouillonnement souterrain
de cette mer retentissante que l'on appelle aussi la conscience cénesthésique, « atmosphère diffuse, dit M. Ribot,
qui — tantôt dense, tantôt raréfiée — enveloppe tous les
phénomènes intellectuels (sensations, représentations,
concepts, associations, raisonnements) et les attitudes
mentales (attention, volition, mouvements ». On peut définir la tendance avec P. Janet : une disposition à répondre
à une excitation déterminée par des réactions déterminées.
C'est elle — qu'on me permette cette comparaison — qui,
fournie par cet instrument qui est le corps, donne le ton
à cette musique qui est l'esprit. Si, comme il est probable, le psychisme est relation, la tendance, expression
première de l'organisme, s'insère nécessairement et au
premier rang dans la chaîne des conditionnements dont
la pensée est le résultat. Il n'est pas exact de dire :
influence de la tendance sur la pensée, ni parallélisme,
ni concomitance ; on doit dire : relation, dépendance. Il
n'y a pas de pensée sans tendance, de même qu'il n'y a
pas de fonction métabolique, ou gastrique, ou glandulaire, sans psychisme, puisque psychique et physique,

loin de s'opposer comme on le fait dans les mots esprit et corps, n'existeraient pas l'un sans l'autre.

Les états psycho-moteurs que nous venons de décrire sont les tendances par expériences internes ou adaptations des milieux internes entre eux. Elles sont très probablement antérieures aux tendances d'origine externe, car l'hypothèse d'un cerveau inerte avant toute impression venant du monde extérieur — la table rase — est difficilement acceptable. Mais l'organisme n'est pas isolé, il ne cesse de collaborer avec le monde extérieur. Aux excitants psychiques issus des adaptations ou expériences internes viennent s'ajouter les excitants psychiques issus des expériences externes ou adaptations de l'interne à l'externe ; et nous les étudierons dans les pages suivantes.

III. — TENDANCES PHYSIO-PSYCHIQUES
DANS LES EXPÉRIENCES EXTERNES

1° *États de facilité et de difficulté.*

L'homme n'est pas isolé, il vit dans des milieux donnés, qui réagissent sans cesse sur lui et qu'il ne choisit pas toujours. Entre la vie extérieure et le sujet existe ce que Spencer appelait des « correspondances », c'est-à-dire des rapports constants et, par suite, une adaptation fatale de l'interne à l'externe, donc des interactions et des conditionnements réciproques. L'expérience interne et l'expérience externe se conditionnent sans relâche. L'adaptation, mode de réaction d'un individu en présence d'un milieu, commande l'expérience externe qui constitue l'autre face de l'activité psychologique, comme elle a commandé, et pour d'autres raisons, l'expérience interne. Observons les névropathes dans leur contact avec la vie extérieure. Les uns se répandent, se prodiguent, se donnent, plutôt trop ; les autres se gardent, s'économisent, se rentrent, plutôt trop, avec, parfois, des oscillations d'expansion ou de réserve. Ce sont là les deux tendances dominantes et qui correspondent aux deux tendances internes : centrifuges et centripètes (excitation, dépression et oscillation). Occupons-nous des seconds, ceux qui se gardent, les asthéniques qui forment l'objet de ce travail. Comment se comportent-ils ?

Au début de la vie, pendant l'enfance et la jeunesse, ils passent en général par des alternatives, des oscillations de tendances expansives et de tendances centripètes et présentent un aspect très particulier que j'ai décrit à propos du caractère de l'enfant asthénique[1]. Plus tard, lorsque le sujet est appelé à jouer un rôle social inévitable, voici ce que l'on observe : tout d'abord, une tendance instinctive à restreindre les contacts entre la vie interne et la vie externe et, par conséquent, le travail nécessité par l'obligation de construire des rapports de comparaison, de jugement, en un mot le travail de dépense. La première tendance est une économie, un acte centripète. Mais le contact s'établit fatalement, au moins quelquefois. Le sujet limite alors les excitants et adopte ceux qui s'harmonisent avec ses aptitudes et ses tendances internes, qui varient avec son activité interne et lui correspondent : il recherche les uns, évite les autres et s'intéresse seulement à ceux qui lui sont faciles, à ceux qui amènent l'équilibre entre le milieu et lui : tout déséquilibre produisant une désorganisation organique, une faiblesse, une douleur ; tout équilibre, une organisation, une force et un plaisir. Tout ce qui vit tend vers l'équilibre. C'est une loi de nature et d'ordre fonctionnel : relations entre une double série de faits qui varient en se déterminant. Les excitants évités par l'asthénique sont toujours ceux qui dépassent ses forces, c'est-à-dire ses pouvoirs de réaction et mettent son organisme en état d'infériorité. Au contraire, l'excitant choisi par lui est celui qui s'adapte à ses moyens, à ses tendances internes, à sa nature, et pour lesquels il éprouve de l'affinité. L'intérêt du choix est commandé par la *facilité* de l'adaptation, et le sujet se désintéresse de ce qui est difficile, parce que le difficile détruit son équilibre. Il se trompe souvent d'ailleurs sur ses véritables aptitudes, surtout dans la jeunesse, quand il n'a pas encore souffert, car il se connaît mal ; mais cela, c'est une autre question,

1. *Loc. cit.*, p. 231.

que nous étudierons ailleurs, et qui n'infirme pas le fait principal. Ce fait c'est encore une tendance à l'économie, à la réserve, une disposition à l'attitude centripète, mais d'une autre manière.

Voilà les faits : Le contact avec le milieu détermine chez les asthéniques vrais des réactions immédiates générales, constantes et instinctives, qui se traduisent par des actes de forme *centripète* : économie de l'effort, diminution de l'action extérieure, intérêt pour les actes faciles, désintérêt pour les actes difficiles ; les actes faciles étant ceux qui demandent le minimum de dépense. Nous pouvons vérifier ici l'exactitude de la loi de la hiérarchie psychologique établie par M. P. Janet : l'action la plus difficile est l'adaptation intéressée à la réalité et surtout à la réalité présente immédiate. Nos asthéniques y réussissent fort mal. Au contraire, ils choisissent de préférence les actions lointaines : le rêve, la rumination, la solitude. Ces actions et ces réactions, ces correspondances fonctionnelles peuvent s'exprimer à la façon algébrique. Si nous désignons par ai l'activité psychologique interne, par ae l'activité psychologique externe, par as l'activité adaptatrice sociale, nous pouvons poser l'équation : $as = ai + ae$. La vie sociale exige en effet une activité double, une dépense plus considérable d'énergies diverses. Que fait instinctivement l'asthénique ? Il diminue ou supprime ae et se borne à ai. La vie intérieure est, comme on ne l'ignore pas, la vie principale de l'asthénique. Plus il est asthénique, plus il restreint ae. Et sa vie sociale devient : $as = ai - ae$. C'est de la logique, de la mathématique, et cela est conforme à la loi de conservation de l'énergie.

En résumé, tendance naturelle à exécuter les opérations psychologiques auxquelles s'adapte le mieux l'organisme physiologique du sujet, c'est-à-dire les opérations faciles pour lui, par conséquent à s'y intéresser, à les répéter pour les transformer instinctivement en habitudes automatiques. Donc, tendance à rejeter les opérations difficiles pour lui et à s'en désintéresser. Les états faciles sont ceux qui, d'une façon générale, assurent le mieux dans l'état actuel du sujet l'équilibre utile des constructions psychiques harmonieuses ; ils favorisent chez les asthéniques l'attitude centripète. Les états difficiles sont ceux qui empêchent cet équilibre ; ils s'opposent à l'attitude centripète en provoquant des dérivations sans harmonie. Telles sont, en résumé, les tendances psycho-motrices primitives issues, chez l'asthénique, de son adaptation aux milieux externes, et destinées à assurer l'équilibre utile à ses constructions psychiques. Elles commandent, comme nous allons le montrer, l'expérience externe de l'asthénique comme elles ont commandé son expérience interne ; elles expliquent les contradictions apparentes dont leur vie fourmille et qui deviennent claires si l'on remonte aux sources de toute activité psychique : la tendance d'origine biologique.

Nous étudierons sommairement les quelques états psycho-moteurs provoqués par les influences de facilité ou de difficulté dans toutes les catégories psychologiques classiques, nous réservant d'y revenir plus longuement en les décrivant à leur place, dans les pages consacrées soit aux troubles des états affectifs ou intellectuels, soit aux paralogismes et aux inadaptations.

a) *Isolement et solitude.* —. L'asthénique, disions-nous plus haut, restreint les contacts avec les milieux sociaux. Enfant, il s'isole chez lui, ou dans les cours, ou dans les classes, et il a peu de camarades ; ses maîtres le rencontrent dans des coins sombres, regardant de loin et parfois d'un œil d'envie, parce qu'il se sent incapable de les imiter, ses camarades jouer bruyamment et sans retenue. Homme, il reste encore dans les coins, de préférence ; dans d'autres coins où l'on n'est point vu, et d'où l'on peut contempler, sans y prendre une grande part, la mêlée des hommes faits qui jouent à d'autres jeux, en échangeant d'autres coups. Dès qu'il le peut, et aussi souvent qu'il le peut, il retourne à sa chère solitude. (O beata solitudo !), parce qu'elle lui est facile et lui permet de construire ses pensées et ses sentiments, sans choc, sans émotion, sans lutte, et de se consacrer à l'opération facile par excellence : la rêverie (p. 106). L'acte opposé et difficile est la sociabilité. L'asthénique en a le vif désir, il s'y essaie parfois, ou souvent. Il n'y réussit pas toujours ou incomplètement, mais si l'isolement est sa tendance, la sociabilité reste son idéal — puisque l'idéal est ce qui nous manque.

Mais il faut bien distinguer les névropathes qui s'isolent parce qu'ils se sentent incapables de s'adapter, et ceux qui recherchent la solitude lorsqu'ils ne trouvent pas dans le monde extérieur l'excitant utile (quelle que soit sa forme) : famille, ami ou amie, amant ou maîtresse, chef ou inférieur, confesseur ou directeur. Les premiers sont des asthéniques, les seconds des hystériques ou hypo-réceptifs (voy. p. 431). Il y a lieu d'établir cette distinction dès le début de la description des états psycho-moteurs et une fois pour toutes, car on retrouve ces différences dans toutes les insuffisances psychologiques. Tous les états psychiques sans exception — actions, sentiments ou idées — peuvent être déficients par trouble fonctionnel de réceptivité — ce qui pour moi est l'hystérie —, ou par trouble fonctionnel de constructivité ou d'organisation, ce qui est le psychisme par asthénie.

Les hystériques s'isolent parce qu'ils manquent d'un excitant externe adapté à leur fonction réceptive ; les asthéniques, parce qu'ils manquent d'excitants internes favorables à leur fonction constructive. La différence est grande. Si les diagnostics sont parfois erronés, cela tient, je crois, à ce que cette distinction n'est pas faite. J'ajoute qu'elle est d'autant plus difficile à établir qu'un très grand nombre de névropathes présentent, malgré une dominante asthénique ou hystérique évidente, des oscillations fonctionnelles d'hystérie ou d'asthénie et passent d'un trouble à l'autre sans motif apparent.

b) *Inaction et Indolence*. — Isolé du monde extérieur, il restreint encore les contacts et, pour y atteindre, se confine dans une inaction dont l'avantage est de diminuer automatiquement le nombre des excitants extérieurs qui pourraient l'entraîner à construire des pensées trop difficiles. On le tient généralement pour un être mou, atone, paresseux, sans énergie. C'est inexact. Celui qu'on appe-

lait jadis un lymphatique est un indolent, avec délices.
L'hystérique même est, à l'occasion, indolent avec satisfaction, ou avec inconscience si l'on préfère, à défaut d'excitant approprié. L'asthénique, au contraire, est un indolent malgré lui, parce que l'action est trop difficile, trop
compliquée, parce qu'il redoute les adaptations soit par
ignorance, soit à la suite d'expériences malheureuses. Mais
il est impatient d'action ; il rêve souvent d'une activité formidable et disproportionnée. L'action est son idéal, par
le jeu naturel des contradictoires. Et beaucoup d'asthéniques sont des actifs intellectuels, affamés de savoir, de
lecture, de travail, de nouveauté. Esprits originaux,
parce que leur cerveau, inapte au réel, éprouve le besoin
irrésistible de « repenser » les idées des autres, et à leur
manière. Si leur manière est assez avertie et assez forte, ils
produisent des œuvres qui contribuent aux progrès des
idées et sont des hommes utiles, sinon ils demeurent de
simples originaux. Mais, chez tous, l'inertie n'est qu'apparente ; elle n'exclut pas une ardente vie intérieure et qui
brûle de s'extérioriser.

c) *Lenteur et retard*. — L'asthénique est lent puisqu'il
est inactif dans l'isolement. A quoi bon se presser ? Il est
bien plus facile d'agir avec lenteur et d'attendre le dernier
moment pour se décider. C'est exact. Aussi arrive-t-il trop
souvent en retard au banquet de la vie. Lent à se décider,
comme à agir, les places sont prises quand il arrive. Il
s'en console en accusant la guigne. Il se trompe. La chance
est le pouvoir de s'adapter immédiatement (voy. p. 387).
L'occasion est un instant qui passe. Seuls les esprits
prompts savent la saisir, car elle ne revient plus. Mais c'est
un acte difficile. Ainsi l'asthénique fait rarement quand il
le faut l'acte qui convient, mais il prend sa revanche dans
les opérations à longue échéance : il a de la ténacité, ayant
de la lenteur, et de la volonté-but. S'il est trop souvent un
raté de la minute, il se rattrape dans l'avenir, et l'on est
étonné de rencontrer au but un hésitant de l'heure, que l'on
avait laissé dans la position de l'âne de Buridan. Sa lenteur était un écran douloureux.

d) *Rapidité et impatience.* — Et, d'ailleurs, il n'est pas toujours lent. Il est très souvent impatient d'agir, et trépidant. Trop patient dans les opérations passives et automatiques, il est trop hâtif dans les opérations volontaires d'adaptation au présent, parce qu'il est plus facile de penser ou d'agir vite pour se débarrasser d'une action qui exige une longue réflexion.

e) *Attitude renfermée.* — Est-il facile d'exprimer tout ce qu'on pense, avec des mots justes, des phrases bien construites, longues ou brèves, de répondre sans trouble aux objections, dans tous les milieux et dans toutes les circonstances, de parler quand il convient et de se taire à propos ? Non certes, et les mieux doués pour la lutte en conviennent volontiers. Aussi, très vite, après la honte de ses premières maladresses avec ses parents eux-mêmes — car les parents, qui parfois sont aussi des timides, ne reconnaissent pas tout de suite la timidité chez leurs enfants et surtout ils ne voudraient pas la retrouver — très vite l'asthénique adopte (parce qu'elle est plus facile) une attitude vieille sans doute comme le monde : il vit en dedans, il sent, il pense, il regarde, il agit en dedans. Le langage populaire dit qu'il est *renfermé :* l'expression est parfaite. Mais c'est un adjectif qui n'a pas encore son substantif. On devrait dire renfermement, bien que le mode ne soit pas euphonique. C'est l'attitude centripète par excellence. Le sujet sent très vivement, et d'autant plus vivement qu'il ne parle pas, mais il est incapable de dire ce qu'il sent. Il le dit parfois le lendemain, ou huit jours, ou dix ans après, car il est doué d'une terrible et implacable mémoire, celle d'une pensée qui ne s'est pas muée en mouvement. J'ai entendu un asthénique de cinquante ans répondre à une réflexion piquante qu'un camarade de collège lui avait faite trente-cinq ans auparavant et que celui-ci avait d'ailleurs complètement oubliée. C'est ainsi qu'on voit des êtres séparés par de fâcheuses circonstances s'aimer leur vie durant, sans se le dire, ou bien, vers la soixantaine, et poussés par d'autres, solliciter une main qu'on ne refusait pas et un amour qui n'osait pas s'offrir. Si le renfermé ne s'extériorise pas c'est, en partie, parce que la perfection qu'il souhaite d'atteindre, en tout et pour tout, est trop difficile. Nous l'étudierons plus complètement plus loin.

f) *Crainte du présent et du nouveau.* — Renfermé parce que l'extériorisation est trop difficile, l'asthénique est tout naturellement porté à vivre dans le passé ou dans l'avenir et à renoncer à la réalité présente, trop difficile pour lui. Mais il faut distinguer. Il n'a pas le dégoût, la haine du présent, à la façon de certains vieillards ou des représentants traditionnels des opinions passées. Il ne s'agit pas de la réalité présente envisagée du point de vue intellectuel ou social, mais de l'action présente, de l'opération psychique à exécuter dans le moment, et quelle qu'elle soit : une conversation avec un inconnu, avec une femme, avec un supérieur, parfois même avec un inférieur ; un changement de domicile ou de situation ; une démarche importante, une déclaration d'amour, un mariage, etc.; etc. L'expérience lui ayant appris qu'il exécutait d'une façon insuffisante et achevait rarement les opérations qu'il jugeait difficiles ou nouvelles, il les redoute au point de les abandonner. Il renonce à exécuter les actes nouveaux ou présents, parce qu'ils sont des opérations psycho-motrices difficiles. Mais, au fond, il le déplore. C'est ce qui le distingue du véritable misonéiste intellectuel. Il a le désir du présent et le besoin du nouveau, avec la crainte. Si l'on a bien compris le mécanisme de ces états psycho-moteurs, on s'apercevra qu'il n'y a pas là contradiction. Nous montrerons ailleurs l'utilité des excitants nouveaux sur la pensée de l'asthénique.

g) *Automatisme.* — Il devient facilement automate. Il répète les actes anciens, il prend des habitudes, des manies, des routines ; il raconte le passé, il « se raconte » au lieu d'agir et il y trouve un réel plaisir, que les autres partagent rarement. Instinctivement il répète, pour n'avoir pas à s'adapter à une circonstance nouvelle. Et cependant cet automate est très souvent, du point de vue intellectuel, un révolutionnaire. Kant, qui était un pur automate solitaire, a révolutionné la pensée humaine. Robespierre avait des habitudes d'homme très méthodique. Et combien d'autres. Je me borne à signaler ici l'automatisme, qui est étudié ailleurs.

h) *Absence de résistance.* — M. Pierre Janet a signalé ce trait, qui est capital. Certains sujets « ne savent ni lutter ni se défendre contre ceux qui les dépouillent et les tourmentent ». « Ils s'émotionnent au lieu de se défendre... [1] » Ce sont des êtres qui cèdent pour avoir la paix, à moins que, poussés à bout, ils ne se révoltent et alors ils ne cèdent plus du tout et s'automatisent dans une attitude contraire. Mais discuter, lutter, quand leur personnalité est en jeu ? Non pas, c'est trop difficile. Enfants, ils sont la victime des « petits goujats » et des loustics. Plus tard, ils passent leur vie à ne pas faire ce qu'ils veulent, pour ne pas avoir eu la force de faire ce qu'ils auraient voulu. Les êtres impérieux les terrorisent et les coquettes, qui ne les aiment pas, en jouent, comme le chat avec la souris. Ils sont, ou plutôt paraissent être de l'avis de celui qui leur parle, pour ne pas discuter. Ils suivent les autres, en s'avouant que cela est absurde et en se jurant de ne pas recommencer ; mais ils recommencent.. Pour le choix d'une carrière, d'un mariage, d'une résidence, d'un vêtement, d'une promenade, d'un vote, d'une candidature, d'un placement d'argent, de tout enfin, ils cèdent, pour avoir la paix, parce que c'est plus facile, à l'impérieux personnage qui, dans le moment, sait agir sur eux. « Cette chère paix, que ne ferait-il pour la conserver, disait une femme de son mari ; je n'ai qu'à la troubler pour qu'il cède. » Mais ça ne dure pas toujours. J'ai dit que ces sujets se rebiffent parfois, et quand ils ont adopté une attitude de résistance, ils ne savent ou ils ne peuvent plus la quitter. Cette incapacité à résister les conduit souvent à adopter les attitudes sociales les plus faciles : solitude, isolement, « renfermement » etc. (voir plus haut).

i) *Gravité et puérilité.* — Ces deux états psychiques sont

1. *Obsessions et Psychasthénie*, p. 342. (F. Alcan.)

des attitudes psycho-motrices plutôt que des états proprement intellectuels ou réfléchis. L'asthénique est très souvent grave, lointain, froid, distant. Cette attitude n'est pas réfléchie, elle n'est pas volontaire, elle est manifestement instinctive. L'asthénique est d'ailleurs incapable de se composer une attitude attentionnelle déterminée et de la conserver dans toutes les circonstances. L'effort est trop grand pour ses réserves énergétiques. Etre gai ou sombre, doux ou violent, autoritaire ou soumis, et tout cela à volonté, jouer une comédie et se regarder jouer, cela n'est pas son lot. Il se commande rarement : il se subit. Et il est grave, je veux dire que sa physionomie est presque toujours immobile : ni gaie, ni triste, ni alerte, ni molle ; elle n'exprime aucune intention précise. Les muscles du visage ne paraissent pas être attirés rigoureusement dans un sens plutôt que dans un autre. Cette indifférence musculaire qui traduit, je pense, un état spécial des tendances cérébrales, est proprement la gravité. Les yeux viennent y ajouter une expression faite de ce désir profond d'être ailleurs, rêve de tous les sensibles : ailleurs, n'importe où, loin du monde réel, afin d'échapper à l'obligation de s'adapter. Cette gravité n'est vraiment pas une indifférencee, comme chez les mélancoliques, ni une absence de pensée, comme chez les médiocres ; elle est une hésitation, un doute, l'embarras d'un être qui regarde en dedans parce que c'est bien plus facile pour lui, et qui se promène parmi les contingences extérieures, à la façon d'un somnambule très lucide. Car il est lucide, quand il n'est pas ému. Et au fond, il n'est ni grave, ni indifférent, ni triste, il a des gaietés intérieures ; et le spectacle du monde ajoute peu à peu à sa gravité apparente une ironie voilée, qu'un demi-sourire signale quelquefois aux yeux attentifs. Sa gravité est au fond une faiblesse, une attitude psycho-motrice particulière. C'est pourquoi elle doit trouver ici sa place.

Et très souvent elle s'accompagne de *puérilité*. Ce n'est pas la puérilité de l'hystérique qui joue au bébé, carrément et totalement, qui sera tout à coup la petite fille ou la gamine et, l'instant d'après, la femme capricieuse et rusée. Point. C'est, au moment des actes importants ou des décisions graves, un état d'esprit, un état moteur qui pousse à prendre une décision puérile, c'est-à-dire enfantine, celle que prendrait un enfant, donc une décision non réfléchie, mal adaptée, prise subitement, comme une réponse faite à un professeur dans le but d'éviter une punition, pour en finir et se débarrasser d'un interrogatoire assommant. Et, en effet, c'est bien pour en finir, pour avoir la paix (encore), pour fuir la discussion et la difficulté, pour ne pas prendre une décision nouvelle ; c'est pour ne pas avoir à lutter qu'il cède et prend une résolution enfantine. Il la regrette aussitôt, il s'accuse de stupidité, il se trouve diminué et coupable, parfois jusqu'à l'obsession. Mais il recommence. Cependant il échappe quelquefois à cette nécessité motrice, d'abord quand il agit pour les autres, — alors ses décisions sont fermes et mesurées ; et puis quand il décide pour l'avenir, dans le calme du cabinet. Si j'ai noté ici ces deux traits c'est que dans certaines circonstances ils obligent le psychisme entier du sujet à des manifestations caractéristiques et fatales. Ce sont vraiment des attitudes psychomotrices primitives, antérieures à tout travail réfléchi.

2° *États d'intérêt et de désintérêt. — Égotisme. Égoïsme. — Altruisme.*

L'intérêt et le désintérêt sont commandés par la facilité ou la difficulté de l'adaptation, comme toutes les manifestations de l'équilibre adaptatif. Si je les décris à cette place c'est qu'ils conditionnent non seulement des états de conscience systématisés, des sentiments, des idées ou des actions, mais des ensembles de constructions psychiques, et impriment à la conscience des attitudes totales très particulières, des réactions caractéristiques.

L'observation vient de nous montrer que l'asthénique limite ou essaie de limiter dans le détail son champ d'activité psychologique constructive. Il en résulte des réactions globales, des attitudes qui deviennent instinctives et automatiques et donnent à l'individu des manières d'agir, des « caractères » qui le distinguent aux yeux du monde : attitudes d'intérêt pour les actes faciles (pour lui), de désintérêt pour les actes difficiles (pour lui). La réflexion et l'éducation peuvent atténuer parfois ces tendances ; elles ne les suppriment jamais et on les voit se manifester dans tous les actes sincères ou spontanés.

Chez l'asthénique, la réaction est donc plutôt de forme *centripète*. Par nécessité des adaptations de l'interne à l'externe il devient centripète, comme il l'était déjà par nécessité des adaptations des milieux internes entre eux. Biologiquement obligé de s'occuper de lui, de diminuer son champ d'action psychique ou physique, de rapporter beaucoup à lui, d'économiser, de se garder, il rentre en lui-même et il apparaît comme un égoïste (*ego*, je) au vieux sens du mot ; il est, du point de vue de l'expérience interne, un *égoïste biologique*. Mais, par contre, incapable de s'adapter aux réalités immédiates, n'ayant donc en aucune façon l'idée ou plutôt le pouvoir de l'utilité personnelle présente, il se désintéressera du présent et, du point de vue de l'expérience externe, il apparaît comme *désintéressé social*, instinctivement.

Le centrifuge sthénique ou hypersthénique est, au contraire, du point de vue de l'expérience interne, un *altruiste biologique*, parce qu'il a besoin de répandre au dehors un excès de vie pour s'équilibrer. Mais, du point de vue de l'expérience externe, il est un *égoïste social*. Ayant très nette la notion de l'utilité de l'adaptation au présent, qui mène au succès, il s'intéresse au présent parce que cela n'est pas pour lui un acte difficile ; il cherche à utiliser à son profit les milieux divers : famille, amis, société, groupements ; du point de vue social, il devient intéressé, utilitaire, égoïste. Contradictions ? Non pas. Un milieu interne qui s'équilibre par la tendance centripète est, dans les milieux externes, égoïste du point de vue biologique, mais désintéressé pour tout ce qui est socialement présent, donc difficile et désagréable. Un milieu interne qui s'équilibre par la tendance centrifuge est altruiste du point de vue biologique, mais intéressé pour tout ce qui est socialement présent, donc facile et agréable. Le premier est à la fois *égoïste biologique* et *désintéressé social*, ou *égotiste*, le second, *altruiste biologique* et *égotiste social*. J'appelle égotisme, l'égoïsme désintéressé du névropathe centripète. Telles sont, à mon sens, les origines profondes de l'égoïsme, de l'altruisme et de l'égotisme. Ces états prennent leurs sources dans les tendances originelles psycho-motrices.

Sur la question de l'*égotisme*, mot nouveau mais chose ancienne, qui préoccupe à bon droit depuis quelques années les psychologues et les écrivains, les interprétations diffèrent ; et l'on n'en sera pas surpris si l'on se souvient que l'égotisme a été, surtout jusqu'à présent, matière à controverses littéraires. Le point de vue médical paraîtra peut-être un peu spécial ; mais il a, au moins, le mérite d'être le résultat de l'observation clinique impartiale. De ce point de vue, je crois bien que l'égotisme n'est ni une attitude littéraire, selon la formule barrésienne, ni une attitude morale, selon la thèse pascalienne. Dégagé de toute littérature, l'égotisme paraît être l'expression psychologique excessive de tendances psycho-motrices centripètes primitives.

Il présente des degrés multiples. Je disais plus haut : l'*égotisme est l'égoïsme désintéressé* ; ce que l'on peut traduire : l'*égotiste est un égoïste désintéressé* (le paradoxe n'est que dans les mots) ; il est à la fois égoïste-biologique et désintéressé social.

L'égoïsme biologique, ou égotisme — instinctif et nécessaire lorsque les pouvoirs énergétiques ne suffisent pas à l'adaptation sociale — s'accompagne de désintéressement social et aussi d'altruisme et de bonté, pour les mêmes raisons, et ce mélange, qui ne laisse pas d'être singulier, fait considérer comme des originaux ceux qui le mettent en action. Cependant cela est exact et logique. Pour l'égotiste, tout est but ou fin et non moyen ; il se concentre, sans doute, mais c'est pour se mieux répandre, le jour où ses pouvoirs le lui permettent. S'il est altruiste et pitoyable par désintéressement, d'abord, il l'est ensuite par réflexion, parce qu'un être sensible ne peut pas ne pas souffrir de la souffrance d'autrui. Et de même, l'égotiste a une tendance à la bonté [1]. Lorsque Châteaubriand a écrit : « Joubert était

<hr>

1. M. Barrès l'a très justement noté : *Un homme libre*, 2ᵉ édition, p. 157.

un égoïste qui ne s'occupait que des autres », il définissait avec un rare bonheur d'expression l'état d'esprit du véritable égotiste, l'égotiste instinctif et désintéressé. Être bon, c'est vouloir le bonheur de ses semblables. Or, le bonheur est une adaptation parfaite à un milieu. Être bon, c'est donc favoriser l'adaptation des autres. Est-ce très fréquent ? Pour faire de la place aux autres, faciliter leurs actions, ne faut-il pas s'armer de désintéressement personnel et de sacrifice ? N'est-ce pas le programme de la tendance égotiste ?

Il est d'autres variétés d'égotisme, en particulier l'égotisme de l'hystérique, mais l'origine psychique est autre. Ce n'est plus d'inachèvement global qu'il s'agit, mais d'insuffisance localisée, par rétrécissement du champ réceptif de la conscience. L'égotisme de l'hystérique est lacunaire, comme sa conscience psycho-physique. On ne peut pas dire qu'il est absolument égoïste biologique, car il trouvera des forces remarquables pour accomplir un travail pénible qui lui plaît. L'hystérique n'est pas davantage un désintéressé social, total, et pour les mêmes raisons. Son champ d'action psychique et physique rétréci lui permet de fournir une activité partielle normale, parfois même excessive, mais très localisée. En dehors de son champ d'action le reste est inexistant. Ce n'est pas seulement de l'égotisme, c'est plutôt de l'absentéisme, si j'ose dire : une indifférence radicale pour tout ce qui n'est pas dans son champ de conscience.

L'égoïsme est un tout autre état d'esprit. On a dit avec raison qu'il n'est pas synonyme d'égotisme [1]. L'égoïste est à la fois altruiste biologique et égoïste social, disions-nous plus haut. Cette attitude provoquée par le simple mécanisme des tendances est bien opposée à celle de l'égotisme. L'égoïsme vrai, l'égoïsme impérialiste (Seillière) est un état intéressé, soit parce qu'il est agréable, et utile à l'équilibre, de se répandre au dehors et de rechercher les occasions de s'adapter, par suite, d'utiliser pour soi les milieux sociaux ; soit parce que cette attitude est un calcul réfléchi d'homme bien portant et maître de soi. Pour

1. Dom Pastourel. *Egotisme et acceptation.*

l'égoïste, tout est moyen. Il se répand pour tirer profit instinctivement, ou par calcul, et il est altruiste par intérêt. Il n'est pas bon, dans le même sens que l'égotiste. Il est plutôt altruiste, au sens théorique du mot: Cela n'est pas la même chose. L'altruisme est cette attitude sociale théorique qui tend à remplacer la charité. On peut être charitable ou altruiste sans être bon. Charité et altruisme sont des attitudes ; la bonté est une tendance, comme l'égotisme. La thèse qui tient l'altruisme pour un produit exclusif de l'égotisme me paraît donc inexacte, du point de vue biologique.

Nietzsche était dans la vérité biologique lorsque, au nom de l'égoïsme, il condamnait la pitié sous toutes ses formes, religieuses ou sociales. Le triomphe du maître sur l'esclave lui paraissait un droit strict. Et (qu'on me pardonne ce blasphème), je crois que la phrase de Pascal : « Le propre de la puissance est de protéger » est très souvent inexacte. Les puissants se protègent eux-mêmes, parce que leur tendance première est d'augmenter leur puissance, et ils se protègent entre eux, ils protègent leurs semblables et leur caste. Le monde antique, qui avait la force, n'a jamais songé à protéger les faibles ; c'est le christianisme, religion de désintéressés, qui a fait cette révolution. Qui vient au secours des misérables ? Ceux qui souffrent. Le propre de la puissance est d'accumuler. Pour s'équilibrer il faut dépenser, sans doute, mais cela ne veut pas toujours dire : donner ; cela signifie : agir ; agir pour développer sa puissance ou ses muscles, pour être utile à soi ou aux autres ; agir c'est aussi faire agir, utiliser, s'intéresser aux autres pour les ramener à soi. L'altruisme est alors un produit de la réflexion, non de la tendance.

Au contraire, le désintéressement conduit à l'altruisme véritable, à la bonté, à la générosité absolue, à la charité d'un saint Vincent-de-Paul, au désintéressement d'un François d'Assise, comme aussi à l'isolement dans les cloîtres ou à l'inaction dans le monde. Ainsi, à l'impérialisme de puissance, tendance intéressée, s'oppose le désintéressement intégral, tendance désintéressée : les deux pôles de l'action humaine. Mais les extrêmes sont également excessifs, le désintéressement total du moine de l'*Imitation* est une chose anormale et qui choque l'ordre social, comme l'impérialisme d'un Napoléon.

On peut également considérer comme des tendances instinctives, deux formes générales de l'activité sociale : le *Traditionalisme* et l'*Individualisme*.

On sait que les sociétés reposent sur des contrats, des usages, des habitudes, utiles à leur bon fonctionnement sans doute, mais qui assurent à ceux qui savent le mieux s'y adapter des avantages certains et des honneurs évidents. La machine sociale en marche broie ou écarte automatiquement ceux qui sont inaptes à s'y engrener. Il est certain que la tradition représente un ensemble d'observations justes et de mesures nécessaires. Cependant, on peut dire sans irrespect qu'elle est souvent faussée par ceux qui en profitent le plus. Et les désintéressés ne cessent de s'attaquer, avec des succès intermittents et passagers, à ces abus des intéressés, comme à la machine elle-même. C'est qu'ils ne savent ou ne peuvent s'y adapter. Les tendances intéressées les choquent et ils voudraient instaurer à leur place le règne — impossible — du désintéressement général.

Il est bien vrai que parfois les traditionalistes paraissent obéir à des tendances intéressées, et les individualistes à des tendances désintéressées. Cependant il faut distinguer. Car la réflexion vient parfois modifier l'instinct, et d'illustres exemples le démontrent. On voit des égotistes devenir des égoïstes.

On voit aussi des hommes, individualistes convaincus durant leur jeunesse, devenir peu à peu des traditionalistes notoires. Cela, je crois, n'a rien qui doive surprendre. Certes, la réflexion et l'expérience sont pour une très grande part dans l'évolution de leur esprit, mais il est permis de penser qu'ils retrouvent au fond de leur moi et de leur mémoire des tendances d'ordre, des besoins d'unité, des automatismes traditionnels que l'âge et l'expérience viennent heureusement confirmer. (J'ai dit, ailleurs, les besoins complémentaires du névropathe). Et ils ne cessent pas d'être sincères, puisqu'ils agissent conformément à leur moi. Ils ne sont pas responsables de leurs « moi » successifs.

3° *États de sympathie et d'antipathie.*

« On entend par sympathie, a dit Bain, la tendance d'un individu à s'accorder avec les états actifs ou émotionnels des autres, ces états étant révélés par certains moyens d'expression. » La sympathie n'est ni l'amitié, ni l'amour, ni la tendresse, ni la bienveillance, ni le dévouement. M. Ribot, qui a étudié lumineusement la sympathie et aussi l'antipathie, dit qu'elle est, dans son fonds, une propriété de la vie, une propriété psychologique très générale [1]. L'évolution de la sympathie, dit-il, comporte trois stades principaux : le premier, physiologique, consiste en un accord de tendances motrices, c'est une synergie ; le second, psychologique, consiste en un accord des états affectifs, c'est une synesthésie ; le troisième, intellectuel, résulte d'une communauté de représentations ou d'idées, liées à des sentiments et à des mouvements.

A qui (ou à quoi) vont les sympathies de l'asthénique (j'entends par asthéniques surtout les insuffisants ou constitutionnels) ? Du point de vue intellectuel, aux idées semblables aux siennes et à ceux qui les émettent ou les représentent ; c'est la loi commune, d'ailleurs, mais avec quelques nuances. L'asthénique, en effet, est en accord sympathique avec ceux qui pensent comme lui, mais, d'autre part, il est souvent un dilettante intellectuel (v. p. 73), il assouplit volontiers son esprit à des formes de pensées différentes de la sienne. Sans doute il a des préférences, mais il a rarement les fortes antipathies observées chez les hypersthéniques par exemple, chez les sanguins ou les bilieux. Ses croyances, c'est-à-dire les mouvements qui forment sa pensée, ne sont pas assez stabilisées pour déterminer des sympathies irréductibles, et il est dilettante, parce qu'il sait mal choisir et fixer ses convictions. Déjà, nous apercevons le rôle de l'élément moteur dans les sympathies intellectuelles.

1. Ribot. *La Psychologie des sentiments*, pp. 297 et sq. (F. Alcan.)

Il y a sympathie affective lorsque les sentiments, joie ou tristesse, enthousiasme ou aversion, hardiesse ou peur, etc., sont éprouvés en même temps qu'un autre être, comme l'indique l'étymologie du mot : souffrir ou sentir avec. C'est une action commune, une émotion tendre (Ribot), un plaisir très spécial que l'on éprouve en constatant une communauté de sentiments. Telle est la sympathie, au sens ordinaire du mot. Elle est le commencement de l'amitié et, parfois, de l'amour. Ici encore le fond de la sympathie est d'abord une action commune, un ensemble de mouvements exécutés d'égale façon. Ensuite, vient le plaisir, l'état agréable de la pensée, l'émotion tendre. Mais cette addition agréable n'est pas constante, particulièrement chez les asthéniques. J'ai montré ailleurs leurs inachèvements affectifs, leur incapacité à éprouver des joies ou des tristesses complètes. Il en est de même dans les sympathies, qui restent souvent inachevées. Ce qui demeure au fond de la sympathie c'est donc l'action commune, le mouvement, en un mot l'élément moteur.

Tel est bien le fond de toute sympathie. On a dit que cet « accord de tendances motrices » (Ribot), que cette synergie est une forme primitive, réflexe, automatique, organique de la sympathie « l'imitation à son plus bas degré », « faite de réceptivité et de mouvements imitateurs ». Il est possible. On peut admettre en effet que la réflexion et le choix ajoutent à la sympathie primitive des éléments importants. Mais est-ce bien alors de la sympathie, au sens vulgaire et expressif du mot? Si j'en crois l'observation des asthéniques, la sympathie, chez eux, n'est pas plus intellectuelle qu'affective (mots dénués de valeur), elle est fondée sur des communautés motrices, identités ou analogies de mouvements dynamogéniques ou inhibitoires, mouvements qui postulent des sensations ou images analogues. Ce sont ces mouvements inférieurs ou plus exactement primitifs — car les termes de valeur ne devraient pas intervenir en psychologie — qui servent à organiser la vie subconsciente, source mystérieuse des affinités et des intuitions.

Il y a sympathie, au sens biologique et psychologique,

lorsque deux êtres ont la même manière de recevoir des impressions et de les transformer en états de conscience analogues, affectifs ou intellectuels. On sait bien que ces liens moteurs créent des affinités et des sympathies que ni les liens de famille, ni les relations sociales ne peuvent égaler. On sait aussi que les névropathes s'attirent, et pour les mêmes raisons de sympathies motrices. Mais tous les nerveux ne s'attirent pas également. Les hystériques se sentiront plus attirés par d'autres hystériques, doués comme eux du rétrécissement de la fonction réceptive ; les asthéniques, par les asthéniques, doués d'une diminution de la fonction constructive. Les hystéro-asthéniques. sont plus embarrassés. Cependant la biologie est encore la règle de leur psychisme car ils pensent en hystériques dans les périodes d'hystérie et sympathisent avec eux ; ils pensent, au contraire, en asthéniques dans les périodes d'asthénie, et leur sympathie change d'objet. Cette alternance est intéressante à observer et explique les variations d'humeur et de sympathie de certains névropathes et leurs brusques changements d'affection ou d'indifférence, selon qu'ils sont hystériques ou asthéniques ; ce qui est pour le spectateur impartial un sujet de douloureuse et constante surprise.

On sait de même que certains arthritiques, que les goutteux se recherchent, même entre sexes différents, que les joyeux s'attirent et aussi les tristes ou les timides et les hypersthéniques également. Cela explique souvent l'inexplicable. On pourrait, par exemple, connaissant dans une petite ville de province le tempérament d'un médecin, prédire d'avance les familles et les personnes qui sympathiseront avec lui et sur lesquelles il aura une action véritable — toutes choses égales d'ailleurs.

Mais la communauté n'est pas toujours totale, et l'on rencontre dans les sympathies des *degrés*, des *dissociations* et des *états complémentaires*. — Les degrés sont liés à la force des communautés fonctionnelles et il est inutile d'insister. — Les dissociations sont intéressantes à noter. On peut éprouver une sympathie affective (émotion tendre), sans aucune sympathie intellectuelle (le cas est fréquent dans l'amour d'origine sexuelle) ; une sympathie biologique motrice avec antipathie intellectuelle. Toutes les combinaisons peuvent être observées. — Les sympathies que j'appelle complémentaires sont ainsi caractérisées : l'asthénique par exemple, qui est un insuffisant et un inachevé, éprouve une sensation d'équilibration meilleure, donc un plaisir, lorsqu'il rencontre un être : père ou mère, frère ou sœur, ami ou amie, confesseur, médecin ou, parfois, somnambule, qui l'aide à achever les opérations psychologiques dont il se sent incapable et aussi à s'adapter aux circonstances changeantes de l'heure. Pour cet être plus fort que lui et qui lui permet de s'adapter, c'est-à-dire de faire ce qui convient et d'être ce qu'il peut être, il éprouve une sympathie d'origine motrice encore, mais complémentaire et non synergique, puisqu'elle « bouche ses trous » et le complète, en achevant son unité. Ces sympathies complémentaires aboutissent, il me semble, à ce besoin obscur, inconscient et puissant, que M. Pierre Janet a nommé « le besoin de direction » et que l'on observe chez l'asthénique, comme chez l'hystérique d'ailleurs, mais pour d'autres raisons, tirées de l'origine de la sympathie complémentaire.

Chez l'hystérique, en effet, le besoin psychologique est différent. Il ne s'agit pas, comme chez l'asthénique, d'achever des opérations psychologiques insuffisantes et incomplètes, mais comprenant la totalité des opérations. Dans l'hystérie, les opérations sont localisées, la conscience est rétrécie, mais l'opération localisée est complète et achevée. Le besoin est autre, l'hystérique ne recherche pas un directeur l'aidant à achever, mais bien un être humain quelconque l'aidant à élargir le champ de sa conscience et, plus particulièrement, le champ de sa fonction réceptive et de sa sensibilité. Il, ou elle, préfère, à la fermeté douce qui dirige, la force — d'où qu'elle vienne — qui stimule ou fouette sa sensibilité endormie et sa réceptivité rétrécie. Aussi les sympathies complémentaires de l'hystérique vont-elles de préférence à ceux ou à celles qui sont aptes à exercer cette fonction stimulante ou « frappante », sans distinction d'âge, de sexe, de naissance, de rang, d'intelligence ou de fortune.

Poussés par des besoins divers, issus de tares fonctionnelles différentes, asthéniques et hystériques éprouvent donc des sympathies complémentaires différentes, dont le besoin de direction est l'aboutissement et dont le point de départ est un ensemble de tendances motrices qui ont besoin, pour se manifester, d'un être qui complète les mouvements déficients du malade.

Est-il permis d'assimiler ces sympathies synergiques ou complémentaires à l'amour sexuel, selon la thèse de M. Freud? Sans doute l'analogie existe. J'admets que le désir sexuel accompagne parfois l'affection reconnaissante de la malade pour le directeur. Les confesseurs connaissent également les persécutions dont ils sont l'objet de la part de certaines pénitentes. Mais il est impossible d'en faire une règle générale. Ceux qui, se fiant à une observation superficielle, croient découvrir chez toutes les malades un fonds de sexualité latent et des désirs qui n'osent s'exprimer, s'exposent à de singuliers mécomptes. S'ils poussent trop loin leur interrogatoire, ils recueilleront aussitôt les signes évidents d'une stupeur non dissimulée. C'est qu'ils se sont mépris sur la nature même de la préférence qui leur est témoignée par leurs malades. Les symptômes sont analogues à ceux de l'amour : confiance et obéissance totales; besoin de revoir sans cesse le directeur et de lui parler ; plaisir extrême à se trouver avec lui ; pensée sans cesse occupée de lui ; opinion hyperbolique de sa valeur que l'on tient pour unique et incomparable ; désir de guérir pour lui être agréable. En un mot les opérations psychologiques de la malade sont conditionnées par le directeur; ses états affectifs, intellectuels et moteurs sont modelés sur les siens ou imités des siens. Que, chez certaines névropathes prédisposées, cet ensemble déclenche l'instinct sexuel et que l'emprise soit totale, cela est possible, et cela est exact. Mais que l'instinct sexuel soit le point de départ, toujours, cela est inadmissible, du double point de vue pratique et théorique.

L'observation enseigne que de très nombreuses névropathes, asthéniques ou hystériques, sont absolument frigides et, pour celles-là, il ne saurait être question d'un

instinct sexuel inexistant et dont la seule pensée leur est
odieuse. Du point de vue théorique, j'ai exposé plus haut
les origines précises de la sympathie chez les asthéniques et
les hystériques ; elles sont motrices, qu'il s'agisse de
synergie ou de complémentarité. Elles sont agréables
ensuite, parce que l'accord est un équilibre, donc un plaisir,
mais elles sont motrices d'abord. C'est un rapport psycho-
moteur qui unit avant tout le directeur et le dirigé, une
communauté ou une complémentarité des processus d'organisation de la pensée. Le rapport psycho-affectif est secondaire ; mais je ne nie pas son existence.

Ainsi c'est dans les tendances biologiques (normales ou
anormales), dans leurs accords ou dans leurs conflits,
leurs déterminations et leurs réactions réciproques, qu'il
faut chercher l'explication fondamentale de certaines activités psychiques que l'on a coutume d'attribuer à la
réflexion. Comme M. Ribot l'a dit pour les sentiments, les
états psycho-moteurs ont aussi leur logique, et elle est le
plus souvent irrésistible. Nous pouvons dire une fois de
plus que tous les états psycho-moteurs sont des tendances
primitives ayant pour but obscur, inconscient et irrésistible,
la recherche d'un équilibre nécessaire à l'adaptation *individuelle*. Et ce sont eux qui conditionnent avant tout l'action psychique. L'éducation, l'instruction, la religion, la
morale, les lois, les usages, les nécessités peuvent donner
des habitudes, un vernis, des apparences conformes à des
règles, et il est des êtres amorphes, ou adroits, qui arrivent
à devenir des prodiges de banalité bien réglée. La fatigue,
les émotions fortes, la maladie, la lutte, donnent issue à
la véritable nature, et les névropathes sont les vivants
exemples de cet impérialisme de la biologie.

Les états psycho-moteurs conditionnés par l'adaptation
de l'interne à l'externe viennent s'ajouter aux excitants
conditionnés par les adaptations des milieux internes entre
eux et renforcer leur action. Chez l'asthénique, les excitants instinctivement adoptés sont ceux qui produisent
l'attitude centripète dans tous les domaines de l'activité
psychique interne, c'est-à-dire *l'égoïsme biologique*, l'éco-

nomie de toute opération et l'accroissement biologique de l'individu par l'égoïsme biologique interne. Les excitants externes choisis sont ceux qui produisent la même attitude dans tous les domaines de l'activité sociale, l'accroissement biologique de l'individu par l'altruisme social externe, marqué par le *désintéressement social*. Chez l'hypersthénique, c'est le contraire. Mais tous les deux sont dirigés par la tendance à l'équilibre, loi naturelle. Il en est de même chez tous les hommes. C'est l'analyse psycho-pathologique qui nous explique les formations psychologiques et nous conduit à une interprétation plus exacte des attitudes individuelles.

ARTICLE II

Les opérations psycho-motrices (suite).

Les jugements pratiques et la réaction-volonté.

Les degrés sont insensibles qui séparent les actes produits par les tendances biologiques, ou excitations-réactions, et ceux qui suivent un jugement bien adapté. Il est évidemment impossible de les décrire tous. Aussi, après avoir exposé dans le chapitre précédent les troubles des états psycho-moteurs simples, — force obscure qui travaille sans relâche et selon les lois de l'équilibre à réaliser l'unité de l'action individuelle — nous étudierons dans les pages suivantes les troubles de ce que la psychologie appelle l'activité volontaire : adaptation des moyens à un but, utilisation de toutes nos ressources en vue d'une synthèse nouvelle. Cette action d'adaptation est le résumé verbal d'un ensemble considérable d'opérations psycho-physiques provenant des expériences internes et externes du sujet, et dont M. Paulhan a donné une énumération très suggestive.

Dans l'impossibilité où l'on est d'isoler toutes ces opérations, on peut les résumer brièvement en deux grandes catégories : le *jugement pratique adaptatif*, ou *choix* avec croyance, qui comprend ce qu'on entend par *délibération* et *décision* ; — l'*exécution*, ou ensemble de mouvements permettant de réaliser l'acte choisi (paroles, gestes, action sociale, etc.). Je décrirai ces troubles de l'activité volontaire dans l'ordre suivant : troubles du jugement pratique ; troubles de la réaction-volonté dans ses rapports avec certains excitants : tendances, idées, sentiments, nouveau, ancien, passé, présent, réel, idéal, futur.

Dans un autre chapitre nous étudierons les formes non volontaires de l'activité psycho-motrice : les inhibitions, l'automatisme et l'habitude.

I. — *Le jugement pratique ou réaction-volonté.*

On a coutume de décrire dans le choix volontaire deux étapes successives : la délibération, ou conflit de motifs et de mobiles, et la décision, qui crée une synthèse nouvelle, le « je veux ». Acceptons pour l'instant cette division, qui implique tout simplement l'existence, la construction dans la conscience d'une opération de jugement. Étudions cette opération dans les *états asthéniques :* crises aiguës par épuisement ou par inhibition chez les normaux, ou chez les insuffisants ; crises de neurasthénie banale ou réactions d'inadaptation par paralogisme ; états habituels d'asthénie chez les insuffisants.

La *délibération* est courte. La comparaison des nombreux motifs qui se présentent à l'esprit exige une réelle puissance d'attention. Nous savons que chez l'asthénique l'attention est diminuée proportionnellement à l'intensité de la maladie. La délibération sera d'autant plus difficile que la maladie sera plus grave. Plus le temps de délibération sera court, plus la décision sera difficile à prendre. Et si le temps est trop court, la délibération sera impossible et la décision nulle. Aussi les actes immédiats sont-ils rarement accomplis, car le sujet n'a pas la force de juger en un temps très court. S'ils sont nouveaux, sans être immédiats, ils s'accomplissent plus facilement ; nous verrons que la volonté-but est excellente. L'asthénique en effet ne peut faire une synthèse immédiate, parce qu'il n'a pas la force d'exécuter une opération psychique en un temps très court, mais il peut faire un acte nouveau, car la nouveauté, comme les sentiments vifs, les émotions agréables ou même désagréables, ont une influence parfois organisatrice et stimulante, et, sous ces influences, il n'est pas rare de voir l'asthénique faire preuve d'une volonté lucide et prompte : choix rapide, exécution nette.

La *décision* dépend de la délibération. Si la première est impossible, la seconde est absente. La décision, l'état de conscience « je veux », qui constate la situation, ne constate souvent qu'une situation précaire, soumise à toutes les influences du moment. Elle est plutôt un conditionnel « je voudrais », qu'un présent « je veux ». Elle marque un état d'une instabilité extrême. Installée sur des bases fragiles, elle cède facilement la place à une décision autre et non moins fragile. Les décisions vagues se succèdent et se remplacent sans ordre.

En résumé, les états aigus ou chroniques d'asthénie psychique, légers ou graves, et quelle que soit leur origine, sont marqués, avec des degrés divers, bien entendu, par *l'irrésolution*, *l'indécision*, *l'inconstance* et *l'instabilité* de la volonté-réaction.

Quelles sont les causes de ces troubles de la volonté en rapport surtout avec le présent ? Peut-on soutenir que l'activité volontaire est instable et irrésolue, parce que le malade ne veut pas être stable et résolu ? Mais qui, ou quoi, dans le malade, ne veut pas ? Existe-t-il en lui une volonté mystérieuse, métaphysique et indépendante du corps, qui ne voudrait pas vouloir être stable et résolue ? L'absurdité d'une telle question nous dicte la réponse. C'est par une erreur extraordinaire d'observation et de raisonnement que beaucoup de gens ont tenu et tiennent encore les états aigus ou chroniques d'asthénie pour des fautes de volonté. On prend l'effet pour la cause. De ce que l'asthénique en état de crise ne sait pas très bien choisir, décider et stabiliser des états de conscience, il n'en faut pas accuser cette volonté mythique inventée par les métaphysiciens du spiritualisme ou du matérialisme, mais bien l'activité-réaction, la volonté conditionnée, les conditionnements de cette activité et par conséquent, en l'espèce, le *jugement* adaptatif qui précède immédiatement la réaction-volonté.

Quand les jugements sont mal établis (voy. p. 47) l'esprit manque de sécurité, les opérations psychiques sont hésitantes, le doute et l'indécision en sont les conséquences nécessaires. Le sujet examine tour à tour les mobiles et les motifs sans arriver à faire un choix, et la décision ne se produit pas ; l'instabilité des synthèses ne permet pas la stabilité d'une croyance et il n'y a pas de mouvement psychique précis, pas de détermination, c'est-à-dire pas de mouvement déterminé, sans stabilité de la construction psychique, c'est-à-dire sans *croyance*.

Si au contraire, et pour les raisons indiquées ailleurs, les jugements sont bien construits, bien adaptés, s'accompagnent de croyance, d'affirmation ou de négation, la délibération et la décision sont de bonne qualité, il y a ce qu'on appelle *réaction-volonté*, mais d'abord *jugement*, jugement avec toutes ses modalités, analytique ou synthétique, affirmatif ou négatif ; jugement qui, en s'accompagnant de croyance, détermine un mécanisme très particulier, constructif et stabilisateur et, ensuite, exécutoire, comme nous le verrons plus loin ; jugement, c'est-à-dire relation, et non commandement sans rapport avec l'objet.

Ainsi la décision volontaire est la conséquence d'un jugement bien construit et d'une croyance stabilisée. Quant au jugement, nous avons vu (p. 47) qu'il est conditionné par des éléments multiples, physiques et psychiques, réglés par les nécessités de l'adaptation et de l'équilibre. Et c'est là, dans ces éléments, non ailleurs, qu'il faut chercher les causes et aussi les troubles des jugements volontaires. Sans doute, il est indéniable qu'un jugement est conditionné également, ou plutôt provoqué par un principe directeur, conduisant le jugement vers une finalité. Mais ce principe directeur n'est pas sans rapport avec l'objet, il n'est pas intérieur, il est une *combinaison d'adaptation*, un rapport. Si la combinaison-rapport est possible pour le sujet, si elle réalise l'équilibre individuel, le jugement se forme, se construit logiquement et solidement ; il y a croyance et volonté. Sinon, le jugement est inexécutable, et il n'y a plus que doute, indécision, caprice, chimère ou utopie. « ... L'effort revient à poser définitivement un jugement pratique, practico-pratique, selon la terminologie de l'école[1]. »

Encore faut-il le pouvoir et faut-il que la combinaison d'adaptation, que la relation entre l'objet et le sujet soit possible de part et d'autre, que l'objet soit à la portée du sujet et que le sujet possède les pouvoirs de s'adapter à l'objet. Tout se ramène à une question de rapport subjectivo-objectif (si l'on me permet le mot) et de pouvoirs subjectifs.

En définitive, le premier stade de l'activité volontaire (délibération, décision) apparaît comme un phénomène de jugement avec tous ses conditionnements psycho-physiques et conditionnements de croyance. Celle-ci, qui est une adhésion totale de la personne à un état de conscience, stabilise le jugement et détermine, de ce fait, les mouvements psychiques naturellement consécutifs à cet état (loi de Bain). Le *jugement avec croyance* détermine, *ipso facto*, la *réaction* appelée *volonté*.

La foi qui n'agit pas, dit le poète, est-ce une foi sincère? Et cela est vrai. Si l'action ne suit pas la foi, c'est que la croyance n'est pas totale. Dans la volonté la croyance est, après le jugement, le phénomène capital; elle entraîne des états d'esprit et d'action qui suivent nécessairement l'état de conscience ainsi créé. Il n'est pas paradoxal d'avancer qu'il n'y a pas de maladies de la volonté (mot), mais des maladies du jugement, de la croyance et de leurs conditionnements. Toutefois, pour que la volonté soit complète, il est indispensable qu'elle puisse être exécutée. C'est le second stade de la volonté, et nous l'étudierons dans les pages suivantes.

II. — *L'exécution ou réaction motrice.*

Chez les normaux, l'exécution est bien rarement séparée de la décision. La division est fréquente dans les cas pathologiques. Pour qu'il y ait exécution de la décision, il est

---

1. J. De la Vaissière. S.-J. *Éléments de Psychologie expérimentale*, p. 294.

nécessaire que les conditionnements qui président à la transformation d'un état de conscience en état moteur soient aptes à cette transformation et, ensuite, à l'exécution motrice ou à la réalisation du mouvement. En un mot, le processus d'exécution est d'ordre purement moteur. Il obéit à la loi de diffusion de Bain : « Tout fait de conscience détermine un mouvement, et ce mouvement s'irradie dans tout le corps et dans chacune de ses parties ». Mais il est indispensable que la diffusion et par conséquent l'exécution du jugement soient possibles. Tout d'abord deux conditions se présentent : ou bien le jugement a été établi, ou il ne l'a pas été. Dans le second cas, pas d'exécution, bien entendu. L'inexistence de jugement supprime même toute velléité d'exécution. Et cela est fréquent chez les asthéniques en état de crises aiguës.

Mais admettons que le jugement ait été établi. Le cas est non moins fréquent. L'exécution est-elle toujours une conséquence d'un jugement bien construit ? L'idée et son exécution sont-elles un seul phénomène, comme le disent bien des philosophes ? Et suffit-il de poser un jugement practico-pratique pour que l'exécution suive et que l'effort soit possible ? L'observation des asthéniques démontre qu'il n'en est rien. L'exécution du jugement peut être arrêtée ou inhibée soit pour des causes tenant au *sujet*, soit pour des causes tenant à l'*objet* ou au milieu.

Causes subjectives. — Un asthénique ne peut exécuter une décision, un jugement, que si son pouvoir nerveux cérébro-spinal le lui permet. « Je veux » est un état d'esprit, et si les états d'esprit commandent ils n'exécutent rien. L'exécution volontaire n'est pas une question de métaphysique, elle est un problème biologique. Pour construire et fixer un jugement et pour rendre l'effort durable, il est indispensable que les centres nerveux soient capables de produire un travail continu, au lieu de s'épuiser facilement. Voici un exemple d'inexécution par asthénie physique pure. Bar..., asthénique total et grave, atteint de méiopragie bulbo-cardiaque, a plusieurs fois exprimé une opinion singulière : « Lorsque je prends une décision dit-il, lorsque je me dis fortement : je veux telle chose, écrire, parler, sortir du lit, etc., j'éprouve une défaillance physique, avec angoisse et faiblesse cardiaque, un abaissement de ce qu'on pourrait appeler « le sens de la vie ». Pour faire effort, j'ai besoin de m'appuyer sur quelque chose, et il me semble que ce quelque chose cède. Supposez, ajoutait-il, que, au gymnase, dans l'exercice du saut, au moment où l'on donne un fort appel du pied sur le tremplin, ce tremplin s'affaisse subitement : le saut ne s'exécuterait pas. Malgré le vouloir, l'effort serait anéanti par l'écroulement du point de résistance du support. Quand je veux agir, c'est la même chose, je donne l'appel, mais mon support, mon tremplin mental s'affaisse, et je n'exécute rien ».

Cette explication de malade peut paraître singulière, cependant je crois bien qu'elle exprime une part de vérité. Je pourrais citer d'autres exemples d'inexécution chez des asthéniques de toute origine. Quelle que soit l'explication, il est indéniable que l'exécution d'un état de conscience quelconque n'est pas possible, si le mécanisme intermédiaire est incapable de réaliser le mouvement. « Si un premier élément n'est pas donné par la nature et avec lui une énergie potentielle, rien n'aboutit[1]. » Un hémiplégique peut vouloir remuer ses membres paralysés, le mouvement est inexécutable. Il en est de même chez l'asthénique, et pour des raisons purement dynamiques.

Causes objectives. La lutte. — L'action est relativement facile quand elle est purement individuelle et solitaire. Malheureusement pour l'asthénique, l'activité est aussi et le plus souvent sociale, elle doit être accomplie dans un milieu déterminé. Et cela entraîne dans l'exécution des troubles intéressants à décrire.

Il existe un *mutisme asthénique* qui mérite d'être noté au passage. Tout le monde connaît le mutisme hystérique. On sait qu'il éclate en général brusquement, à la suite d'une émotion forte et peut disparaître de même façon.

1. Ribot. *Les maladies de la volonté*, p. 69. (F. Alcan.)

Pas de paralysie, pas d'affaiblissement actuel. Le malade a perdu, par trouble de réceptivité, l'image verbale; il ne sait plus qu'il a une fonction de cet ordre. Et d'ailleurs ça ne le trouble en rien; il n'en est pas affecté. Chez l'asthénique les phénomènes sont autres. Le malade ne perd ni la conscience ni l'usage de la fonction verbale, mais simplement le pouvoir d'extérioriser ce qu'il voudrait dire. Aussi est-il presque toujours un silencieux, un renfermé. Malgré tout son désir, il ne parle pas, parce qu'il ne peut pas parler. Si instruit, si cultivé qu'il soit, il ne trouve rien à dire, même à ses intimes, même à ses proches. Ce singulier mutisme n'est pas constant d'ailleurs. Si le sujet est dans une bonne période physique, s'il est sous une impression morale agréable, ou en milieu sympathique, il sort ses idées, il trouve ses mots. Si, au contraire, il est déprimé, ou triste, ou en milieu antipathique, il est incapable de provoquer ou d'entretenir une conversation, même avec sa famille et dans des conditions où la timidité ne joue aucun rôle. Il souffre de cet état singulier, il voudrait trouver quelque chose à dire, sachant bien que son silence ennuie et glace son entourage. Plus il cherche, moins il trouve. Et je sais des malades qui, dans de telles périodes, endurent mille supplices, sans toutefois arriver à pouvoir parler : l'acte d'émettre des idées, de prononcer des paroles étant, à certains moments, complètement impossible, parce que trop difficile et au-dessus de leurs pouvoirs fonctionnels. Si absurde que cela soit, cela est.

Aussi la *conversation* est-elle pour l'asthénique une opération laborieuse. Avant tout il n'aime pas les « duos ». Causer « à deux » est un supplice, et il évite généralement la société d'un seul ou, surtout, d'une seule. A deux, c'est terrible : trouver tout le temps quelque chose de nouveau à dire! Mieux vaut la fuite. A trois, ou à quatre, les idées se multiplient, et l'effort individuel est moindre. Cependant, la conversation, avec tous les multiples efforts qu'elle comporte, est dans toutes les circonstances une opération toujours pénible. Pendant qu'il parle, il se demande si ce qu'il dit est bien, si l'interlocuteur est satisfait, s'il n'aurait pas mieux fait de choisir un autre sujet,

si on ne va pas le prendre pour un niais. Ce travail
d'auto-analyse complique singulièrement sa tâche et affaiblit des synthèses qui manquent de force naturelle. Aussi
passe-t-il rapidement d'un sujet à un autre, de peur de ne
pas développer assez le sujet qu'il traite, ou de mécon-
tenter l'interlocuteur. Est-ce le moment d'être gai ou
doit-il être grave? Il ne sait trop, il cherche, il s'inquiète;
il essaie de lire dans les yeux l'impression produite; il
esquisse un sourire, mais le sourire se fige sur ses lèvres :
« l'autre » a fait un mouvement qu'il ne s'explique pas
très bien. Alors sa langue se sèche, son esprit s'épuise,
ses synthèses s'affaiblissent, ses yeux s'abaissent vers la
terre, il s'agite sur sa chaise, et il cesse de parler. Il ne
sait pas tirer d'un sujet tout ce qu'on en peut extraire de
léger, de superficiel et d'inutile; il ne sait pas se taire
avec sérénité, son silence même est inquiet; il ignore l'art
de dire des riens ; son inquiétude le pousse à vouloir toujours énoncer des choses essentielles ou profondes. Ce
n'est pas qu'il ne soit pas apte à faire, lui aussi, quand il
est cultivé, ce qu'on appelle un délicieux causeur, au contraire, mais il faut qu'il se trouve dans un milieu sympathique, parmi des amis sûrs. Alors sa tension s'élève, ses
synthèses s'affermissent, ses associations se précisent; et
il part... Il parle, il parle, il est joyeux, hardi, pétulant;
il est si bien parti qu'il est quelquefois nécessaire de l'arrêter. Le frein ne fonctionne pas mieux dans la gaieté que
dans la tristesse. J'ai dit ailleurs qu'il est un être d'intimité. Jeune homme, il sait mal s'adapter aux conversations brutales ou insignifiantes du café, du collège ou du
monde. Il est nécessaire qu'on l'écoute et l'on n'écoute
que les hommes très arrivés, ou les vieillards. Tels illustres
écrivains qui furent dans leur vieillesse des causeurs
fameux, de ceux que se disputent les maîtresses de maison
et que les disciples écoutent d'une oreille attentive, furent
dans leur jeunesse dédaignés et raillés par les camarades
impérieux et malins qui pérorent en toute occasion et
avec autorité.

La description qui précède est, dira-t-on, celle de la
timidité. Sans doute, mais l'asthénique est toujours un

timide, dans ce sens que l'extériorisation lui est toujours difficile, et c'est cette difficulté qui constitue l'une des causes de la timidité. Les réactions viscérales qui accompagnent la timidité et paraissent la caractériser sont des dérivations de mouvements psychiques mal employés. Il est bien entendu que les difficultés de la conversation varient avec la forme de l'asthénie et ses degrés.

Le *geste* n'est pas plus facile. L'asthénique fait en général de petits gestes secs, étroits, limités — à moins que, dans l'excitation, il ne se livre à des gestes exubérants et disproportionnés.

Le *rire* n'est pas normal. L'asthénique rit peu, il n'a ni le rire total, ni le geste large des « bons vivants », il rit peu, il sourit plutôt. Dans les crises d'asthénie grave, le rire éclate parfois par secousses, sans proportion et même sans relation avec la cause. L'asthénique voit entrer un ami ou le médecin, il se met à rire, d'un rire qu'il ne peut arrêter. Il s'excuse, mais il continue. Son rire est quelquefois contradictoire. Le malade a un véritable sujet de tristesse, il a perdu un parent, il a fait une perte d'argent : Il en parle et il rit. « Je ne sais pas pourquoi je ris, dit-il, c'est idiot. » Mais il rit, douloureusement. Dans les états graves, le rire est ainsi. A mesure que les forces reviennent, le rire devient plus adéquat à la situation. Mais ses anomalies sont un signe de fatigue ou de retour en arrière. Pendant la période grave de son asthénie, M. T... me disait quelquefois : je ris aujourd'hui d'une façon ridicule ; je vais moins bien, je recule.

Il est enfin des *actions sociales* infiniment plus compliquées, celles qui exigent une *lutte* avec d'autres personnes soit pour leur imposer ses résolutions si elles ne les acceptent pas tout de suite, soit pour se faire dans la mêlée sociale une place conforme à ses désirs ou à ses aptitudes. Le jugement construit, la croyance acquise, la décision prise, — cela est bien, mais cela ne suffit pas. Ce n'est qu'un commencement. Il faut combattre : discuter, ruser, intervenir à propos, gronder parfois, parler net... lutter, en un mot, avec tout ce que le terme comporte d'adresse, de violence, de douceur, de maîtrise. C'est à cette période de l'exécution que l'asthénique faiblit trop souvent. Il peut arriver, aussi bien et mieux que d'autres, à établir des jugements et des croyances, il les exécute quand ils ne comportent pas de luttes immédiates. Par exemple il peut accomplir strictement sa profession, quelle qu'elle soit, il peut réussir dans le calme. Viennent des discussions obligatoires avec des adversaires impérieux et violents, il recule. Une maîtresse de maison ne saura pas commander à une cuisinière difficile et fera une crise psychasthénique si sa femme de chambre témoigne d'un mauvais caractère trop persistant. Bar... subira un employé paresseux, parce qu'il est incapable de le renvoyer. Sor... reste dans une situation médiocre parce qu'il faudrait se débarrasser d'un associé inintelligent mais grincheux, et il ne peut se décider à avoir avec lui l'explication décisive. M⁽ᵐᵉ⁾ Z... ne va jamais au théâtre, malgré son désir, parce que son mari ne le veut pas ; une autre ne sort pas le dimanche, parce que son mari a peur de dépenser de l'argent. Pal... laisse sa femme agir en dépit du sens commun, parce qu'il ne peut se décider à discuter.

Et c'est toujours la même chose. L'asthénique renonce à la lutte, il n'exécute pas sa volonté, pour éviter la discussion et avoir la paix. Souvent l'entourage le sait et il en abuse. C'est ainsi qu'on dit : l'asthénique n'a pas de volonté. Si, il en a, il a de la volonté, jugement, choix, croyance, et, aussi, la volonté-exécution dans un milieu facile. Il ne l'a plus dans un milieu difficile et lorsque la lutte est indispensable. L'action sociale est infiniment plus compliquée que l'action privée. En cette occurrence, l'asthénique reste le plus souvent en route, inhabile à faire au moment précis l'acte nécessaire (parole ou action). Averti par des expériences fâcheuses, il redoute l'action immédiate et, très souvent, se décide pour l'abstention : il est, dans des actes sociaux, un abstentionniste résolu, et il apporte à cette méthode passive une ténacité qu'il ne sait pas employer dans l'action.

En résumé, dans l'inexécution des jugements, dans l'inexpression de ce qu'on appelle encore la volonté, il ne suffit pas de s'arrêter à des causes affectives ou intellectuelles. Si l'on remonte plus haut, si, derrière ces apparences verbales, on recherche les causes premières, on aperçoit des troubles d'une foule de conditionnements : psychologiques d'abord : troubles des fonctions de construction (asthénie), troubles des jugements, troubles des tendances psycho-motrices ; puis, troubles des conditionnements physiques : troubles du pouvoir d'effort et de toutes les fonctions physiologiques qui alimentent ce pouvoir. Si la construction d'un jugement, avec le phénomène croyance qui stabilise l'idée formée, déclenche des mouvements, parce que tout état de conscience s'accompagne de mouvements (loi de Bain), la propagation des mouvements est liée à la quantité d'énergie nerveuse et à la possibilité de l'effort physique ou psycho-physique. Ce n'est pas la pensée — rapport idéal et non spatial — qui se transforme en acte, c'est l'état ou ce sont les états physiologiques, supports des rapports-pensées, qui se transforment en réactions. La valeur ou la force des exécutions est évidemment conditionnée par la valeur de ces états physiologiques, supports somatiques de la pensée.

Mais un phénomène se produit parfois qui déroute l'entourage, le médecin et le malade lui-même. Lorsqu'une nécessité très impérieuse le pousse, l'asthénique est capable, à tous les degrés de la maladie, de construire des jugements bien adaptés et de les exécuter, au moins suivant les limites de ses pouvoirs d'effort. Sim..., dans la période la plus grave de son asthénie, s'est trouvé acculé à des situations très difficiles : financière, sociale, familiale. De graves résolutions devaient être prises, son entourage, hésitant, temporisait. Cependant il fallait conclure. C'est lui qui sut découvrir les solutions les mieux adaptées, radicales, il est vrai, mais les seules logiques. — M. Re..., est un industriel surmené par de grosses affaires et de longs soucis. Asthénique constitutionnel en outre, il mène une vie de calme et de silence, dirigeant de loin ses affaires, mais restreignant par expérience son activité sociale. Un procès se présente qui est pour lui d'un intérêt vital. Il accompagne son avocat aux audiences, dépose, plaide, ou presque, avec une lucidité, une précision parfaites, et le procès est gagné. — M. Ali..., malgré une asthénie intense, dirige les affaires de toute sa famille, parce qu'il a reconnu, après expérience, que les siens en étaient incapables.

Qu'est-ce à dire? L'asthénique peut donc, dans certaines occasions, vouloir et agir? On ne manque pas d'ailleurs de le lui faire remarquer : puisque vous avez pu vouloir et exécuter cette action difficile, vous devez pouvoir toujours, et quand vous n'agissez pas c'est que vous ne voulez pas. — Cela est d'une observation bien superficielle. Après l'effort accompli, l'asthénique retombe en effet plus bas qu'il n'était avant : généralement il fait une crise aiguë. Il a donc fait du surmenage. S'il a pu dépenser plus qu'à l'ordinaire, c'est qu'il avait accumulé des réserves, mais il a dépensé ses réserves et un peu plus, puisqu'il y a crise aiguë. C'est ainsi que s'il existe un affaiblissement des pouvoirs constructifs, il n'y a pas toujours suppression totale. A la condition de se surmener, il est apte à dépenser plus qu'à l'ordinaire. Cependant cette dépense est tout de même limitée. Sim... a pu prendre des décisions, mais il eût été incapable d'aller déposer devant une Cour, ce qu'a pu faire M. R..., moins atteint. L'effort accompli dépend toujours de l'état actuel des réserves énergétiques et des conditionnements physiques. Le principe directeur d'adaptation qui, sous le nom de volonté, préside à la construction des jugements — premier stade de la volonté — est soumis dans l'exécution du jugement, comme dans le jugement, à des conditionnements multiples, psycho-physiques, et, en dernière analyse, au pouvoir.

III. — *La réaction — volonté dans ses rapports avec certains excitants.*

Quels sont, chez les asthéniques, les excitants les plus forts, les plus propres à favoriser la construction du jugement, l'unité psychologique la plus parfaite, et à provoquer le déclenchement de la réaction volontaire? Dans cette opération d'adaptation qu'est la volonté, les excitants naissent du dedans ou du dehors. En étudiant les états psycho-moteurs, nous avons montré l'influence capitale des *tendances* primitives sur l'activité. Les excitants adoptés par tendances primitives sont ceux qui produisent, dans l'adaptation des milieux internes entre eux, l'attitude centripète (voy. p. 188) avec égoïsme biologique ; dans l'adaptation des milieux internes aux milieux externes, l'attitude centripète encore, avec égotisme ou désintéressement social (voy. p. 190), en un mot le meilleur équilibre individuel et momentané.

Ces tendances primitives agissent avec une force considérable sur la formation du jugement et ses réactions. Issues des profondeurs inconnues de notre être, elles sont des excitants psychologiques d'une puissance formidable. On s'en doute un peu, on ne le sait pas assez. Elles sont au fond de tout : à l'origine de nos sentiments, de notre intelligence, au fond des morales, des religions et des lois, qu'elles expliquent et qu'elles justifient.

Mais qu'on n'aille pas croire que l'excitant-tendance est toujours un instinct organique et inférieur (dans l'échelle des valeurs morales). Si l'on a bien compris le mécanisme des tendances, tel que j'ai essayé de l'exposer (voy. p. 172), on admettra que les tendances primitives peuvent être la source involontaire des pensées les plus pures, des actions les plus nobles et les plus désintéressées.

L'excitant le plus fort est en effet celui qui détermine la meilleure adaptation, le meilleur équilibre possible de la fonction psychique individuelle. Si cette fonction s'équilibre grâce à des tendances intéressées, les excitants intéressés seront les plus forts, mais si elle s'équilibre grâce à des tendances désintéressées, celles-ci seront les plus puissantes. On sait que parmi les motifs désintéressés on compte les sentiments les plus nobles, les idées pures, l'idéal, le sacrifice, l'amour des autres, l'amour de Dieu, le mysticisme. Il est évident que la tendance primitive est la plus forte. Mais la tendance primitive désintéressée est aussi forte que la tendance primitive intéressée, l'altruisme que l'égoïsme, l'égotisme que l'égoïsme, la noblesse que la bassesse, l'idéal que le réel. Cela explique bien des choses et, en particulier, l'incompréhension mutuelle des êtres animés de tendances différentes.

Quelle est la force des états dits affectifs ou intellectuels, des sentiments ou des idées abstraites ? Nous avons exposé cette question en décrivant les opérations intellectuelles (voy. p. 37). L'idée pure est aussi forte que l'amour et tous les sentiments, mais tout dépend du sujet, de ses aptitudes et des mécanismes psychiques qui l'équilibrent. L'exemple des apôtres et des martyrs qui sacrifient leur vie à leur foi, des savants qui sacrifient leur santé ou leurs intérêts à leur idéal, prouve qu'un état de conscience construit avec des idées désintéressées ou abstraites est aussi fort qu'un état de conscience construit avec des états dits affectifs. Il n'y a pas de cloison étanche entre la vie affective et la vie intellectuelle, parce que vie affective et vie intellectuelle diffèrent seulement par la nature de l'excitant et non par leur formation psychique fondamentale. Peut-on dire, avec un très grand nombre de philosophes actuels, que les sentiments et les états affectifs sont tout et que l'intelligence est incapable de faire agir ? L'observation des névropathes démontre que cela est inexact. La spéculation intellectuelle chez un philosophe névropathe porté à la métaphysique, la rumination chez tous les nerveux, sont des états plus puissants que tous les états affectifs.

Le *nouveau* et l'*ancien* peuvent être nuisibles aux opérations psychiques, et alors ils ont pour effet d'affaiblir les relations qui constituent un rapport précis ; ou ils peuvent être utiles, et ils ont pour effet de resserrer ces relations. Utilité et nocivité sont conditionnées par la facilité ou la difficulté, pour le sujet et dans les circonstances présentes où il se trouve, de construire l'opération psychique (affective, intellectuelle ou volontaire) déterminée par l'excitant. Une opération est difficile quand elle dépasse les pouvoirs d'adaptation du moment : décision importante, entrée dans une réunion d'inconnus, changement de résidence, mariage, choix d'une profession, ordres difficiles à donner, mésintelligence et discussion à préparer, etc.

Elle est facile quand elle est bien adaptée aux moyens du sujet : visite à un ami, musique, théâtre, distraction, voyage, conversation agréable, sermon bien fait, etc.

Ainsi le nouveau difficile est, le plus souvent, redouté des asthéniques, et ils sont tous atteints de misonéisme, mais, en même temps, ils recherchent le nouveau facile qui fortifie et unifie leurs synthèses, et c'est une des conditions de leur instabilité. L'ancien est généralement facile. C'est pourquoi les asthéniques sont généralement routiniers et maniaques. Mais, par sa monotonie, il n'excite pas toujours assez la torpeur ou la dépression de l'asthénique, et il leur devient nuisible en augmentant leur immobilité et leur automatisme. On en peut dire autant du *passé* ou du *présent*. Le passé agréable est facile, et l'asthénique aime beaucoup à se raconter, comme les vieillards; le passé désagréable est difficile et devient une source de ruminations dissociantes. Le présent est, comme le nouveau, une opération facile quand elle est bien adaptée, très difficile lorsqu'elle est inadaptée. Sous le nom de *Présentification*, M. P. Janet a décrit une fonction mentale « qui consiste à rendre présent un état d'esprit et un groupe de phénomènes ». Elle est le pouvoir d'adapter à la circonstance présente toutes ses capacités psychophysiques ; la possibilité d'être toujours prêt, dans toutes les conditions de milieu, de température, de nutrition, de vie sociale, à fournir la quantité suffisante — ni trop peu, ni trop — d'attention, de perception, de mémoire, de jugement, de raisonnement, de synthèses, en un mot, de toutes les opérations psychologiques, primitives ou dérivées, qui font d'un être humain un être d'action précise et juste. Ce n'est pas un travail facile pour tout le monde. On peut être un homme très remarquable et être dépourvu du pouvoir de présentification. Et l'on peut être très doué de cette aptitude, tout en étant un esprit médiocre. Jouir du présent est une opération liée à notre activité et qui n'a rien d'intellectuel, au sens rationnel du mot.

Le rôle du *réel* ou de la *réalité* dans tout excitant psychique n'est pas moins important. La réalité est la vie telle qu'elle se présente, sans l'intervention d'aucun artifice, d'arrangement, d'idéal ou de fiction. L'adaptation à la réalité, présente ou future, exige un degré élevé d'activité, une dépense plus grande d'énergie, un pouvoir quantitatif plus considérable. Assimiler un excitant réel, construire avec lui une opération psychologique immédiate, un rapport utile, demande des conditions particulières de qualité, de quantité, de tension, d'attention, etc. Toute opération qui correspond exactement à la réalité pratique est difficile. Cela est de notion banale. Au contraire, elle est facile lorsque l'excitant psychique demeure, comme le but à atteindre, dans le domaine d'un idéal lointain ou d'une fiction commode. Il est plus facile de suivre un rêve que de réaliser des actions précises. Toutefois la réalité devient facile et utile, comme la nouveauté, lorsqu'elle intervient sous des formes diverses et contradictoires (joie, événement heureux ou malheureux, catastrophe, perte d'un être cher), pour unifier des états de conscience dissociés par des automatismes anciens et affaiblis par leur dispersion même.

On comprendra, sans qu'il soit utile d'insister, que l'*idéal* est, le plus souvent, un excitant plus puissant et plus fréquent que le réel. Il est « l'idée d'une perfection capable de se représenter sous une forme sensible », mais dont la réalisation est généralement lointaine. L'idéal est un phénomène possible sans doute, mais qui peut le demeurer longtemps ; il sert de guide au réel, mais il ne commande pas les réalisations immédiates. Il facilite l'imprécis, le vague, le flou, la longueur de temps. Il est très haut, et si haut parfois, qu'on peut le poursuivre sans beaucoup d'efforts et sans même essayer fortement de l'atteindre. Enfin il est « l'idéal ». Et l'idéal n'est pas éloigné de la *fiction* ou de la *chimère*. Mais nous avons exposé ces questions à propos de l'Imagination et nous y renvoyons le lecteur.

Le futur. La volonté-but et la ténacité. — Le *futur* est un excitant d'une essence très particulière. Rien n'est plus facile sans doute que de construire dans le futur, et cette facilité même donne trop souvent à ceux qui redoutent le présent le goût de vivre dans un avenir très vague et de se perdre en rêves imprécis ou impossibles — rêves de Perrette. Mais, d'autre part, le futur peut avoir une influence bienfaisante, car c'est lui qui donne naissance à cette forme très spéciale de volonté que l'on appelle la *ténacité* et qui n'est pas l'entêtement. La ténacité, c'est la continuité dans la poursuite d'un but. Un but lointain fait partie d'un ensemble d'actes également volontaires. Vouloir faire un livre, par exemple, ne consiste pas seulement à prendre une plume, du papier, et à se mettre à écrire ; il faut vouloir, pendant un certain temps, faire l'ensemble des travaux nécessaires à l'achèvement du livre. Vouloir guérir d'une maladie, ne consiste pas à dire « je veux guérir », mais à faire, pendant tout le temps utile (jours, mois ou années), tous les efforts indiqués par les circonstances et surtout (ce qui est bien plus difficile) à ne pas faire les actes nuisibles et à s'imposer les privations indispensables. Il n'y a pas là un seul acte immédiat, mais une série d'actes à accomplir. Et, sans contredit, cela fait partie de la volonté. On pourrait appeler « volonté-immédiate », l'acte volontaire simple, et « volonté-future » celle qui poursuit un but lointain ; ou bien, la première, *volonté-acte*, et la seconde, *volonté-but*, — la *ténacité* étant le trait caractéristique de cette dernière et complétant ainsi la volonté parfaite. Et ces deux formes de volonté ne sont pas toujours réunies. Ce que j'exprime par le mot ténacité — et je ne tiens pas au mot — est à peu près ce que Aars a décrit sous le nom de *sentiment d'attente*. Pour lui la volonté est toujours liée à l'anticipation psychique des images futures. Sans attente du futur, pas de volonté. C'est exact, ou, du moins, il faudrait dire : pas de volonté-but, pas de ténacité.

La volonté parfaite, complète, est évidemment celle qui, prompte à se décider dans l'instant, est apte à poursuivre aussi un but lointain. Mais on remarque bien que ces deux volontés ne vont pas toujours ensemble. Des hommes bien portants et vigoureux, sachant s'adapter chaque jour aux circonstances présentes, écrasant volontiers leurs semblables dans la lutte quotidienne, sont très souvent incapables de poursuivre un but. Il semblait qu'ils dussent conquérir le monde, et ils s'attardent à des besognes banales : le métier, l'amour, la table... et ils y triomphent. Au contraire, des êtres sans volonté immédiate, ne sachant pas très bien s'ils doivent se lever, sortir, manger, rire, acheter un vêtement ou une cravate, prendre un fiacre ou l'omnibus, toujours hésitants, à peu près incapables de jouir de l'heure présente, ceux-là sont doués souvent d'une ténacité rare, poursuivent à travers vents et marées et dans tous les domaines (lettres, sciences, arts, profession quelconque) de vigoureux desseins et mènent à bien des œuvres dont on ne les croyait pas capables.

C'est précisément cette volonté-but, ténacité, volonté future, qui existe à un haut degré chez la plupart des asthéniques, tandis que la volonté immédiate est presque toujours très diminuée ; elle est d'autant plus forte qu'elle ne fait pas de distinction entre le réel et le possible, et elle s'accompagne de sentiments multiples dont le principal est peut-être le désir de montrer un jour par des œuvres le pouvoir obscur que l'on sent au fond de soi. Leur imperfection dans le présent leur donne le désir du mieux, et ils emploient toutes leurs forces à réaliser dans le futur le but qu'ils sont incapables d'atteindre dans le présent. J.-J. Rousseau est devenu écrivain, pour montrer aux hommes par une œuvre durable qu'il valait mieux que sa réputation[1]. Et il n'est pas le seul. Par contre, ceux qui se réalisent pleinement dans le présent et sont dénués du stimulant de l'inquiétude, n'éprouvent pas le besoin de travailler pour l'avenir. Ils jouissent de la vie.

Si la ténacité ou volonté-but est généralement de bonne qualité chez les asthéniques, c'est qu'elle ne demande pas une dépense nerveuse immédiate et considérable. La compréhension et la réflexion, y entrent pour la plus grande

<hr>

1. Cf. *Les Confessions.*

part et elles ont tout le loisir de s'exercer, puisque le malade a tout le temps de délibérer, de peser les motifs et de prendre une décision qui, ne comportant qu'une exécution lointaine, est à l'abri des chocs émotifs quotidiens. Par la méditation solitaire il a toute facilité de se fortifier dans sa résolution, et il n'y manque pas. La volonté-ténacité est indispensable à l'asthénique et il doit l'avoir, parce qu'il le peut. Il serait déraisonnable d'exiger de lui une volonté immédiate toujours présente. Il faut lui demander le possible, rien de plus.

La ténacité entretient « les longs espoirs et les vastes pensers ». Elle permet aux malades graves de « durer », c'est-à-dire de supporter, malgré les souffrances intimes et les railleries du monde, une vie souvent atroce et ridicule; elle est la lampe du temple, qui brûle sans cesse devant l'autel où se dresse, comme un dieu mystérieux et vénéré, le but que l'on « veut » atteindre, petite flamme intérieure et mystique souvent près de s'éteindre, mais que rallume sans cesse la volonté de vivre; car c'est l'attente qui fait la vie des malades. Savoir attendre, savoir prendre tous les moyens longs, nécessaires et ridicules pour laisser à la nature le temps d'accomplir son action bienfaisante, cela est une science, et c'est une force. Elle est aussi utile aux asthéniques légers qu'aux asthéniques graves. A ceux-là, à ceux qui vivent de la vie commune, mais qui ne peuvent « faire comme tout le monde », elle donne le courage de vivre comme ils peuvent et de produire leur œuvre, en attendant la guérison, je dirais : de « vivre leur vie », si cette expression tombée dans la banalité romancière ne servait aujourd'hui de prétexte à tous les égoïsmes des bien portants ou des détraqués. On me permettra de citer une fois de plus Darwin qui dut se retirer à la campagne, se borner à travailler deux heures par jour et renoncer à toute vie sociale : il sentait qu'il avait une œuvre à faire, et il l'a faite, immense et glorieuse, comme on sait. L'observation longue et minutieuse des asthéniques constitutionnels m'a démontré que ces êtres, considérés comme dépourvus de volonté, sont des héros de la volonté, et presque toujours les plus volontaires d'entre les hommes, si l'on envisage la volonté-future, la continuité dans les actes en vue d'un but lointain — la ténacité.

Résumé psycho-pathologique. — Tels sont, dans les états d'asthénie, aigus ou chroniques, les principaux troubles de l'activité volontaire réfléchie, réaction-volonté, deuxième stade des opérations psycho-motrices, ou stade des réactions dites intellectuelles. Ces troubles se rencontrent dans les crises d'asthénie, quelle que soit leur origine ; asthénies psycho-physiques : épuisement par surmenage, inhibition ou asthénies secondaires, insuffisance primitive ; asthénies psychiques : asthénie par paralogisme. Ils sont plus ou moins accusés selon la forme et le degré de l'asthénie. On peut les résumer en disant qu'ils sont dus à l'insuffisance des éléments nécessaires à l'achèvement constructif du rapport-pensée qui entre dans un jugement practico-pratique. Ils peuvent donc être ramenés à des troubles de jugement et, en remontant l'échelle hiérarchique, aux troubles des conditionnements des jugements : troubles des tendances, des synthèses, des stabilisations, de l'attention, etc., etc., enfin, de la vie cellulaire ; en résumé, troubles étagés d'après la hiérarchie des fonctions psycho-physiques, depuis les plus primitives jusqu'aux plus élevées. Chez les asthéniques, les choses se passent toujours comme s'ils ne pouvaient *construire* les jugements. Les impressions de l'objet sont toujours reçues par le sujet. Ce qui est déficient c'est l'opération de *construction* psychique, et la croyance. Cette construction étant inachevée, il n'y a pas d'effort moteur spécifique, pas de jugement volontaire, pas de volonté, au sens banal du mot.

Chez les hystériques, le mécanisme des troubles de la volonté est autre. Les choses paraissent se passer comme si l'hystérique ne *recevait* pas, dans son champ de conscience, les impressions, les images ou les représentations. Or il est démontré que les troubles de l'imagerie empêchent la réaction et l'exécution des mouvements psychiques : pas d'image, pas de mouvement. En l'espèce, pas d'image, donc pas de jugement et pas de volonté, en général, mais volonté lacunaire et caprice. L'hystérique est un aboulique vrai, par absence d'image, de connaissance et de jugement. L'asthénique, au contraire, reçoit les impressions destinées à former les images ou les représentations, mais il construit mal ses opérations (insuffisance et inachèvement) ; la réaction motrice ou volonté n'est pas absente, elle est imparfaite, du moins dans certains cas.

Il importe de proclamer deux vérités trop méconnues : 1° Les asthénies physiques ou psychiques ne sont pas des maladies d'une entité mythique et inexistante, la volonté ; 2° Il n'y a pas, chez les asthéniques, maladie d'une entité-volonté, il y a, ou il peut y avoir, maladie des conditionnements de la volonté-vouloir, donc du pouvoir-vouloir ; il y a troubles des conditionnements (ou de l'un d'eux) qui préparent la réaction-volonté : jugement, croyance, exécution, aptitude à la lutte et, au point de départ, trouble ou insuffisance des états physio-psychiques primitifs qui conditionnent les opérations psychologiques ; car il faut toujours remonter aux sources.

En résumé il n'y a pas, chez l'asthénique, maladie de la volonté. Quoiqu'on dise, l'asthénique n'est pas un aboulique. On a coutume de désigner sous ce nom d'*aboulie* les troubles du vouloir : aboulies de volition, celles qui portent sur les troubles de délibération et de décision ; aboulies d'exécution, celles qui portent sur l'extériorisation de la volonté. Si l'on s'en tenait au sens exact du mot, aboulie devrait désigner seulement la suppression de la volonté, comme le disait Dallemagne. Par une habitude fréquente, on l'étend à tous les troubles de la volonté, comme le mot neurasthénie à tous les états nerveux. En réalité, l'aboulie, ou suppression de la volonté, n'existe que chez les hystériques, parce qu'ils ne reçoivent pas l'imagerie apte à déclencher la motricité et aussi, mais pour d'autres raisons, dans les états mélancoliques et chez certains psychopathes ; elle n'existe pas chez l'asthénique.

Il est exact que les conditionnements psycho-physiques de la réaction-volonté sont souvent déficients chez les asthéniques et qu'ils manquent souvent de volonté immé-

diate, mais ils possèdent à un très haut degré cet état
de conscience purement idéal et non spatial, qui est d'ailleurs dénué trop souvent de puissance d'exécution, et que
l'on peut appeler la *volonté de vouloir, la volonté d'avoir
de la volonté*, bref, la volonté psychique. Ils veulent
achever leurs jugements, ils veulent extérioriser leurs
jugements, ils veulent lutter et atteindre les buts, *ils veulent*, en un mot, et dans toute l'acception du mot, et à un
point que ne peuvent imaginer les sthéniques qui les accusent de manquer de volonté. La nécessité de lutter sans
cesse contre eux-mêmes d'abord, contre l'instrument
défectueux dont la nature ou l'accident les a doués, puis
contre les obstacles extérieurs, familiaux, sociaux ou
autres, les oblige à recourir constamment à l'effort, par
conséquent à leurs minces réserves de pouvoir. M. Emile
Tardieu écrivait un jour que les asthéniques sont des héros
de la volonté. Je souscris pleinement à cette juste réparation. Je sais depuis longtemps — je l'ai écrit dans un précédent ouvrage et dans ce même chapitre à propos de la
volonté du futur — que les asthéniques et particulièrement
les insuffisants possèdent autant de volonté que quiconque
et beaucoup plus que bien des sthéniques, et qu'il est légitime de leur accorder la réparation à laquelle ils ont
droit.

Résumé psychologique. — Arrivé au terme de ce chapitre nous pouvons résumer brièvement notre opinion et
définir l'opération psycho-motrice volontaire. — Le terme
volonté résume un ensemble considérable d'opérations physiques et psychiques, depuis les tendances psycho-motrices
antérieures au plaisir et à la douleur, jusqu'aux jugements
les plus réfléchis et les mieux adaptés. Il n'est pas possible
de dire que la volonté est une puissance intérieure, une
entité sans rapport avec l'objet et indépendante des contingences subjectives. Le principe directeur qui conduit le
jugement vers une fin est une nécessité d'adaptation.
Vouloir, c'est pouvoir mettre en œuvre tous les moyens
subjectifs, physiques et psychiques, nécessaires pour
s'adapter à un but possible, en un mot au but qui, par

l'accord entre le sujet et l'objet, réalise le mieux l'équilibre individuel possible. La volonté est *du jugement et de la croyance en action*, mais à la condition que les pouvoirs physio-psychiques permettent ce jugement, cette croyance et cette action.

L'opération psycho-motrice volontaire comporte plusieurs phases ou plusieurs modes :

Première phase : *tendances* psycho-motrices ou excitations-réactions, que nous avons étudiées dans le précédent chapitre et dont les désordres sont indépendants de la volonté-entité rationnelle. — Deuxième phase : *réaction* d'ordre proprement volontaire ou intellectuel ou, plus exactement, réaction consécutive à un *jugement* bien construit, bien adapté, stabilisé par la croyance, mais jugement, c'est-à-dire construction d'un rapport conditionné par des éléments multiples et divers, objectifs et subjectifs ; objectifs : c'est-à-dire combinaison d'adaptation, ou rapport subjectivo-objectif possible pour le sujet ; subjectifs : c'est-à-dire jugement-croyance avec tous ses conditionnements physiques et psychiques. — Troisième phase : exécution motrice, conditionnée également par des causes subjectives et objectives.

On peut, je crois, résumer plus brièvement encore les opérations psycho-motrices ou volontaires et dire : La volonté n'est pas, comme on le croit généralement, et comme le disent bien des médecins, dont beaucoup sont organicistes, une entité indépendante des contingences subjectives et objectives ; — elle est une phase de l'adaptation, une expérience, donc un rapport entre un objet et un sujet ; elle est la réaction d'un jugement-croyance bien adapté et, à la fois, un pouvoir et un vouloir. Du point de vue psychologique elle est tantôt tendance ou excitation-réaction, tantôt jugement-croyance avec réaction-volonté. Du point de vue psycho-physique elle est, *à la fois*, un *pouvoir*, conditionné par des éléments physiques (point de vue *réaliste*), et un *vouloir*, rapport idéal (point de vue *idéaliste*), mais conditionné encore dans sa formation et sa construction. Nous retrouvons toujours, dans la volonté comme ailleurs, notre position doctrinale idéo-réaliste, union indivisible. Le mot volonté sous-entend un si grand nombre de conditionnements que l'on est tenté de souscrire à cette parole de Sergi : la volonté est un concept inutile.

CHAPITRE III *(suite)*.

LES OPÉRATIONS PSYCHO-MOTRICES *(suite)*.

I. — LES OPÉRATIONS D'INHIBITION

L'activité psychologique s'exerce de deux façons; l'activité dynamogénique, réglée par la loi de diffusion de Bain, activité que l'on appelle volontaire et que nous avons étudiée dans le chapitre précédent; — et l'activité par inhibition, réglée, du point de vue psychologique, par la *loi d'inhibition* de W. James : « Les ondes nerveuses déterminées par le fait de conscience peuvent parfois interférer avec les ondes anciennes, interférence qui se traduit au dehors par l'inhibition de quelques mouvements ». Nous étudierons, dans le présent chapitre, les troubles de l'inhibition, troubles d'origine psychique ou physique.

Du point de vue physiologique, l'inhibition, d'après Brown-Séquard qui en a donné la première définition, « est un acte en vertu duquel une propriété ou une activité et, secondairement, une fonction, ou un simple action, disparaît complètement ou partiellement, soudainement ou rapidement... à distance d'un point irrité du système nerveux, grâce à une influence spéciale exercée par l'irritation transmise de ce point à la partie ou aux diverses parties où cette disparition se manifeste [1] ».

L'inhibition est donc un acte d'arrêt. On pense, avec Brown-Séquard, qu'elle est une transformation de forces. Elle est essentiellement, dit Mac Dougall, un processus de compétition. L'inhibition des associations est déterminée

---

1. *Dictionnaire Dechambre*, article *Inhibition*.

sans doute soit par une interférence, soit par une dérivation. Il est douteux qu'il existe des voies spéciales d'inhibition ; il est plus probable que les voies de dynamogénie et d'inhibition sont associées (Mac-Dougall, Mann) et que les centres les plus riches en réserve énergétique sont ceux qui exercent l'inhibition la plus forte (bulbe, cervelet, région préfrontale). L'inhibition est donc un don naturel, ce que les théologiens appellent une grâce : c'est le *frein*, qui s'acquiert un peu par l'exercice et se conserve par l'habitude, mais reste très fragile chez ceux qui n'ont pas reçu le don.

Du point de vue psychologique elle est le pouvoir d'empêcher un mouvement psychique, pouvoir réfléchi et libre, ou non libre et conditionné par les interférences psychiques. Il est facile d'en comprendre l'importance, puisqu'il n'est possible de maintenir un état de conscience que si l'on empêche tous les autres états de conscience existant à ce moment de s'imposer à l'attention. « Aucun fait psychique ne peut se produire, subsister, et agir que par cette inhibition continuelle. » « La réalité est tissée d'opposition et d'harmonie[1]. » Mais l'inhibition n'est pas un pouvoir-entité, elle est le résultat, l'aboutissement de nombreux processus physiques et psychiques. Nous étudierons les effets produits par la *diminution* et ensuite par l'*exagération* de l'inhibition.

1° *Insuffisance d'inhibition active.*

C'est, selon Preyer, vers le dixième mois que l'inhibition commence, « sous la forme très humble, dit Ribot, de l'arrêt des évacuations naturelles ». Et c'est précisément le pouvoir d'inhibition qui disparaît très vite chez l'asthénique. D'abord chez le candidat à l'asthénie. Tout névropathe insuffisant est, un jour ou l'autre, un surmené, d'abord parce que son système nerveux n'offrait pas, à l'origine, la résistance nécessaire à la tâche entreprise, ensuite parce que le sujet, dissocié sous l'influence des fatigues, des ennuis ou des chocs émotifs, n'a pas su, et

[1]. Paulhan. *La logique et la contradiction. Rev. philo*. fév. 19[illegible].

n'a pas pu, s'arrêter sur la voie néfaste où il s'était engagé. L'asthénique en train de se surmener jusqu'à la catastrophe finale est semblable à un express dont les freins ne fonctionnent plus. Il va, il va, sans reprendre haleine, sans s'arrêter aux stations réglementaires : il ne peut pas ne pas aller; il va jusqu'au déraillement ou à la collision inévitables. Ainsi l'asthénique lancé sur la voie du surmenage *ne peut pas ne pas se surmener*. Il conserve encore des pouvoirs de synthèse, d'attention, de mémoire, de raisonnement, alors que son inhibition est en grande partie supprimée.

Le voilà malade, tombé dans le trou de l'asthénie par épuisement; il n'en pouvait être autrement. Maintenant son inhibition psychique est à peu près nulle; il est la proie des émotions et des idées obsédantes les plus diverses, du matin au soir. La tristesse, la peur, la honte, l'irritation, la dépression, l'égoïsme, l'altruisme, l'assaillent tour à tour. Durant le cours de la crise asthénique, l'inhibition suit les mêmes oscillations que le pouvoir énergétique, montant et descendant avec lui. Mais si elle a disparu la première, l'inhibition reparaît la dernière, et reste longtemps défectueuse. Le sujet, revenu à un état de forces meilleur, est difficilement le maître de son pouvoir d'arrêt. Il ne peut y arriver que grâce à une discipline sévère et en restant toujours au-dessous de ses disponibilités dynamiques. Et cela n'est pas commode, puisque, trop souvent au-dessous de sa tâche sociale, il lui est difficile de faire des réserves énergétiques permettant la dépense d'une action d'arrêt, dépense toujours supérieure à la production d'une action dynamogénique. Je n'interprète pas, je constate.

L'asthénique est donc presque toujours le jouet des idées qui passent et, surtout, de ses tendances, parce qu'il est incapable de « serrer ses freins », incapable d'exercer l'arrêt actif, qui est une opération nouvelle et immédiate, donc difficile, et qui demande un pouvoir physique suffisant. L'insuffisance d'inhibition amène le triomphe des tendances internes ou externes : excitation ou dépression, égoïsme, altruisme ou égotisme. Il y a des degrés, bien entendu, selon l'intensité ou la forme de l'asthénie. Mais quelle que soit la qualité de ses jugements, l'asthénique pèche par insuffisance du pouvoir actif d'arrêt, et d'ailleurs, en même temps, pour d'autres actes et pour d'autres motifs, par excès d'inhibition passive comme nous le verrons plus loin.

Est-ce à dire que l'insuffisance d'inhibition aille jusqu'à l'*impulsion*, au sens péjoratif du mot? Il faut distinguer. L'impulsion totale type, irrésistible, avec angoisse et satisfaction quand elle est accomplie, se rencontre chez les grands dégénérés, chez les épileptiques, les alcooliques, les vésaniques; elle n'existe pas chez les asthéniques. Chez eux, et particulièrement chez l'asthénique avec insuffisance, la diminution de l'arrêt peut provoquer des actes plus rapides qu'il ne convient, des pensées moins réfléchies, quelques petites manies. Les manifestations psychiques ou psycho-motrices n'ont jamais le caractère d'irrésistibilité absolue, elles sont conscientes et, surtout, elles ne présentent pas ce caractère d'absurdité qui choque l'évidence et le bon sens et caractérise les impulsions des psycho-pathes, des grands dégénérés, ou des vésaniques.

Il semble donc qu'il existe d'abord une variété d'*inhibition-active*, qui n'est qu'une forme de dynamogénie et qui est, comme elle, d'origine physique, liée à l'état énergétique, à la quantité d'onde nerveuse, opération faite d'attention, de jugement, de croyance, bref de pouvoir et de vouloir. Ce pouvoir d'inhibition active est *diminué* chez l'asthénique et cette diminution est en raison directe du pouvoir physique ou énergétique du sujet, du degré et de la variété d'asthénie.

2° *Excès d'inhibition passive.*

Si les inhibitions actives sont diminuées, parce que l'onde nerveuse et le pouvoir-vouloir sont insuffisants, en revanche certaines inhibitions sont augmentées et déterminent des arrêts de mouvements : pensées, sentiments ou actes.

L'arrêt est produit automatiquement par la prédominance de l'état de conscience le plus fort, qui, en l'espèce, est l'état de conscience le plus facile pour le sujet, dans l'état de construction psychique où il se trouve. Chez nos malades les états nouveaux sont rarement très solides; construits dans le doute plutôt que dans la croyance, leur puissance dynamogénique est faible. Au contraire, les états *anciens* possèdent la stabilisation d'états souvent répétés et dont la seule répétition constitue surtout la force : états anciens ou automatismes dus à l'éducation, à la tradition, aux usages, aux habitudes personnelles issues du mécanisme des fonctions psychiques. — Bar... a été élevé par une famille sévère. On lui a répété pendant toute sa jeunesse : il ne faut pas dire ceci ou cela. Il y a tant de choses qu'on ne doit pas dire que sa conversation est à chaque instant limitée par des impossibilités qu'il est incapable de franchir. Il est extrêmement bien élevé, extrêmement convenable, et plutôt trop. La bonne éducation est parfois un excès d'inhibition par prédominance d'automatisme acquis. — Sim... est-il mécontent de son entourage ou de ses domestiques, il devient immédiatement muet. Il voudrait exprimer son mécontentement, il sait ce qu'il faudrait dire : « un bœuf est sur sa langue ». Quelque chose — il ne sait pas quoi — arrête les manifestations de sa pensée volontaire. En l'espèce, il ne s'agit pas d'une action psychique d'éducation ou d'habitude. C'est une interférence psychique : la tendance à l'extériorisation centrifuge est annulée par la tendance centripète. J'ai montré précédemment la prédominance constante, sauf dans certains cas, des tendances centripètes chez les asthéniques. Cela est d'observation courante. Tel malade est incapable de donner des ordres à son domestique, ou de causer avec telle personne, ou de faire telle action ou d'exprimer telle opinion. Il se propose de dire à sa famille qu'il a tel projet ou tel désir; il arrive avec le ferme propos de parler : rien ne sort. L'acte est arrêté par une tendance contraire. — Lan... veut confier à son médecin toute sa vie. L'opération est très laborieuse, à chaque instant elle est arrêtée par une impression intérieure que la malade est souvent incapable de définir. C'est fini, dit-elle, aujourd'hui je ne peux plus, je suis fermée. Il faut des semaines pour tout raconter. — Rey... est un asthénique insuffisant ou constitutionnel. Toutes les fois que sa dépression augmente soit par surmenage, soit par ennuis, il devient incapable d'extérioriser ses sentiments ou ses pensées. Il veut fortement, mais il veut en dedans, car rien ne sort. Il se trouve par exemple avec un ami ou une amie, il voudrait être gai, rire, causer avec abandon. Impossible. Son rire est une grimace. Les mots sortent avec peine ou ne sortent pas. Quelque chose, un frein qu'il ne s'explique pas, serre sa pensée, arrête ses manifestations, et toute sa volonté qui bouillonne est impuissante à pouvoir.

Bref, l'inhibition involontaire ou passive est produite toutes les fois (ou presque) que des états de conscience faciles (anciens, automatiques, etc.) se trouvent en conflit avec des états difficiles. L'état facile devient le plus fort et inhibe les constructions difficiles (nouvelles, créatrices, logiques, bien adaptées, etc.) Ces inhibitions passives s'accompagnent de gêne, car tout mouvement tend à se réaliser; elles sont suivies le plus souvent de réactions que nous avons étudiées ailleurs : ruminations, déformations, dérivations, et parfois d'obsession, etc.

Dans d'autres cas, l'interférence détermine les états connus sous le nom d'*obstination* ou d'*entêtement*. Ces états ne se rencontrent pas seulement chez les asthéniques, on les observe chez tous les névropathes et aussi chez bien des gens qui ne sont pas considérés comme tels. Ils révèlent cependant une tare du système nerveux. L'obstination et l'entêtement ont des causes diverses. Ils peuvent être provoqués par un défaut de compréhension et sont les manifestations d'esprits qui, ne saisissant pas tous les aspects d'une question, s'obstinent sans raison dans leurs opinions. Chez les névropathes, et en particulier chez les asthéniques, l'explication est autre. Ces états sont dus à des inhibitions passives ou involontaires dont les causes sont diverses : fatigues, émotions, habitudes, craintes, appréhensions, doutes, tentations, peur de la nouveauté, etc.

Tous les états de conscience proprement asthéniques,

c'est-à-dire marqués par l'insuffisance primitive et l'inachèvement secondaire, peuvent, par leur insuffisance et leur inachèvement mêmes, inhiber une construction psychique en voie de formation, donc difficile, et maintenir le nerveux dans une pensée toute formée, donc facile, sans qu'il puisse échapper à l'emprise de cette pensée formée. Les chocs émotifs en particulier, les actes sociaux, toutes les opérations difficiles pour lui mettent comme une calotte sur son crâne ou un bœuf sur sa langue, et l'empêchent parfois, malgré tout son désir, de construire ou de partager d'autres idées que les siennes. Il est obstiné par émotion, entêté par timidité, et il cesse de l'être quand il se retrouve seul. C'est l'obstiné malgré lui. Il est facile de s'en convaincre en observant les enfants timides. Un enfant intimidé par un parent ou un maître donne des signes extraordinaires d'entêtement. Suivant l'expression de certains parents, « on le tuerait plutôt que de le faire changer ». Confiez cet enfant à un autre parent ou maître qui ne l'intimidera pas, et son entêtement disparaît immédiatement. Il en est chez les grands comme chez les petits. Les causes d'inhibition sont aussi les causes de l'obstination, qui disparaît quand les causes n'existent plus.

L'inhibition passive peut également provoquer cet état particulier connu sous le nom d'*esprit de contradiction*. Cet état n'est pas rare, même chez les gens bien portants, qui l'adoptent souvent par système. Chez les névropathes, il est involontaire et constitue comme une forme atténuée du négativisme. Il donne lieu à des manifestations assez singulières d'esprit et de caractère et confère à ceux qui le possèdent un brevet d'originalité ou de bizarrerie. Contradiction dans les opinions, les idées, les habitudes, les gestes. La réaction naturelle et commandée par les propos entendus est remplacée par une réaction contraire. Dit-on au sujet de sortir, il a envie de rentrer; de rentrer, il brûle d'aller se promener. L'engage-t-on à être gai, il devient d'une tristesse morne et que les propos les plus joyeux transforment en une mélancolie noire. Veut-on le pousser à un travail ou à un projet, il déclare qu'il n'en veut pas; mais si on renonce à l'entretenir de ce sujet, il se découvre un goût immédiat pour le projet ou le travail dont on lui a parlé jadis. Parfois l'esprit de contradiction tient lieu de volonté. Celui qui en est doué est hésitant lorsqu'il s'agit de décider seul, de choisir une combinaison d'adaptation, il n'hésite plus dès qu'on lui donne un conseil, un avis ou un ordre, ou quand on l'engage à suivre les autres : il fait immédiatement le contraire. Le meilleur moyen de le diriger consiste à lui donner un avis exacte- met contraire à ce qu'on attend de lui.

L'inhibition passive forme la base des états de négati- visme et de stéréotypie. Le négativisme est l'arrêt d'une réaction volontaire par une réaction contraire ou la pro- duction d'une réaction contraire. La stéréotypie est une disposition à conserver les mêmes attitudes ou à répéter les mêmes paroles. Ces deux états ne sont pas asthéniques. Quand on les rencontre chez des malades portant la vague étiquette neurasthénique, ils doivent faire songer au para- psychisme et surtout aux lésions organiques des démences, particulièrement de la démence précoce. Le diagnostic est souvent difficile. Les débuts de la démence précoce par exemple sont très souvent confondus avec ceux de l'asthénie. Avant de présenter les grands symptômes qui ne permettent plus le doute, les déments précoces accusent souvent les mêmes signes que les asthéniques : fatigue physique, troubles de l'attention, impotence cérébrale, indifférence, tristesse, hésitation, automatisme. Sans doute il y a bien des nuances et que l'on distingue avec l'habi- tude, mais les accidents peuvent rester douteux pendant de longs mois. Les signes précurseurs qui facilitent le mieux le diagnostic différentiel sont l'exagération de l'auto- matisme sous forme de stéréotypie et de négativisme. Dès qu'on les observe, on doit songer à la démence précoce et abandonner toute idée d'asthénie pure.

En résumé, l'acte d'inhibition peut se présenter sous deux formes : *inhibition active*, forme de dynamogénie, d'origine physique, pouvoir psycho-physique — diminuée chez l'asthénique en tant que pouvoir psycho-physique d'arrêt, pouvoir réfléchi avec jugement et croyance ; —

inhibition *passive* ou *involontaire*, produite par prédominance des états de conscience faciles sur les états difficiles et déterminant des arrêts de mouvements — pensées, sentiments ou actes, — ou de l'obstination et de l'entêtement, ou de l'esprit de contradiction.

Comment interpréter ce double phénomène ? — L'acte d'arrêt est tantôt trop difficile, tantôt trop facile. Ou l'asthénique est incapable de l'exercer, ou il le subit. Les causes sont, il me semble, tantôt, ou à la fois, physiques et psychiques. Dans l'insuffisance d'inhibition active, elles paraissent être d'abord physiques et tenir à l'insuffisance des sources de l'onde nerveuse nécessaire à la construction des opérations psychiques et des rapports. Si, comme l'admettent certains physiologistes, il existe des centres d'arrêt — bulbe, cervelet, région frontale — centralisant les disponibilités énergétiques, on ne sera pas surpris de constater une diminution d'inhibition active chez les asthéniques. Et cette interprétation doit enfermer une part de vérité : l'action d'arrêt des centres frontaux sur le bulbe et le cervelet, et réciproquement, est très probable. Les insuffisances d'inhibition les plus marquées s'observent d'ailleurs dans les asthénies bulbaires avec troubles de l'appareil vago-sympathique. D'autre part, la valeur psycho-motrice de l'état de conscience possède une influence évidente. Tout état de conscience détermine des mouvements, comme on sait. Un fait de conscience bien construit, bien achevé, aura dans les interférences une valeur motrice de dynamogénie ou d'arrêt, supérieure à celle de l'état inachevé. Or nous savons que chez les asthéniques les états psychiques achevés sont rares. La force dynamogénique des états inachevés est faible, puisqu'il n'y a pas stabilisation d'un état psychique s'il n'y a pas achèvement et croyance. Les états psychiques anciens seront plus forts que les états nouveaux, pour cette raison que leur stabilisation est plus achevée, donc plus solide et plus puissante. On connaît l'influence inhibitrice considérable de tous les automatismes dus à l'éducation, à l'habitude ou aux désagrégations provoquées par les émotions, les idées obsédantes et les fatigues. Dans cette lutte perpétuelle d'influences qui constitue le phénomène de l'interférence nerveuse, il est à peu près impossible d'assigner à chaque cause sa place et sa valeur. Au fond de cette mer immense, et mystérieuse qui constitue l'inconscient s'agite un monde d'instincts, de tendances, de sentiments et d'idées dus au sexe, au tempérament, au caractère, aux habitudes, à l'éducation, à la formation psychique individuelle, aux préjugés, etc., et dont la puissance est considérable. Une extériorisation psychique étant dans la plupart des cas, et en dehors des automatismes, une action nouvelle, la nouveauté fait sa difficulté puisqu'elle est une construction avec choix. Il n'est pas étonnant que la masse énorme de l'inconscient vienne arrêter l'essai de construction nouvelle chez un sujet dont les disponibilités énergétiques sont plutôt médiocres.

La physiologie nous enseigne que la double action excitatrice et inhibitrice existe dans tous les domaines biologiques. Le nerf excitateur d'un muscle est inhibiteur de son antagoniste et réciproquement. L'inhibition reste une lutte d'influences dans les états psycho-physiques comme ailleurs.

II. — LES ÉTATS D'AUTOMATISME ET D'HABITUDE

L'activité adaptatrice, ou volontaire, ou créatrice de constructions nouvelles, n'occupe qu'une assez petite part de notre vie psychique. Dès le moment où nous nous levons, jusqu'à la fin de la journée, nous répétons ce que nous avons dit ou fait la veille. Certains êtres n'ont jamais une initiative et sont de pures mécaniques. Nous sommes, pour la plus grande part, des êtres d'habitudes (voy. p. 234). Et cela est nécessaire, car si nous devions créer chaque jour et à chaque instant nos pensées et nos actions, notre capital énergétique n'y suffirait pas. L'éducation, les usages, la marche, l'écriture, la parole, la politesse, la manière de manger, etc., sont des habitudes.

L'habitude est une disposition, une manière d'être, de sentir, de penser ou d'agir, qui a survécu à la suppression de sa cause, une coordination acquise (Woodworth). Elle émousse, dit la psychologie, les plaisirs et les douleurs, irrite les besoins, rend la sensation plus faible et la perception plus nette, enfin elle diminue la conscience et l'effort. La plupart de nos habitudes (marche, parole, écriture, vie sociale, etc.) ont été ou sont créées chaque jour par la répétition ou la continuité d'un acte. La tendance à recommencer est d'ailleurs une loi biologique, car on sait que si nous restons maîtres des buts, les détails des moyens et des mouvements fonctionnels sont réglés par la nature prévoyante. Quand nos organes ont été soumis une fois à une activité ils s'ajustent pour cette forme d'activité. C'est ce que Müller a appelé Einstellung, ou loi de l'habitude : toute impulsion éveillée dans un système nerveux persiste encore après la suppression de la cause (voy. expériences de François Franck). En supprimant la mise en train et l'effort, l'habitude économise autant qu'il est possible la dépense d'énergie. L'éducation n'a d'autre but que de donner aux enfants de bonnes habitudes et, en faisant passer le conscient dans le subconscient, elle leur épargne pour le reste de la vie une grande somme d'efforts. La vieillesse vit, forcément, d'habitudes. Si l'âge adulte paie un lourd tribut à la névropathie, c'est que les conditions sociales obligent l'homme à abandonner les faciles habitudes de l'enfant ou de l'écolier pour fournir l'effort incessant nécessaire à des adaptations toujours nouvelles, professionnelles et mondaines. L'habitude est un bienfait puisqu'elle est une économie naturelle et relie, à notre insu, le passé au présent ; mais elle peut être un mal, lorsqu'elle répète et continue des actes inutiles ou nuisibles à l'individu ou au milieu.

Et c'est ici qu'il faut établir une distinction entre l'habitude et l'automatisme. On entend par opérations automatiques l'ensemble des opérations anciennes qui ont été adaptées une fois pour toutes à une situation et que nous répétons sans attention ou à peu près, opérations inférieures dans la hiérarchie psychique, et subconscientes, alors que les opérations créatrices sont conscientes et d'ordre supérieur. L'habitude fait donc partie des opérations automatiques, comme certains instincts ou tendances.

Toutefois le langage tend à attribuer le nom d'habitude aux répétitions d'opérations normales ou utiles, et celui d'automatisme aux répétitions d'opérations inutiles ou pathologiques. Chez tous les êtres normaux existe [une très grande part d'automatisme, mais cet automatisme est corrigé à chaque instant par l'activité adaptatrice, ou volonté créatrice. Il n'y a pas de cloison étanche entre ces deux domaines et c'est bien là le champ de l'habitude, subconsciente si l'on veut, tyrannique souvent et avec des degrés, mais soumise à chaque instant à l'influence de l'attention.

Dans l'automatisme pathologique, il se crée, entre l'activité automatique et l'activité créatrice, une cloison étanche que l'attention et la réflexion du sujet sont souvent incapables de franchir. Tout ce que nous avons écrit dans les pages précédentes sur la diminution du pouvoir dynamogénique et de l'activité créatrice chez l'asthénique permet de penser que l'habitude et l'automatisme jouent chez lui un rôle prépondérant. L'observation le prouve. Dès qu'on observe les asthéniques on constate ce fait : les actés d'activité dite supérieure ou créatrice sont infiniment moins fréquents que les opérations d'activité inférieure, habitude ou automatisme. Cela est une question de degrés et dépend de la gravité de l'asthénie, mais le fait est constant. Les actes automatiques remplissent peu à peu la vie psychique de l'asthénique, qui devient très facilement une mécanique réglée comme une horloge, agissant du matin au soir comme il avait fait la veille et comme il fera le lendemain, attentif à ne pas modifier son programme, désorienté s'il ne l'accomplit pas scrupuleusement. Et cela avec des degrés divers, selon que sa tension nerveuse s'élève ou s'abaisse. Quand sa dynamogénie est meilleure, il échappe un peu à sa règle ; quand elle diminue, il retombe dans sa boîte à mécanique. La moindre influence physique ou psychique peut l'abaisser à chaque instant du jour. On sait qu'une fatigue excessive peut, même chez les êtres sains, déterminer des actes automatiques très nets, mais passagers. Chez nos malades les fatigues surajoutées provoquent rapidement une augmentation de l'automatisme naturel. Les petits travaux d'intérieur : classement d'objets, de livres ou de linge, organisation d'appartements ou de repas, insignifiants en apparence, sont particulièrement fatigants, parce qu'ils obligent à rester debout et à faire des mouvements courts et répétés dans une atmosphère non renouvelée. Ces occupations ont pour effet constant d'augmenter les crises d'automatisme. Les efforts intellectuels d'attention, de mémoire, de lecture ; les discussions, les soucis produisent les mêmes résultats. Si la fatigue favorise l'automatisme, l'adaptation régulière et créatrice est la conséquence de la dynamogénie. Il faut donc ménager sa force ou plutôt ses forces, — car la santé n'est pas seulement la force, elle est l'équilibre *des* forces — pour pouvoir s'adapter aux circonstances changeantes de la vie quotidienne. L'asthénique le peut, s'il reste au-dessous de ses disponibilités dynamiques. Sinon, s'il est au-dessous, il dépasse rarement les limites de l'automatisme. S'il veut guérir — puisqu'il le peut — il doit lutter contre ses propres dispositions qui le poussent à aller trop vite. S'il se laisse dépasser par la fatigue, emporter par le tourbillon de la vie, il n'a plus le temps ni la force de s'adapter, il s'automatise chaque jour davantage, ne réfléchissant plus, allant comme un boulet vers le but qu'il s'est fixé ; il ne sait plus s'arrêter ni se détourner et les obstacles, en l'irritant, ne font que précipiter sa marche.

Les émotions produisent des phénomènes tout à fait semblables à ceux de la fatigue ; elles sont dissolvantes des synthèses mentales et déterminent la désagrégation avec production d'automatisme subconscient. J'ai expliqué ailleurs leur mécanisme (voy. p. 322) et j'y renvoie le lecteur, qui y trouvera une description plus complète de l'automatisme, de ses causes et de ses effets.

On ne doit pas confondre inconscient et automatique, comme on le fait souvent dans le langage courant. Inconscient désigne les phénomènes psychiques non reliés à la personnalité une et présente, mais qui possèdent toute une activité psychologique, et comprennent une attention, une perception, imagination, mémoire, etc. L'automatisme est le moyen de l'inconscient; il comprend :

1° Toutes les opérations qui après avoir été exécutées avec attention et conscience sont devenues peu à peu des habitudes et, comme telles, subconscientes : le conscient devenu subconscient.

2° Toutes les opérations commandées par l'activité proprement inconsciente ou subconsciente, qui n'a jamais été consciente et se manifeste seulement par cette signature de l'automatisme : tendances de l'individu, de l'hérédité, de la race, de l'espèce.

CHAPITRE IV

CONSCIENCE, SUBCONSCIENCE ET PERSONNALITÉ

Les trois groupements d'opérations psychologiques que nous avons décrits sous les noms rationnels d'états intellectuels, états affectifs, états psycho-moteurs, expriment la tendance naturelle des synthèses verbales psychologiques vers l'homogénéité et l'unité et constituent des progrès de la civilisation sur la nature. Les mots sentiment, intelligence, volonté, résument verbalement, comme on sait, une foule d'opérations psychologiques primitives. Il en est de même des groupements rationnels que nous allons étudier : la *Conscience*, résumé verbal de toutes les opérations psychologiques; et la *Personnalité*, opération qui rattache au sujet les opérations internes ou externes, résumé verbal de l'unité psychologique.

Dans le présent chapitre nous décrirons la conscience et ses degrés. Nous verrons que ses troubles sont surtout d'ordre constructif.

L'étude de la Personnalité et de ses troubles fera l'objet du chapitre suivant.

ARTICLE PREMIER

Conscience et subconscience.

Au sens rationnel du mot, la conscience est la connaissance qu'un être a de lui-même; elle serait l'essence même de l'esprit, puisque « nous ne nous connaissons nous-mêmes qu'en nous distinguant des autres choses »; elle nous ferait connaître le moi et le non-moi, l'unité, la durée, l'identité, la substance, la causalité et la finalité.

Les choses sont moins simples en réalité. La Psychologie expérimentale considère la conscience non comme une faculté dirigeant toute la vie de l'esprit, mais comme un phénomène lié à l'activité du système nerveux. Cette hypothèse limite le problème, le rend plus précis, plus adéquat aux faits de l'expérimentation physiologique et de l'observation clinique, mais elle ne le résout pas définitivement. M. Sancte de Sanctis écrivait un jour que l'on compte treize acceptions du mot conscience, et Haeckel, qu'elle est « le mystère central psychologique ». Cela ne surprendra pas le lecteur, s'il se rappelle que l'essence même des phénomènes nous est encore cachée, que nous ne pouvons découvrir dans le cerveau le *fait* de conscience et que la transformation de l'objectif en subjectif, ou subjectivation, est inexplicable. Avant de parler de la conscience, il est d'élémentaire précaution de préciser le mot, qui revêt en général trois sens différents : métaphysique, moral, psychologique.

Sens métaphysique. — Comment le fait nerveux devient-il un fait conscient, et à quel moment ? Comment le travail des cellules cérébrales peut-il engendrer une idée ? Par quel mécanisme le fourmillement physico-chimique qui aboutit (totalement ou en partie) à l'activité proprement dite se traduit-il par la pensée ? — On l'ignore. Le passage du physique au psychique, la transformation de l'objectif en subjectif — ce que l'on peut appeler la consciencialisation ou la subjectivation est une opération inexpliquée. Cela est, pour l'instant, une question métaphysique, donc inexistante en psychologie. Nous n'avons pas à nous en occuper. Nous devons tenir la subjectivation pour un *donné*, c'est-à-dire pour un phénomène dont il est inutile d'étudier le mystère. Mais la subjectivation une fois donnée est inséparable de ses relations ; et cet ensemble constitue la vie de l'esprit (v. p. 473).

Sens moral. — Le mot conscience signifie-t-il connaissance d'un certain bien et d'un certain mal ? Encore une question métaphysique et inexistante pour la psychologie.

Mais, dans la pratique, il existe une conscience morale : connaissance de ce que la tradition entend par bien et mal. Nous retrouverons cette conscience à propos du scrupule.

Sens psychologique. — Si l'on se borne à prendre le mot conscience du point de vue psychologique, qui est le nôtre, on constate que le langage se précise et que l'accord peut s'établir entre philosophes d'écoles opposées. On peut tenir la conscience psychologique pour le champ d'expériences des relations entre le physique et le psychique, deux ordres de faits qui ne s'opposent pas en réalité comme le croit le dualisme (moi et non-moi), qui ne se confondent pas totalement (selon l'hypothèse moniste), mais qui sont en rapports constants et nécesssaires (v. *Rapportisme*, p. 498). La conscience apparaît en effet, même à des philosophes tels que Bergson et James, comme une activité en exercice, une énergie d'action. Pour W James, elle est un courant, une coulée, un dynamisme ; pour Bergson, une puissance qui évolue et crée dans la durée ; pour Ribot, un phénomène lié à l'activité du système nerveux.

La conscience est ainsi un phénomène lié à l'activité du système nerveux, le champ des rapports entre le sujet et l'objet, l'aboutissement des utilisations subjectives du donné, le témoin de la création synthétique, la déformation subjective du donné, le résumé des fonctions psychophysiques. Elle n'est pas une puissance métaphysique, indépendante et créatrice, elle est créée elle-même, à chaque instant de la vie (v. p. 491).

Il faut entendre par conscience tout le psychisme : conscient, subconscient et inconscient. Si le domaine de la subconscience est le siège d'opérations psychologiques inutilisées et inconscientes, au vieux sens du mot, c'est-à-dire non rattachées au moi, à la personnalité agissante, il est occupé à notre insu par des activités qui se manifestent par des actions ou des réactions automatiques, inconscientes chez l'hystérique, conscientes chez l'asthénique mais, au fond, toujours psychiques.

J'essaierai d'expliquer plus loin la formation du champ de la conscience. Je me borne pour l'instant à limiter le sens du mot et à tenir la conscience pour une activité en exercice.

Si, comme nous le supposons, la conscience est le résumé verbal des opérations psychologiques, la pathologie de la conscience asthénique représente le résumé de tous les troubles particuliers décrits dans les chapitres précédents. Il est impossible de les reproduire ici. Toutefois, le mot « champ de la conscience » exprime des opérations qui peuvent présenter, outre les troubles partiels, des troubles d'ensemble. Ce sont ces troubles d'ensemble que nous allons décrire et que nous avons divisés en deux groupes principaux : l'encombrement et l'inachèvement d'une part, la désagrégation d'autre part.

1° *Encombrement et inachèvement du champ de la conscience.*

Est-il possible de caractériser d'un mot le phénomène psycho-pathologique de la conscience asthénique ? — On sait que M. Pierre Janet a résumé les caractères psychologiques de l'hystérie par la conception du rétrécissement du champ de la conscience, c'est-à-dire « la réduction du nombre des phénomènes psychologiques qui peuvent être simultanément réunis dans une même conscience personnelle » Cela est exact : l'esprit de l'hystérique est rétréci ; il est limité à un seul système d'opérations psychiques. En dehors de ce système, le sujet n'a que des lacunes : sa conscience est lacunaire. C'est ainsi qu'on peut expliquer sa suggestibilité, sa distractivité, son anesthésie et tous ses accidents (v. p. 434).

Chez l'asthénique, c'est le contraire qui s'observe. Sans doute le malade est distrait, dirigeable plutôt que suggestible, mais son champ de conscience n'est pas, comme celui de l'hystérique, réduit à un système limité d'opérations psychiques. Au contraire, il est envahi par une foule d'états et d'idées qu'il ne peut ni achever, ni chasser, ni garder ; car il ne sait pas leur donner une forme définitive. Il n'est donc pas rétréci, il serait plutôt élargi. On pourrait dire qu'il y a chez lui encombrement du champ de la conscience. La conscience asthénique est encombrée par des graines venues de tous les points de l'organisme et du monde extérieur. Tous les germes tombés de partout se heurtent, s'associent, se désagrègent selon les influences les plus diverses. Elle est un champ plein de plantes parasites qui naissent et se développent, sans raison comme sans ordre. Ses frontières sont vagues, et le sujet connaît aussi mal ses puissances que ses limites ; il ne sait ni où commence ni où finit le domaine de son conscient. Confiance et défiance, candeur et scepticisme, enthousiasme et indifférence, optimisme et pessimisme, tous ces états contradictoires, et beaucoup d'autres qui se succèdent sans causes bien précises, tiennent à cet encombrement contre lequel l'asthénique ne sait pas lutter, s'il n'est pas armé d'une bonne discipline.

La conscience est une synthèse constructive, grâce à la force unifiante, à la fois dynamogénique et inhibitrice. Chez l'asthénique, cette force n'est pas assez puissante pour opérer des synthèses précises. Sollicitée dans les sens les plus divers, elle ne sait à quelle synthèse se vouer : elle éparpille son effort. Il y a diffusion des mouvements moteurs. Cette diffusion entraîne, comme nous l'avons vu dans les chapitres précédents, des conséquences multiples et qui sont les troubles asthéniques de l'esprit : insuffisance des opérations primitives, inachèvement des opérations secondaires ou d'adaptation au réel.

Il semble que le champ de la conscience reçoive trop et ne sache ou ne puisse pas faire un choix parmi la foule des excitants internes ou externes qui se présentent. Il embrasse tout le monde des sensations et des images et s'agrandit de toute la réalité possible pour lui, parce que le système nerveux, à cause des troubles de sensibilité que j'ai exposés ailleurs, est en relation avec tous les excitants internes ou externes et les reçoit à guichets ouverts. Nous essaierons plus loin d'interpréter le fait.

2° *Désagrégation du champ de la conscience.*

En décrivant cette réaction d'inadaptation qui s'appelle l'émotion, nous avons vu qu'elle s'accompagne de deux phénomènes pathologiques : la Déformation et la Désagrégation. Lorsque le paralogisme créé par la déformation ne disparaît pas avec le choc, il vit dans le subconscient et se reproduit automatiquement toutes les fois que le sujet reçoit un choc semblable. Il y a désagrégation de la conscience : fonctionnement autonome, dans le subconscient, d'une construction psychique indépendante de la conscience créatrice. Cet état n'existe pas seulement dans l'émotion ; il est un phénomène très général, constant chez l'asthénique, comme chez tous les névropathes. Exagération pathologique d'un phénomène normal, il n'est autre chose que l'augmentation de la vie psychique subconsciente et automatique, avec prédominance sur l'activité psychique consciente créatrice.

On s'accorde en effet à reconnaître aujourd'hui que l'activité psychologique, une dans son apparence, comprend en réalité deux formes d'activité : *l'activité psychique consciente*, créatrice, conditionnée par l'effort, rattachée nettement à la personnalité et adaptée volontairement à la réalité présente ; *l'activité psychique subconsciente* ou inconsciente, automatique, qui peut être détachée de la personnalité et de la réalité, et conditionnée par l'habitude.

J'exposerai plus loin les théories des auteurs qui ont cherché à expliquer le mécanisme des deux psychismes. Le fait évident c'est la réalité de leur existence. Dans l'état normal, ils fonctionnent simultanément, l'activité automatique d'origine subconsciente étant soumise au contrôle permanent de l'activité consciente créatrice. Dès que, pour une cause quelconque, le système nerveux entre dans l'anormal, si peu que ce soit, le domaine de l'automatisme augmente, neurologues et psychiâtres sont d'accord pour en témoigner.

Chez l'asthénique le rôle de l'automatisme, — moyen du subconscient — est capital toujours, prépondérant souvent. A propos des expériences externes et internes, à propos des états intellectuels, affectifs ou moteurs, comme des obsessions, des phobies et des tics, nous avons montré le rôle des actions automatiques et leur origine subconsciente. La lutte est sans trêve entre le subconscient et le conscient, comme entre les moi divers de la personnalité (voy. p. 254). Pourquói cette lutte ? Quels sont les éléments du subconscient? pourquoi le conscient est-il inhibé par le subconscient et dans quels cas ? Autant de questions qu'il importe de résoudre et dont la solution nous permettra de mieux comprendre le psychisme asthénique et en même temps le mécanisme de la conscience et des fonctions qui la constituent.

Ceux qui, les premiers, ont décrit l'inconscient ou le subconscient ont émis sur sa nature des hypothèses un peu étranges (voy. p. 250). En réalité le subconscient est moins mystérieux. A son domaine appartiennent :

1º Toutes les sensations de l'expérience interne : la vie sensible ou affective, toutes les cénesthésies qui nous renseignent sur notre vie organique et auxquelles le langage est incapable de donner un nom ; les instincts, les besoins, les tendances, toute la vie cellulaire profonde ; les acquisitions héréditaires de l'espèce et de la race. Trait d'union entre le biologique et le psychologique, cette partie du subconscient forme cette mer immense, profonde et trouble — plus active chez la femme —, qui nous relie à l'univers et constitue notre vie mystérieuse et instinctive, expression changeante de ce qu'il y a en nous de plus vague et de plus puissant — ange ou bête. — On la retrouve au fond du caractère et de toutes nos attitudes, morales, religieuses, artistiques ; dans l'amour, l'imagination, l'invention, l'inspiration, et partout. Toutes ces sensations alimentent l'activité proprement subconsciente, qui n'a jamais été consciente, ne peut l'être et se manifeste seulement par la signature de l'instinct ou de l'impulsion automatique.

2º Toutes les sensations produites par l'apport périphérique, ou expérience externe, et qui ne sont ni assez fortement constituées ni assez utiles pour être perçues par la conscience.

Ces deux séries d'expériences produisent une foule d'états psychologiques qui jouent en psychologie un rôle considérable et forment la transition entre le biologique et le psychique, car rien ne se fait de rien, et la prétendue naissance de la conscience n'est qu'un passage d'une forme à une autre (Hoffding)[1]. Depuis Leibnitz, on sait qu'il existe des « petites perceptions insensibles », que ces petites perceptions forment le passage entre les diverses formes de la conscience, car « rien ne saurait naître tout d'un coup, la pensée non plus que le mouvement » (loi de continuité de Leibnitz). La limite est insensible et l'on ne saurait constater une cloison entre ces activités diverses. Entre elles existe bien un seuil (limen), selon l'expression de Myers, mais ce seuil est indéchiffrable.

3° Les états psychiques, qui après avoir été exécutés avec attention et conscience, sont devenus peu à peu inutiles et, comme tels, tombés dans le subconscient; les acquisitions de la mémoire et de l'habitude; en un mot tous les états psychiques une fois formés, mais devenus inutilisables dans la réalité présente.

4° Enfin, le subconscient comprend, chez les névropathes, tous les paralogismes créés à la suite d'émotions ou de fatigues et qui jouent le rôle décrit à propos des réactions d'inadaptation.

Après cette énumération, on ne sera pas étonné d'entendre tous les psychologues affirmer la puissance du subconscient et constater la place considérable qu'il occupe dans la vie de l'esprit. M. Ribot dit qu'il est un accumulateur d'énergie : ce qui persiste dans le subconscient, c'est la partie kinesthésique des états de conscience, donc des phénomènes moteurs[2]. Il est acquis en effet que le subconscient exprime d'abord l'ensemble des phénomènes biologiques dans leur passage au psychologique, ensuite un très grand nombre d'états psychologiques fixés dans l'esprit (par un mécanisme inconnu d'ailleurs) et qui consti-

1. Hoffding. *Loc. cit.*, p. 113.
2. Th. Ribot. *Les mouvements et l'activité inconsciente.* (F. Alcan.)

tuent une réserve incalculable d'états psycho-moteurs où vient puiser à l'occasion le conscient. Nous obéissons ainsi et très souvent à des mobiles plus forts que notre volonté et qui semblent les geôliers mystérieux et implacables d'une raison qui se croit libre et homogène. Le subconscient est, par certains côtés, le conscient en train de se faire ou de se défaire. Il est un univers qui a sa vie et sa psychologie : imagination, raisonnement, jugement, etc. Il exerce toutes les fonctions d'un esprit qui vivrait en dehors du réel. Il est connu du sujet, mais incomplètement, et fort mal connu, surtout des névropathes. Cela est pour eux un souci constant. L'asthénique sait qu'il ne peut se comprendre tout entier. La vie subconsciente est là, devant lui, toute puissante, comme un océan qui déferle ; il tend vers elle les forces de ce qu'on appelle son intelligence et elle recule dans le moment qu'il croyait l'étreindre. Elle est pour lui ce mystère inaccessible et cependant visible dont on ne sait où il commence et où il finit. Vertige psychologique ! Cependant ce moi profond joue un rôle dans sa vie : il le sent, il le sait, il est dans l'engrenage de l'inconscient. Et la vie marche, irréparable.

En présence d'un aussi formidable adversaire que trouvons-nous ? L'activité consciente, créatrice, conditionnée par la dynamogénie et l'effort et destinée à s'adapter à la réalité présente. Pesez bien tous les mots de cette phrase, et la conclusion s'imposera d'elle-même à votre esprit.

Une activité créatrice obligée de s'adapter sans cesse, donc, des efforts et des dépenses constantes d'attention, de synthèse, d'inhibition, de mémoire, de construction, pour savoir ce qu'il convient de penser, de dire, de faire à chaque instant du jour, de construire et d'achever au moment opportun l'opération psychologique en adaptation logique et complète avec la réalité présente. On ne sait pas assez tout ce qu'un tel effort soutenu représente de dépense d'énergie physique, je dis bien physique, et non psychique, car toute dépense psychique se réduit à une dépense physique analogue au rendement d'un moteur. Les gens bien portants, ou sthéniques, n'ignorent pas cependant qu'à cer-

tains moments, ils éprouvent le besoin de serrer les freins
pour réfléchir à ce qu'ils vont dire ou faire. Ils imposent
silence à leurs enfants ou à leur entourage et ce temps
d'arrêt leur permet de « se reprendre », c'est-à-dire de
laisser le moteur accumuler, pour concentrer les efforts de
la synthèse constructive. L'adaptation quotidienne psychique nécessite donc, à n'en pas douter, une dépense
physique ou énergétique incessante. Ceux qui peuvent,
tels les sthéniques, renouveler le combustible à mesure de
la dépense et tenir leur moteur toujours prêt, suffisent
ainsi à toutes les tâches psychiques. Il n'en est pas de
même de l'asthénique. Pour des raisons physiologiques
multiples et diverses, que l'on connaît encore assez mal et
que j'ai essayé d'élucider, l'asthénique *ne peut pas*, malgré
tout son vouloir, renouveler, à mesure de la dépense, ses
provisions d'énergie psycho-physique. Lorsqu'il a dépensé
ses pouvoirs actuels, il est incapable de continuer sa marche
psychique — panne de moteur, pourrait-on dire — incapable de fournir la dynamogénie nécessaire aux efforts
d'attention, de mémoire, d'inhibition, de choix, de jugement, de croyance, etc., par conséquent incapable de construire l'opération psychique créatrice complète et logiquement adaptée à la réalité présente. Telle est la vérité,
démontrée par l'impartiale observation des asthéniques[1].

Si, comme nous le verrons plus loin, la pensée en soi
n'est pas un phénomène mesurable, elle n'existe pas sans
support, elle est en rapport constant avec le physique, selon
l'opinion des psychologues actuels. On pourrait la comparer
à la musique. Mélodie et harmonie ne sont rien sans les
notes. Si quelques notes manquent, l'harmonie cesse d'être
compréhensible et logique. Ainsi la pensée. Elle n'existe pas
sans les conditionnements physiques. Si les conditionnements sont insuffisants, ou déficients, la pensée n'est plus
créée logiquement, car il est inutile de le faire remarquer,
et cependant il le faut, puisque les mots nous trahissent
sans cesse : la pensée n'est pas créatrice ; elle est créée

---

1. Il est entendu, d'autre part, que certaines « pannes du moteur » sont
déterminées par les émotions; mais cela est d'ordre différent, et l'un
n'empêche pas l'autre.

à chaque instant, créée par les rencontres adaptatrices.

On comprend suffisamment, je l'espère, que l'activité créatrice d'un sujet dépend de ses pouvoirs énergétiques psycho-physiques. Chez l'asthénique ils sont faibles, comme on sait, avec des degrés divers de faiblesse, sans doute, et qui tiennent à la forme et au degré de l'asthénie, mais qui rendent difficile l'adaptation créatrice quotidienne.

Que se passe-t-il alors ? une chose très simple et facile à prévoir. Dans une activité psychique normale, les deux activités ressemblent aux deux plateaux d'une balance bien réglée : il y a équilibre. Chez la plupart des névropathes en général, chez tous les fatigués de la vie, chez les résignés et les découragés, chez les vieillards et, en particulier chez les asthéniques, le plateau du subconscient automatique, lourd de toutes les forces énumérées plus haut, l'emporte sur l'autre, l'activité créatrice étant incapable de faire contre-poids. Cette complication de l'activité biologique, qui est la conscience créatrice, devient trop difficile pour le sujet et pour le moment, et elle disparaît ou s'efface. C'est l'activité subconsciente, avec son moyen l'automatisme, qui, alors, pense et agit. Il y a désagrégation du champ de la conscience. Toutes les fois que, dans l'ensemble des rapports ou relations qui déterminent l'activité créatrice, les éléments qui favorisent cette activité viennent à manquer, la subconscience se produit.

La plupart des hommes ont une vie faite, pour une petite part d'activité créatrice, pour une grande part d'activité subconsciente automatique. Et il est impossible qu'il en soit autrement. Lorsque cette seconde part est trop grande et empêche l'adaptation quotidienne, la maladie est créée, et par le même mécanisme indiqué plus haut : la baisse de l'activité de choix.

La désagrégation du champ de la conscience, la prédominance de l'activité subconsciente avec automatisme sont donc des faits bien établis dans l'asthénie psychique. Ce qui caractérise, en outre, les états de subconscience asthénique, c'est qu'ils sont conscients, c'est-à-dire connus du sujet. Dans les états hystériformes au contraire, la désa-

grégation se produit également, mais les états subconscients sont ignorés du sujet ; ils vivent d'une vie isolée,
comme si une cloison étanche séparait l'activité subconsciente de l'activité consciente. La différence est capitale,
et nous avons souvent noté ce double fait au cours de ces
pages. Pas plus que l'émotion, la désagrégation ne caractérise une espèce nosologique ; elle est une déformation
spéciale du donné, rien de plus. Les caractères particuliers des deux grandes espèces psychologiques sont d'ordre
psycho-physique et pas seulement psychique, comme nous
essaierons de le montrer plus loin.

En résumé, on peut classer les désagrégations de la
conscience en trois formes cliniques principales, unies
entre elles par toutes les formes de transitions possibles :

1° Baisse de la conscience créatrice d'adaptation au
présent, avec prédominance des états psychiques automatiques : rêveries, paresse, indifférence pour le présent et le
réel, retard dans la formation des états de conscience,
passivité et suggestibilité qui n'exclut pas l'entêtement, et
aussi encombrement du champ de la conscience par des
états psychiques inachevés.

2° Désagrégation par formation d'un paralogisme conscient consécutif à une réaction d'inadaptation, avec choc
émotif, ou simplement par raisonnement faux.

3° Désagrégation avec formation d'un paralogisme
subsconcient, consécutif à une réaction d'inadaptation
par choc emotif ou par raisonnement faux.

Interprétation. — L'existence, admise aujourd'hui par
tous, de ces deux activités psychiques fonctionnant tantôt
simultanément, tantôt isolément, n'a pas manqué de stimuler
l'imagination des interprétateurs. Hartmann faisait de l'Inconscient la Force obscure et aveugle qui mène l'homme et
l'Univers ; Myers, un moi subliminal pouvant se détacher du
corps, pendant la vie ou après la mort, par psychorrée.
M. J. Grasset donne au subconscient le nom de polygone,
ou activité polygonale, et au conscient le nom de centre O.
Continuant la tradition de Durand de Gros, il croit qu'à cette
double fonction psychique correspondent deux ordres de

centres psychiques distincts. M. P. Janet pense que ces deux formes de la conscience représentent deux degrés d'activité qui peuvent appartenir à tous les centres du cerveau. Pour d'autres, l'intensité des états de conscience serait liée à l'état de la tension énergétique. « Le subjectif ou conscience, dit Bechterew, est tout droit le résultat de cette tension particulière de l'énergie, rencontrée par nous dans les corps organisés vivants, qui nous fait défaut dans les corps de la nature inanimée. » Son pouvoir dépend du pouvoir énergétique. Quand celui-ci baisse, les états de conscience sont moins précis, moins solides, moins sûrs. D'après M. Ribot, conscient et subconscient sont d'ordre physiologique.

Et en effet l'observation des asthéniques nous l'a montré : l'activité psychologique paraît être un fait d'adaptation ; elle est consciente lorsque cette activité est utile à l'adaptation et surtout lorsqu'elle est facile. Si l'adaptation est trop difficile — pour le sujet et dans son état présent — la conscience diminue ou disparaît, et l'activité devient subconsciente ou semi-biologique. L'adaptation est trop difficile toutes les fois que, dans l'ensemble des rapports ou relations qui conditionnent l'activité cérébrale créatrice psychique, un ou plusieurs des éléments de ces rapports viennent à manquer. L'activité créatrice ne subsiste et ne s'exerce que lorsqu'elle est utile ou facile. Chez nos malades, quand elle disparaît, c'est qu'elle est trop difficile et elle l'est toujours par le même mécanisme : une insuffisance des pouvoirs de construction des rapports ou relations qui constituent la pensée. C'est cette constatation qui nous permettra d'établir une explication de la formation du champ de la conscience et aussi de la pensée. Telle est, je crois, l'interprétation la plus simple et la plus probable des deux Psychismes [1].

---

1. Dans une communication faite, il y a quelques années, à la Société de Psychologie, j'avais émis une autre hypothèse. Comparant la fonction musculaire et la pensée, je disais que la fonction psychique se présente comme toutes les fonctions psychiques sous deux états : l'état de repos ou tonus, et l'état d'activité, ou dynamique. Il existerait des atonies psychiques comme des atonies musculaires, des parésies ou adynamies psychiques comme des parésies ou adynamies musculaires. J'ajoutais que ces désordres peuvent coïncider mais qu'ils peuvent être indépendants. Ainsi

En résumé, la conscience est née de l'expérience et elle en est la conséquence évidente. Dans le réflexe, il n'y a pas conscience, parce qu'il n'y a pas expérience. Quand on s'élève du réflexe à la pensée construite, on y est amené par les conséquences de l'adaptation qui a rendu nécessaire la constatation de ressemblances et de différences, de rapports. La conscience est la conséquence de la formation des rapports[1]. Nos expériences internes et externes ne sont possibles que s'il y a formation de rapport, et conscience. La conscience fait partie du phénomène psychique, qui serait incomplet sans elle ; elle est formée par toutes les fonctions psychiques qui constituent les expériences internes et externes, et dont elle est le résumé verbal, parce qu'il faut bien des mots pour exprimer les fonctions.

La conscience n'est donc pas une entité immuable ; elle est au contraire changement et aussi création perpétuelle. Elle est tout le psychisme et l'on peut dire d'elle tout ce que l'on voudra. Elle n'est ni exclusivement passive (interprétation matérialiste), ni exclusivement active et causale (interprétation spiritualiste), elle est à la fois passive par la fonction réceptive — avec cette réserve qu'il n'existe pas un seul phénomène biologique passif au sens strict du mot — et active par la fonction constructive qui est une

il y a à la fois hypertonie et asthénie chez le Parkinsonien, atonie et sthénie chez le Tabétique.

Je reconnais aujourd'hui, et je le déclare très franchement, que cette hypothèse est un peu lointaine. Mais je tiens aussi à répéter (ce que je disais déjà dans le travail cité) que je n'ai jamais songé à identifier le muscle et la pensée. J'ai simplement essayé de montrer une communauté entre la fonction musculaire et la fonction psychique ou, plus exactement, entre le substrat physiologique de ces deux fonctions, qui paraît être le pouvoir énergétique. Je comparais des fonctions et leurs conditionnements. Et d'ailleurs je n'étais pas le premier. Cette analogie a déjà été signalée par d'autres. A propos de sa loi de continuité, Leibnitz établissait une analogie entre le rapport du conscient à l'inconscient et celui de la force vive (actuelle), à la force de tension. De même que celle-ci (l'énergie potentielle) est la force vive en équilibre, l'absence de la conscience pourrait être de la conscience en repos ou neutralisée. (Hoffding, *loc. cit.*, p. 110). C'est à peu près ce que disent, sous une autre forme, ceux qui croient à l'existence d'un dynamisme énergétique. C'est aussi une pensée analogue, il me semble, qui a fait écrire à Sollier : La représentation nous apparaît ainsi comme l'équivalent du mouvement ; elle est au cerveau ce que le travail musculaire est au muscle. (Sollier, *L'Association*, p. 120, F. Alcan).

1. Nous verrons plus loin ce que l'on doit entendre par rapport.

activité en exercice, mais conditionnée, et qui s'actualise ou se transforme en s'exerçant (voir p. 444 la définition des fonctions réceptive et constructive). Elle est une synthèse continue, avec interpénétration du subséquent et de l'antécédent. Elle se compose d'actes de différenciation et de concentration, de perception, d'attention et de mémoire, d'adaptation, de synthèses et d'arrêts. On peut la considérer comme le microcosme du psychisme. Ses troubles sont ceux de l'esprit tout entier. Elle est la multiplicité dans l'unité; elle désigne à la fois ce qui est et ce qui pourrait être, le conscient et le subconscient, le présent et le devenir.

Elle est à la fois le champ des relations entre les objets et le sujet, le champ des modifications cérébrales déterminées dans le sujet par les relations entre l'objet et le sujet, le champ d'expérience des opérations somato-psychiques de la réceptivité (élément organique relativement passif) et de la constructivité (élément dynamique unifiant), de leurs conditionnements, des rapports qui en sont issus et qui deviennent à leur tour objets excitants. Et, bien entendu, elle est individuelle. Elle est la *déformation subjective du donné*. Celui-ci n'a d'autre couleur que celle qui lui est donnée par la conscience au moment où elle le reçoit, le construit, le forme ou le déforme. Une conscience est scrupuleuse, parce que douée d'un état somatique défini et d'habitudes psychiques déterminées, elle déforme le donné d'une certaine façon; le remords des scrupuleux est à la fois une insuffisance et un inachèvement.

La conscience est un aboutissement strictement individuel d'utilisation et d'adaptation, réglé par les conditionnements individuels. Chaque sujet déforme l'excitant-objet selon sa propre structure, lui donne une forme toujours personnelle — surtout quand il est névropathe, et c'est pourquoi les névropathes sont toujours des originaux — et se l'assimile selon les règles propres de son esprit.

La tare caractéristique de l'asthénique est une incapacité de *construire* un champ de conscience capable de fournir et d'achever au moment opportun toutes les opérations psychologiques (attention, association, mémoire, inhibition, jugement, choix, croyances, etc.) nécessaires à l'adaptation complète et logique avec la réalité présente. Il en résulte une diminution du pouvoir de la conscience créatrice ou constructive, avec augmentation de l'activité subconsciente et, en même temps, un encombrement de la conscience réceptive.

ARTICLE II

Personnalité.

Résumant les activités fonctionnelles en états de plus en plus unifiés, le langage appelle Personnalité l'activité psychologique qui, par la synthèse de toutes les opérations psychiques, nous fait connaître notre propre personne en nous permettant de la distinguer du monde extérieur. Elle ne doit pas être confondue avec la conscience. La personnalité implique évidemment la conscience, mais avec quelque chose de plus, le rattachement à notre personne de toutes les sensations externes et internes, de toutes les cénesthésies, de tous les souvenirs, de toutes les fonctions et de tous les pouvoirs psychiques qui constituent à la fois la conscience et la subconscience. Du point de vue psycho-physique, la personnalité, ou moi, liée à l'organisme par tout le subconscient, est un échafaudage particulièrement difficile à construire, comme nous allons le montrer. Elle est toute la conscience, toute la subconscience et elle exige, en outre, une opération supplémentaire concentrant toute cette formidable armée psycho-physique, soit autour d'une notion à la fois vague précise, notre nom retenu par habitude dans notre mémoire, soit autour de certaines coordinations fixes ou transitoires qui sont les moi divers de notre existence.

On a longtemps considéré le moi comme ayant pour caractères permanents l'*Unité* et l'*Identité*. Pour se gouverner, le moi n'avait qu'à faire appel aux lumières de la raison toute-puissante, toujours une et identique à elle-même. C'est là le préjugé rationaliste, qui a longtemps dirigé les esprits irréligieux comme les religieux. L'observation psycho-pathologique a démontré l'erreur de cette conception entitaire.

Unité. — Loin d'être une, la personnalité de l'asthénique est essentiellement mobile, variable et changeante. On rencontre cette instabilité dès l'enfance. Cette tare psychique devrait apprendre aux parents et aux maîtres à mieux connaître les enfants, si les uns et les autres n'étaient encore imbus du préjugé qui veut que l'esprit soit apte à se connaître complètement et à se diriger en faisant appel à sa propre raison. Gil... est un enfant très sage et, le lendemain, déplaisant, égoïste et dévoué, intelligent et ahuri. Pendant quelques semaines il est gai, échafaude mille projets qu'il ne réalise pas, car la semaine d'après il est autre, triste et déprimé[1]. Il est rarement semblable à lui-même et, homme, il continue.

Le moi d'une époque diffère de celui d'une autre époque et tous ces moi sont également sincères, quoi qu'en pensent ceux qui ne comprennent rien à ces variabilités. « Moi », de l'enfance, de la jeunesse, de l'âge mûr, de la santé ou de la maladie, moi grave ou moi joyeux, pratique ou idéaliste, religieux, mystique ou positif, tous ces moi se succèdent, surgissent et meurent pour revenir ensuite, selon les circonstances changeantes de la vie. Il est des moments où plusieurs « moi » se présentent ensemble, et le sujet ne sait plus faire un choix, il est hésitant, incertain et anxieux. Il apparaît contradictoire, mais se retrouve cependant lui-même, sous l'empire de la nécessité des adaptations. Les écrivains autodidactes nous ont donné de bons exemples de cette inconstance et de cette multiplicité du moi. Sainte-Beuve passa une partie de sa vie à souhaiter la « fixité ». Être faible, inconstant qui veux et qui ne puis, disait-il de lui-même. Incapable d'emprisonner son esprit dans une seule formule intellectuelle, curieux, changeant, compréhensif et mobile, il se métamorphosait sans cesse. Et, je le pense, il fut toujours sincère. Mais ses états de conscience suivaient les variations de sa sensibilité et de sa synthèse.

1. *Les Maladies de l'Énergie,* p. 231.

Je ne sais si Benjamin-Constant qui eut, lui aussi, des « consciences successives », avec des détours un peu brusques, fut également sincère. Il fut d'ailleurs un névropathe d'espèce infiniment rare et qui nous a laissé de « ses moi » des analyses fines, profondes et empreintes de la plus impitoyable lucidité. — Renan fut de cette même lignée intellectuelle : « Il est décidément acquis pour moi, écrivait-il, que je ne m'attacherai à aucune forme particulière... La philosophie vitale et compréhensive à mon sens sera seule ma reine »[1]. — Deux âmes habitent ma poitrine disait Gœthe. — Et Racine : Mon Dieu, quelle guerre cruelle ! Je trouve deux hommes en moi. — Enfin l'œuvre de M. Maurice Barrès expose, avec un art incomparable et une rare puissance d'analyse, la poursuite de la connaissance du moi, de ses puissances et de ses limites.

Je ne commettrai pas la lourde faute de classer ces grands écrivains parmi les malades. Si, chez de tels hommes, le moi peut être changeant, du moins se montre-t-il, sous chacun de ses aspects, singulièrement brillant et fort. Chez les névropathes entrés dans la maladie, il n'en est plus de même. La formation de la personnalité est une opération à ce point difficile que certains sujets n'arrivent pas à se constituer une personnalité définie. — Je n'ai jamais pu me créer une personnalité, me disait Mlle A..., âgée de quarante-cinq ans, ou plutôt j'en ai plusieurs ; je suis quelconque et je ne me connais pas. Évidemment, j'ai un certain caractère, mais cela manque de relief et de ligne. — J'arrive bien, dit Dra... à me constituer une personnalité de malade, de valétudinaire oisif, n'agissant pas, ne représentant pas, simple numéro dans la foule anonyme des spectateurs du monde. Lorsque, par bonheur ou par malheur, je vais mieux, je suis incapable de construire une personnalité d'action. Alors je ne suis plus un, je me dédouble. Mon moi de malade est là qui veille et qui surveille le moi du bien portant, non pour le soutenir, hélas, mais plutôt pour le regarder vaciller et tomber. — Une personnalité, me disait Mlle L...? Vous dites

---

1. *Nouveaux cahiers de Jeunesse.*

« une personnalité » ? un « moi » ? Mais je n'en ai pas, ou plutôt j'en ai un grand nombre. Vous me posez une question à laquelle je n'ai jamais réfléchi. Mais, maintenant, je vois bien que je n'ai pas de personnalité. Je me demande toujours : Qu'est-ce que je suis ? Ma sœur est quelqu'un ; moi, je ne suis rien, ni quelqu'un, ni quelque chose. Je ne sais comment cela se fait, moi, je n'y suis pour rien.

Il en est ainsi chez tous ou presque tous les névropathes sévèrement touchés. Ou ils n'arrivent pas à se constituer une personnalité une et stable, ou ils en ont plusieurs. Lorsqu'on dit de quelqu'un : Comme il est compliqué ! comme sa personnalité est diverse et manque d'unité ! on peut être assuré qu'il s'agit d'un névropathe. On rencontre à chaque instant des névropathes des deux sexes, qui traînent dans la vie un petit bonhomme ou une petite bonne femme exécutant les gestes sociaux nécessaires à l'adaptation, et dont le vrai moi vit d'une vie intérieure, étonnée ou colère, triste ou résignée, révoltée ou dominatrice, mais lointaine, absente et vivant dans les coulisses de la vie. Cette lutte incessante des moi, c'est la comédie ou le drame de certaines existences. Et c'est peut-être ce qui avait fait naître dans l'esprit des Anciens cette conception du Destin — Fatum, — personnage mystérieux et redoutable qui tient dans ses mains capricieuses le sort des humains. Destin qui fait penser et agir à l'insu de notre volonté, qui se joue de notre raison et que rien ne peut attendrir, ni les prières, ni les larmes, ni les sentiments, sinon une bonne discipline. Destin fait du legs des ancêtres, de la race et du sol. Heureux ceux qui possèdent le bon Destin docile à la conscience créatrice et qui permet toutes les adaptations. Mais l'autre, le Destin lourd d'hérédités mauvaises, celui qui met obstacle aux adaptations, celui-là est le destin tragique, celui qui commande et dit : Tu désires, tu souhaites, tu veux : tu ne pourras pas. Tu es mon esclave. Un jour, si tu sais, tu lutteras contre moi et tu me vaincras peut-être, parfois, pas toujours. Mais sauras-tu ? Et si tu sais, tu devras recourir à une discipline rude et précise, lutter sans cesse, avec patience avec ténacité. Pour quelle victoire? Tu l'apprendras. — Ainsi parlerait le Destin, si le Destin parlait.

Nous ne divinisons plus les forces de la nature, et le subconscient n'est qu'un état psycho-physique. Mais il demeure une force puissante, qui empêche trop souvent l'unité du moi et provoque ces troubles vagues de dédoublement, si fréquents chez tous les névropathes.

Identité. — Les troubles d'identité, plus particulièrement appelés *Dépersonnalisation*, doivent être distingués des troubles d'unité du moi, comme des troubles d'amnésie qui font oublier une partie de notre vie, comme aussi des rétrécissements de la personnalité hystérique et des déviations des Parapsychiques. Cependant on aurait tort, il me semble, d'en faire un état isolé, une entité nosologique.

Si la Dépersonnalisation est essentiellement le trouble, l'altération, la suppression ou la perversion du lien qui rattache au moi la perception des choses, ce phénomène existe chez tous les névropathes, et pour des causes diverses. C'est un syndrome, comme l'asthénie ou l'aprosexie.

Chez l'asthénique, la dépersonnalisation s'observe dans les perceptions *externe* et *interne*. Dans la première, le malade trouve les choses singulières, étranges, changées. — « Je ne reconnais pas ce salon, disait Sim., après quelque temps d'absence, il n'est plus tout à fait le même. Sim. voit la nature comme à travers une lunette particulière. Evidemment, dit-il, les arbres sont toujours les arbres, le ciel est toujours le ciel, mais tout cela n'a pas l'air d'être vrai, sans que je puisse dire ce qu'il y a de changé, car, au fond, il n'y a rien de changé. C'est plutôt moi qui suis différent ». Et cela est exact. Au fond, il voit et perçoit toujours les choses de la même manière, mais l'opération par laquelle il rattache les choses à son moi est autre, troublée. En un mot il ne « personnalise » plus l'extérieur de la même façon ; l'appropriation des choses au moi est modifiée. Dans l'exemple suivant, il s'agit d'un père qui n'arrivait pas à tenir son enfant pour sien ; et il en était très troublé. Pol., qui avait eu plusieurs enfants avant de devenir asthénique, en eut un autre, peu de temps après le début de sa maladie. « Je n'arrive pas, disait-il, à me figurer que ce dernier est mon fils ; je sais bien qu'il l'est, mais il n'en est pas de lui comme des autres ; il n'est pas encore entré en moi, il ne fait pas partie de mon moi. Je ne sais pas pourquoi. » Sans doute, les premiers enfants faisaient partie d'états synthétiques normaux antérieurement formés et fixés dans l'esprit du malade ; celui-ci n'avait plus la force actuelle de former une perception nouvelle complète, de rattacher ce dernier enfant à sa personnalité présente. Il le put, le jour où son capital énergétique devint meilleur, et sa tension psychique plus élevée. Il en est de même dans la *Perception interne*. Avoir le sentiment de notre identité, savoir que nous sommes aujourd'hui ce que nous étions hier, avec tout notre bagage d'idées, de souvenirs, d'images, cela est une opération naturelle qui paraît facile et qui, dans certains cas, ne l'est plus pour les asthéniques. Alors, ils ne se reconnaissent plus, ils se trouvent changés. Je suis tout drôle, disent-ils ; je ne suis plus comme avant : j'ai perdu mon moi, disent ceux qui ont des Lettres. — Mme Le... s'est trouvée orpheline de bonne heure et l'aînée d'une famille nombreuse. Les complications financières et familiales créées par cette situation ont anéanti sa résistance psychique. Elle a lutté comme elle a pu, pour faire face à des difficultés toujours nouvelles. Mais sa résistance a cédé, son pouvoir d'effort adoptatif a disparu et, peu à peu, elle s'est trouvée drôle, changée. En même temps son ardeur à la lutte a disparu, elle regarde « couler l'eau ». Elle s'occupe de ses affaires, mais sans goût, comme indifférente. Elle laisse les personnes de sa famille agir et vivre à leur guise, correcte à leur égard, mais lointaine, absente. Elle est également absente de sa propre vie. Il lui semble qu'elle traîne avec elle un autre moi, qui agit machinalement, parce qu'il faut bien agir dans le milieu où l'on se trouve et faire les gestes obligatoires ; mais ce moi l'intéresse peu. Elle n'est ni gaie, ni triste, elle vit sans vivre, elle n'est pas ce qu'elle est ni ce qu'elle voudrait être. Cependant elle agit, avec le minimum d'efforts. Son adaptation est incomplète et restera inachevée, tant que la situation sera la même. — M. Peu..., mariée contre son gré, n'a jamais pu s'adapter à son entourage. Peu à peu s'est installé en elle un état analogue au précédent. Lointaine, absente, elle vit comme une machine correcte, traînant après soi un moi qui fait les gestes nécessaires, ou à peu près. — Fal..., a été très surmené, et de toutes manières. Au moment où il est le plus épuisé, il fait une chute de voiture. Les plaies et les contusions sont sérieuses, quoique sans gravité. Mais la peur a été intense. Une asthénie générale, physique et psychique, s'installe. Peu à peu, il s'aperçoit qu'il devient « tout drôle », il ne se reconnaît plus, se trouve changé. Il sait bien qu'il est toujours le même, cependant; la dépersonnalisation n'est pas totale. Il lui semble qu'entre sa vie actuelle et sa vie antérieure à l'accident et à la maladie, il existe un fossé que tout son effort réfléchi est impuissant à combler. Que s'est-il produit? Il ne sait pas, il ne comprend pas. Cependant, il n'était pas ainsi « avant »; il avait une personnalité plus nette, il construisait plus fortement ses synthèses. Maintenant, il n'arrive pas à agréger ses états de conscience, oubliés à mesure qu'ils se produisent; il se regarde vivre, mais sans intérêt, il ne s'accroche pas à la vie ambiante. Surtout, il ne rattache pas sa personne actuelle à la personne d'avant la maladie, personne dont tous les états psychiques étaient fortement agrégés. Le lien est coupé, et rien ne peut le reconstruire. C'est pour cette raison qu'il se trouve changé, en possession d'un moi nouveau, différent du premier, et très vague. Entre le moi d'autrefois et le moi présent existe un fossé que toute sa volonté est impuissante à combler. Les souvenirs et les synthèses qui par leur continuité constituent le premier moi, ne peuvent être agrégés au moi second. Le malade se rappelle très bien toutes les particularités de sa personne ancienne et très mal les états de conscience de sa personne nouvelle. Il se comprend et ne s'agrège pas. Il reste étranger à lui-même, malgré les efforts qu'il fait pour se retrouver. Il assiste en spectateur oublieux à sa vie présente. Sa vie est une lutte perpétuelle entre ces deux moi. De temps à autre, sous l'influence d'une amélioration quelconque, ou bien le matin, au réveil, après une bonne nuit, le moi ancien, le vrai, reparaît. Je me retrouve, dit le malade. Et en effet, subitement, par un mécanisme singulier, du fond de l'inconscient, son moi surgit, lucide, complet, et disparaît après quelques minutes, ou quelques heures, ou un jour, rarement plus ; sans que le malade puisse le « rattraper », malgré tous ses efforts de volonté. Un malade de Janet appelait ces moments des « instants clairs ». Le terme est exact, mais l'interprétation difficile, et nous l'essaierons tout à l'heure. Les instants clairs sont d'autant plus nets que le malade est plus déprimé. A mesure que la force revient, les instants clairs deviennent moins fréquents, et le malade est dans un état intermédiaire entre le normal et l'anormal. Progressivement, sa perception s'améliore ; elle dasse par des phases successives de mieux, avant d'arriver à l'état ordinaire. Ce n'est qu'à la longue, par l'amélioration progressive de l'état général, que la tension psycho-physique devint assez bonne pour permettre au malade d'achever ses opérations psychologiques et, par conséquent, de retrouver sa personnalité normale. Peu à peu, les deux personnalités se soudèrent. Il y eut un mélange difficile à définir et à analyser, une période d'hésitations, de troubles, d'incertitude. Enfin une personnalité nouvelle s'établit, un moi « remplaçant » plutôt que « successeur », qui fut une combinaison des expériences psychologiques de l'un et de l'autre état.

Chez d'autres malades, la dépersonnalisation ne porte pas seulement sur les moi divers, mais sur la personne elle-même, représentée par le nom, le sexe ou l'espèce. L'un croit être une autre personne, portant un autre nom ; l'autre dit qu'elle est formée de deux, trois ou plusieurs personnes. Celui-ci est une femme, et cette femme est un homme. Cet autre est un animal, et cet autre encore se croit mort. De tels malades peuvent présenter des signes d'asthénie, puisque l'asthénie est un symptôme, comme la dyspepsie, mais ils ne sont pas des asthéniques. On doit les classer parmi les Parapsychiques, comme tous ceux qui présentent des idées absurdes avec croyance.

De tout cela il résulte qu'il existe plusieurs degrés dans les troubles de la personnalité ou du moi : troubles d'unité ou d'identité, c'est-à-dire : variabilité ; instabilité des moi; moi de la jeunesse ou de l'âge mûr, de la santé ou de la maladie, de la dépression ou de l'excitation, de l'homme du monde ou de l'homme de travail, de l'homme de famille ou de l'homme de cercle, du père et de l'époux, etc.; troubles de séparation des moi dans la perception interne, d'étrangeté et d'irréalité dans les perceptions externes; troubles vagues ou troubles précis avec isolement des moi, création d'un moi de la maladie, vivant d'une vie psychologique séparée mais connue du moi bien portant; enfin troubles d'une autre nature, troubles de la personne elle-même, du sexe ou de l'espèce. Ces derniers sont d'ordre *parapsychique* ; les autres, d'ordre *hypopsychique*.

* *

Comment interpréter ces phénomènes? Les théories sont nombreuses : sentiment de dédoublement par perversion sensorielle (Krishaber) ; augmentation de l'automatisme, diminution de l'affectivité ; troubles et luttes des cénesthésies ; troubles de la fonction du réel (P. Janet); asthénie mentale déterminant une diminution de la réalité du moi avec production d'un moi réduit à l'état de fantôme logique (Dugas), etc.[1]. Voici comment on pourrait, je crois, expliquer ce phénomène. — Dans les troubles de personnalité, deux faits doivent être mis en relief : d'abord le relâchement ou la rupture du lien qui rattache les états de conscience d'origine interne ou externe au moi; ensuite, ou en même temps, la séparation des moi, la disparition du moi inutile ou trop difficile à conserver pour l'instant, sa chute dans le subconscient, jusqu'au jour où, son état psycho-physique étant meilleur, le sujet peut repêcher le disparu et unir les deux moi; enfin, les troubles d'identité du moi.

Le premier fait est d'explication facile. On sait que pour

<hr>

1. *Journal de Psychologie*, 7ᵉ année, nᵒ 2, p. 191. *Idem*, 8ᵉ année, nᵒ 6, p. 554. — P. Janet, *loc. cit.*

créer un état de conscience ou construire une opération psychologique, l'activité psychique doit être soutenue par des conditions physiques et psycho-physiques suffisantes. Si ce degré n'est pas atteint, les opérations psychologiques d'adaptation des milieux internes entre eux — expériences internes — et l'adaptation des milieux internes aux milieux externes sont incomplètes et inachevées. Les choses se passent comme si l'asthénique était incapable de construire les opérations psychiques nécessaires pour lier au moi les perceptions internes ou externes et les personnaliser. Les troubles de construction expliquent, à mon sens, toutes les modalités asthéniques, les insuffisances des opérations psychiques primitives et les inachèvements des opérations secondaires.

Le second fait est analogue à la désagrégation de conscience et relève de la même interprétation. Il se produit dans le moi, comme dans la conscience, une désagrégation. La conservation d'une activité créatrice consciente et rattachée au « moi » devenant trop difficile, pour des raisons différentes, cette forme psychique tombe dans le subconscient et disparaît (voy. Conscience, p. 239). Mais elle est prête à reparaître lorsque les circonstances s'y prêtent, quand l'état énergétique général est meilleur, et lorsque les causes déprimantes (fatigues, maladie, émotions, etc.) s'atténuent ou disparaissent. Il semble que ces désordres soient dus également aux troubles des conditionnements dont l'état ne permet pas de maintenir une forte cohésion des expériences psychiques. Comme le rêve, la fuite ou la fugue, le dédoublement est la réaction naturelle d'un sujet mal armé, pour qui l'adaptation immédiate à toutes les réalités présentes est une œuvre trop difficile. Et ce qui le prouve, c'est que ces dédoublés présentent en même temps les autres réactions d'inadaptation que nous avons décrites : obsessions, peurs, troubles psycho-moteurs divers. Dans les dépersonnalisations asthéniques pures, le moi second est toujours connu du moi premier, il ne l'est pas chez les hystériques et chez les parapsychiques.

Les deux mécanismes que voilà sont des troubles psycho-physiques analogues aux mécanismes de désagrégation de la conscience. On peut les considérer comme des troubles fonctionnels de construction, de synthèse, d'adaptation se rattachant aux théories psychasthéniques (P. Janet : perte de la fonction du réel). Ils caractérisent plutôt les désagrégations par troubles de *l'unité* de la personnalité.

Le troisième phénomène qui doit être mis en relief, caractérise plutôt les troubles d'*identité*; il est je crois, d'ordre cénesthésique (théorie de Séglas, Cottard, Vallon et Marie). Lorsqu'un malade dit : je suis changé, je suis autre, je ne me reconnais pas; lorsque cet état psychique persiste, malgré l'emploi des méthodes dialectiques de persuasion ou de conversion, ou des méthodes de thérapeutique reconstituante, il ne s'agit plus d'un trouble intellectuel, ou logique, ou dysthénique, mais d'un trouble des sensations cénesthésiques profondes. La maladie nerveuse n'est pas d'ordre psychologique (réactions paralogiques), ou psycho-physique (troubles constructifs ou réceptifs); elle est d'ordre proprement physique. Sans doute il est actuellement impossible de localiser les troubles cénesthésiques. Toute interprétation est hypothétique, mais le fait demeure : le sens du corps est modifié, diminué, exacerbé ou perverti, dans certaines maladies nerveuses, et l'état morbide disparaît, avec toutes les interprétations paralogiques et les réactions émotives subjectives, le jour où disparaissent les sensations anormales du moi. Un grand nombre d'états névropathiques et psycho-pathologiques ne sont autre chose que des maladies de la cénesthésie.

Le mot d'ailleurs constate les faits, mais ne les explique pas. Il a cependant un avantage, il localise et limite le problème.

Dans la dépersonnalisation hystérique, le mécanisme est d'ordre psycho-physique. Les impressions ne sont pas *reçues* par la conscience. Il y a rétrécissement du champ de la conscience, psychisme lacunaire. Lorsque le rétrécissement disparaît, la réception se produit, les personnalités se soudent, et subitement. Il semble qu'il y ait un moi indépendant (ou plusieurs), et que ces moi vivent des vies indépendantes, non reçues par la conscience créatrice. C'est pourquoi chez les hystériques, et chez eux seulement, on peut observer des guérisons subites. Une transformation subite, semblable à un déplacement de lanterne magique, n'est possible que dans les troubles d'origine réceptive. Chez les asthéniques, le désordre est constructif, il ne peut y avoir et il n'y a pas changement brusque. Mais on sait que les asthéniques peuvent présenter en même temps des troubles hystériques. Et c'est là une cause fréquente d'erreurs.

Enfin, lorsque le malade ne sait plus qu'il est le jouét d'une illusion, lorsqu'il croit à une désagrégation absurde, alors la dépersonnalisation est complète, ou plutôt elle présente un caractère qui la différencie des désordres précédents ; elle est *parapsychique* ou délirante. Par exemple un malade se croit double, un autre se croit divisé en six personnes, celui-ci se croit mort. Il s'agit alors de troubles parapsychiques qui ne peuvent naître que sur des terrains prédisposés. En pathologie nerveuse, comme on sait, la question de terrain domine tout, et la qualité d'un symptôme est dominée par le terrain, non par l'intensité de la maladie. Chez les asthéniques, si gravement atteints soient-ils, jamais le trouble de dépersonnalisation ne touche au délire. Si la perversion se produit, ce n'est plus de l'Asthénie, ce n'est pas de l'Hypopsychisme, mais du *Parapsychisme*, fonction du terrain nerveux. Et la distinction doit être faite, si l'on ne veut commettre de fâcheuses erreurs de pronostic et de thérapeutique.

Des pages qui précèdent, on peut tirer un enseignement doctrinal. La personnalité nous apparaît comme une coordination très compliquée, l'aboutissement de toutes les opérations psychologiques. En se perfectionnant, sous l'influence de l'adaptation, les activités psychiques se concentrent de plus en plus en groupements qui se rapprochent peu à peu de l'unité et de l'homogénéité conformes aux lois de la nature qui va du simple au composé, de l'hétérogène à l'homogène, du biologique au physiologique et au psychologique, obéissant aux lois probables de l'adaptation. La nature nous donne des leçons d'ordre ; elle nous enseigne que la santé est synthèse et unité. L'unité semble être un arrêt transitoire, déterminé par l'adaptation. Elle n'est pas constante, même chez les gens bien portants. Elle n'est souvent qu'un accident heureux, mais elle marque l'état le plus complet d'adaptation et le sommet de la hiérarchie des homogénéités psychiques progressives ; elle est une organisation dynamique. Elle n'est pas un commencement mais une fin, un aboutissement. Chez les sthéniques, elle existe sans effort, conséquence naturelle de la santé nerveuse (union de l'esprit et du corps) ; elle est leur apanage, avec ses qualités d'unité, d'identité, de fixité, de stabilité. Elle est de qualité variable, selon la nature des excitants qui la forment. Elle est idéaliste ou réaliste, chrétienne et nazaréenne, ou païenne et hellénique ; mais elle est toujours l'unité. Si elle est parfois noble, délicate, haute, désintéressée, elle peut être vile, grossière, méprisable.

Dans l'état d'équilibration normale, toutes les fonctions psychiques sont agrégées et tendent vers l'unité, en vue d'une bonne adaptation. Dans l'état de déséquilibration névropathique elles sont au contraire de plus en plus désagrégées et tendent vers la désunion pour aboutir à l'inadaptation. Les névroses dissocient la personnalité et les unités psychiques formées par les expériences séculaires, et les rapprochent par degrés de l'hétérogénéité primitive. En dégénérant, l'individu devient compliqué, divers, morcelé. L'hétérogénéité psychique est une régression biologique, un retour à la barbarie. Toutes les complications et toutes les misères psychologiques viennent de ce que nous ne pouvons pas maintenir en nous l'unité et lutter contre la force des tendances désagrégeantes. L'unité totale d'un psychisme témoigne en effet, et d'abord, non d'une volonté ou d'une raison-entité, mais du bon fonctionnement de tous les conditionnements organiques, physiologiques et psychologiques, dont l'harmonie est nécessaire à l'équilibre des expériences psychiques internes et externes. Ensuite, l'unité relative indique la connaissance des disciplines logiques indispensables mais, tout de même, secondaires.

Répétons-le, car il faut qu'on le sache : chez le névropathe l'unité psychologique n'est pas un commencement, mais une fin, une récompense donnée à l'effort discipliné ; elle est intermittente et comme un accident heureux. On ne doit pas tout attendre d'une personnalité-entité qui serait préformée et laisserait tomber la manne des facultés ou des fonctions, de l'esprit et du cœur, du jugement et de la volonté. On doit au contraire tendre sans cesse son effort pour construire laborieusement cette unité et essayer d'en fixer la fugitive apparence.

La personnalité est-elle identique à l'âme? Il n'y a pas de réponse à cette question, sinon métaphysique. Et l'on sait que nous nous sommes interdit toute excursion dans ce domaine. Mais tous les psychologues, quelque opinion qu'ils professent, s'accordent sur un point; ils tiennent l'unité (personnalité ou âme) pour une condition nécessaire à la vie et considèrent la perfection, psychologique ou religieuse, comme une progression lente et réfléchie vers la concentration des opérations psycho-physiques, leur harmonisation en un tout unique qui est la personnalité ou l'âme, but suprême de tout effort humain dirigé par une juste discipline (V. *Lutte pour l'unité*, p. 715).

CHAPITRE V

LES CONDITIONNEMENTS PRIMITIFS
DES OPÉRATIONS PSYCHOLOGIQUES
CONDITIONNEMENTS PHYSIQUES, PHYSIOLOGIQUES
ET PHYSIO-PSYCHIQUES

Les opérations psychiques qui précèdent et qui aboutissent à la formation d'états de conscience, non pas fixes et immuables mais fluides et transitoires, sont elles-mêmes conditionnées (car rien ne se fait de rien) par des opérations plus primitives, dont les unes sont purement physiques, d'autres physiologiques, d'autres enfin physio-psychiques. On constate que ces opérations sont tantôt spatiales, tantôt dynamiques, tantôt psychiques. C'est de cet ensemble et de ces transitions insensibles qu'est faite la pensée-rapport, qui est idéo-réaliste (voy. *Doctrine*, p. 419).

I. — CONDITIONNEMENTS PLUTÔT PHYSIQUES

Les milieux internes. — Le psychisme tout entier paraît être conditionné par la *vie cellulaire* et les métamorphoses qui aboutissent à la production et à la distribution des énergies, dont l'unité dynamique nerveuse est la forme synthétique dernière. Ces opérations ont une double origine : intérieure et extérieure. A l'*intérieur*, les métamorphoses sont assurées par le métabolisme, double mouvement de destruction et de synthèse, conditionné lui-même par une foule de fonctions organiques primitives. Au point de vue *chimique :* l'hydratation, l'oxydation, la déshydratation, conditionnées par la teneur des tissus en eau (équilibre osmotique); sels (magnésium, dont l'importance est capitale, sodium, calcium, potassium, fer, phosphore, chlore, soufre, etc.) ; ferments (actions diastasiques) ; sécrétions glandulaires (thyroïde, ovaires, testicules, surrénales, etc.). Au point de vue *physique :* la circulation capillaire, imbibition, évaporation, diffusion. Tous ces mécanismes aboutissent à l'assimilation, à la mise en réserve et à la désassimilation[1]. L'activité fonctionnelle s'accompagne de destruction organique qui libère de l'énergie chimique ; le repos fonctionnel s'accompagne de synthèse ou d'assimilation. Les énergies vitales ainsi produites doivent alimenter à leur tour toute la vie organique (cycle énergétique) ; vie cellulaire, vie trophique, travail du tonus, travail dynamique, travail sécrétoire, vie nerveuse, vie médullaire, vie psychique.

J'ai longuement exposé ailleurs les sources de l'énergie, physique et psychique, leurs mécanismes physico-chimiques, j'y renvoie le lecteur[2]. Je n'ai pas du tout l'intention de faire de la pensée une forme de l'énergie. La pensée et l'énergie sont en rapports constants, c'est tout ce que nous pouvons savoir. Du point de vue pratique, les choses se passent chez l'être vivant comme si sa vie psychique était actionnée par un moteur plus ou moins riche en pouvoirs. Si un névropathe possède un moteur de 20 HP (qu'on me permette cette comparaison banale) et s'il en dépense 15 pour une besogne inutile, il sera incapable d'accomplir un travail qui en exige d'autres. Et s'il se surmène, si son moteur s'épuise, il doit se reposer pour le recharger. Pratiquement, cette comparaison est juste, et M. P. Janet l'a faite également[3], sous une autre forme.

Les milieux externes. — Signalons rapidement : la température extérieure : chaleur ou froid, chaleur sèche ou humide, froid sec ou humide, composition de l'air en oxygène, en acide carbonique ou en poussières nocives ; état

---

1. Pour quelques auteurs la désintégration fonctionnelle serait cause de conscience (Herzen). La sensation serait un sentiment d'usure de l'organisme (Ameline) et serait proportionnelle à la durée de la décomposition des produits d'assimilation.

2. *Les Maladies de l'Énergie.* (F. Alcan.) 2e édition, pp. 6 et 19, 240.

3. *Obsessions,* p. 605.

hygrométrique de l'atmosphère : humidité ou sécheresse ; soleil ou brouillard ; altitude, élevée ou basse ; pays de montagne ou de plaine ; bords de la mer, ou des lacs, ou des rivières ; habitation saine ou malsaine ; appartements clairs ou obscurs, vastes ou étroits ; position du sujet : couchée, assise ou debout ; milieu social au moment de la pensée ; solitude ou milieu familial ; milieu amical sympathique, milieu antipathique, milieu professionnel, milieu indifférent ; la maison, la rue, l'atelier, le monde, les assemblées… *Tout*, en un mot, possède une influence sur le fonctionnement psychique et si, chez les êtres très bien portants, ces influences extérieures sont sans importance, elles sont prédominantes chez les névropathes comme en fait foi, entre bien d'autres, la courte observation que voici : Sim… asthénique grave, et en état de crise, est incapable de lire cinq lignes dans la position debout, il lit plus facilement assis, et, mieux encore, couché. Lorsqu'il veut lire une lettre ou un article de journal — ce qui est pour lui une fatigue — il se met dans la position couchée. D'autre part, il ne peut lire si le froid est trop vif, la chaleur trop intense. Un jour, durant une promenade faite dans son jardin par une température de — 3°, on lui apporte une lettre : il est absolument incapable de la lire ; il rentre dans son appartement où la température est à + 15° ; son pouvoir d'attention reparaît immédiatement, et il peut lire sa lettre sans fatigue. Le hasard lui a fait renouveler plusieurs fois cette expérience. Même aprosexie par les grosses chaleurs. Après les repas, impossibilité absolue de lire. Chez ce même malade, et à d'autres périodes, l'aprosexie est augmentée par des conditions opposées : il lit mieux debout. Mais, dans ces moments-là, il a plutôt de l'excitation, avec une urine hyperacide, tandis que dans les conditions précédentes, son urine est hypoacide, et il a de la dépression. En été, il ne peut pas lire dans sa chambre, mais il peut lire dans son jardin ; en hiver c'est le contraire. Quand le temps est sec, ou à une altitude de 700 mètres, il lit plus facilement et plus longtemps. Toutes ses fonctions, ses tendances internes ou externes — excitation ou dépression, égoïsme, égotisme ou altruisme —; ses fonctions réceptives, ses sensibilités, ses sentiments, son caractère ; ses pouvoirs constructifs, son imagination, ses pouvoirs d'analyse ou de synthèse quand il peut écrire (ai-je dit que c'est un écrivain ?), sa volonté, tout son être psychique en un mot, sont à la merci des conditions extérieures énumérées plus haut. En outre, seule la solitude lui permet actuellement de donner sa mesure. Dans sa propre famille il est intimidé, triste, mécontent, hésitant. Avec des étrangers, il est ému, construit fort mal ses pensées, ne dit pas tout ce qu'il voudrait dire, dit parfois ce qu'il ne voudrait pas. Il est scrupuleux, obsédé, il a des dérivations nombreuses et singulières. Et toutes ses fonctions psychiques se sont équilibrées, à mesure que s'amélioraient les fonctions organiques sous-jacentes.

L'histoire est toujours la même, toutes les fois qu'il s'agit d'un asthénique en état de crise, ou de malades épuisés ou insuffisants. J'ai souvent noté au jour le jour les variations psychiques et leurs conditionnements par les milieux physico-chimiques internes comme par les milieux externes. On trouvera des faits de ce genre dans le précédent volume et au cours des pages qui vont suivre. Mais il est bien entendu qu'il s'agit seulement des états de crise, que tous les accidents psychiques sont question de degrés, que tous les états névropathiques ne sont pas comparables et qu'il existe aussi des états d'incapacité psychique dus uniquement à des inhibitions émotives. Si l'esprit a une influence considérable sur le corps — je l'accorde aux partisans exclusifs de la doctrine dite psychique, et nul n'en est, plus que moi, convaincu par l'expérience pratique — on voudra bien accorder au corps une influence semblable sur l'esprit, puisqu'ils sont indivisibles.

Et nous devons le reconnaître : les fonctions de la vie cellulaire sont les premières assises des fonctions psychiques ; elles s'insèrent dans le psychisme, comme le psychisme s'insère en elles, puisqu'elles font partie intégrante de la même unité. On ne peut les séparer. Et l'on ne comprend pas très bien l'argument des psychologues qui, admettant le conditionnement du fait psychique par le fait nerveux, se refusent à admettre le conditionnement du fait nerveux par le fait physico-chimique. Pourquoi cette brèche dans la dépendance des faits? S'il est faux et absurde de dire que la pensée est une sécrétion, il est exact de soutenir avec l'observation que toutes les opérations physico-chimiques de métabolisme et de sécrétions sont nécessaires à la formation des énergies nerveuses circulantes qui conditionnent les fonctions psychiques et l'activité de l'esprit.

L'étude des tendances montre même que, entre le cellulaire et le psychologique, le lien est plus étroit et plus puissant qu'entre le physiologique et le psychologique. Tous les phénomènes métaboliques énumérés plus haut déterminent des métamorphoses qui communiquent aux processus psychiques des mouvements en rapport exact avec elles. On peut penser que les tendances sont des mouvements instinctifs et primitifs qui sous-tendent toutes les opérations psychiques et leur donnent une forme dont le conditionnement premier est la vie cellulaire, primordiale et toute-puissante. Les tendances ne sont pas des désirs, des appétitions, dans le sens philosophique du mot, désir, ce sont de simples mouvements équilibrants. Toutes les fonctions organiques se tiennent, depuis les plus humbles (dans les mots) jusqu'aux plus élevées. Il n'y a pas d'échelle de valeur en biologie, et la diminution d'une assimilation ou d'une sécrétion peut modifier ou affaiblir l'esprit le plus noble et le plus courageux. Les fonctions ne s'anoblissent pas, elles se spécialisent en s'adaptant et transforment ainsi les moyens dont elles disposent.

II. — CONDITIONNEMENTS PLUTÔT PHYSIOLOGIQUES

Les conditionnements organiques sont multiples et hétérogènes. Sous l'influence des nécessités de l'adaptation, les sélections fonctionnelles se simplifient et s'homogénéisent de plus en plus pour arriver, comme l'observation nous l'enseigne, aux spécialisations qui constituent les processus dits physiologiques d'abord, psychiques ensuite : conductibilité et quantité, sensibilité et motricité, dynamogénie et inhibition, effort et habitude, ensuite réceptivité et constructivité et rapport, dont le réflexe est le type et l'organisme la base. Par l'intermédiaire du physiologique, nous passons du cellulaire au psychique. Nous exposerons successivement tous ces conditionnements.

Conductibilité et qualité. — L'onde nerveuse circule à travers l'organisme par l'intermédiaire des nerfs, des systèmes neuroniques et des centres. Cette circulation dépend de l'intensité de l'excitant, mais surtout de la constitution spécifique du protoplasma[1]. Les physiologistes ont montré que la conduction du nerf est un processus d'ordre moléculaire et qu'il suffit d'un dérangement local, même très limité, dans l'arrangement des molécules de la structure nerveuse pour la rendre impossible. La fatigue, les toxi-infections, les mauvaises structures originelles ou acquises, les chromatolyses d'origines diverses, peuvent mettre obstacle anatomiquement au passage de l'onde nerveuse et, par suite, aux processus psychiques d'idéation. Par contre, la conductibilité est favorisée par la bonne structure des cellules, un métabolisme bien équilibré, une tension artérielle normale, une bonne circulation, une température extérieure favorable avec tension oxygénée suffisante, en un mot par toutes les bonnes conditions des milieux intérieurs et extérieurs.

C'est la conductibilité, avec tout son système de transmission, qui constitue la qualité d'un système nerveux. De quels éléments est faite la qualité nerveuse ? de la forme des cellules, de leur composition chimique et histologique, de l'état de la substance chromatique du corps cellulaire et aussi de la qualité des fibres d'association ? Exactement, on l'ignore.

Quantité ou pouvoir. — Dans *les Maladies de l'énergie* je me suis efforcé de distinguer le pouvoir et le vouloir. Il ne suffit pas de dire : je veux avoir de l'attention, de la mémoire, de l'imagination ; je veux être fort, actif, résistant. Le « je veux » constate une situation, il ne la crée pas (Ribot). Il faut encore posséder un certain pouvoir quantitatif. On connaît pratiquement les liens qui unissent

1. Cf. Hédon, *Traité de Physiologie.*

les manifestations de la pensée à la quantité de force nerveuse. Il est constant d'observer un rapport étroit entre la force nerveuse d'un sujet et ses pouvoirs d'attention ou d'adaptation, manifestations caractéristiques de la réserve énergétique. Une lecture de quelques minutes fatigue un asthénique grave, alors que le même asthénique amélioré pourra supporter une lecture d'une heure. La puissance de travail cérébral est généralement proportionnelle au pouvoir énergétique, et toutes les opérations psychiques exigeant une dépense de force nerveuse immédiate sont diminuées chez l'asthénique. Comparez, comme je l'ai fait souvent ailleurs, la puissance de travail d'un Darwin et celle d'un Thiers ou d'un Gladstone. Deux heures de travail par jour épuisaient les réserves du premier, alors que les deux autres purent sans fatigue, et jusqu'à un âge fort avancé, travailler tout le jour, se coucher à minuit, se lever à cinq heures et diriger la politique de leurs pays respectifs, besogne essentiellement fatigante. Mais une énergétique puissante n'est pas synonyme d'intelligence. Un asthénique peut être fort intelligent, posséder la compréhension la plus rare, avec une puissance de travail médiocre. L'intelligence est autre chose, et nous y reviendrons. Sans doute, le terme quantité n'a pas en psychologie le même sens qu'en physique. Dans les systèmes de rapports qui constituent la pensée et ses relations, on ne peut, à l'heure actuelle, connaître tous les éléments qui les mettent en œuvre, mais on ne peut nier l'existence d'une quantité ou potentiel qui est au fond de toute activité psychique et qui est liée à l'état des centres nerveux, du métabolisme et des organes splanchniques. Si l'expérience est impuissante à en faire la mesure, l'observation clinique montre chaque jour son rôle.

III. — CONDITIONNEMENTS A LA FOIS PHYSIOLOGIQUES ET PSYCHOLOGIQUES

1° *Dynamogénie et inhibition.*

Conductibilité et quantité sont de simples propriétés, purement physiologiques, et où le psychique n'est pour rien. Avec la dynamogénie et l'inhibition, nous abordons des fonctions dans lesquelles le psychique se mêle au physiologique. La dynamogénie est constituée par les influences concourant à augmenter ou à diminuer la force de l'effort moteur volontaire. L'expérience prouve que ces influences peuvent être tantôt *physiques* et tantôt *psychiques*. Ch. Féré a montré les effets dynamogéniques ou inhibitoires des sensations : couleurs, musique, substances salées, acides, sucrées. Les émotions sont stimulantes ou déprimantes, les idées aussi. En un mot, tout excitant (physique ou psychique) est dynamogénique lorsqu'il produit l'unité des énergies en vue d'un but. Il ne donne pas des énergies organiques et la dynamogénie ne doit pas être identifiée avec la quantité ; il est dynamogénique quand il mobilise, en faisant l'unité, toutes les forces actuelles ou vives, et potentielles ou de réserve, vers un but. Il est inhibitoire lorsqu'il arrête l'activité en donnant, dans le conflit des influences, la prépondérance à la dissociation et aux influences qui empêchent l'unité et canalisent l'activité dans une autre direction. Un phénomène psychique ne peut être en effet réalisé dans le présent que si les autres phénomènes qui se manifestent en même temps sont arrêtés et, par conséquent, dérivés vers un autre but. L'occupation de la voie dominante est à la merci d'une lutte (Wundt, Sherrington). L'issue du conflit dépend de plusieurs facteurs importants : l'intensité du stimulant, la qualité de l'excitant, le terrain ou état de l'organisme individuel, la fatigue, les intoxications, les états pathologiques. « Certains réflexes excluent d'autres et produisent alors le phénomène de l'inhibition ; d'autres réflexes renforcent au contraire et produisent le phénomène de la dynamogénie et facilitent la possibilité de se frayer une route » (Sherrington).

2° *Stabilisation automatique* (Hypothèse).

Mais cela ne suffit pas. Renforcer ou arrêter un excitant cela est bien. Il faut encore fixer l'état psychique qui résulte du conflit des antagonistes. Cette opération est faite de dynamogénie et d'inhibition. Est-elle le résultat simple de cet ensemble, ou peut-elle être isolée, comme une opération autonome, comme une phase spécialisée de ces adaptations qui constituent la fonction psychique et auxquelles on a donné des noms divers? C'est une hypothèse qui ne pourra être résolue que par la psycho-pathologie et le jour où l'on aura découvert les mécanismes pathologiques de l'excès ou du défaut de stabilisation, de l'obsession et de la distraction.

Existe-t-il pour la fonction psychique une action de stabilisation analogue à celle qui existe pour la fonction musculaire? Dans la stabilisation d'une idée il n'y a plus seulement excitation ou inhibition, il paraît exister une action à la fois automatique et active, un élément automatique dans un état actif. Il y a un certain repos momentané dans un certain mouvement. En physiologie musculaire, on a décrit la stabilisation. Cette action n'a pas encore été, que je sache, décrite et appliquée aux phénomènes psychologiques. Cependant elle paraît être un fait clinique. La pensée n'est possible que grâce à un mécanisme de fixation d'une opération psychique à la fois, ou tantôt, auto-, matique et volontaire. La clinique enseigne que la fixation ou stabilisation psychique est augmentée dans certains cas (obsession), diminuée dans d'autres (distraction). L'exagération et la diminution peuvent être conditionnées par des états organiques différents, puisque certains états obsessifs sont guéris par les médications sédatives, tandis que d'autres sont guéris par les médications toniques. Dans l'un comme dans l'autre cas, la pensée volontaire ne peut être stabilisée, parce qu'une pensée pathologique occupe le champ de la conscience. Dans l'hyperstabilisation, le courant psychique volontaire est arrêté, aussi bien que le courant musculaire volontaire dans l'hypertonus. — Je n'identifie pas ; je compare des conditionnements et des fonctions ; il est en effet bien entendu que l'on doit donner aux états psychologiques des interprétations psychologiques. — Lorsqu'on prie un obsédé de fixer d'autres pensées que sa pensée obsédante, il répond invariablement ceci : « Si je pouvais penser à autre chose, je ne serais pas obsédé ; j'aurais peut-être une autre maladie, je n'aurais pas celle-ci ». A quoi on objecte : « Vous ne savez pas vouloir, vous ne voulez pas faire effort ; vous n'avez qu'à vouloir ». Or cette réponse est le résultat d'une incompréhension totale du processus stabilisateur et une erreur de doctrine. En faisant appel à une volonté extra-organique, on raisonne comme un mystique exaspéré, on fonde une argumentation sur des mots dont on ignore les conditionnements profonds. En réalité, c'est l'obsédé qui est dans le vrai. Son pouvoir de vouloir est impossible, parce que son psychisme est stabilisé ou contracté malgré lui.

Si, au contraire, la stabilisation psychique est insuffisante, il y a éparpillement, distraction, instabilité, le sujet éprouve la plus grande peine à fixer volontairement des pensées. La pensée de vouloir n'est pas douteuse. Il n'est pas rare de voir des malades énergiques et intelligents prendre la ferme résolution d'avoir des pensées fermes et soutenues et faire, dans ce but, des efforts prolongés. L'instabilité l'emporte. Malgré la volonté intellectuelle, la stabilisation est trop brève. Ainsi certaines influences augmentent la stabilisation des pensées, d'autres la diminuent, sans que la volonté puisse modifier ce phénomène. Il existe donc un ensemble de phénomènes somatiques et psychiques par quoi la pensée est trop stabilisée, ou pas assez.

Est-il possible d'interpréter ce phénomène ? L'observation établit que si les motifs qui déclenchent la stabilisation excessive ou la non-stabilisation de la pensée sont psychiques (*Inadaptation*, etc., voy. IIe section) les causes qui conditionnent et entretiennent cette stabilisation sont physiques et dépendent de la nature du terrain psycho-physique. Pour être obsédé ou obsessif, distrait ou distractif, il faut posséder une aptitude organique spéciale. Lorsque les éléments spatiaux de la pensée sont modifiés dans certains sens pathologiques, la pensée est trop stabilisée ou pas assez. Ces modifications sont diverses et multiples, et nous les indiquerons ailleurs ; elles portent sur les éléments spatiaux, bien entendu, et non sur la pensée elle-même, qui est dynamique ou idéale, comme nous le montrerons plus loin (voy. IIIe section), mais la pensée idéale demeure conditionnée par les éléments spatiaux.

Bref, il paraît exister une stabilisation automatique comparable (réserve faite des différences d'espèces), à ce qu'on appelle en physiologie musculaire la force de situation fixe, élément automatique dans l'activité, repos dans le mouvement, par quoi une opération psychique, un état de conscience fixé, arrêté momentanément, grâce à un état automatique qui peut devenir volontaire, mais qui est d'abord automatique. Ce phénomène conditionné normalement par la vie cellulaire, le métabolisme, la quantité et la qualité, la sensibilité et la motricité, la dynamogénie et l'inhibition et, du point de vue pathologique, par tous les désordres pathologiques de ces conditionnements, serait une étape de l'expérience en vue de l'adaptation, un moment d'équilibre (probablement) dans les conflits entre les éléments idéoréalistes de la pensée. Il n'est pas encore l'attention, même l'attention involontaire. A-t-il droit à une existence autonome ? Il faut bien donner des noms à ces instants d'expériences que sont les opérations psychiques. Et l'observation semble montrer que les troubles de stabilisation sont autres que les troubles de l'attention. Je pose donc la question sans d'ailleurs la résoudre[1].

3° *Attention.*

L'attention n'est pas un état intellectuel ; elle n'est ni une faculté, ni une fonction isolable, ni un état atomique, mais elle est la condition nécessaire de toute connaissance. Elle est une opération qui résume verbalement et

---

1. La thérapeutique apporte d'ailleurs quelques arguments à l'appui de cette hypothèse. Les raisonnements les plus persuasifs sont impuissants à modifier les obsessions. On n'agit sur certaines obsessions que par l'intermédiaire du terrain. Pour les uns il faut agir comme si l'esprit était contracturé à la façon d'un muscle. Il faut mobiliser la pensée par dérivation en exerçant l'attention externe et aussi en mobilisant les muscles. Sollier a bien montré l'influence du travail musculaire sur les Obsessions et les Psychonévroses. J'ai fait des observations semblables. Dans d'autres cas il ne faut pas décontracter la pensée. Il faut au contraire procéder d'une autre façon et tonifier le terrain. On ne peut faire, en théorie, que des hypothèses. Mais ce qu'on peut avancer c'est que la pratique montre une relation étroite et constante entre les fonctions physiques et psychiques et que le meilleur moyen de modifier le psychique est, dans bien des cas, d'agir sur lui par l'intermédiaire des fonctions physiques.

achève physiologiquement la longue série des conditionnements précédents.

Les psychologues sont extrêmement divisés sur l'origine
et le mécanisme de l'attention, mais ils s'accordent à dire
qu'elle est l'un des éléments essentiels du travail psychologique. Le sujet, par cela même qu'il fonctionne, ne peut pas
ne pas se rencontrer avec un objet, et c'est cela l'attention.
L'attention, comme on sait, se présente sous deux formes :
instinctive ou spontanée, et volontaire ou avec effort. Nous
décrirons les formes morbides de l'attention chez les asthéniques.

A. *L'attention volontaire ou avec effort.* — Diminution :
Aprosexie ou *hypoprosexie.* L'attention avec effort est
diminuée chez l'asthénique dans sa totalité ou dans l'une
de ses formes : musculaire, sensorielle ou mentale.
L'observation suivante donnera un exemple des troubles
de l'attention dus à l'asthénie seule. — Pol. est un asthénique
gravement atteint, à la suite de surmenages multiples et
prolongés et de chocs émotifs. Il est incapable de lire vingt
lignes de journal ou de causer pendant plus de quelques
minutes. Son état physique est tout aussi mauvais ; il ne
peut quitter le lit et, ne pouvant se soulever pour prendre
ses repas, il doit manger complètement couché. Son pouvoir d'attention est à peu près nul. Si l'on essaie de fixer
son attention sur un point quelconque, sur son doigt par
exemple, il ne peut le regarder pendant plus de une
seconde ; la fatigue vient immédiatement, avec pesanteur
de la tête et obnubilation. Je lui donne comme exercice
d'attention la tâche de fixer un angle du plafond de sa
chambre. Pendant très longtemps, il a été incapable de le
fixer plus d'un instant à peine appréciable. A mesure que
son état général s'est amélioré, son pouvoir d'attention a
augmenté. Il a pu lire un article de journal d'abord, chaque
dimanche, puis tous les deux ou trois jours, enfin tous les
jours. Ici encore se marque cette impossibilité de l'entraînement immédiat et sa limitation, que j'ai signalée comme
une des caractéristiques des états asthéniques par insuffisance. Que de fois n'a-t-on pas dit à Pol. « Lisez aujour-

d'hui dix lignes, demain vous en lirez quinze, après-demain vingt et, dans un mois, vous lirez un journal tout entier ». Certes, le conseil partait d'un bon naturel, mais il était erroné. Lorsque Pol. voulait faire un essai loyal de cette méthode, il arrivait, au bout de quelques jours, à ne plus pouvoir lire ; si, au contraire, il laissait un intervalle de plusieurs jours entre deux lectures, il lisait beaucoup plus facilement. Je dois reconnaître que malgré des expériences nombreuses et concluantes, il n'est jamais arrivé à convaincre son entourage, car la possibilité de l'entraînement pour tous est un dogme universel. L'attention de Pol. était modifiée par de nombreuses conditions physiques extérieures et intérieures. — D'abord, la position du corps. L'attention est plus facile dans la position couchée, ce qui se comprend sans qu'il soit nécessaire d'insister ; dans la position horizontale le repos est complet, et il n'y a aucune dépense de forces inutiles. Pol. était obligé de lire, de causer et de manger dans la position horizontale ; plus tard, il put lire assis. Quand il sentait son attention diminuer dans la position assise, il s'étendait et pouvait ainsi continuer sa lecture ou sa conversation. Il était tout à fait incapable de lire debout. De même pour un travail de composition ; écrire une lettre assis à une table était une tâche impossible ; écrire couché, était facile. Je connais bien des asthéniques, même légèrement atteints, qui en font autant. Mlle N..., qui est à la tête d'une œuvre internationale considérable, fait toute sa volumineuse correspondance dans son lit. Je n'y arriverais pas autrement, m'a-t-elle dit souvent [1]. — La température extérieure n'est pas indifférente. L'asthénique lutte difficilement contre les choses extrêmes, froid et chaud, sécheresse et humidité. Pol. sentait son attention diminuer, lorsque la température était aux environs de 0°. S'il allait s'asseoir dans son jardin par une température froide et si on lui remettait à ce moment une lettre ou un journal, il était incapable de les lire. Il rentrait dans son appartement dont la température était de 12° à 15° et, immédiatement, il pouvait disposer de son habituel pou-

1. On raconte que J.-J. Rousseau écrivait couché, Rossini composait dans la même posture.

voir d'attention. Le passage d'un état à l'autre était brusque. Il a renouvelé l'expérience bien souvent, toujours avec le même résultat (voy. p. 270). Un froid trop vif (pour le sujet) inhibe les conditions physiques qui déterminent le mécanisme attentionnel. Il en est sans doute de l'attention comme du sommeil et de bien d'autres fonctions : le sujet doit se placer dans les conditions qui favorisent le fonctionnement de son organisme. L'attention varie également avec les différentes heures du jour. En général, elle est plus vivace le matin, après le repos de la nuit. C'est toujours dans la matinée que Pol. peut faire ses lectures. Son pouvoir quotidien s'épuise vite et, dans l'après-midi, il est tout à fait incapable de faire un travail sérieux. Aussi renvoie-t-il au matin toutes ses occupations cérébrales. Chez certains asthéniques secondaires, c'est le contraire. Le matin, ils ne sont bons à rien, ternes, atones ; ils ne commencent à se réveiller que dans l'après-midi et, le soir, ils sont en possession de tous leurs moyens. Il est possible que ces malades, intoxiqués par le repos nocturne, aient besoin d'exercice pour éliminer leurs produits de combustion insuffisante. Cela est d'autant plus probable que si un asthénique insuffisant qui, à l'ordinaire, possède toute son attention matinale, fait une crise uricémique à la suite de suralimentation azotée, il change de type et s'invertit ; de matinal il devient « soiriste » si j'ose dire ; atone le matin, il s'excite le soir aux lumières. La suralimentation passée, et l'uricémie aussi, il reprend son état ordinaire. C'est ainsi que, par une alimentation mal comprise, on peut changer le type pathologique d'un asthénique, — sans le guérir. La forme change, mais le fond demeure.

Comme les états physiques, les états *psychiques* exercent également une influence, mais en moindre proportion. Si, pour des motifs subjectifs personnels, Pol. s'intéresse à quelque chose : idée, sentiment, action, personne, travail, plaisir, l'attention est meilleure, car il fait appel à toutes ses réserves, mais elle est peu durable. Quand les réserves sont dépensées, il ne peut, malgré tout son désir, fixer longtemps son attention sur un plaisir. — Il en est tout autrement (et c'est cause fréquente d'erreur) chez l'hystérique. Celui-ci, qui est un lacunaire, se rétrécit quand l'objet l'ennuie; il ouvre sa conscience et son attention quand l'objet lui plaît. — Si l'attention volontaire de Pol. est diminuée, par contre son attention *involontaire* est augmentée. L'importance des motifs lui paraît à peu près égale, il ne sait pas éloigner les sujets inutiles; tout lui apparaît sur un plan uniforme. Il est alors incapable de fixer longtemps son attention sur un même sujet, il en a vite fait le tour, car il n'a pas la force d'approfondir. On le dit léger et instable. Il change souvent d'opinion, de projets, de direction, de conduite. Les résolutions se succèdent sans ordre. Il cesse de poursuivre son but, dès que son attention fatiguée lui en a montré les difficultés, alors que sa trop sensible imagination lui en avait fait apercevoir les apparences. J'ajoute que tous ces troubles s'amendèrent et disparurent progressivement, à mesure que revint l'équilibre psycho-physique.

Cette histoire résume assez bien la nature, les causes, les formes et les degrés des troubles de l'attention dans l'asthénie. L'attention est diminuée dans tous ses domaines.

Attention *musculaire*. — Les mouvements sont souvent inhabiles, insuffisants ou excessifs. Trop d'immobilité ou trop de mouvement. Pas d'adaptation exacte. L'asthénique est généralement maladroit; il n'arrive pas à gouverner ses muscles comme il convient et à leur faire produire les mouvements appropriés. — L'attention *sensorielle* est insuffisante. Par exemple, l'asthénique, comme d'ailleurs la plupart des névropathes, ne regarde pas ce qui lui est indifférent. Se promène-t-il? il ne voit ni les maisons, ni les arbres, ni les gens. Si on l'interroge il répond : Tiens! je n'avais pas vu. Il ne voit rien ou presque rien; il ne sait pas ce qui se passe autour de lui, à moins que ce qui se passe ne l'intéresse; alors, il voit très bien. Mais, dans l'ordinaire de la vie, son attention visuelle est insuffisante. Son pouvoir général d'attention n'est pas assez puissant pour suffire à toutes les tâches. Quand il est absorbé par une besogne — et l'on sait que le névropathe est très souvent occupé à se regarder vivre — il ne lui reste pas assez d'attention pour les autres tâches. Quand il regarde le « dedans », il est incapable de regarder en même temps le dehors. Si, à table, il regarde ses voisins et voisines il ne mange pas, ou ne parle pas ; ou inversement. Il lui est difficile de faire attention à plusieurs choses à la fois. On en peut dire autant de l'attention *auditive*, comme des attentions *olfactive*, *gustative* et *tactile*. — En ce qui concerne l'attention *mentale*, on trouvera dans l'observation précédente tous les degrés et toutes les formes de cette forme d'insuffisance. On constate la diminution de l'attention mentale volontaire dans toutes les opérations psychiques : jugement, mémoire, imagination, volonté, etc. ; ce qui prouve bien qu'elle est la condition fondamentale de toutes les fonctions psychologiques.

En outre, le pouvoir d'attention subit des variations selon qu'il doit s'appliquer soit à une situation *présente* ou à la *réalité*, soit à une situation *future* ou à l'*idéal*. Quand l'adaptation doit être immédiate, le pouvoir d'attention de l'asthénique est généralement insuffisant. C'est un fait constant d'observation. Pour le présent, comme pour le réel, l'effort doit être plus grand, la dépense plus considérable. L'asthénique ne peut pas toujours en faire les frais. Cependant si la situation présente ou réelle est facile, l'attention est possible et stable ; si elle est difficile, l'attention est faible et instable. La difficulté de la situation est la mesure de l'attention. L'attention au futur, à la fiction ou à l'idéal, est au contraire plus facile. Et cette différence s'explique fort bien. L'attention, avec adaptation au présent ou au réel est difficile, parce que le réel est ce qu'il est ; il faut s'adapter à lui, car il ne se modifie pas au gré de nos désirs. Si l'attention à la fiction, à l'idéal ou au futur est plus facile, c'est que nous les adaptons à nous-même en les créant ; l'effort est infiniment moins grand.

Un de mes malades avait coutume de dire : « Si j'avais de la force, je crois que j'aurais du génie ». En effet, il avait tout ce qui constitue le génie : sensibilité forte, compréhension large, énergie indomptable, les vues les plus vastes... Il ne lui manquait que le pouvoir de fixer longtemps son attention sur le présent et sur le réel. Dans l'opération d'attention présente, l'asthénique paraît souvent inintelligent, alors que dans l'adaptation au futur il donne les preuves les plus nettes de compréhension et de jugement. J'ai signalé ailleurs cette contradiction, que l'inégalité des conditions de l'attention explique très clairement.

Helvétius disait : « Toutes les différences intellectuelles entre les hommes ne viennent que de l'attention ». Cela n'est pas exact, car il faut tenir compte des conditionnements de l'attention. Il est évident qu'un homme doué d'un grand pouvoir d'attention présente plus de capacité d'adaptation, mais la diminution d'attention supprime-t-elle l'intelligence ? Point du tout. L'aprosexique conserve intact le pouvoir de comparer, de comprendre et de prévoir. Si son pouvoir d'adaptation au présent et au réel diminue, il peut très bien s'adapter au futur et à l'idéal. Et comme l'émotivité est aussi un conditionnement de l'attention, si l'attention de l'asthénique est souvent diminuée par émotivité quand son intérêt personnel est en jeu, il reste un très bon guide, un excellent donneur de conseils marqués au coin d'une belle lucidité, semblable aux vieillards antiques qui restaient « sages dans le conseil » et « impropres à la guerre ».

L'attention n'est pas toute l'intelligence. Sans doute un être doué d'un fort pouvoir d'attention sera pratiquement supérieur aux êtres moins bien doués, il les dépassera sur le chemin de la vie, dans la lutte quotidienne. C'est grâce à un meilleur pouvoir d'attention que des êtres médiocres « réussissent », selon un mot vulgaire. Attentifs aux moindres circonstances de l'heure, ils savent s'adapter à merveille au réel et fixer la chance. On les rencontre partout : dans les lettres, les arts, les sciences et dans toutes les carrières. Ce ne sont pas souvent des êtres supérieurs ; mais ce sont les vainqueurs. Et ça leur suffit. Mais il existe d'autres formes de l'intelligence, et peut-être sont-elles d'une qualité supérieure, ou d'une qualité différente, car le présent et le réel ne sont pas toute la connaissance.

B. *Attention spontanée ou instinctive.* — *Augmentation :*

distraction ou éparpillement. — *Obsession.* — Les troubles asthéniques de l'attention spontanée se présentent sous deux formes : l'attention est augmentée sans localisation précise — et c'est l'éparpillement ou la distraction — ou avec localisation — et c'es. l'idée obsédante. Voici un exemple du premier cas : Poi. (voy. p. 279), est un asthénique grave de qui l'esprit est occupé tout le jour à suivre des impressions ou des idées, que les hasards des chocs sensoriels, de la conversation ou des événements, imposent à son esprit et qu'il est incapable d'éviter. Il connaît peu le repos. Son attention s'accroche à tous les motifs possibles ; mais aucun de ces motifs ne peut retenir son attention mobile. Inconsciemment, il fait attention à tout ; il est incapable de fixer un sujet déterminé, de suivre une conversation, de lire un livre ou de développer une idée. C'est un *distrait* par éparpillement de l'attention, incapacité d'arrêter les motifs inutiles et de faire l'effort d'un choix. Ainsi l'attention spontanée conduit le plus souvent le neurasthénique. Il est attentif d'abord et surtout à ce qui lui plaît, à cela seulement, et dans tous les domaines de l'attention. Ce qui lui plaît n'est pas adapté par rétrécissement de conscience ou caprice comme chez l'hystérique, mais parce que cela est plus facile et ne demande pas d'effort. Tous les professeurs savent qu'il est des enfants incapables de suivre le développement d'une leçon. Tout les dérange : une mouche qui vole, le vent qui souffle, un voisin qui bouge. On les appelle dissipés et on les punit. On ferait mieux de les signaler au médecin de la maison. Ce sont des candidats à l'asthénie ou à quelque tare nerveuse.

Mais il faut distinguer. La distraction, qui peut être causée par la mobilité de l'attention, peut tenir aussi à sa concentration sur un seul objet. Je parlais plus haut de l'enfant distrait. On connaît aussi l'enfant absorbé par une idée ou un rêve. Celui-ci a l'air d'écouter. Point. Ses yeux sont vagues. Il suit son rêve, ce petit rêve intérieur que trop d'enfants bâtissent avec complaisance et suivent avec obstination. C'est un petit roman, une délicieuse histoire dont il est le héros, et dans laquelle il joue un rôle extraordinairement brillant. Ce n'est plus la dissipation, c'est l'absorption de l'attention par des images et des idées sans rapport avec l'objet que le professeur voudrait imposer. Chez les grandes personnes, on observe les mêmes catégories de distraits : les dissipés et les absorbés, caractérisés tous les deux par la difficulté d'attention à la vie présente, mais pour des motifs différents. L'asthénie ne fait qu'exagérer ces dispositions natives. L'absorption de l'attention spontanée peut être telle qu'elle constitue l'obsession, l'idée obsédante. Nous en parlerons ailleurs.

A propos de l'attention spontanée, signalons une remarque intéressante. Quand l'attention d'un sujet est stimulée par un excitant précis, ce n'est pas toujours la forme correspondante d'attention qui est fixée dans l'esprit par l'excitant, mais une autre et quelconque forme d'attention. Ainsi Pol. écoute une sonate exécutée par un violoniste de grand talent. Au début, c'est son attention auditive qui fonctionne. Mais, peu à peu, l'attention se déplace, et il pensera avec intensité à autre chose : souvenirs éveillés par la musique, travail à faire, idée à développer, œuvre à poursuivre. Regarde-t-il un paysage, au début il l'admire, puis l'attention se porte sur un autre objet, intérieur ou extérieur, et il regarde sans voir. Il lui arrive, au cours d'une conversation, de ne plus écouter son interlocuteur et de penser à autre chose. S'il veut fixer son attention mentale par exemple, il n'a qu'à regarder un objet quelconque avec attention. Peu à peu il ne voit plus l'objet et il pense avec précision à autre chose.

En résumé, il n'y a pas d'asthénie sans diminution de l'attention avec effort, sans aprosexie ou hypoprosexie. Si l'aprosexie n'existait que dans l'asthénie, elle en serait le signe capital, mais on la rencontre, avec des degrés divers, dans tous les états névropathiques, dans tous les états psycho-pathologiques et psychiâtriques. Elle est en somme un signe banal, qui a besoin d'être accompagné de signes plus précis pour caractériser un état névropathique.

Chaque asthénique, comme aussi chaque être vivant, possède un certain pouvoir d'attention et ce pouvoir est comparable au rendement d'un moteur. Si le rendement est suffisant pour le travail, l'attention est normale, sinon il y a hypoprosexie. Le rendement du moteur-attention paraît être influencé par la production même du moteur, ou sujet, mais aussi par les obstacles apportés à la distribution du courant attentionnel. Les obstacles sont constitués par tous les conditionnements physiques ou psychiques de l'attention : milieux externes et internes, états pathologiques divers ; conditions psychologiques du présent ou du futur, du réel ou de la fiction, etc. Supposons par exemple une attention apte à donner un rendement de 10. Si 2 sont employés à la rumination du passé, 2 au futur, 2 à une chimère, il ne reste plus que 4 pour le présent, et cela constituera de l'hypoprosexie. Ainsi il y a diminution du moteur-attention soit par insuffisance de la production, soit par l'éparpillement de la distribution. Et le pouvoir attentionnel semble être l'émanation de la puissance nerveuse du sujet et sa matérialisation en vue des opérations psychiques.

On sait combien sont nombreuses les théories sur l'origine et le mécanisme de l'attention. Et cela ne nous surprendra pas. Il y a de tout en effet dans cette opération. Quand on dit qu'elle est motrice, on énonce une vérité élémentaire ; commandée par les états affectifs : c'est évident, mais pas toujours ; par l'effort : c'est naturel ; qu'elle ne se confond pas avec la sensation : sans doute ; qu'elle est un état intellectuel : oui et non, car l'intelligence est un état verbal, une forme d'adaptation, non une fonction ; un état volontaire : oui et non.

L'attention est-elle sous l'influence d'un état central élémentaire, c'est-à-dire d'une initiative des centres cérébraux ? Est-elle au contraire périphérique, déterminée par des excitations venues du dehors ? Les deux opinions se soutiennent, bien que les travaux de Fr. Franck sur la circulation autonome du cerveau aient apporté un appui considérable à la théorie centraliste. « L'interprétation centrale des phénomènes paraît en meilleure posture vis-à-vis des faits », disent MM. Piéron et Maigre. Renouvelant et corrigeant une expérience de Mac Dougall, ces auteurs concluent que « le renforcement sensoriel de l'attention ne paraît pas pouvoir s'expliquer par un phénomène musculaire[1] ».

Sans doute l'attention possède des conditions multiples. Plus simplement et, du point de vue pratique, le pouvoir attentionnel apparaît comme une étape, une résultante, isolée par les nécessités de l'adaptation, des opérations et fonctions les plus diverses : métabolisme, fonctions viscérales, dynamogénie, etc.

Dans la chaîne des conditionnements nécessaires à la formation des fonctions psychiques, elle est le processus dernier, l'opération terminale où se rencontrent, se résument et s'achèvent tous les processus organiques ou physiologiques. Elle est l'émanation de la puissance nerveuse du sujet et sa concentration en vue des opérations psychiques, et elle devient ainsi l'outil de la pensée, la condition de toute connaissance, par conséquent la condition de toute expérience psychique, interne ou externe. Il n'y a pas d'expérience psychique, c'est-à-dire pas de pensée sans attention. Pourquoi, en effet, s'exerce-t-elle et quel est le conditionnement qui la détermine ? Tout simplement, il semble, la rencontre d'un objet, externe ou interne, avec le sujet. Le système nerveux a pour propriété ce que les physiologistes appellent la sensibilité. Il ne peut pas ne pas sentir quand le corps fonctionne normalement. Il ne peut pas ne pas faire attention quand l'esprit fonctionne normalement. L'attention s'exerce, dès l'instant que la vie psychique existe ; elle est un arrêt de mouvements pour une concentration de conscience, une forme spécialisée des relations entre sujet et objet.

4° *Association.*

On appelle association l'opération ou fonction par laquelle les images, les idées, en un mot, les formations

---

1. Maigre et Piéron. *Le mécanisme du renforcement sensoriel*, etc. *Journal de psychologie*, mai, juin 1907, pp. 246 et sq. R. d'Allonnes. *L'Attention*, *Revue scientifique*, décembre 1906, p. 680 et sq. Cf. en outre, les travaux de Ribot, Sherrington, Ferrier, Lange, Munsterberg, Bastian, Ch. Richet, J. Mill, Lehmann, Wundt, Lipps, Pillsburg, Nayrac, D'Allonnes, Vaschide et Meunier, etc.

psychologiques se rappellent, s'évoquent, se suggèrent et se complètent les unes les autres. Ces rapprochements s'opèrent-ils entre des éléments tout formés (entités psychiques) et passifs, le pourquoi de l'association étant donné par l'image ou l'idée antécédente; ou sont-ils le résultat d'une activité individuelle synthétique, d'une association de mouvements? C'est la querelle des associationnistes et de leurs adversaires?

La clinique semble bien donner tort à l'école associationniste, et nous y reviendrons à la fin de ce paragraphe. Exposons d'abord les états pathologiques de l'association sous ses deux formes : l'association consciente et l'association automatique.

A. *Association consciente volontaire*. — Toute association doit être envisagée dans sa *durée* et dans sa *rapidité*, je veux dire dans la rapidité de son évocation.

Durée. — Chez les asthéniques, le temps d'association est généralement court. Il semble qu'ils aient hâte de terminer une association, comme si ce travail était trop difficile. Ils le terminent, plutôt qu'ils ne l'achèvent, je veux dire qu'ils ne se demandent pas si l'association est achevée, c'est-à-dire en adaptation complète avec la réalité présente. Ils se hâtent de finir une besogne même imparfaite, même fondée sur des caractères secondaires ou peu significatifs, parce que ce travail de construction associatrice leur est pénible. Ils prennent par élection instinctive les formes d'association les plus commodes pour eux.

Rapidité. — La rapidité d'association est tantôt diminuée, tantôt augmentée. L'augmentation accompagne la moindre durée dans la plupart des cas; elle est une faiblesse irritable et cela n'a pas besoin d'être expliqué. Quand elle est diminuée, elle indique soit une asthénie plus profonde, soit un tempérament plus atone (car l'asthénie n'empêche pas les manifestations du tempérament originel, elle les accentue plutôt), soit une asthénie symptomatique d'un état qui deviendra peut-être organique dans l'avenir. Elle se marque par une lenteur particulière de la pensée et de la parole.

B. *Associations automatiques.* — Elles occupent une très grande place, précisément en raison de l'insuffisance des associations volontaires, et leur intervention constante dans le mécanisme psychique a pour effet de provoquer dans les associations des déviations fantaisistes et inattendues. Tant qu'elles se bornent à rester capricieuses et vagues elles donnent à la pensée une forme instable, fluide, sans consistance : les opérations psychiques s'associent à l'insu de la réflexion, selon les formes les plus simples de la ressemblance, de l'analogie, de l'assonance, de la contiguïté, du contraste. Les assonances servent très souvent, comme on sait, de fil conducteur à la pensée, parlée ou écrite. Lisez les lettres de certains asthéniques, vous y trouverez des répétitions d'idées ou de mots, qui n'ont d'autre lien que leurs sonorités ou leurs désinences finales. Des jeunes hommes qui s'essaient à la poésie, limitent leur effort à des assonances que leur pauvreté psychique permet de ranger parmi les productions asthéniques, signes de l'asthénie future. Dans la conversation, les assonances donnent lieu à des jeux de mots d'une valeur médiocre et à des suites d'idées un peu incohérentes.

La ressemblance et l'analogie provoquent des associations que la littérature ennoblit, mais que l'analyse tient pour pathologiques quand elles sont dépourvues des splendeurs du verbe et se produisent chez des êtres mal doués. Si, par exemple, les symboles et les allégories tirent leur beauté de la richesse imaginative du poète, ils sont sans valeur quand ils sont fondés sur des analogies banales. Quand ils parlent ou lorsqu'ils écrivent, certains asthéniques retournent une idée dans tous les sens, comme si leur pensée s'accrochant aux mots ne pouvait découvrir d'autres idées. Les mots guident l'association, qui ne peut plus quitter cette même pensée et se traîne lentement à sa remorque. Il faut aux sujets un effort violent, ou une distraction, pour s'arracher à cette étreinte verbale et passer à une autre pensée. Suivant une expression très usitée dans les familles : « ils n'en finissent pas ». Leur pensée, guidée par les liens invisibles de l'automatisme subconscient, chemine aveuglément à travers la multitude confuse des excitants internes ou externes qui servent de prétexte aux associations. Chez les obsédés, dès qu'une des idées obsédantes est évoquée par un fait quelconque, aussitôt toutes les autres idées obsédantes et douloureuses se présentent à l'esprit comme si, logées dans un même tiroir, toutes ces idées s'échappaient en même temps du tiroir ouvert, ou comme si, possédant le même état de tension psychique et appartenant au même plan de conscience, elles étaient évoquées tout naturellement l'une par l'autre.

Mais les associations automatiques peuvent être exaltées. Alors deux cas sont possibles. S'il existe une stabilisation excessive de l'association, il se produit une concentration de l'association, une fixation ou obsession ; cet état rentre dans la catégorie des stabilisations excessives dont nous avons parlé à propos de l'attention et que nous exposerons plus loin (Obsessions, p. 333). Si l'association, au lieu d'être trop fixée, est, au contraire, trop mobile, l'état se rapproche de ce qu'on appelle la fuite des idées. Cet état peut s'observer dans les diverses formes d'asthénie, mais surtout dans les débuts de l'asthénie aiguë par surmenage, à la phase d'excitation et d'augmentation du rapport azoturique, dans les asthénies par inhibition (ou secondaires) ; enfin, et surtout, chez les névropathes héréditaires qui sont plutôt des hypersthéniques mais peuvent faire alternativement des crises d'hyposthénie et d'hypersthénie et sont, en réalité, des instables. D'une mobilité extrême, ils entreprennent toujours mais ne persévèrent jamais et passent à un autre objet avant de posséder complètement le précédent. Ils auraient de la profondeur, car leur intelligence est vive, s'ils avaient plus de suite dans les idées. Ils n'ont pas plus de ténacité dans les sentiments que dans la conduite ou le sens moral. Leur conversation est le reflet de cette mobilité extrême : ils passent en un instant de la poésie à l'histoire, des sciences à la philosophie, ils ont des lumières spéciales sur les moteurs ou les ailes d'aéroplane, expliquent les liens qui unissent Kant à Descartes, Confucius à Bouddha, ou le symbolisme au romantisme. Ce sont de terribles raisonneurs et intarissables, mais ce ne sont pas des asthéniques et l'on ne doit pas confondre ces deux variétés névropathiques.

Comme toutes les opérations psychiques, l'association, qui est conditionnée par tous les processus physiologiques de telle manière qu'elle revêt chez chaque sujet des caractères très individuels, est conditionnée également par des processus pathologiques qui la font varier à l'occasion : les fatigues, les toxi-infections, les maladies, les troubles du métabolisme, les émotions, etc.

Les associations volontaires demeurent stables chez les individus dont le pouvoir énergétique est établi sur des bases organiques puissantes. Au contraire, dans les états marqués par la diminution de ce capital, elles sont instables et particulièrement sujettes à la disparition ou à la dissociation.

Tout ce qui favorise la production énergétique générale et la conductibilité nerveuse augmente la puissance associationniste synthétique, tout ce qui les diminue (fatigues, émotions, idées fixes, toxi-infections, maladies, etc.), affaiblit ce pouvoir et augmente l'automatisme.

Les choses paraissent se passer comme si l'association était conditionnée d'abord par des éléments somatiques et dynamiques, souterrains et obscurs, ensuite par les lois psychologiques bien connues de la ressemblance, de la contiguïté ou du contraste (Aristote), de réintégration, d'intérêt ou de dissociation (Hamilton). Cependant l'observation des malades permet de penser que les états de conscience, quel que soit leur nom, et les opérations psychologiques, quelle que soit leur forme, sont associés ou évoqués moins par l'idée ou le sentiment antécédents que par les éléments actifs individuels qui servent à construire l'état, l'idée, le sentiment, l'opération. La ressemblance ou le contraste, la contiguïté ou la similitude sont de nul effet et restent des mots vides de sens, lorsque les processus souterrains, actifs et synthétiques, sont impuissants à lier les processus physico-psychiques qui se traduisent en pensées ou, au contraire, lorsqu'ils les lient contre toute volonté.

« Les idées et les images, dit M. J. Grasset, ne s'appellent pas mutuellement, comme l'aimant attire la limaille. » Il y faut une action individuelle, qui dépend moins de l'idée-entité toute formée que du sujet lui-même et des conditionnements qui président à la réception des impressions ou à la construction des rapports. A propos de chaque fonction psychique isolée par le langage philosophique, nous arrivons toujours à des observations et à des conclusions analogues touchant les fonctions psychiques primitives. « L'association, dit Hoffding, est une forme particulière de la force unifiante, de l'activité synthétique qui forme à nos yeux la nature de la conscience. » Elle est conditionnée par toutes les opérations psycho-physiques dont elle est une étape nécessaire et spécialisée, comme toujours, par l'adaptation qui modèle les spécialisations fonctionnelles. Il est superflu de dire qu'elle n'est pas un état passif : il n'y a jamais d'état complètement passif ; elle est évidemment une synthèse, puisque tout est synthèse ; elle existe sans contredit dans toutes les formes de la conscience, l'inconscience et la subconscience, l'automatisme et la volonté, car les états de conscience ne sont que des degrés différents d'une même activité qui devient l'association, ou l'attention, ou l'imagination, ou la volonté, selon les nécessités de l'adaptation. Et l'on dit aujourd'hui que toute association est une association de mouvements (Th. Ribot [1], Münsterberg, Godfernaux, Claparède).

5° *Plaisir et douleur.*

On a souvent coutume de considérer le plaisir et la douleur comme des manifestations de la sensibilité. L'observation des névropathes tend au contraire à montrer qu'ils sont des phénomènes de l'activité. On sait d'ailleurs, et nous l'avons dit plus haut, que le sens du mot sensibilité est l'un des plus mal définis qui soient.

A propos des tendances, comme des états de sensibilité affective, j'ai exposé l'origine du plaisir et de la douleur. Je n'y reviendrai pas. Je les mentionne ici, afin de rap-

---

1. Th. Ribot. *La vie inconsciente et les mouvements.* p. 28. (F. Alcan.

peler le rôle joué par ces deux phénomènes primitifs comme conditionnements généraux de tou'es les opérations psychologiques, quelles qu'elles soient, et parce qu'ils sont des phénomènes d'activité.

6° *Effort.*

L'activité n'est pas l'effort. La première s'exerce normalement, c'est-à-dire sans effort lorsque, dans l'adaptation, le but est proportionné aux moyens. Lorsqu'il y a rupture d'équilibre entre les moyens et le but, l'effort devient nécessaire, dans l'ordre physique comme dans l'ordre psychique. Quand le pouvoir énergétique d'un sujet est suffisant pour l'adaptation à un excitant donné, l'effort est inutile ou rare. An contraire, dans les états asthéniques caractérisés par l'insuffisance de la production énergétique, la nécessité de l'effort est constante. Les choses paraissent se passer comme si l'activité normale et l'effort étaient contradictoires. En effet, les gens bien équilibrés et qui s'adaptent convenablement à une besogne délibérément choisie, en conformité avec une aptitude, n'éprouvent pas le besoin de l'effort. Ils se contentent de leurs pouvoirs et leur activité se trouve, de ce fait, limitée par l'inutilité de l'effort. La tendance au moindre effort, dont on fait souvent l'apanage des asthéniques, est au contraire la règle chez les sujets très bien équilibrés. On sait que les œuvres les plus vastes de l'esprit ont été entreprises et menées à bien par des névropathes (Spinoza, Kant, Darwin, Spencer, etc.) comme, d'ailleurs, toutes les nouveautés et toutes lés révolutions. Les équilibrés sont traditionalistes, conservateurs, et, satisfaits d'eux-mêmes, répugnent aux transformations.

On rencontre plus souvent l'apathie et l'inertie, sous forme d'incuriosité, chez les sujets qui limitent leur activité à leurs moyens et à leur raison, alors que les êtres insuffisants font des efforts incessants pour s'adapter aux milieux et satisfaire leur curiosité inquiète. Si ce besoin d'effort paraît être conditionné par l'inadaptation ou l'insuffisance d'un sujet dans un milieu donné, si son origine est liée à la production énergétique, ses manifestations sont plutôt commandées d'abord par les *tendances individuelles*, ensuite par la *nature de l'excitant*. L'effort sera grand ou faible, selon que l'excitant sera ou non approprié aux dispositions actuelles et aux tendances. Si notre effort est commandé par des tendances instinctives désintéressées, pour les raisons exposées dans un chapitre précédent, on le dit noble, bien que cette noblesse soit pourtant instinctive; il l'est moins s'il est commandé par des tendances intéressées. Ainsi notre valeur morale est souvent conditionnée par nos tendances et cela ne la diminue pas, mais cela modifie la situation des valeurs.

Si les tendances sont souvent les plus fortes, elles ne sont pas les seuls motifs d'effort. L'*activité consciente* et réfléchie exerce aussi son influence, qui est évidemment très grande. Mais la lutte est fréquente entre les tendances et les motifs réfléchis. C'est le drame de la conscience humaine, dont l'issue n'est pas toujours le souverain bien, qu'il soit individuel ou social, et dont l'enjeu n'est autre que ce que l'on appelle la liberté.

En résumé, du point de vue psychologique, l'effort nous apparaît comme une mobilisation d'opérations psycho-physiques, déterminée par un excitant approprié. C'est un processus surajouté à l'opération du moment. Son rôle est évidemment considérable. L'est-il autant que l'ont pensé quelques philosophes? On sait que Maine de Biran a fondé toute sa psychologie sur le phénomène de l'effort. William James a réfuté toutes ces idées, déjà développées d'ailleurs au xviii° siècle par Rey Regis. Et M. Pierre Janet dit expressément qu'on ne peut fonder une psychologie sur le phénomène de l'effort.

Quelle est, du point de vue physiologique, la nature de l'effort? Nous touchons ici à la grande querelle des périphéristes et des centralistes. Pour les premiers, l'effort est centripète, afférent; pour les seconds, il est centrifuge, efférent. Mlle Joteyko, qui est une périphériste ardente, a décrit sous le nom de « loi de l'économie de l'effort », le phénomène suivant : « L'intensité de l'effort nerveux croît toutes les fois que les conditions mécaniques du travail dans les muscles deviennent plus difficiles. Elle décroît quand le travail musculaire à faire devient plus facile[1] ». Mlle Jokeyto pense que l'accumulation de fatigue due à l'intoxication est purement musculaire et périphérique ; mais elle ajoute qu'il y a, en même temps, « excitabilité accrue des centres nerveux » et que les centres envoient des excitations plus fortes. Pour J. Muller et Wundt, l'effort est à la fois central et périphérique. Nous n'avons pas à prendre parti. Mais nous pouvons retenir cette constatation : l'effort est aussi le résultat d'une excitation accrue des centres nerveux (Joteyko) ; il est un apport plus intense d'excitation des centres. La physiologie peut donc s'accorder avec la clinique. Pour qu'il y ait production d'effort, il est nécessaire que les centres nerveux soient aptes à fournir l'onde nerveuse utile à l'adaptation, ou au travail musculaire, ou à la destruction des poisons intra-musculaires. Plus l'asthénie est prononcée et plus la nécessité de l'effort est fréquente. L'observation démontre jusqu'à l'évidence que la vie des névropathes déficients est un effort constant, et que ceux-là même qui sont les moins capables d'effort sont précisément ceux qui y sont sans cesse obligés, dans le domaine psychique comme dans le domaine physique.

Pour conclure, on peut dire que l'effort est conditionné par les influences suivantes : *a*) le pouvoir physique subjectif[2] ; *b*) la nature de l'excitant objectif ; *c*) le rapport entre le pouvoir et l'excitant, c'est-à-dire le besoin psycho-physique d'équilibration ; *d*) les nécessités sociales.

La tendance au moindre effort est conditionnée par : l'insuffisance des pouvoirs physiques subjectifs ; l'inhibition des pouvoirs physiques par des causes physiques ou psychiques (psychopathies diverses) ; le désintérêt pour l'excitant objectif ; l'absence de besoin d'équilibration (satisfaits, équilibrés, adaptés).

La tendance au plus grand effort est conditionnée par :

---

1. Joteyko, *loc. cit.*

2. Quelle que soit l'origine de la fatigue (périphérique ou centrale) le besoin d'effort traduit la perte de l'énergie spécifique de l'organe fatigué (Cf. Joteyko, art. *Fatigue, Dict. de physiologie*).

le besoin d'équilibration psycho-physique ; la nature dynamogénique de l'excitant en harmonie avec les tendances et
et les aptitudes ; l'inhibition du pouvoir d'arrêt avec augmentation de l'automatisme ; enfin l'excès du pouvoir
physique chez les sujets hypersthéniques ou dans les crises
hypersthéniques des asthéniques.

DEUXIÈME SECTION

LES EXPÉRIENCES EXTERNES

L'ACTIVITÉ LOGIQUE ET SA PATHOLOGIE

Nous abordons ici la seconde partie des expériences produites par l'adaptation : les expériences *externes*, réactions ou états de conscience déterminés par l'adaptation des opérations psychiques internes aux milieux sociaux, à la vie sociale. Elles sont réglées par les méthodes de la logique, laquelle est, comme on sait, l'art d'appliquer l'esprit à la recherche de la vérité objective. En décrivant les opérations de jugement (chap. ı, p. 47), nous avons distingué le jugement *psychologique*, constatation d'un rapport entre le sujet et l'objet, et le jugement *logique*, constatation d'un rapport entre deux idées. Nous avons étudié les divers troubles des Jugements psychologiques. Les pages qui vont suivre seront consacrées plus particulièrement à la description des jugements logiques et de leurs désordres. Pour s'adapter à la vie, aux milieux, au réel, à la vérité, il faut utiliser ses moyens psychologiques. Quand les moyens psychologiques sont normaux, en parfait équilibre, cette adaptation entraîne des réactions justes, et les méthodes logiques du sujet ne subissent aucune déformation. Si les moyens sont anormaux, insuffisants, inachevés, les méthodes logiques individuelles éprouvent généralement des déséquilibres qui entraînent des pensées mal adaptées et des troubles psychologiques que nous désignons sous le nom de *Réactions d'inadaptation* Il y a inadaptation, physique ou psychique, lorsque la réaction, physique ou psychique, n'est pas appropriée à l'excitant. Nous essaierons de montrer que c'est simplement à l'inadaptation qu'il faut attribuer un très grand nombre d'états névropathiques psychiques et d'ailleurs, en première ligne, cet état qu'on appelle la neurasthénie banale[1]. Nous étudierons *les procédés employés par les asthéniques pour s'adapter à la réalité et essayer d'atteindre à la vérité*, en un mot : *les Réactions de l'esprit asthénique dans ses rapports avec la réalité*. Cela est, proprement, la *Logique de l'asthénique*.

L'INADAPTATION ET LA MÉTHODE LOGIQUE ASTHÉNIQUE

Port-Royal définissait la logique : l'art de penser. C'est un art, en effet, et beaucoup plus difficile qu'on ne le croit. Il suffit, pour s'en convaincre, d'écouter ou de lire. On demeure surpris de l'extraordinaire variété des idées humaines appliquées aux mêmes objets. On rencontre des êtres singuliers et aussi des familles étranges où tout le monde raisonne au rebours du bon sens. On croit que le raisonnement est une chose facile et que l'éducation de la famille ou de l'école suffit à le former. Chez les êtres très normaux, peut être, et encore n'est-ce pas très sûr? Chez les névropathes, il n'en est rien. La plupart des maladies de l'esprit, disait Pascal, viennent de la manière de raisonner. Mais il est triste de penser que la meilleure méthode est souvent impuissante à donner de la justesse d'esprit à ceux qui en sont dépourvus.

En étudiant les jugements psychologiques, j'ai longuement montré leurs origines, leurs mécanismes, leurs conditionnements, leurs tares. *L'insuffisance* des opérations primitives, ou de l'*action psychologique* (attention, synthèse, mémoire, association, construction, etc.) provoque *l'inachèvement* des opérations psychologiques dérivées, ou de l'*action logique*. Trop lente dans la réflexion, la pensée est trop rapide dans la conclusion. Par faiblesse d'attention, le temps est mal utilisé. On sait que, pour tout acte psychique, il faut un temps mesurable[2]. La faiblesse de l'asthénique le pousse à hâter les conclusions par économie instinctive. Il emploie de préférence l'intuition, qui

1. Voy. Chap. préliminaire, p. 1.
2. Gley. *Etudes de Psychologie*, p. 50. (F. Alcan.)

établit des rapports sans comparer les termes, et l'induction, qui va du particulier au général en s'appuyant sur des analogies plutôt que sur des évidences. Il se sert de l'analyse pour décomposer le tout en ses parties, et il est incomparable dans l'analyse subjective parce qu'il en a le temps ; il est plus faible dans l'analyse objective parce qu'il faut le plus souvent se hâter ; très adroit dans l'analyse désintéressée, il est inhabile à l'analyse intéressée. Il emploie la synthèse en matière objective parce que cela va plus vite, et la délaisse quand il s'agit de lui-même, parce qu'il ne peut se détacher de la contemplation personnelle. En un mot, le malade précipite ses conclusions afin d'économiser les dépenses d'attention ; il va tout de suite à la généralisation sans s'arrêter aux définitions syllogistiques ; il compare le plus rapidement possible ; il emploie l'analogie et l'hypothèse au risque de sacrifier le réel au possible et délaisse la déduction qui oblige à diviser, à définir, à démontrer, à poser des principes évidents et généraux pour en tirer des conséquences nécessaires et qui, par conséquent, exige une certaine dépense de temps, de construction et d'énergie physique. L'asthénique en général a peu d'aptitudes pour les mathématiques, sciences trop exactes, et fondées sur des déductions trop abstraites. Il aime peu le syllogisme et cependant il s'en sert volontiers dans ses paralogismes. Il préfère l'observation et l'expérimentation, bien qu'il sacrifie trop volontiers à l'hypothèse.

Bref, il utilise mal les principes et les procédés qui servent au raisonnement, et particulièrement le principe de causalité. Il ne sait pas très bien discerner les causes vraies des phénomènes et leurs rapports exacts. C'est à lui, comme à la plupart des névropathes, que l'on peut appliquer les vieilles formules scolastiques : *non causa pro causa*, prendre pour cause ce qui n'est pas cause ; *post hoc ergo propter hoc* et *fallacia accidentis*, considérer comme cause ce qui est antécédent, coïncidence ou accident. Si ces opérations logiques sont mal établies, il faut en voir la cause dans l'insuffisance des opérations psychologiques, ou expériences internes, que nous avons décrites dans la première partie. Tout se tient en psychologie et tout est conditionné.

La manière de construire des jugements ne dépend donc pas des facultés rationnelles : l'intelligence, la raison. La force ou la faiblesse des jugements, leur finesse, leur largeur, leur souplesse, leur noblesse, leur délicatesse, leur sûreté, leur valeur, en un mot, est liée d'abord aux opérations psycho-physiques primaires. Tel est le conditionnement fondamental de toute logique.

La méthodologie est ainsi conditionnée par tous les troubles de l'attention, de la synthèse, de la mémoire, de l'émotivité, de l'association, des tendances, en résumé par toutes les causes rationnelles et expérimentales si souvent décrites : les sens, l'imagination, l'entendement, les inclinations, les passions, l'amour-propre, l'intérêt, les races, l'espèce, les préjugés, le langage, etc. On connaît les paralogismes ou sophismes d'induction ou de déduction, de la croyance ou de la volonté. Ce sont là des sources d'erreur, décrites par tous les philosophes, qui existent chez tous les humains, et dont l'insuffisance des fonctions psychiques facilite le développement. L'observation montre en outre que la logique de l'asthénique est aussi bonne que celle du sthénique quand il s'agit des autres, quand l'objet est abstrait ou, s'il est concret, quand il ne l'intéresse pas directement, quand l'objet est dans le futur. Mais la logique de l'asthénique devient difficile et trop souvent mauvaise, lorsqu'il est contraint d'adapter ses constructions psychiques aux circonstances présentes.

L'adaptation à la réalité est en effet une nécessité constante. A propos des expériences *internes* nous avons essayé de montrer le rôle de l'adaptation dans les tendances *internes*, centrifuges ou centripètes, excitation ou dépression, comme dans les *Tendances externes* (égotisme, égoïsme, désintéressement, etc). Dans le domaine des expériences externes, c'est-à-dire de l'action sociale, l'opération est infiniment plus compliquée, laborieuse et difficile. Les actes sociaux sont ceux qui exigent le plus d'effort, le plus de dynamogénie et d'inhibition, le plus de dépense énergétique en un mot. Et il est superflu de l'expliquer. Armé d'une psychologie primitive défectueuse, l'asthénique aura donc plus de peine qu'un autre à s'adapter aux divers milieux sociaux, à construire des pensées en conformité avec les mille circonstances de l'heure. C'est l'adaptation sociale qui révélera la puissance d'art dont il est doué. Les difficultés varient sans doute avec les formes ou le degré de l'asthénie, mais elles existent toujours. Elles produisent, dans la manière de construire des pensées en harmonie avec les situations sociales, des troubles qui déséquilibrent les opérations psychiques ou psycho-physiques primitives et provoquent des *réactions* particulières, conséquences naturelles de cette désorganisation. En un mot, c'est la difficulté de l'adaptation de l'interne à l'externe, du sujet au réel, et surtout au réel social, — conditionnée par l'*insuffisance* et l'*inachèvement* des opérations psychologiques primitives — qui provoque à la fois des *paralogismes* et des *réactions, ou états névropathiques*, grâce à des mécanismes que nous allons décrire. Ces *réactions d'inadaptation* sont au fond de tous les états névropathiques psychiques décrits sous les noms les plus divers : idées obsédantes, phobies, tics, agitations motrices, agitations émotionnelles, sentiments d'incomplétude, scrupules, regrets, fugues, ruminations, dérivations, émotions, etc.

Voilà, trop brièvement sans doute, la méthode logique du névropathe en général et de l'asthénique en particulier. L'activité logique étant l'instrument principal des opérations destinées à établir, avec les moyens psychologiques, des relations entre le sujet et les idées ou les milieux, la santé de l'esprit dépend pour une très grande part de l'activité logique. On peut avancer que la plupart des maladies d'origine psychique pure, les psycho-névroses puisque tel est leur nom actuel, sont des maladies de la logique.

Je voudrais, au cours des chapitres qui vont suivre, montrer le rôle primordial de la *Pathologie de l'activité logique* dans la formation d'un très grand nombre d'états psycho-pathologiques et préciser ainsi la place qu'elle occupe, avec *la Pathologie de l'activité psychologique*, dans la *Pathologie générale de l'adaptation*, qui reste le mécanisme général de la Psychologie expérimentale.

Dans un premier chapitre nous étudierons les *mécanismes psychologiques généraux de l'inadaptation : paralogisme, dérivation, désagrégation, émotion*. Dans un second chapitre, nous exposerons les *réactions systématisées* sous toutes leurs formes. Dans un autre chapitre, nous étudierons les *réactions diffuses* produites dans le domaine de la connaissance (sous ses deux aspects : intellectuel et sensible ou affectif), et dans le domaine de l'action. Enfin, répétons ce que nous avons déjà dit à propos des opérations psychologiques primitives, les réactions d'inadaptation sont conditionnées par la nature du terrain et elles s'observent aussi bien dans tous les états névropathiques, quels qu'ils soient, dans les états hystériques ou asthéniques. Toute tare psycho-physique primitive entraîne nécessairement des difficultés d'adaptation au réel, et, comme l'homme n'a pas mille manières de raisonner, les réactions d'inadaptation sont analogues dans la forme. Chez les uns comme chez les autres, elles s'expriment par des mécanismes généraux (paralogismes, émotions, dérivations), des réactions diffuses et des réactions systématisées (obsessions, phobies, tics). Mais les terrains d'origine diffèrent profondément, et ce sont eux qui donnent à la réaction d'inadaptation son caractère dominant. C'est le terrain qui fait le diagnostic et le pronostic. Cette distinction n'a pas encore été faite, à ma connaissance. Et cependant elle est capitale. Fondée sur les variations des fonctions psycho-physiques, expérimentales, elle permet seule d'établir des diagnostics précis et d'instituer des thérapeutiques judicieuses.

CHAPITRE PREMIER

LES MÉCANISMES GÉNÉRAUX DES RÉACTIONS D'INADAPTATION

1° *La Déformation ou Paralogisme.*

Que se passe-t-il quand il y a inadaptation, et quels sont les phénomènes produits dans le sujet ? Le premier acte est la rencontre d'un sujet et d'un objet-excitant. L'objet peut être interne d'ailleurs, et l'on sait bien que la sensation d'une douleur interne, d'un malaise inexpliqué, peut donner les réactions les plus fortes. Dans cette opération qui est la construction d'un rapport, tout excitant, qu'il soit interne ou externe, peut servir d'objet et n'est objet d'ailleurs que grâce à l'assimilation exécutée par le sujet.

Si la rencontre de l'excitant est heureuse, c'est-à-dire si les éléments en présence s'harmonisent, l'assimilation de l'excitant est accomplie par le sujet, l'excitant devient objet, et objet conforme à la réalité, l'assimilation est achevée logiquement en adaptation avec l'excitant, il y a équilibre : la réaction est agréable — que l'excitant soit de nature intellectuelle ou affective (langage usuel). — La rencontre heureuse produit l'adaptation des milieux en présence, l'unité, l'organisation achevée des constructions et des mouvements consécutifs à l'assimilation de l'excitant. Si la rencontre n'est pas heureuse, si les éléments ne s'harmonisent pas, l'assimilation de l'excitant n'est pas conforme à la réalité ; elle n'est pas achevée logiquement en adaptation avec l'excitant, il se produit un déséquilibre, une désorganisation des constructions psychiques ; l'objet construit par le sujet avec l'excitant n'est pas conforme à cet excitant réel, la pensée est donc *déformée,* et les mouvements consécutifs à cette assimilation défectueuse ne sont pas en rapport direct avec l'excitant. Il y a réaction inadaptée, inadaptation par désordre de l'expérience psychique.

C'est un peu ce qui se passe sans doute lorsque deux substances chimiques se trouvent en présence. S'il y a affinité, elles se mélangent ou se combinent : elles s'adaptent, en un mot, sinon elles se nuisent ou se détruisent et ces phénomènes s'accompagnent de déséquilibre et de réactions qui peuvent aller jusqu'à l'explosion. Ainsi en est-il en psychologie.

La cause de l'état d'inadaptation est donc l'intervention, brusque ou lente, dans les opérations psychiques d'un sujet, d'un excitant, conscient ou subconscient, qui ne s'équilibre pas avec les milieux du sujet. Le résultat est un déséquilibre général de l'assimilation de l'excitant, déséquilibre portant sur toutes les fonctions et toutes les opérations nécessaires à cette assimilation : cénesthésie, vie cellulaire, tendances motrices, stabilisation des états psychiques, tension, adaptation des états internes entre eux, synthèse, association, attention, mémoire, effort, réception des impressions, construction des états psychiques et, en définitive, déformation de l'excitant.

Toute pensée n'est qu'une formation personnelle des choses, une certaine déformation de la réalité ; elle dépend de nos dispositions organiques et de notre technique logique. Nous avons vu ailleurs que la conscience est une complication de l'activité biologique, nécessitée par l'adaptation, mais une complication ou expérience individuelle. Les choses n'ont d'autre couleur que celle qui leur est donnée par le cerveau qui les reçoit. La déformation de la réalité est la loi de la pensée ; mais elle a des degrés. Quand il y a inadaptation, la déformation, particulièrement accusée, peut aller de l'erreur simple à l'absurde. Un exemple très simple permettra de saisir ce que je veux exprimer. — Deux jeunes femmes traversent une allée. A cinq mètres d'elles, un petit serpent chauffe son corps au soleil. L'une des deux jeunes femmes pousse un cri de terreur, s'arrête, les pieds rivés au sol, ne pouvant ni avancer, ni reculer ; un tremblement

agite tout son corps, elle a des palpitations, des sueurs..,
Elle est incapable de réfléchir et de prendre une décision
logique : elle est violemment émue. L'autre, au contraire,
examine froidement la situation présente. Ce serpent, placé
à cinq mètres, n'est pas dangereux. On pourrait l'effrayer
et le faire fuir. Le plus simple est de retourner sur ses pas
et de céder la place à cet ennemi des femmes. Celle-ci
raisonne avec logique, elle s'adapte à la réalité, sa pensée
n'est donc pas déformée, et elle n'est pas émue. — En réalité, ce serpent n'est pas dangereux, si l'on prend les précautions nécessaires. Un jugement très simple dicte la
pensée à construire et la conduite à tenir. En l'espèce, la
personne qui a peur, qui ne s'adapte pas, construit un jugement sans rapport exact avec la situation, un jugement
faux, ce qu'on appelle un paralogisme, parce qu'elle
n'achève pas son jugement en adaptation complète et logique
avec le réel. C'est un *paralogisme* par *inachèvement*. La
pensée construite par elle est donc *déformée*. Tel est le
premier stade de l'inadaptation. L'antique adage médical : *naturam morborum ostendunt curationes*, vient à
l'appui de cette opinion. Lorsque, par la méthode que j'in-
diquerai dans la psychothérapie, on a expliqué au malade
le paralogisme qui est à la base de son inadaptation, la
réaction disparaît. C'est la marche nécessaire de tout traitement des accidents d'inadaptation,

Pourquoi l'adaptation est-elle défectueuse chez les asthéniques et entraîne-t-elle une déformation de l'objet avec
paralogisme ? Les causes sont de deux sortes : a) *organiques ;* b) *psychologiques.*

a) Du point de vue organique, la condition favorable au
développement de l'état psychique d'inadaptabilité est ce que
nous avons décrit sous le nom d'*Emotivité*. On dit d'une
personne qui s'émeut facilement : elle est très sensible,
très émotive.

Comment agit l'émotivité physique dans la production
de l'inadaptation psychique ? L'insuffisance des conditionnements physio-psychiques paraît nous donner l'explication
de cette influence. Si l'émotivité, trouble de la nutrition et,

en même temps, trouble de certains centres physiologiques utiles à la pensée et présidant aux fonctions neuro-vasculaires, met obstacle aux processus psychiques d'organisation de la pensée, c'est qu'elle est une forme de l'insuffiance des conditionnements physiques utiles à la pensée. Nous savons que la formation d'une pensée saine et équilibrée exige le concours d'un certain nombre de conditionnements d'ordre physique. L'attention, la mémoire, la synthèse, la dynamogénie, l'inhibition, l'association, etc., sont impossibles, si ces conditionnements sont défectueux. L'émotivité, expression de troubles chimiques ou physiologiques, donc manifestation de l'insuffisance de certains conditionnements, intervient au même titre que tout autre mauvais conditionnement somatique. Elle met obstacle, par son existence même, à la construction normale et équilibrée des rapports-pensées en adaptation achevée avec le réel. Elle doit être tenue pour la condition première et la plus fréquente de l'inadaptation. Elle existe chez tous les asthéniques, mais à des degrés divers. Très accusée dans l'angoisse, un peu moins dans l'anxiété, moins encore dans l'inquiétude, elle est peu marquée chez bien des asthéniques, lorsque les conditionnements physiques s'améliorent. La preuve thérapeutique est faite pour l'émotivité physique. Si l'on fait disparaître par la thérapeutique l'émotivité, l'adaptabilité reparaît.

b) Du point de vue psychologique, il y a déformation lorsque l'action à accomplir est trop *difficile*. La difficulté est en rapport avec l'insuffisance physio-psychique et ses degrés. Elle est également commandée par des conditions objectives : adaptation immédiate et inattendue, adaptation à la réalité, action intéressée. J'ai indiqué plus haut le rôle de la *difficulté* dans les opérations psychologiques et les réactions qui les suivent, j'y renvoie le lecteur. On sait aussi que l'inadaptabilité est d'autant plus prononcée chez l'asthénique, comme chez tous les sujets nerveux, que la circonstance l'intéresse plus directement. Quand la propre personnalité est en jeu, l'opération psychique est plus difficile, cela est de notion banale. Seuls, les gens solides s'adaptent bien quand il s'agit de leur intérêt.

D'autre part, une opération psychologique est difficile lorsqu'elle exige une construction psychique bien adaptée à la circonstance *présente*. Si l'opération est trop difficile pour le sujet, le mouvement provoqué par l'excitant, et qui ne peut s'arrêter instantanément, se transforme en opérations plus faciles ; or tout le monde sait que dans la hiérarchie des événements psychiques la pensée bien adaptée au réel est la dernière en date. C'est elle qui apparaît la dernière chez l'enfant et le sauvage et qui disparaît la première chez le vieillard et le malade, pour laisser place aux purs mouvements viscéraux et instinctifs, faciles. C'est ce qui se passe chez le névropathe doué, par définition, d'un système nerveux déficient. L'opération difficile, ou opération psychique bien adaptée, est supprimée et remplacée par des opérations faciles : mouvements inutiles, désappropriés, inadaptés, gestes intempestifs, tremblements des mains et du corps, sueurs, agitations viscérales (palpitations, dyspnée, contrictions, etc.) (V. *Dérivation*).

On peut être également inadaptable par mauvaise maîtrise de soi ou, plus exactement, par une mauvaise *discipline* logique, ignorance du mécanisme de la pensée, qui a été faussé une première fois et qui s'est répété tel, par désagrégation des activités psychologiques. La pensée se déforme par habitude, par mauvaise habitude logique. L'expérience démontre que cette déformation peut être supprimée par une bonne discipline psychique et que dans un organisme, même délicat, la discipline peut redresser la déformation et empêcher les réactions. L'importance de la déformation paralogique est plus grande chez certains sujets que l'émotivité organique.

On peut appeler *Impressionnabilité* l'aptitude, originelle ou acquise, qui rend momentanément incapable de construire des mouvements (opérations psychiques ou attitudes sociales) en équilibre avec tous les milieux, internes ou externes, ou en adaptation logique avec une situation donnée, en un mot : l'incapacité de construire des pensées bien adaptées à toutes les circonstances.

2° *La Rumination.*

Tout le monde connaît la rumination mentale, ce singulier travail psychique qui consiste à tourner interminablement dans son esprit des pensées qui n'aboutissent à rien, et qui rappelle la mastication sans fin des animaux ruminants. Il n'est pas particulier aux asthéniques, on le rencontre chez tous les névropathes et aussi chez des gens normaux, ou qui croient l'être. Il y a des degrés d'ailleurs, et qui varient de la réflexion un peu trop longue à la rumination pathologique.

Quand un asthénique se trouve en présence d'une idée à formuler, d'un sentiment à éprouver, d'un acte à accomplir, d'opérations passées, présentes ou futures à examiner, il les étudie sous tous leurs aspects, pèse le pour et le contre, les avantages et les inconvénients ; mais comme il ne sait rien achever, il ne conclut pas, il ne décide rien. Alors une question en entraîne une autre. Du fait présent il passe à un fait voisin, puis à un fait passé ou à un fait futur. Il étudie ainsi toute sa vie, ses regrets, ses erreurs, ses désirs ; il interroge, il compare, il précise, il doute ; et, quand il a fini, il recommence. La pensée, incapable de se fixer, tourne sans cesse sur elle-même, à moins qu'elle ne s'engage sur une voie tout à fait différente de celle qui a servi de point de départ à la rumination primitive. La rumination s'observe dans les actes les plus simples, comme dans les décisions les plus difficiles. — Exemples : un ami qui rend visite à Sim., a eu la maladresse de lui dire qu'il était très satisfait de sa situation, dont les profits augmentaient sans cesse. Cet ami parti, Sim. fait un retour sur lui-même : la maladie l'a empêché de continuer sa vie ordinaire ; il remonte aux causes de cette asthénie qu'il cherche à s'expliquer pour la millième fois ; s'il avait fait ceci au lieu de cela, s'il avait agi dans tel sens plutôt que dans l'autre, il n'en serait pas là. Sa profession brisée, sa santé perdue, sa famille dans une situation médiocre, c'est un malheur irréparable qu'il aurait pu éviter si... Et il recommence son incessante rumination. —

Bir... a échoué à un concours difficile. A la suite de ce surmenage, il fait une crise d'asthénie. Et chaque jour il recommence les questions de son concours, les causes de son échec et leurs conséquences dans le présent, le passé et l'avenir. — Ol. va faire une promenade en voiture, il se propose d'emporter un livre ; il s'assied pour réfléchir : roman, histoire, littérature? Une heure après, il est encore là, ruminant les motifs possibles d'un choix impossible. — Div. est orphelin. Où va-t-il se rendre, puisqu'il est obligé de quitter le logement familial ? Rumination. — M⁰ᵉ S. croit avoir nui à son mari qui vient de mourir. Ruminations incessantes qui durent trois ans. — J. ne peut ouvrir les fenêtres. Elle reste des heures à ruminer devant ses fenêtres. — Z. est obsédé par une affaire qui, si elle tournait mal, causerait le plus grand préjudice à sa famille. Ses jours, et une partie de ses nuits, sont consacrés à ruminer cette histoire sous tous ses aspects, et sans lui donner une solution.

Dans les obsessions et les phobies, dans les dérivations motrices ou autres, dans tous les états névropathiques, quelle que soit leur cause, la rumination est l'une des opérations psycho-pathologiques les plus fréquentes. On la rencontre chez tous les névropathes et à tous les âges de la vie. Les actes importants de la vie sont en effet des causes de longues ruminations chez tous les prédisposés : la première communion, les examens, le choix d'une carrière, le mariage, la vie familiale, les enfants, la profession et, aussi, chez la femme, la puberté et la ménopause ; ce sont là des circonstances nouvelles exigeant une dépense plus considérable de force nerveuse, et qui, chez les insuffisants, s'accompagnent presque toujours de troubles légers ou sérieux. On devrait noter cette tendance à la rumination chez les enfants, ce serait un excellent signe pour l'avenir. On propose depuis quelque temps la création d'un livret de santé dans les collèges ; il serait bon d'y ajouter les particularités mentales les plus importantes de la vie psychique. Pour la première communion, ce sont des ruminations extraordinaires au sujet des graves péchés que l'enfant croit avoir commis et dont il s'est mal accusé. Un enfant qui est à la fois scrupuleux et rêveur, qui est inégal dans ses devoirs, brillant un jour, terne le lendemain, sans qu'on sache pourquoi, est marqué pour la psycho-pathologie. Au contraire, celui qui est bon toujours, ou celui qui est franchement mauvais, ceux-là ont une force nerveuse — heureuse ou malheureuse — mais égale ; ce qui est l'essentiel pour la bonne santé du système nerveux. A l'occasion des examens, les ruminations continuent. Dans le choix d'une carrière, c'est la même chose. Les vocations religieuses en particulier — puisqu'il s'agit de vœux perpétuels — entraînent chez certains sujets d'interminables ruminations, bien connues des supérieurs qui en sont les confidents ordinaires. Les supérieurs avisés déclarent avec raison au candidat qu'il (ou elle) n'a pas la vocation, et l'engagent à « rentrer dans le monde » où, d'ailleurs, l'attendent des déceptions d'un autre genre. Le mariage, qui est aussi un serment perpétuel, est la source de ruminations non moins connues.

Quels sont les conditionnements de la rumination ? Le premier, ou du moins celui qui frappe le plus l'observateur, car il n'y a pas de hiérarchie, c'est l'incapacité d'achever une construction psychique, un jugement, un rapport, une relation entre deux ou plusieurs termes. Le rapport n'étant pas achevé, il n'y a pas de croyance du sujet à la pensée, pas d'adhésion de la personnalité ; le doute subsiste. La cause permanente de la rumination, c'est, sans contredit, *l'inachèvement* des opérations psychiques primitives. La preuve en est facile. Si le sujet arrive à achever son jugement, soit par lui-même, soit avec l'aide d'un directeur, si la cause du scrupule, ou de l'obsession, ou de la phobie, ou du doute, est abolie, si le problème est résolu, la rumination disparaît immédiatement. Quand Ol. a choisi son livre, il ne rumine plus. Lorsque Dim. eut trouvé un logis et une situation lui donnant toute sécurité, ses ruminations disparurent. Et de même pour tous les autres ruminants. Mais on essaierait en vain d'arrêter une rumination sans donner en même temps la solution du problème. Si on arrête les ruminations de T., qui est pantophobique, avant que la rumination du moment ne soit calmée, il remplace la rumination par un autre phénomène d'inadaptation : une angoisse vague, une réaction viscérale, de l'aérophagie par exemple, ou un tic quelconque. Si l'activité psycho-physique du sujet ne se dépense pas en réactions inadaptées dans l'ordre de la connaissance elle se dépense en réactions d'ordre affectif, ou d'ordre moteur. Quand un sujet est incapable d'achever une construction psychique bien adaptée, les mouvements provoqués par l'excitant pour l'assimilation de l'objet et la construction du rapport ne peuvent être arrêtés dès l'instant qu'ils sont déclenchés ; c'est une conséquence nécessaire de la loi de diffusion de Bain. Les mouvements commencés, ne trouvant pas à s'employer à une besogne définitive, s'irradient dans d'autres sens, dans l'esprit ou dans le corps, pour y provoquer les réactions les plus diverses, comme nous essaierons de le montrer à propos des émotions et des dérivations.

En un mot, chez l'asthénique, les choses se passent comme s'il était *incapable d'achever* une construction psychique adaptée à une situation donnée, par suite de l'*insuffisance* des opérations psychiques primitives ; il transforme inconsciemment en réactions inadaptées les mouvements déclenchés par les nécessités de l'assimilation de l'objet. Et c'est la rumination.

A la rumination s'ajoute le plus souvent une autre opération psychologique bien connue : *la justification*. Le sujet cherche à justifier sa pensée et sa conduite par des raisonnements appropriés. C'est là quelque chose comme une attitude instinctive. L'excitant extérieur détermine des réactions pathologiques, et si ces réactions sont conditionnées par les éléments physio-psychiques individuels, il n'en est pas moins vrai que le sujet se rend compte de ces réactions. Si par insuffisance physio-psychique il est impuissant à les modifier, il cherche tout de même à s'expliquer sa propre conduite et à la justifier, c'est-à-dire à lui trouver une explication logique, juste ou fausse, peu importe, mais fondée sur un raisonnement, car la logique est un besoin instinctif.

Toute opération psychique tend vers l'équilibre ; nous avons fait maintes fois cette remarque au cours de cet ouvrage. Le névropathe sent ou sait très bien qu'il n'agit pas d'une façon normale et la conscience de son incapacité, non pas à comprendre mais à aboutir ou à achever, avive encore ses regrets et surexcite ses besoins de rumination. La justification est souvent, à ses propres yeux, une manière d'excuse. Malheureusement, si elle le conduit parfois au paradoxe ou à l'originalité, elle le mène plus souvent à l'erreur, et à ce qu'on nomme en psychologie : le paralogisme.

Il reste que la justification, s'ajoutant à la rumination, joue un rôle psychologique considérable dans la constitution de nombreux états pathologiques, le scrupule en particulier. On sait l'importance qui lui était attribuée par les philosophes d'autrefois et par les théologiens, en particulier par Malebranche.

3° *La Dérivation.*

La dérivation est la substitution d'actes et de pensées faciles, ou de réactions viscérales quelconques, à des pensées et à des actes plus difficiles mais logiquement adaptés à la réalité. Lorsque le dynamisme utile à l'opération constructive n'est pas utilisé totalement à la construction d'une pensée achevée ou adaptée, la force inemployée se répand en mouvements désordonnés. Tel le ruisseau endigué inonde les prairies voisines. La dérivation est un phénomène d'un très grand intérêt psychologique. Lorsque nous voulons chasser un souci, nous faisons de la dérivation volontaire : exercice violent, marche, escrime, jardinage, etc. ; l'ouvrier fait la « bombe » pour oublier son misérable logis ; une femme tracassée par son système nerveux cherche querelle à son mari et ne retrouve le repos qu'après une discussion violente. Une personne qui ne peut employer agréablement ses besoins affectifs se met à adorer les chiens ou les chats. Tel employé cherche querelle à sa femme, bouscule les enfants ou les domestiques, parce que son chef l'a « attrapé ». Cet autre se découvre une passion pour la pêche à la ligne, parce que sa femme est douée d'un caractère difficile. Que de dérivations engendrées par les désaccords conjugaux! Que de maris vont au cercle, au café ou au cabaret, parce que le foyer conjugal est un séjour dépourvu de charmes! Un commerçant a acheté un jardin pour occuper ses loisirs et, en même temps, dériver ses ennuis; quand le repas a été orageux, il s'y rend incontinent; il bêche, taille, coupe, fait des trous et les bouche; et il revient calmé. Pour les femmes, l'église est parfois un dérivatif, comme aussi les visites, les thés, la musique, l'aquarelle et, quelquefois, l'amant. Celui-ci, d'ailleurs, ne s'en doute jamais.

Mais la dérivation peut être involontaire et c'est celle-ci qui joue dans l'inadaptation un rôle essentiel. Depuis longtemps on a remarqué qu'une force, inutilisée parce que le but à atteindre est trop difficile, se dépense ailleurs en produisant des mouvements généralement incohérents et inutiles. Ces faits élémentaires ont frappé bien des observateurs. Dumont, Spencer, Mantegazza, Freud, Sollier, Ribot, Janet ont bien montré l'importance de la dérivation au point de vue psychologique. Ils ont fait voir que l'activité nerveuse est comme un fluide (expression de Cabanis) qui, s'il ne peut s'écouler d'un côté s'écoule de l'autre ou, si l'on préfère, comme une force qui doit être dépensée d'une façon ou d'une autre. Si cette force n'est pas dépensée pour la production d'un acte utile, elle le sera pour des actes inutiles et inférieurs; il y aura dérivation, c'est-à-dire substitution d'un acte quelconque et stérile, mais facile, à un acte utile, mais pénible et difficile. La dérivation est inséparable de l'idée d'une souffrance à éviter ou d'une difficulté à vaincre; soit que le sujet veuille échapper à une idée obsédante douloureuse, à une manie ridicule, et elle est volontaire; soit que, sentant confusément l'impossibilité d'achever une pensée ou un acte d'ordre supérieur, il se rejette d'instinct sur un acte inférieur, et elle est involontaire et subconsciente.

Les dérivations se feront donc un peu dans toutes les directions, selon le caractère du sujet, son éducation, ses goûts, son âge, sa profession, et surtout l'état de ses fonctions psychiques, psycho-physiques et physiques, et les points de moindre résistance. On les retrouve dans les domaines rationnels : moteurs, affectifs, intellectuels ; dans les craintes, les angoisses, les timidités, les tristesses, les chagrins ; dans les idées obsédantes, les doutes, les distractions, les rêveries, les hésitations, les manies, les tics ; enfin dans l'organisme entier, sous forme de désordres musculaires, viscéraux, circulatoires, etc. En résumé, et comme l'a très bien remarqué M. Pierre Janet, la dérivation peut s'exercer dans tous les domaines de l'activité, qu'elle soit psychique ou physique. Elle peut entraîner des phénomènes dits intellectuels, affectifs ou actifs, aussi bien que des phénomènes musculaires ou viscéraux, des besoins sociaux (solitude ou vie mondaine, besoin d'aimer et d'être aimé, etc.) ; mais elle demeure toujours conditionnée par une insuffisance ou un inachèvement, ou par les deux à la fois. Elle ne se produit pas lorsque l'adaptation est complète.

La dérivation pathologique apporte une confirmation aux lois psychologiques de *diffusion* et *d'inhibition* ainsi formulées : « Tout fait de conscience détermine un mouvement, et ce mouvement s'irradie dans tout le corps et dans chacune de ses parties » (Bain). « Les ondes nerveuses déterminées par le fait de conscience peuvent parfois interférer avec les ondes anciennes, interférence qui se traduit au dehors par l'inhibition de quelques mouvements. » (W. James.) On peut dire qu'en psychologie rien ne se perd. Un mouvement commencé s'achève toujours et si ce n'est pas dans un sens utile c'est dans une direction malfaisante ou simplement inutile. Et c'est ce qu'on appelle la dérivation. A propos de la psychothérapie, nous verrons que la dérivation bien canalisée peut être un phénomène utile et qu'il est dangereux d'apporter une contrainte à la réalisation de certains mouvements psychiques. Il est parfois nécessaire de donner une issue ou une dérivation utile à des mouvements psychiques formés contre le gré des malades et qui deviennent nuisibles s'ils ne trouvent pas un écoulement. Mais c'est une méthode qui ne doit pas être généralisée à l'excès, contrairement à ce que l'on croit trop souvent.

Impressions cénesthésiques. — Ces mouvements dérivés s'accompagnent de sensations spécifiques ou impressions cénesthésiques qui renseignent le sujet sur la fonction ou l'organe affectés par le courant d'énergie motrice dérivée : cœur, estomac, intestin, muscles, vaso-moteurs, cerveau, peau. Les théories périphériques de l'émotion sont, comme on sait, basées sur la constatation de ces impressions. Je crois au contraire que ces impressions sont des conséquences de la dérivation ; elles sont un des éléments de la synthèse verbale émotive, elles constatent et ne déterminent pas.

Mimique. — La dérivation peut s'accompagner également de mimiques spéciales, déterminées par la fonction de l'organe affecté par le courant d'énergie dérivée. Les manifestations mimiques sont trop connues pour qu'il soit utile de les décrire.

Quelles que soient les étiologies, le mécanisme pathogène de la dérivation est psycho-dynamique. On peut considérer la dérivation comme le résultat d'une utilisation incomplète ou imparfaite des mouvements psycho-physiques déclenchés par un excitant et qui n'aboutissent pas à la construction d'un rapport ou d'une pensée juste et achevée en adaptation avec le réel. La réaction ainsi mise en train n'est pas appropriée à la motricité spécifique de l'excitant. Un mouvement psycho-physique provoqué par un excitant ne peut pas se détruire, dès l'instant qu'il existe ; s'il n'est pas employé à une construction régulière, ordonnée et adaptée, il se dépense en mouvements désordonnés et dérive, ou se distribue sur les fonctions, centres ou viscères de moindre résistance. Ainsi se constituent des troubles psychiques, psycho-physiques, physiques, circulatoires, viscéraux (préoccupations, obsessions, phobies, palpitations, sueurs, asthénies secondaires, etc.).

La thèse de la dérivation doit être distinguée de la thèse du *Refoulement* de Freud. Le refoulement est le résultat d'un conflit entre les complexes (systèmes psychiques subconscients) et la personnalité. Le sujet est malade, dit Freud, parce qu'il refoule. Or c'est le contraire qui est vrai. Le sujet refoule parce qu'il est malade, parce que ses conditionnements défectueux ne lui permettent pas l'adaptation logique. Le refoulement explique les troubles secondaires des conflits et de l'activité logique ; il n'explique pas les troubles primitifs des activités psychologiques, psychophysiques, physiques, de la fonction psychique.

4° La Désagrégation et la Croyance.

Un autre phénomène et de la plus haute importance peut accompagner l'inadaptation. Nous venons de dire que l'un des mécanismes de l'inadaptation est une déformation, un trouble de jugement, un paralogisme qui postule donc une faiblesse de l'activité psychologique créatrice synthétique. Parfois, le paralogisme ainsi formé disparaît avec les causes du choc, mais il n'en est pas toujours ainsi. Il peut arriver que ce paralogisme fixé par la croyance ne se détruise pas, qu'il s'organise, qu'il dure, conserve une existence isolée et tende à se reproduire toutes les fois que la cause du choc se répète, en un mot qu'il devienne automatique. Ce paralogisme vit alors d'une vie indépendante soit dans la conscience, soit dans la subconscience, à côté de l'activité créatrice psychique qui devient incapable de le modifier ou de le détruire. Il y a désagrégation de la conscience. Comment un tel accident est-il possible ?

Nous avons dit, dans un autre chapitre, que l'activité psychologique se manifeste de deux façons : d'une part, *l'activité créatrice*, activité agissante qui construit les synthèses nouvelles et nous permet de nous adapter à toutes les circonstances de la vie ; d'autre part, *l'activité conservatrice* ou *automatique*, qui ne crée pas, mais tend à conserver les synthèses déjà construites et à les répéter. Cette seconde activité est aussi nécessaire que la première, car elle nous permet de reproduire une foule de pensées et d'actes, sans faire intervenir l'activité créatrice. Les acquisitions de l'éducation, de l'instruction, de la tradition, des usages, etc. (voy. p. 239) font partie de ce domaine et nous permettent d'économiser l'activité créatrice qui ne pourrait suffire à la tâche si l'automatisme n'intervenait dans la vie psychique. La bonne santé psychique est constituée par l'équilibre de ces deux activités, avec domination et contrôle de la seconde par la première.

Mais un névropathe est, par définition, un sujet de qui le système nerveux est déficient et de qui, par conséquent, l'activité créatrice en présence de la réalité est insuffisante, ainsi que le montrent toutes les observations. Si une adaptation difficile se présente, si l'inadaptation avec déformation de la pensée se produit, le déséquilibre est consommé. L'activité créatrice déjà insuffisante à construire un jugement logique et bien adapté est incapable de contrôler le paralogisme ainsi formé ; elle est annihilée par l'autre activité qui dresse contre elle toute la force de l'activité psychodynamique des tendances soulevées par une synthèse fausse, mais facile, et peu à peu consolidée par l'habitude.

Dans un exemple précédent, la jeune femme effrayée par le serpent est incapable de former un jugement adapté difficile, sa pensée est déformée et aussi désagrégée, car sur ce point particulier son activité créatrice, chargée d'adapter son moi à toutes les circonstances, tend à répéter la synthèse fausse, mais facile, avec toutes ses réactions inutiles, toutes les fois que se reproduira le même choc, c'est-à-dire la rencontre du même excitant. Et il n'est même pas indispensable que la rencontre se produise, il suffit que l'image et le souvenir de la circonstance du choc se présentent à l'esprit pour que la déformation psychique et la désagrégation se répètent. Grâce à la répétition, survenant dans toutes les circonstances du choc réel ou du choc souvenir, cette pensée déformée ou inadaptée à la réalité acquiert, par la croyance, une stabilité, une fixité vivace et une force considérable — la force de l'habitude — supérieure évidemment à celle de l'activité créatrice souvent déficiente chez les névropathes. On sait la force d'une habitude d'esprit. Mais, en l'espèce, cette force d'habitude n'est pas seulement celle d'une innocente manie due au hasard et à laquelle on ne tient guère, elle s'augmente d'un phénomène dont nous avons dit la puissance et qui est la croyance. Le névropathe adhère de toute sa personnalité, croit de toutes ses forces au paralogisme établi par lui, parce que ce paralogisme engage de quelque manière son action et sa responsabilité. Et il croit en outre à l'existence d'un *lien* nécessaire entre la pensée déformée, qu'il appelle *émotion*, et les réactions d'inadaptation : réactions générales (tremblements, palpitations, sueurs), ou réactions spécialisées (phobies spéciales, obsessions ou tics). La croyance crée des mouvements cérébraux qui déclenchent toujours les mêmes phénomènes psychiques. Aidée de la répétition, elle fixe le paralogisme et ses réactions inharmonieuses et inadaptées et détermine ainsi une activité automatique fausse.

Ainsi l'esprit se trouve désagrégé, c'est-à-dire divisé en deux compartiments étanches : d'une part, le paralogisme avec ses réactions d'inadaptation, qui est une activité automatique facile, ce que nous appellerons un *automatisme* ; d'autre part, l'activité créatrice difficile, subordonnée à l'automatique. Si la désagrégation persiste, elle constitue une maladie nerveuse, jusqu'à ce qu'un raisonnement approprié, ou une expérience personnelle, ayant démontré au sujet la fausseté de sa logique lui donne une idée bien adaptée et substitue aux croyances fausses des croyances justes, avec leurs réactions appropriées et bien adaptées. C'est ce que nous démontrerons en étudiant la psychothérapie.

Nous avons supposé jusqu'à présent que le paralogisme avait été créé consciemment par une sorte de jugement réfléchi et volontaire. Il n'en est pas toujours ainsi. On peut même avancer que bien souvent le jugement faux est élaboré par le *subconscient*. On sait que l'activité subconsciente possède toute une psychologie : tendances, mémoire, association, attention, imagination, jugement, etc. Il y a donc une psychologie et, aussi, fatalement, une *logique du subconscient*. L'observation le prouve. Telle personne éprouvera un accident, un chagrin, un choc pénible quelconque. Sur le moment, tout se passe bien. Elle continue sa vie. Un mois après la maladie nerveuse naît, sans cause appréciable. Ro. s'est trouvé dans un train qui a déraillé.

La peur a été intense, mais il a continué sa profession. Six semaines après, il est atteint de paraplégie. — Dem. a eu, à l'occasion d'un embarras gastrique fébrile, quelques vertiges qui l'ont beaucoup préoccupé. Disons en passant que le vertige, état bizarre et inquiétant, occupe une grande place dans les états névropathiques paralogiques. Guéri de son indisposition, Dem. garde la chambre et la maison quelques jours. Il ne pense plus au vertige, il est même, a-t-il dit plus tard, convaincu que les vertiges ont disparu. Cependant, lorsqu'il traverse les couloirs, il est inquiet, il s'appuie légèrement au mur. Un jour il sort, accompagné d'un parent et, pour ses débuts, il veut traverser une large avenue. A peine au milieu de l'avenue, il éprouve un vertige formidable : tout tourne, lui et les choses ; un gouffre s'entr'ouvre sous ses pas ; il ne peut plus avancer. Indifférent au tramway qui arrive et pourrait l'écraser, il est rivé au sol, et il faut qu'on l'entraîne. Dès cet instant, la maladie nerveuse est constituée : Dem. ne peut plus traverser une rue ; il ne peut pas traverser un couloir ou descendre un escalier sans s'appuyer à un bras ; il ne peut pas s'asseoir à une table sans que la vue de la table lui procure un vertige ; il croit fermement à un *lien* entre les vertiges, les avenues, les escaliers et les tables. Or c'est lui qui a créé tout cela, mais dans son subconscient. Et tout cela est logique. Les vertiges vrais de l'embarras gastrique ont provoqué la fixation de son attention sur la possibilité du vertige. Ce n'est pas dans la maison qu'un vertige est facile. Mais sur une avenue, au milieu des passants, avec le tramway qui arrive, le vertige est légitime, et il éclate aussitôt. Il se reproduit désormais dans toutes les circonstances où un vertige, même excessif ou absurde, est possible. — Bal. est un surmené, obligé de vivre à la campagne. Une circonstance le contraint à prendre le train pour un parcours de cinq cents kilomètres. Dans le compartiment, il étouffe. On ouvre les fenêtres ; cela ne suffit pas. Il faut l'étendre ; cela ne suffit pas encore. Et bientôt les contrôleurs le tiennent horizontalement, la tête à la portière. Il pense mourir. Après deux cents kilomètres, le chef de train ordonne sa descente, ne voulant pas être responsable d'un accident. Aussitôt sur le quai d'une gare quelconque, Bal. se trouve très bien. Le lendemain, il reprend le train. Même dyspnée, même attitude. Et cela est logique. Comment voulez-vous qu'un homme habitué à vivre au grand air puisse trouver dans un compartiment de chemin de fer la quantité d'oxygène nécessaire à la vie ? Le subconscient est logique.

Dans ces deux cas, — j'en pourrais citer d'autres, — le paralogisme est l'œuvre soit du conscient, soit du subconscient, et s'accompagne d'une croyance robuste à la légitimité de son existence et au lien entre l'objet et les réactions dites émotives. Le sujet y croit de tout son être. Si l'on arrive, par une méthode appropriée, à lui faire comprendre le mécanisme de son paralogisme, à substituer une croyance juste à une croyance fausse, la désagrégation psychologique disparaît : il guérit. Si au contraire, il conserve sa croyance et si, surtout, l'objet de sa croyance est absurde, le pronostic est sévère (voy. Parapsychisme, p. 458). La désagrégation créée par le choc psychique vient donc ajouter à la déformation paralogique, fixée par la croyance et entretenue par l'activité automatique, un élément capital dans la formation de l'état psychologique d'inadaptation.

CHAPITRE II

L'ÉMOTION OU INADAPTATION-CHOC

En décrivant l'émotivité, j'ai tenu à la séparer nettement de l'émotion. Si la première est un état somatique conditionné par la nutrition ou la structure des centres, la seconde est un état psychique, psycho-physique, résumé verbal de l'inadaptation sous l'influence d'un choc d'inadaptation. Les mécanismes émotifs s'observent chez les asthéniques, mais ils se rencontrent aussi chez tous les névropathes, comme d'ailleurs chez tous les êtres, quels qu'ils soient. L'émotion est un phénomène général et dont le mécanisme est partout le même.

On sait combien sont discutées l'origine et l'explication de l'émotion. Pour les centralistes, le schéma de l'émotion est celui-ci : perception, émotion, expression. Pour les périphéristes (W. James, Lange), l'émotion n'est que la conscience des variations neuro-musculaires. Le schéma est le suivant : perception, expression, émotion. D'autres théories ont été émises, trop nombreuses pour être énumérées ici (Bechterew, Sherrington, Revault d'Allonnes, Déjerine, etc.). On dit que l'émotion est le sentiment d'une oscillation du niveau mental; une diffusion de la force nerveuse dans les centres dont la résistance est moindre; un phénomène de cénesthésie cérébrale; l'envahissement du conscient par le subconscient; un état complexe fait de tendances, c'est-à-dire d'éléments moteurs, de mouvements organiques et d'états de conscience agréables, pénibles ou mixtes.

A mon tour, je voudrais essayer de donner de l'émotion, phénomène capital dans les états névropathiques, une interprétation fondée sur l'observation des asthéniques.

On s'accorde à dire que l'émotion est une réaction d'inadaptation. Mais cette définition est insuffisante. L'inadaptation étant une inappropriation de la réaction physique ou psychique à l'excitant physique ou psychique, les réactions d'inadaptation ont les causes, physiques et psychiques, les plus diverses. Dans le langage ordinaire, le mot émotion paraît inséparable de l'idée de choc ; il est, dans l'ordre physique, ce que le traumatisme est dans l'ordre physique. Voilà un premier point : l'émotion est un état produit par un choc. Quel est cet état ? L'observation montre que tout traumatisme ou choc s'accompagne d'un désordre des fonctions de l'organe atteint par le choc, dans l'ordre physique comme dans l'ordre psychique. En l'espèce, on observe un désordre des fonctions psychiques, c'est-à-dire des opérations nécessaires à la construction du rapport entre l'excitant objet et le sujet, une inappropriation de la réaction à l'excitant

Ce désordre psychique s'accompagne de phénomènes physiques et psychiques, associés ou séparés, traditionnels ou individuels et alors inventés par chaque sujet, et qui constituent ce que l'on pourrait appeler le répertoire émotionnel, un répertoire transmis soigneusement de génération en générations et qui comprend un très grand nombre de phénomènes sensitifs, moteurs, sécrétoires, psychiques, dont les rapports avec la pensée ne sont ni toujours logiques, ni toujours nécessaires. Trop souvent, l'émotion est constituée par des phénomènes organiques, vaso-moteurs ou viscéraux : cris, larmes, tremblements, palpitations, refroidissement des extrémités, etc., diffus ou systématisés, qui constituent pour un trop grand nombre de gens, en particulier pour les êtres primitifs, la manifestation essentielle de l'émotion. Dans certaines campagnes, la veuve se livre pendant l'enterrement de son mari à des manifestations bruyantes de douleur, simulées le plus souvent. Dans l'antiquité, quand le maître mourait, les femmes et les esclaves s'arrachaient les cheveux, se frappaient le visage et la poitrine et déchiraient leurs vêtements en poussant des cris aigus. Depuis l'enfance de l'humanité, on croit à la nécessité d'extérioriser la douleur ou la joie par des manifestations viscérales ou motrices parfaitement inutiles et sans aucun lien avec la pensée. Les stoïciens connaissaient bien cette inutilité, mais l'humanité l'ignore, et le Conservatoire national de déclamation donne à ses élèves un enseignement où des pensées justes s'expriment par des gestes presque toujours ridicules et dénués de sens psychique. Grâce à cet enseignement le théâtre, comme la littérature d'ailleurs, entretient pieusement dans le public le culte regrettable de dérivations automatiques et inexactes, mais millénaires.

Or, toutes ces réactions dites émotives sont parfaitement superflues, du point de vue psychologique. On peut éprouver une déception, un ennui, une émotion pénible en un mot, sans larmes, sans tremblements, ni sueurs, ni palpitations, ni cris, ni crises d'aucune sorte. Sans doute l'émotif de nos jours n'invente pas ces manifestations émotives rituelles. Il les imite. Et sans doute aussi quelqu'un a commencé, dans la préhistoire, à éprouver des palpitations, des sueurs, des tremblements... Mais ce premier ému devait être atteint d'émotivité physique. Et comme les tares physiques sont universelles, il n'est pas interdit de supposer qu'ainsi l'usage s'est établi, universel et durable.

La méthode psychothérapique fondée sur la conversion, ou substitution de croyances justes aux paralogismes, supprime les manifestations motrices inutiles créées par des habitudes imitatives. La tradition enseigne que l'on doit éprouver, à la suite d'idées pénibles, certaines manifestations, extérieures ou intérieures, proportionnées à l'intensité de la pensée douloureuse, et on les éprouve. Mais on peut ne pas les éprouver. C'est en cela que consiste la maîtrise de soi, toujours possible lorsque la dérivation est conditionnée par un paralogisme ou une tradition. Cependant, il n'en est pas toujours ainsi. Les dérivations émotives peuvent être en effet favorisées par l'*émotivité* physique. De l'émotivité, je ne peux rien dire ici que je n'aie dit plus haut. Il existe, sans contredit, une prédisposition organique qui facilite chez certains sujets les dérivations organiques et viscérales. Le moindre choc psychique détermine chez eux des troubles multiples : palpitations, plaques rouges irrégulièrement disséminées sur le corps ; troubles gastro-intestinaux parfois ; l'anxiété ou l'angoisse ; symptômes sur lesquels le psychisme n'a qu'une action transitoire et assez faible et qui attestent la débilité spéciale de certains centres cérébraux, ou une mauvaise nutrition générale.

Telle est l'émotion pathologique, un désordre psycho-physique consécutif à un choc et qui empêche l'appropriation de la réaction à l'excitant, donc l'ordre, l'équilibre, l'harmonie des rapports qui aboutissent à l'expérience psychique ; elle est inhibitrice, parce que le terrain du sujet ne permet pas une réaction normale, ou bien parce que l'excitant est en désaccord avec les tendances. Mais on sait qu'il est des émotions agréables, dynamogéniques, qui favorisent l'appropriation de la réaction, et l'adaptation. Sans doute l'émotion commence toujours par un désordre, mais, dans certains cas, le sujet fait de l'ordre avec du désordre. La cause de l'émotion est toujours la même : un choc produit par un excitant, avec désordre initial. Pour que l'ordre succède au désordre, il faut que les rapports entre la nature de l'excitant et la nature du terrain subjectif soient tels que la mobilisation des rapports psycho-physiques dans le sens de l'appropriation soit et demeure possible.

Cela dit, on peut définir l'émotion : une incapacité psychique momentanée d'approprier les réactions à l'excitant ; elle est un désordre, total ou partiel, des fonctions psycho-physiques, déterminé par un choc, psychique ou physique, et conditionné soit par un état somatique appelé émotivité, ou difficulté somatique d'approprier la réaction physique à l'excitant, soit par une mauvaise méthodologique ; elle est un mode particulier d'inadaptation et s'exprime par les réactions ordinaires, associées ou séparées, de l'inadaptation : paralogisme, dérivation motrice, impression cénesthésique, désagrégation des activités psychiques. Les rapports entre la nature de l'excitant, le sujet et le but, donnent à l'émotion sa forme spécifique, inhibitrice ou dynamogénique. Les troubles, physiques ou psychiques, qu'elle provoque, obéissent aux lois de la fonction atteinte par le désordre psycho-physique.

Ainsi l'émotion est un trouble de l'activité logique, déterminé par inadaptation, conditionné par des troubles fonctionnels psychologiques, psycho-physiques et, le plus souvent, physiques (émotivité somatique), créé et entretenu par la croyance à un rapport nécessaire entre un objet et les manifestations physiques et psychiques produites en lui-même par la rencontre de cet objet et de ses conséquences possibles. Ce rapport n'est pas nécessaire, au sens absolu du mot, car les êtres très maîtres d'eux-mêmes ou très vigoureux peuvent ne pas les éprouver ; mais il est parfois possible, et alors l'émotion est légitime ; quand il est impossible, l'émotion est illégitime et constitue une phobie (voy. p. 351).

En résumé, la pensée construite sous l'influence d'un choc déséquilibrant est déformée, c'est-à-dire construite sans logique ni méthode, inachevée et inadaptée à la réalité, et s'accompagne, par dérivation, de réactions viscérales (palpitations, tremblements, sueurs, etc.) qui sont des réactions inutiles et non des manifestations nécessaires de l'état d'émotion, avec, en outre, croyance à un *lien* nécessaire entre la pensée pénible et les réactions viscérales dites émotives. Déformation d'un jugement-pensée par inachèvement psychologique provoqué par la rencontre d'un excitant déséquilibrant ; formation d'un paralogisme inadapté à la réalité ; désagrégation des activités psychologiques par ce paralogisme ; fixation du paralogisme par la croyance favorisée par la faiblesse de l'activité créatrice ; transformation de ce paralogisme en état automatique ; dérivation de l'activité inemployée sous forme de réactions viscérales inutiles. — Bref : déformation, désagrégation avec croyance, impressions cénesthésiques, dérivation — telles sont les divers modes de l'état psychologique connu sous le nom d'émotion et qui peuvent conduire le sujet qui les éprouve à la maladie nerveuse. Du point de vue rationnel l'émotion est un désordre à la fois intellectuel, sensitif et moteur ; elle est une déformation de la pensée par adaptation trop difficile à une situation donnée. On

pourrait poser l'équation : Émotion = déformation. Elle
est un trouble de logique. Elle est, ou peut être, ensuite,
un phénomène dit affectif, mais seulement ensuite. En effet
une émotion est pénible, déprimante, inhibitrice, lorsqu'elle
s'accompagne de déformation, de déséquilibre, d'inadaptation, de dérivation, de désordre psychique ; elle est agréable
et dynamogénique lorsqu'elle s'accompagne d'équilibre,
d'unité, d'ordre, d'adaptation. Elle est agréable ou désagréable, parce qu'elle s'accompagne de tels ou tels phénomènes. Mais ce n'est pas l'émotion qui provoque ces phénomènes, elle en est le témoin.

Et toutes ces observations nous permettent de dire que
l'émotion n'est pas plus une entité, une catégorie préformée, que le sentiment ou la raison. L'émotion est le
résultat d'une relation mal établie entre un objet et un
sujet, parce que l'un ou plusieurs des conditionnements
subjectifs nécessaires à la construction de la relation sont
défectueux ou déficients. L'émotion n'a qu'une valeur
verbale, elle n'est la cause de rien et l'on peut dire d'elle
ce que M. Ribot a dit de la volonté : elle constate une
situation mais ne la crée pas. Elle est le résumé verbal de
l'un des nombreux modes de déformation de la pensée,
c'est-à-dire de la construction des rapports qui constituent
la pensée. En réalité, *ce n'est pas l'émotion — état verbal,
— qui déforme la pensée. Il y a émotion lorsque —* une
opération psychologique quelconque s'accompagne de certains désordres physiologiques et psychologiques, avec
croyance à leur nécessité : déformation, désagrégation, dérivation, etc., qui troublent l'unité des fonctions physio-
psychiques nécessaires à une opération psychique achevée
et adaptée.

Émotion et Psycho-névroses. Le rôle de la croyance.

De ce point de vue, le rôle de l'émotion en pathologie
nerveuse paraît être plus facile à concevoir et à préciser.
Sans aucun doute, il est considérable. Les phénomènes
psycho-physiques de l'émotion sont au fond de la plupart
des états névropathiques. Peut-on dire qu'elle joue dans

les accidents psychiques un rôle d'entité et de pathogénie ?

La question est importante. On n'a pas oublié les débats qui eurent lieu devant la Société de Neurologie il y a quelques années sur le rôle de l'émotion dans la genèse des névroses et des psycho-névroses. Comme c'est l'usage, cette discussion n'a pas donné de résultats. Les diverses écoles restent en présence. Il en sera ainsi tant qu'on ne se sera pas mis d'accord sur la définition psychologique de l'émotion et des fonctions psychiques, sur la définition clinique et psychologique des psycho-névroses et leur limitation.

Il me semble que la thèse psycho-fonctionnelle exposée dans cet ouvrage éclaire le problème psychologique de l'émotion et son rôle clinique. Psychologiquement, l'émotion est le résultat d'un choc d'inadaptation, elle n'est pas une entité. Toute émotion est une maladie transitoire, qui disparaît lorsque l'équilibre revient. Pour qu'il y ait maladie durable, ou maladie proprement dite, il faut quelque chose de plus, il faut que le désordre persiste. Quelles sont les conditions qui favorisent la persistance du désordre ? Si nous les découvrons, nous aurons mis en relief la ou les manières dont les maladies se développent, mais nous aurons en même temps distingué les *conditions étiologiques* et les *conditions pathogéniques* des maladies nerveuses. Les discussions doctrinales sont provoquées surtout, il me semble, par la méconnaissance de cette distinction. Sans contredit, les émotions sont des facteurs étiologiques très importants de maladies, psychiques et physiques. Sont-elles des facteurs pathogéniques ? Évidemment non. Là est tout le débat, et je crois qu'après l'examen des faits on admettra, comme moi, cette distinction.

L'émotion-choc est un désordre des fonctions psycho-physiques. Ses effets peuvent être comparés à ceux d'un traumatisme physique. Le désordre produit par le choc traumatique se propage à tous les degrés et dans tous les organes, éléments ou processus fonctionnels, dont l'ensemble constitue la fonction psychique, particulièrement dans les organes de moindre résistance. Disons tout de suite ceci, et nous y reviendrons plus loin : les mécanismes mis en action par le choc sont tantôt physiques, tantôt psycho-physiques, tantôt psychiques ; les accidents provoqués par ces mécanismes sont également tantôt physiques, tantôt psycho-physiques, tantôt psychiques ; ils dépendent de la nature du terrain et révèlent la fragilité ou l'insuffisance de l'organe ou de la fonction atteints.

Dans l'ordre *physique*, les troubles durables peuvent être des hémorragies cérébrales, des dyspnées, des asystolies, des crises d'angor, des ictères, des diabètes, des troubles sécrétoires. L'émotion est purement étiologique. La pathogénie des accidents pathologiques est explicable par les lois propres de la fonction ou de l'organe atteints.

Dans l'ordre *psycho-physique*, l'accident dépend aussi de la nature du terrain et de ses lois ; il est durable parce que la fonction fragile (en l'espèce il s'agit de fonctions et non d'organes) est déformée, suspendue, exaltée ou déviée.

Dans l'ordre *psychique*, l'accident est psychique, la pathogénie est psychologique. Sans doute, et dans bien des cas, le trouble psycho-physique, réceptif ou constructif, est au point de départ et le mécanisme pathogénique psycho-physique dont je viens de parler joue le rôle primitif. L'activité psycho-physique défectueuse engendre une activité psychologique et logique également mauvaise dont le paralogisme est la conséquence. Mais, lorsque le paralogisme est formé c'est lui qui constitue la maladie psychique et il obéit aux lois psychologiques. Pour que la maladie psychique soit durable, il faut que le paralogisme persiste et il persiste grâce à l'action des lois et des mécanismes psychologiques. Babinski a bien saisi cette nuance lorsqu'il a écrit, en collaboration avec Dagnan-Bouveret, que l'émotion-choc ne peut par elle-même provoquer l'apparition d'accidents hystériques et que ces accidents, pour apparaître, ont besoin de l'intervention d'une idée suggérée. Toutefois son interprétation est insuffisante, le terme « idée suggérée » est trop vague. Il faut pousser plus loin l'analyse du syndrome idée et découvrir, grâce à la propre méthode de Babinski et grâce à la méthode psycho-pathologique, le phénomène primitif qui permet à l'état psycho-pathologique de durer. Ce phénomène psychologique est une activité ordonnatrice et synthétique : la *croyance*, phénomène d'activité créatrice de rapports du point de vue expérimental, ou d'activité intellectuelle du point de vue rationnel, *croyance à un lien nécessaire* entre tel ou tel objet, telle ou telle situation, et les phénomènes produits dans le sujet par cet objet ou cette situation.

J'ai dit ailleurs (voy. p. 32) que la croyance est un phénomène psychologique capital. La croyance crée des mouvements psychiques particuliers, qui fixent une construction psychologique et entraînent des réactions conformes à cette construction. Lorsqu'on croit solidement que tel objet doit entraîner telle pensée et telle réaction psychique ou organique, cette pensée et cette réaction se produisent toutes les fois qu'il y a rencontre de l'objet et du sujet. C'est mathématique et fatal. Lorsque la croyance vient s'ajouter à un paralogisme occasionnel, si faux ou absurde soit-il, la maladie psychique est créée. Exemple : Mᵐᵉ Bi. croit que si son fils respire mal pendant la nuit c'est qu'une angine grave commence. Une première fois, elle a eu à cette occasion du tremblement, des sueurs, des palpitations, toutes choses qu'elle n'aurait pas eues si elle avait construit un raisonnement bien adapté à la réalité, puisque son fils n'a jamais eu d'angine grave ; et aurait-il une angine grave qu'il ne serait pas nécessaire d'éprouver des palpitations, des sueurs, etc., réactions issues d'une pensée inachevée (voy. plus loin, p. 343). Quoi qu'il en soit, chaque fois que son enfant ronfle, Mᵐᵉ Bi. renouvelle son émotion, avec tout son cortège, parce qu'elle croit sa crainte inséparable de ces réactions : palpitations, sueurs, etc. Cependant ce lien n'est pas du tout nécessaire. On peut avoir une idée très douloureuse sans éprouver des sueurs et des tremblements. C'est ce que j'ai expliqué à Mᵐᵉ Bi. Peu à peu, elle a accepté mes idées. Le lien a été rompu. La croyance fausse a été remplacée par une croyance juste. Les réactions inutiles ont disparu d'elles-mêmes, par simple substitution de croyances, et sans que la volonté intervînt. Ainsi la thérapeutique prouve que dans l'émotion, (impressionnabilité, habitude émotive), il existe un élément croyance qui la conditionne et dont la disparition entraîne la suppression de l'émotion et de ses réactions. En fixant la déformation paralogique elle achève la déformation de l'état de conscience et crée la maladie durable, psychique ou physique.

Toutes les maladies considérées comme étant d'origine purement psychique ont la même pathogénie : un paralogisme fixé par la croyance et entretenu par l'habitude.

En résumé, le rôle de l'émotion en psycho-pathologie apparaît plus clairement : l'émotion est étiologique par le choc d'inadaptation, seule la croyance au paralogisme est pathogénique. Le développement des maladies, c'est-à-dire des accidents durables provoqués par l'émotion, ou inadaptation-choc, est toujours déterminé par les lois propres à la fonction ou à l'organe atteints : physique dans les fonctions physiques, psycho-physiques dans les fonctions psycho-physiques, psychique dans les fonctions psychiques, tout en tenant compte de l'inter-conditionnement des fonctions.

L'école psychique commet donc une erreur de méthode et de doctrine lorsqu'elle dit que l'émotion est le facteur pathogène général et immédiat des psycho-névroses ; elle confond l'étiologie et la pathogénie. Ce n'est pas la pathologie de l'émotion qui doit occuper la première place en psycho-pathologie, c'est, d'une façon générale, la pathologie de l'adaptation et, en particulier, la pathologie de la logique, pour ce qui concerne les expériences externes, la pathologie de l'activité psychologique, pour ce qui concerne les expériences internes, sans oublier que les pathologies des divers modes de la fonction psychique sont solidaires.

Pour résumer, et afin de préciser les mots, on peut appeler *émotivité* : un état purement physique, idiopathique ou symptomatique, originel ou acquis, constitué par des troubles du métabolisme ou de certains éléments physiologiques (centres vago-sympathiques, région thalamique, etc.), et caractérisée par l'incapacité somatique d'approprier les réactions (physiques, psycho-physiques) à l'excitant ; *émotion* : un désordre des fonctions psycho-physiques, déterminé par un choc d'inadaptation, conditionné par l'émotivité physique, caractérisé par l'incapacité psychique d'appro-

prier les réactions à l'excitant et provoquant dans les
organes ou fonctions des troubles dépendant de la nature
du terrain et obéissant aux lois de la fonction ou de l'organe
atteints par le désordre (voy. p. 328) ; *impressionnabilité* :
un état psycho-physique, synthèse d'émotivité somatique
et d'émotion psychique, qui donne au sujet impressionnable
une incapacité, originelle ou acquise, transitoire ou durable,
de construire des pensées ou d'accomplir des actes en
adaptation complète et logique avec la réalité, sans éprouver
les réactions pathologiques, somatiques et psychiques, qui
caractérisent l'émotion.

CHAPITRE III

LES RÉACTIONS SYSTÉMATISÉES D'INADAPTATION

I. — LES OBSESSIONS

L'obsession n'est pas une maladie-entité, c'est un syndrôme, une expression morbide. Elle peut naître dans les terrains névropathiques les plus différents et pour des causes très diverses. Et c'est ce qui explique, en partie, la diversité des théories pathogéniques de l'obsession. Sans doute on s'accorde à distinguer l'idée fixe hystérique et l'idée obsédante psychasthénique ou psychopathique. Mais là s'arrêtent les distinctions. Je crois que l'analyse psychopathologique peut être poussée plus loin. Comment et pourquoi un état de conscience devient-il obsédant ? Telle est la question que nous allons essayer de résoudre. L'obsession est l'un des grands mécanismes psycho-pathologiques, mais il en est d'elle comme de tous les états pathologiques : il n'y a pas une obsession, il y a des obsédés, et l'obsession paraît être conditionnée par des états psychiques ou psycho-physiques différents. Sim. est un asthénique grave, par surmenages multiples, un épuisé. Il a atteint les plus bas degrés de la hiérarchie psychique. Ses pouvoirs d'attention, de synthèse, d'inhibition, de choix sont à peu près nuls ; il ne lui reste que les fonctions psychiques les plus faciles. Il ne choisit pas, il subit. Tout fait trace et tout l'obsède, parce qu'il est incapable de chasser un état de conscience qui se forme au hasard des rencontres objectives, et malgré lui. Évidemment il ne s'adapte pas, mais cela n'est pas le résultat d'un défaut de méthode, comme dans les exemples qui suivront ; c'est une insuffisance physique d'abord et psychique ensuite. Ce malade guérit de son asthénie, de ses angoisses et de ses obsessions. Toutefois, comme il était un léger insuffisant constitutionnel, il a conservé une aptitude obsessive. Mme Pi., qui a été timide et scrupuleuse dans son enfance, épouse, contre son gré, un homme qu'elle n'aime pas, simplement pour obéir à un père impérieux. Elle regrette son mariage, et ce regret est une idée obsédante qu'elle rumine depuis vingt-cinq ans. Tout ce qui affaiblit son corps ou son esprit — maladies, ennuis, discussions — ramène cette obsession fondamentale. Elle en a une autre, le regret de la situation occupée par son mari et de la ville qu'ils habitent. Elle connaissait la situation et la ville avant le mariage; elle s'est mariée quand même, parce qu'elle « n'a pas osé faire autrement ». Cette contradiction entre la pensée et l'acte ne surprendra pas ceux qui connaissent les sujets insuffisants. Voilà donc les deux obsessions capitales de cette malade. Mais elle peut en avoir d'autres : une robe manquée, la pensée de n'avoir pas dit dans une visite tout ce qu'elle voulait dire, le regret d'avoir manqué une bonne occasion d'achat ou de voyage; en un mot, tous les mécontentements qui se produisent dans la vie d'une inachevée comme elle, sont des causes d'obsessions secondaires; mais ces obsessions sont passagères, elles durent quelques jours puis rentrent dans le domaine crépusculaire. Il n'en est pas de même des deux idées fondamentales. Celles-ci reviennent toutes les fois que la dépression est grande soit par fatigue, soit par l'accumulation de petits ennuis trop prolongés. Alors, un jour, à propos d'un ennui, d'un mécontentement quelconque, Mme Pi. se dit : « Quel malheur d'avoir épousé cet homme ! » Ça n'a aucun rapport avec la situation présente, bien entendu, mais tout concourt et tout sert, disait Platon. Il faut une série d'ennuis pour abaisser la force du sujet et ramener l'idée obsédante antérieure, que l'on croyait oubliée depuis longtemps. La fatigue a déclenché l'idée fondamentale; et voilà de l'obsession pour un certain temps. Car nos malades s'y plaisent, nous l'avons dit souvent, ils se roulent voluptueusement dans leur rumination obsédante comme dans un manteau de tristesse. Il n'est pas très facile de les en dépouiller.

Mécanismes de ces obsessions : inadaptation à une situation difficile pour les malades ; inachèvement du jugement d'adaptation ; idée obsédante par inachèvement du problème ; idées obsédantes secondaires créées par les fatigues, les ennuis et tout ce qui aggrave l'insuffisance psycho-physique. Idées obsédantes fausses, mais non absurdes. Terrain asthénique.

Car. a été quitté par une maîtresse à laquelle il était très attaché pour des raisons diverses dont le besoin inconscient de direction paraissait être l'un des éléments principaux. Abandonné à ses propres forces, Car. a été désorienté et déséquilibré. La vie est désormais sans but comme sans règle. Il pense sans cesse à cette femme, à ce que serait sa vie s'il l'avait toujours pour amie. Il est désœuvré, ennuyé, désespéré, incapable de mener la vie ordinaire. Une obsession génitale s'est greffée sur la première. Ses organes ont diminué de volume, dit-il, à tel point qu'il prévoit leur disparition prochaine. Cette seconde obsession l'affole, mais elle dépend de la première. Ce lien est facile à comprendre, et si des circonstances favorables lui permettent d'oublier la femme, il ne pense plus à l'accident génital. Mécanismes : inadaptation à une situation difficile pour lui, inachèvement du jugement d'adaptation nouvelle, idée obsédante par inachèvement du problème, idée obsédante secondaire absurde et croyance intermittente à cette idée absurde. Terrain à aptitudes para-psychiques.

Nit. a perdu sa femme le jour même qu'il lui avait, sur ordonnance du médecin, pratiqué une injection hypodermique de glycéro-phosphate de soude. La malade était à toute extrémité. Aucun espoir. Entre la mort et l'injection il y a eu coïncidence et non causalité. Nit. y voit une évidente causalité. Cette idée l'assiège. Il interroge tous les médecins et rumine sans cesse. D'autre part, les soins donnés à sa femme pendant une longue maladie l'ont surmené. La dépression physique s'ajoutant à son insuffisance physio-psychique native favorise ce développement de l'idée obsédante : il croit avoir, non pas tué sa femme, mais hâté sa mort. L'obsession dure deux ans et disparaît. — Même mécanisme. Terrain asthénique.

Par un scrupule singulier, Th. n'a pas voulu se donner tout de suite à son mari. Elle a invoqué des prétextes de santé, d'hygiène, de morale. Après un an de mariage, le mari meurt brusquement d'une pneumonie. Th., veuve et vierge volontaire, est accablée par le choc. Elle regrette, se désole, rumine et, enfin, s'accuse : elle n'a pas fait son devoir d'épouse. Tout le monde croit qu'elle a été la femme de son mari, et ce n'est pas vrai. Elle n'avait pas le droit de figurer sur le faire-part au titre de Madame. Elle voudrait faire dire des messes pour son mari ; mais en a-t-elle le droit ? Tout la condamne, la loi, la morale et la religion. Elle est coupable, elle est damnée. Même mécanisme, mais terrain parapsychique à tendances mélancoliques.

L'obsession peut aussi être provoquée, entre autres causes, et cela est intéressant à signaler, par un conflit entre les acquisitions psychiques de la subconscience et les habitudes de l'activité créatrice. Di. est un homme intelligent et cultivé qui se déclare libre-penseur, détaché de tout lien confessionnel. En même temps, il est obsédé par des scrupules d'ordre moral ou plus exactement religieux. Il croit avoir accompli des actes contraires à la morale (sociale et religieuse), il se croit poursuivi par une vengeance surnaturelle. Ses obsessions n'ont d'autre origine que les enseignements du catéchisme. Il s'en défend avec ardeur. Mais cela ne fait aucun doute. — Vous êtes un catholique sans le savoir, lui dis-je souvent. — Déposées dans son cerveau d'enfant, les idées de devoir chrétien, de leur sanction terrestre et future, sont revenues sous l'influence de la maladie, avec toute la force des acquisitions anciennes. La maladie, affaiblissant l'activité créatrice, a permis aux idées anciennes de renaître et de diminuer les acquisitions de l'âge mûr. Cela est constant, et nous y reviendrons. Un médecin a écrit que l'éducation catholique est une cause d'obsessions et de scrupules et qu'elle est dangereuse. Ce n'est pas l'éducation qui est dangereuse, c'est le terrain qui est mauvais. Celui qui fait des obsessions religieuses en ferait pour d'autres raisons s'il n'avait reçu aucun enseignement religieux.

On pourrait citer un très grand nombre d'observations

semblables, l'obsession étant la marque distinctive de tout terrain névropathique. Tout état de conscience peut devénir obsédant chez le névropathe obsessif, et tous les états psycho-pathologiques sont obsédants : les idées obsédantes proprement dites, comme les phobies, les tics et tous les troubles fonctionnels, quels qu'ils soient. Chaque névropathe possède une, deux ou trois idées primitives importantes, qui sont ce que l'on pourrait appeler son fonds de commerce obsédant. Elles peuvent disparaître ou revenir à la surface du psychisme, selon l'état de la santé physique ou morale. En outre, le moindre ennui peut servir de prétexte au développement d'une idée secondaire qui disparaît comme elle est venue, sans laisser de traces.

La remarque qui s'impose tout d'abord à l'attention est celle-ci : la cause de toutes ces idées pathologiques est une *inadaptation* à une situation. Si M^mo Pi., s'était adaptée à sa situation d'épouse, si elle avait accepté l'état de choses créé par des circonstances plus fortes que sa volonté, elle n'aurait pas d'obsession. Si Car... ne se trouvait pas seul dans la vie, il ne serait pas malade ; mais il ne peut s'adapter à la vie sans la maîtresse qui l'a quittée. Si Nit. savait comprendre que l'injection n'a été pour rien dans la mort de sa femme, il s'adapterait à la situation et ne serait pas obsédé par l'idée d'avoir causé cette mort. Si Th. acceptait sa situation, singulière il est vrai, et créée d'ailleurs par une première inadaptation, elle n'aurait aucune obsession. Dans toutes les obsessions, idées obsédantes, phobies, tics, psychoses fonctionnelles obsédantes, il existe, au fond, une *inadaptation* du sujet à l'excitant.

S'il y a inadaptation c'est que, pour des raisons différentes et qui varient avec chaque cas, l'adaptation est trop *difficile* pour le sujet. L'assimilation de l'excitant difficile n'est pas opérée dans sa totalité ; elle s'accompagne de déséquilibre des opérations psycho-physiques nécessaires à l'adaptation ; la pensée ainsi construite est *inachevée, illogique* et *déformée*. Qui dit inadaptation dit déformation de la pensée, si l'on veut bien adopter le mécanisme exposé plus haut (voy. p. 304). Il y a évidemment une déforma-

tion de la pensée dans l'obsession, avec toutes ses conséquences ordinaires. Et qui dit déformation, dit paralogisme
et inachèvement. Toute déformation est un paralogisme.
Analysez chaque idée obsédante, vous constaterez qu'elle
est contradictoire à la réalité ; elle est un raisonnement
inadéquat. Reconstruisez l'idée en achèvement logique avec
le réel, l'idée change d'aspect et l'obsession n'a plus de
raison d'être. C'est par ce procédé qu'on la détruit d'ailleurs, si le sujet n'a pas en elle une croyance aveugle.

Si le sujet pouvait achever tout seul sa synthèse logique,
il ne serait pas obsédé. Une obsession est un problème
qui devient obsédant parce qu'il est inachevé. Un phénomène analogue se produit dans l'esprit des gens normaux
à la recherche d'une solution définitive : problème mathématique ; recherches scientifiques d'une nature quelconque ; plans de plaidoirie ou de sermon ; dîner à commander ; invitations à faire ; manœuvre politique électorale ;
projet de mariage ; achats à effectuer, etc., etc. Tant que
la question pendante n'est pas résolue, l'esprit est préoccupé, tourmenté, obsédé si l'on veut. La question achevée, l'esprit pense à autre chose. L'obsessif ne pense pas
à autre chose, parce qu'il n'arrive pas à achever. Pi.
n'achève pas le raisonnement qui consisterait à dire : je
suis mariée, il faut accepter ou rompre, mais n'y plus
penser. Car. ne se dit pas : je suis seul, débrouillons-
nous. Nit. ne comprend pas qu'une injection ne peut pas
tuer une mourante. Th. ne prend pas son parti de ne pas
s'être donnée, après n'avoir pu prendre celui de se donner.
Chez les uns, comme chez les autres, rien d'achevé. Or
tout ce qui vit tend vers l'équilibre, c'est-à-dire vers l'achèvement.

Le mécanisme psychologique de l'obsession paraît donc
être celui-ci : inadaptation en présence d'un objet trop difficile pour le sujet, déformation et paralogisme ; inachèvement constructif de la pensée à adapter logiquement
avec la réalité ; poursuite de l'achèvement qui représente
l'équilibre psychique, donc obsession. Et pourquoi cet inachèvement ? Parce que les conditionnements physiques,
psychiques ou méthodiques de la fonction psychique, sont

insuffisants chez les asthéniques. L'asthénique par épuisement est obsédé par toutes les idées, toutes les images,
tous les faits, tous les souvenirs. Tout ce qui se présente
à son esprit fait trace et se stabilise, parce que ses pouvoirs
physiques de dynamogénie, de synthèse, de choix, d'attention, d'inhibition, de fonction constructive sont insuffisants.
Tel. est le jouet de stabilisations quelconques. Lorsque son
insuffisance physique diminue, le pouvoir d'attention se
relève et l'obsessivité diminue ou disparaît. — Chez les
insuffisants, même infériorité de la fonction constructive.
variable selon les périodes, augmentée quand il y a épuisement et crise asthénique, diminuée dans les périodes de
paix, mais, en général, prédisposition permanente à l'obsession. — Chez les paralogiques simples, sans asthénie
physique, défaut de méthode logique constructive, conditionné sans doute par une infériorité cérébrale native, mais
qui peut disparaître totalement par une bonne méthode.
Dans l'hyperpsychisme et le parapsychisme, inachèvement
par troubles hyper ou para de la fonction psychique qui,
par exagération ou déviation, ne permet pas l'adaptation
complète et par conséquent la connaissance exacte de
l'objet.

Inadaptation, déformation, paralogisme, inachèvement
par insuffisance constructive — tel paraît être le schéma
du mécanisme psychologique de l'obsession asthénique.
L'inachèvement entraîne l'obsession, parce que l'inachèvement étant un déséquilibre, le sujet tend instinctivement
vers la recherche de l'équilibre sans pouvoir l'atteindre.

Voilà l'obsession asthénique proprement dite : du point
de vue étiologique, elle est conditionnée par le terrain physique asthénique ; du point de vue pathogénique, par l'inachèvement logique. L'obsession ainsi formée est-elle
durable ? pas toujours. On peut dire que toute obsession est,.
comme toute émotion, une maladie passagère. Pour qu'il
y ait obsession durable et maladie, il faut autre chose. A propos de l'émotion et de son rôle dans le développement des
maladies, nous avons exposé les lois générales des mécanismes pathogènes qui transforment un état psycho-pathologique transitoire en état durable. En l'espèce, le méca-

nisme qui rend l'obsession durable est double : psychologique d'abord, par la croyance à la réalité du paralogisme établi par l'inachèvement ; somatique ensuite, par le terrain asthénique qui conditionne la formation de la pensée et provoque l'excès de stabilisation qui constitue l'obsession, comme il provoque d'ailleurs chez les mêmes sujets, et pour d'autres idées, ce défaut de stabilisation qui constitue la distraction. Mais il y a des degrés dans la nature de la croyance comme dans la nature du paralogisme. La croyance peut être forte ou faible et s'accompagner de doute ; le paralogisme peut être une erreur ou une absurdité. Ces variations sont commandées par la nature du terrain physique.

Parmi les obsédés, les uns guérissent complètement, les autres guérissent mais peuvent avoir des rechutes, d'autres enfin sont incurables. Les apparences sont les mêmes. Le diagnostic et le pronostic sont difficiles. Cependant ils sont possibles, si l'on observe l'état des phénomènes de doute ou de croyance des obsédés. J'ai signalé bien souvent l'importance du phénomène croyance. En l'espèce, sa présence ou son absence sont des signes essentiels. L'obsession peut en effet s'accompagner de doute ou de croyance et, dans le second cas, de croyance à l'erreur ou à l'absurde. Et tout cela n'est pas indifférent.

L'asthénique qui croit peu à la réalité d'une idée obsédante, qui doute, en un mot, arrive à se débarrasser de l'obsession, plus facilement ou plus rapidement que celui qui croit fortement. D'ailleurs, l'asthénique épuisé ou insuffisant croit faiblement : c'est un douteur. La cohésion de ses synthèses n'est pas assez forte pour maintenir un état de conscience quelconque. L'obsession se dégrade et s'use, seule ou par l'intermédiaire médical.

Au contraire, quand un sujet croit fermement à une obsession absurde, si, malgré raisonnements, démonstrations, analyses, il croit de toutes ses forces, sans être effleuré par le doute, à une idée qui choque le bon sens ou l'évidence, la guérison est difficile, sinon impossible. Le sujet est ce que j'appelle un *parapsychique*, ou délirant partiel. Il semble qu'il y ait là une contradiction. Comment un parapsychique peut-il avoir une idée obsédante par un inachèvement logique qui est la conséquence d'une insuffisance psychique de méthode et de jugement ; et, en même temps, une croyance inébranlable à ce jugement faux, croyance qui témoigne d'un pouvoir dynamique suffisant et qui s'accompagne d'ailleurs d'un dynamisme physique dénué de tout symptôme d'asthénie ?

L'interprétation est la suivante, je crois : l'inachèvement de l'hypopsychique est déterminé par une insuffisance constructive d'une pensée en adaptation avec le réel-objet et s'accompagne de doute, parce que le sujet n'a pas un pouvoir psycho-physique suffisant pour achever une pensée personnelle et y adhérer de toute sa personnalité. Donc, double insuffisance : de la pensée subjective (expérience interne) et de la pensée adaptée (expérience externe). L'inachèvement du parapsychique est déterminé d'autre façon : il y a inadaptation, puisque les éléments partiels de la fonction psychique anormale (para) ne permettent pas une connaissance exacte de l'objet, mais il y a croyance à la pensée subjective parce que le dynamisme permet d'achever la pensée subjective. Donc, suffisance du pouvoir dynamique de la pensée subjective (expérience interne), mais déviation des bases qualitatives de la pensée. Ainsi, il n'y a plus contradiction quand on examine les phénomènes du point de vue fonctionnel.

Origine. — D'où viennent les obsessions ? On dit que les obsessions psychasthéniques sont endogènes et les obsessions hystériques plutôt exogènes. Il est possible. Cependant, il semble que les obsessions des asthéniques viennent du dehors aussi bien que du dedans. Nous avons vu que l'origine de toute obsession est tout excitant d'une assimilation trop difficile pour le sujet. Les excitants externes peuvent être difficiles à assimiler, comme les internes. Tout excitant peut être, je crois, l'origine d'une obsession asthénique. En outre, les obsessions peuvent naître dans le subconscient comme dans le conscient, et très souvent elles se forment dans le subconscient à l'insu de la conscience. On dit aussi que l'obsession consciente liée à la personnalité serait psychasthénique, l'obsession inconsciente, née d'une auto-suggestion sans rapport avec la personnalité, serait hystérique. L'idée fixe hystérique présente en effet ce caractère. Cependant on rencontre chez les asthéniques psychiques des idées obsédantes subconscientes nées par émotion, développées dans le subconscient par désagrégation, déterminant les attitudes du sujet, et que l'analyse psychologique seule permet de découvrir. Il est exact qu'elles se distinguent tout de même de l'idée fixe hystérique, celle-ci étant totalement ignorée, l'obsession asthénique étant simplement oubliée. D'autres symptômes permettent de faire le diagnostic différentiel et nous y reviendrons ailleurs. Ces observations sont justes mais les interprétations inexactes.

Interprétation. — Trois grandes théories ont été émises, comme on sait, pour expliquer l'obsession. La théorie intellectuelle attribue l'obsession à un trouble primitif de l'idée ou de l'intelligence; mais elle ne définit ni l'idée ni l'intelligence. — La théorie émotionnelle la tient pour un trouble de l'émotivité, diffuse d'abord puis systématisée et, enfin, intellectualisée; mais elle ne définit pas davantage l'émotion dont elle se fait une conception un peu trop vague; elle considère l'émotion comme une cause, alors que celle-ci n'est qu'un effet ou une réaction. D'ailleurs la critique de ces théories a été faite si complètement et avec une telle rigueur d'analyse par M. Pierre Janet qu'il n'y a qu'à renvoyer le lecteur aux travaux de cet auteur. — La troisième théorie, la théorie psychasthénique de M. Pierre Janet est certainement plus voisine de la vérité expérimentale que les théories rationnelles. Toutefois, en confondant les points de vue étiologiques et pathogéniques, M. P. Janet a émis une thèse incomplète. Il dit très justement que les idées obsédantes expriment des troubles psychopathologiques caractérisés par les substitutions d'opérations inférieures aux opérations supérieures d'action sur la réalité et de perception du réel. Mais je crois qu'il se trompe quand il dit que toute obsession est d'ordre psychasthénique, c'est-à-dire « une forme de la dépression mentale, un abaissement de la tension psychologique », une diminution de fonctions qui serait provoquée, si l'étymologie est exacte, par l'asthénie. Une obsession par substitution d'opérations psychiques inférieures n'est pas toujours le résultat d'une dépression ou d'une diminution fonctionnelle, et la clinique le prouve.

La thèse psycho-fonctionnelle paraît au contraire serrer de plus près les réalités étiologiques et pathogéniques. Elle ne tient pas l'asthénie pour la seule cause de l'obsession. L'état obsédant est déterminé par toutes les causes pathologiques, hyper ou hypofonctions, dysthénies, scléroses, toxi-infections, etc., pouvant empêcher les activités psychiques de construire des pensées en adaptation avec le réel. C'est là le point de vue étiologique, et il est physique ; il conditionne l'obsession pathologique, il ne l'explique pas. Quand on dit par exemple que l'obsession est une névrose du système ganglionnaire viscéral [1], on explique un phénomène psychique par un phénomène somatique ; on confond l'étiologie et la pathogénie. Les conditions pathogéniques ne peuvent être et ne sont que psychologiques : inachèvement logique, stabilisation psychologique, croyance ; mais conditionnées, bien entendu, par les étiologies physiques ; dysthénies, toxi-infections, scléroses, etc. Tout se tient en psychologie et nous montrerons plus loin l'indivisibilité du physique et du psychique.

Une obsession est un trouble de la fonction psychique totale, différenciée d'une phobie ou d'un tic uniquement par la nature de l'excitant objectif et par la nature des phénomènes réactionnels subjectifs qui donnent à l'obsession, à la phobie ou au tic, leurs caractéristiques formelles. On peut donc la définir : un trouble de la fonction psychique totale, caractérisé par la stabilisation excessive, dans le champ de la conscience ou de la subconscience, d'un état psychique quelconque consécutif à une inadaptation au réel avec inachèvement logique et paralogisme. L'obsession est conditionnée, étiologiquement par le terrain physique (dysthénies, dégénérescence, scléroses, toxi-infections, etc.),

____

1. Régis. *Précis de psychiatrie* (3e édition. p. 124).

pathogéniquement par l'inachèvement logique, la stabilisation automatique psychologique et la croyance.

On peut classer ainsi les obsessions :

I. Obsessions par troubles des *activités* fonctionnelles psychiques :

a) Obsessions par troubles de l'activité logique (inachèvement et paralogisme) ;

b) Obsessions par troubles de l'activité psychologique (troubles de stabilisation automatique) ;

II. Obsessions par troubles des *conditions* de la fonction psychique.

a) Obsessions par troubles des conditions psycho-physiques (obsessions asthéniques ou hystériques).

b) Obsessions par troubles du terrain physique (troubles métaboliques ou statiques, troubles des appareils physiologiques, des éléments cellulaires, obsessions hypopsychiques, hyperpsychiques ou parapsychiques.

III. Obsessions par troubles de la *connaissance* de la vérité :

a) Obsessions inexactes ;

b) Obsessions absurdes, criminelles (vérité sous toutes ses formes).

Chez les asthéniques, les états obsédants ont une étiologie commune, bien que d'origines diverses : épuisement, inhibition, insuffisance ; et les pathogénies suivantes : logiques (inachèvement), psychologiques (insuffisance), conscientes ou subconscientes (désagrégation), psycho-physiques (hypo-constructivité), physiques (hypopsychisme). Cette interprétation permet également de mieux comprendre les accidents variés d'ordre émotif (je les ai exposés plus haut), ou d'ordre moteur, qui peuvent accompagner les obsessions, tels que les impulsions et les états appelés manies obsédantes et que je vais décrire.

Obsession. Impulsion. Dérivation. — Tout état de conscience obsédant entraîne des dérivations diverses et dont l'interprétation est fort discutée. On s'est demandé si toutes les obsessions sont impulsives, s'accompagnent d'une tendance irrésistible à exécuter l'acte pensé, ou s'il faut séparer les obsessions impulsives des obsessions idéatives. Il semble bien que la diversité des opinions tienne à la diversité des malades observés et aussi des doctrines. Nous avons dit plus haut qu'il n'existe pas une obsession-entité, mais des obsédés. Il est vrai que certains obsédés exécutent leurs impulsions, même les plus graves, et que cette exécution s'accompagne des caractères décrits par Magnan et Legrain : irrésistibilité, lutte, angoisse, soulagement consécutif[1].

Mais ces malades sont des vésaniques, ou des paralytiques généraux à la période de début, ou des épileptiques en équivalence, ou ces sujets que, faute de mieux, on classe parmi les dégénérés : impulsions au vol, à l'homicide, au viol, à l'incendie, au sadisme, aux toxicomanies ou aux impulsions plus simples et banales. L'hyperpsychique et le parapsychique peuvent être des impulsifs et, chez eux, la tendance à l'acte est la suite naturelle de la croyance ferme à leur paralogisme. Le parapsychique vigoureux qui se lave et s'essuie les mains cent cinquante fois, matin et soir, n'agirait pas ainsi si sa croyance n'était pas solide. Chez nos malades hypopsychiques ou parapsychiques, la force de l'impulsion est liée, à mon sens, à la force de la croyance. A croyance indéfectible : impulsion irrésistible ; à croyance hésitante : impulsion faible ou, plus exactement, dérivation.

Comme nous l'avons répété, nos asthéniques insuffisants sont des douteurs. Ils ont le désir de l'acte comme de la croyance, mais l'un est aussi difficile que l'autre, car l'acte n'est facile que si la croyance est forte (voy. les états de volonté, p. 200). Bien que l'acte soit trop difficile, la pensée provoque cependant des mouvements, puisque c'est une loi psychologique. Et ces mouvements seront dépensés pour des actes inutiles, inférieurs, avec substitution d'actes faciles aux actes difficiles. Mais ces actes se font rarement au hasard. Ils sont plus souvent déterminés par *le désir de l'achèvement*. Le sujet sent très bien qu'il n'arrive pas à achever ses états de conscience et que ses obsessions sont liées à cette incapacité. Pour y arriver, ou pour essayer

1. Magnan et Legrain. *Les Dégénérés*, pp. 185 et sq.

d'y arriver, il se dépense en efforts multiples, maladroits, incohérents et sans rapports avec le but, en dérivations qui *apparaissent* comme des impulsions. Chose curieuse, ces impulsions accomplies n'achèvent ni la pensée, ni l'acte voulu ; elles restent des inadaptations, mais elles mettent un terme aux doutes, aux inquiétudes, aux anxiétés, aux ruminations, alors mêmes qu'elles n'ont aucun rapport avec la pensée ou l'acte cherché. — Ja. lance tout à coup une sorte de hennissement qu'il répète cinq ou six fois avec inquiétude. Ce bruit impulsif survient au moment où son esprit est envahi par une de ses idées obsédantes ; il constitue à la fois un effort pour essayer d'achever l'idée (sans y arriver) et pour détourner l'esprit de l'idée. Le bruit accompli, il est tranquille, jusqu'au prochain retour. — Pi. lève les yeux au ciel et met trois fois le bras derrière sa taille ; mais cela n'achève rien. — Tr. récite dix fois son chapelet, et se retrouve aussi embarrassée. Nit. dit : M.. de, mon Dieu, ayez pitié de moi! et cela sans succès. — Re. s'essuie les mains cent soixante-seize fois, et il se croit propre ; mais sa peur n'est pas abolie. — La plupart des manies mentales et des tics que nous étudierons plus loin, sont des impulsions inspirées par le désir de l'achèvement, et conditionnées par les mêmes mécanismes pathogènes, logiques, psychologiques, physiques. On retrouve toujours et partout les mêmes mécanismes.

LES MANIES OU OBSESSIONS MOTRICES

Lorsque l'obsession s'accompagne de phénomènes moteurs, elle ne cesse pas d'être un phénomène d'obsession, mais elle revêt des caractères particuliers qui obligent à la classer dans une catégorie spéciale. Elle devient en effet une réaction motrice fastidieuse ou inutile, que le sujet se croit contraint de répéter ou d'accomplir sans cesse. Azam appelait ces obsessions spéciales des *tics intellectuels*. Et en effet, elles tiennent du tic par leur répétition involontaire et subconsciente. M. Pierre Janet les appelle des *manies*. Cette expression est très juste. Il s'agit bien de ces petites manies, de ces petites habitudes qui occupent dans

l'esprit et dans la vie de certains êtres une place exception-
nelle et imméritée, car elles ont pour origine de « très
petites choses ». Nous les décrirons sous le nom de *manies*
ou *obsessions motrices*. M. P. Janet dit qu'elles sont des
agitations forcées. En effet, elles sont forcées. Le malade
se croit forcé de les accomplir, forcé de penser, forcé d'agir
ainsi. Puisqu'elles sont obsédantes elles sont forcées. L'obsession est une opération psychique inévitable, plus forte
que le sujet, donc forcée.

Dans les manies de *précision*, le malade, incapable d'achever, cherche instinctivement à perfectionner tout ce qu'il
fait. Il apporte une précision maladive à toutes ses actions
et aussi à toutes les actions de ceux qui l'entourent : lever
et coucher à la même heure, à une minute près ; il ne se
lèvera pas à dix heures moins cinq, ni à dix heures deux
minutes, mais à dix heures précises ; repas à heures fixes ;
sieste de telle heure à telle heure. S'il prend un médicament, une lotion, ou autre chose, il prendra tout cela selon
des règles immuables. Ses vêtements seront rangés d'une
certaine façon sur une chaise déterminée et dans un ordre
fixe (*manie de l'ordre*). Il y aura dans les tiroirs et les pla-
cards un ordre toujours le même et surveillé sans cesse.
Une maîtresse de maison veillera à ce que le linge des
armoires soit minutieusement rangé et qu'un drap ne
dépasse pas l'autre (*manie de la symétrie*). Celui-là range
perpétuellement ses papiers, ses plumes, ses livres. Il
ne peut voir un porte-plume dépasser l'autre sur la ligne
inférieure ; sur la ligne supérieure, ça m'est indifférent,
disait V. ; mais il faut que sur la ligne inférieure,
porte-plumes, crayons et règles soient militairement
alignés. — Z. boit du lait. En été, son pot de lait doit
rester tout le jour sur la fenêtre du nord dans le coin de
droite et non dans le coin de gauche, sinon il ne boirait pas.
Et la plupart des malades passent une partie de leur temps
à s'assurer que les précautions précises sont bien observées
par eux comme par l'entourage (manie de *vérification*). —
Mme N. met de la précision non seulement dans les objets
mais dans ses idées et ses récits. Quand elle raconte quelque

chose, surtout s'il s'agit de sa santé, elle commence par le commencement et ne fait pas grâce d'un détail, jusqu'au moment présent, et cela selon un ordre chronologique inflexible. Les médecins savent qu'un névropathe qui raconte sa maladie la prend toujours à l'origine et la suit pas à pas. La *recherche du souvenir* est une variante de cette même manie. On entend par là la poursuite incessante d'un souvenir exact, d'un événement, d'un nom (*onomatomanie*), d'une date, d'une adresse, d'un paysage avec ses lignes précises. L'*arithmomanie*, ou besoin de compter tout ce que l'on voit, se rattache aux manies de précision. S. compte les vitres de ses fenêtres ; il commence tantôt à gauche, tantôt à droite, en haut ou en bas ; il compte aussi les fleurs du papier qui couvre les murs, les barreaux de son lit de cuivre, les rayons de sa bibliothèque, etc., etc. S'il marche dans son jardin, il compte ses pas, trente dans un sens, trente dans l'autre, de la même dimension ; s'il fait un pas plus petit, il en fait aussitôt un plus grand pour compenser (manie de la *compensation*). Tous les matins, au réveil, il compte jusqu'à dix-huit, jamais plus loin, et il recommence, parfois pendant une demi-heure, puis il fait claquer ses doigts (tic par *dérivation* que nous étudierons plus loin). Plus il est malade, plus il compte. — O. est un asthénique avec crises graves d'asthénie cardiaque. Pendant ses crises, il compte sans cesse et, comme le malade précédent, par une sorte de dérivation instinctive. Il me semble, dit-il, que l'acte de compter, c'est-à-dire de faire un travail intellectuel, même insignifiant, me rattache à la vie au moment où mes crises cardiaques pourraient me jouer un vilain tour. Et quand la crise est entièrement passée, il ne compte plus. — Les manies de l'*interrogation* sont nombreuses. Les malades se posent à chaque instant les questions les plus variées. Ai-je fait ceci et cela ? ai-je écrit hier à telle personne ? ai-je dit ce que j'avais à dire à la cuisinière, et il la sonne pour s'en assurer. Est-il aussi gros qu'il y a trois mois ou plus maigre ? il lui semble qu'il a maigri, mais il n'en est pas bien sûr, et il s'interroge sur ce point délicat. Son visage est-il rouge, ou demi-rouge, ou pâle, ou plus ou moins rouge qu'hier ou ce matin? Cela n'est pas très sûr puisqu'il se le demande. A-t-il montré à ses parents toute l'affection qu'il a pour eux, il en doute, il croit qu'il a été un peu froid. Et il s'interroge lui-même à propos de tout, il interroge parfois les autres, pas toujours cependant, car l'asthénique vrai est un timide et ses scrupules même les plus forts ne parviennent pas à vaincre sa timidité. Ce sont bien là des scrupules en effet, mais sous la forme particulière de l'interrogation. — R. se demande s'il doit prendre du chocolat ou du café au lait pour son déjeuner du matin ; il passera une bonne heure à s'interroger sans pouvoir résoudre ce problème, car les raisons qui militent en faveur du chocolat sont exactement contrebalancées par celles qui luttent pour le café au lait. Il ne conclut pas, c'est plus simple. « Je ne dirai rien, pense-t-il, je verrai bien ce que l'on m'apportera. » C'est le même qui voulant emporter un livre à lire dans son jardin passera une heure assis devant sa bibliothèque, se demandant s'il doit prendre un roman ou un livre d'histoire. Il aime le roman, mais c'est une lecture fade, l'histoire au contraire est plus instructive. « La lecture doit toujours apprendre quelque chose », disait le bon M. Legouvé... Il s'interroge sur ce qu'il préfère, (préfère-t-il quelque chose?) et sur le profit qu'il tirera de l'une ou l'autre lecture. Les interrogations suivent les interrogations, le temps passe, et il finit par prendre un livre au hasard. Aboulie, dira-t-on, maladie du doute, rumination aussi. Oui. Mais tous ces états se touchent, puisqu'ils ont les mêmes mécanismes et les mêmes origines. La manie de l'*explication* porte sur tous les problèmes abstraits : littéraires, historiques, scientifiques, philosophiques et surtout métaphysiques. La création, l'éternité, l'infini, la vie, la mort sont l'occasion de réflexions incessantes et d'autant plus longues que les questions de ce genre sont les plus difficiles qui soient au monde. Et ce sont toujours celles-là qu'affectionnent les névropathes. Ils ont un besoin extrême d'analyse et de recherche philosophique, les moins instruits comme les plus cultivés. Il n'est pas rare de voir parmi les névropathes de la campagne des paysans et des paysannes, d'ailleurs complètement illettrés, tourmentés par les problèmes de la création et de la vie future. Ce sont ceux-là que parents et voisins, étonnés de préoccupations aussi étrangères aux réalités champêtres, destinent à la vie religieuse : trop délicat pour faire un paysan, disent-ils. La pensée de la mort est le terme ultime de toutes ces réflexions. Les asthéniques, dont la vie personnelle est si peu intense, ont à propos du moindre incident l'idée de leur mort prochaine. Et à cette occasion, ils se livrent à des considérations métaphysiques innombrables. Les manies d'explications varient suivant l'état social, l'âge, la profession du sujet. Les questions d'orthographe sont un prétexte excellent. Pourquoi écrit-on ainsi et pas autrement ? Les problèmes historiques également : la mort de Louis XVII a occupé et occupera encore bien des névropathes. Et la morale ? Quelle est la meilleure ? Pourquoi y en a-t-il une ? N'a-t-on pas dit que la spéculation philosophique est une maladie de l'esprit ? Et la plupart des grands philosophes n'ont-ils pas été tous plus ou moins névropathes, pas du tout hommes d'action, pas du tout pratiques. Il est d'expérience qu'un homme bien équilibré, doué pour l'action littéraire, scientifique, politique, commerciale, « ne perd pas son temps à philosopher ». Et cependant, disait Aristote qui, peut-être, se portait bien : « Il faut encore philosopher. » — La manie de la *perfection* consiste à vouloir perfectionner tout ce qu'on fait, tellement on a peur de mal faire. C'est l'exagération, par contraste, du sentiment général d'inachèvement. On peut la rapprocher des manies de précision et de minutie. Le sujet ne trouve jamais assez bien ce qu'il fait, quelle que soit l'occupation à laquelle il se livre. Une jeune fille recommencera vingt fois une broderie qu'elle trouve mal faite. Une autre veut que son lit soit bordé « à la perfection », ou que son corsage aille « admirablement », et elle n'est jamais satisfaite. Mme Z. qui est dévote, recommence pendant une heure ou deux sa prière ou son chapelet, sous prétexte qu'elle ne les a pas bien prononcés. Le souci de la perfection du style n'est-il pas un peu maladif chez certains écrivains ? Dans les dernières années de sa vie, Flaubert, qui fut d'ailleurs un névropathe avéré, raturait de plus en plus ses manuscrits ; écrire était devenu pour lui un véritable supplice. — La manie des *précautions* est encore un fait curieux. Le sujet prend des précautions extrêmes pour toutes ses actions ; il ne veut salir ni ses effets, ni ses appartements ; il prend des précautions pour marcher sur les parquets et dans le jardin ; il coupe les fleurs avec précaution, lit un livre, taille un crayon, mange, boit avec précaution, parle avec politesse ; il s'assied avec précaution, et, quand il se relève, il a soin d'ôter la poussière du fauteuil ou de replacer la chaise avec soin. En un mot, il fait tout avec précaution et ne cesse de recommander à son entourage de « bien faire attention ».

La plupart des pensées, des sentiments et des actes peuvent donc être des prétextes à manies comme à ruminations et à idées obsédantes. Je bornerai là leur description. Elles ont toutes un caractère commun, elles ne sont autre chose que l'exagération du normal. Si intenses soient-elles, elles ne sont que cela et ne vont pas jusqu'aux conceptions anormales du parapsychique. Ainsi nous ne verrons jamais chez un asthénique pur les manies qui ont pour objet des pensées, des sentiments et des actes anormaux ou absurdes. Un asthénique exagère par faiblesse d'attention, d'inhibition, du pouvoir d'achèvement ; il peut exagérer jusqu'aux plus extrêmes limites les opérations psychologiques ; il n'a pas les conceptions anormales, délirantes, du parapsychique.

II. — LES PHOBIES

On a coutume de dire que la phobie est un état obsédant, ce qui est exact, et qu'elle diffère de l'obsession en ceci qu'elle se manifeste plus spécialement par une crainte, tandis que l'obsession proprement dite se manifeste par une idée[1]. Et cela n'est plus tout aussi juste, à mon sens. La différence entre une crainte et une idée est surtout verbale. La nomenclature psychologique est insuffisante, nous l'avons dit souvent. En réalité, crainte et idée sont des états de conscience analogues par l'opération psychologique fondamentale (Voy. *Doctrine*, p. 419).

1. Cf. Pitres et Régis. *Les Obsessions et les Impulsions.*

Observations. — A propos des troubles de la cénesthésie bulbaire, j'ai conté l'histoire de *Ser.*, (p. 122). Après un long surmenage physique et moral il commence à éprouver des émotions hors de proportion avec la cause. Un jour il aperçoit un homme qui venait de passer sous une voiture, il éprouve une émotion considérable : spasme du cœur, anxiété, enfin impossibilité totale de rester en présence du blessé. Obligé par profession de constater des accidents, des morts, des bagarres, il s'apercevait avec tristesse qu'il ne pouvait plus voir un spectacle pénible. Un autre jour, il reçoit un traumatisme crânien qui précipite la catastrophe. Dès ce moment, l'émotivité s'aggrave, il est contraint de renoncer à sa profession, l'asthénie s'installe, notre malade présente un état qui n'est pas de la simple émotivité mais de l'angoisse vraie, permanente, avec tous ses caractères physiques et psychiques : troubles psychiques d'attente anxieuse, obsessivité pour tout, irritabilité, pantophobie ; troubles physiques : hypersensibilités sensorielles, dyspnées, crises de diarrhée subite, insomnie avec réveils angoissants, sueurs et, surtout, troubles cardiaques protéiformes. Sur ce fond d'émotivité éclataient des crises angoissantes, toutes les fois que le sujet était obligé d'accomplir un acte quelconque, même banal : visites à recevoir, surtout d'un inconnu, acte social, idée ou sentiment à construire, effort à accomplir. Cet état dura plusieurs années, puis l'angoisse s'atténua pour laisser place à l'anxiété et enfin à l'inquiétude, à mesure que s'amélioraient les troubles cardiaques et que revenaient les forces physiques. La pantophobie disparut.

Dans cette histoire, l'émotivité et l'angoisse physiques sont les sources incontestables de la pantophobie. Sans doute les phobies naissent à l'occasion d'un acte à exécuter, et l'on peut dire que les réactions viscérales sont consécutives à l'acte, mais il est évident que les phobies sont conditionnées par un terrain physique d'émotivité. En l'espèce, ce terrain est un trouble grave de la nutrition et des centres. Nous avons montré que l'émotivité était souvent l'indice d'un trouble nutritif et peut-être aussi d'un désordre des centres bulbaires. L'inadaptation psychique est la conséquence d'une insuffisance physique. L'intelligence, la volonté et la métho... n'y peuvent rien. Les phobies, ou plus exactement l.. ...rs, naissent avec facilité, comme les obsessions, dan. ... terrains asthéniques et disparaissent lorsque le terrain s'améliore. Bir. qui est un asthénique grave, a peur d'aller en chemin de fer. Pourquoi ? Toutes les fois qu'il marche pendant plus de cinq minutes, il éprouve une fatigue intense allant jusqu'à la douleur ; il a en même temps de l'asthénie cardiaque, et la fatigue lui donne des crises tachycardiques très pénibles. La crainte de voir tous ces accidents apparaître à l'occasion d'un voyage en chemin de fer lui donne d'abord l'idée-peur, sans phénomènes émotifs. Enfin, comme il veut, de sa propre autorité, accomplir ce voyage, il se décide à partir pour la gare. C'est là que les accidents apparaissent : constriction gastrique, palpitations, sueurs, refroidissement des extrémités, inquiétude morale. Le malade est silencieux, absorbé par ses craintes, les yeux fixes, les membres secoués de temps en temps par des mouvements brusques (mouvements de dérivation). Lorsque le train paraît, l'anxiété est à son comble. Subitement, Bir. se dresse, comme mû par un ressort, monte mécaniquement les marches du compartiment, s'assied comme un automate et reste un instant immobile, attendant l'événement, la crise cardiaque, ou toute autre crise. C'est un moment d'attente dont ses traits crispés disent la douleur anxieuse. Mais le train part, la crise n'est pas venue, l'émotion se dissipe, les traits se détendent et le malade reprend son état ordinaire, rassuré par l'heureuse issue de l'acte important qu'il vient d'accomplir. Disons d'ailleurs que la crise de fatigue ne vient pas toujours au moment de l'effort, elle vient le plus souvent après, et notre malade aura, et a eu, sa crise la nuit suivante. En matière d'asthénie, la fatigue ne pardonne pas. La peur de M. B. est légitimée par des accidents antérieurs, elle se produit à l'occasion de l'acte, pendant l'attente du train, et elle disparaît dès que l'expérience lui a prouvé que la crise redoutée ne se produisait pas. Dra. est un homme d'une vigueur moyenne. Il peut lire, travailler, causer, manger, marcher d'une façon très honorable. Mais, comme il est peu de santés parfaites, dit-il, il accuse deux « misères » : Une émotivité excessive et des troubles vaso-moteurs singuliers. Son émotivité est générale et lui rend la vie sociale difficile : émotion quand il doit voir des personnes nouvelles, recevoir une visite inattendue, se trouver dans la foule, entendre un orgue, un orchestre dans une salle trop petite. L'émotivité est telle qu'il se dérobe par la fuite : s'il y a des invités, il ne descend pas à table ; s'il survient des visiteurs, il s'en va ; si l'orgue se déchaîne au moment où il est à l'Église, il se sauve. Des troubles vaso-moteurs compliquent cette situation. Après une conversation d'une heure, sa poitrine et ses bras sont envahis par des plaques rouges ; en outre : sensation de froid très pénible, poids sur l'estomac, nausées, diarrhées, palpitations. Même phénomène s'il va dans le monde. Tous les soirs, vers cinq heures, ces plaques se produisent et durent jusqu'à sept ou huit heures, puis elles disparaissent. A part ces deux misères, Dra. se porte bien. L'émotivité paraît être liée chez lui à des troubles vaso-moteurs plutôt qu'à des désordres de la nutrition. On peut supposer que l'appareil sympathique (et ses centres) est troublé dans ses fonctions, sans pouvoir préciser d'ailleurs, car la physiologie du sympathique est encore très obscure. Dans le cas présent, l'émotivité est la source très probable de la phobie. Toutefois, les troubles de méthode logique ont singulièrement aggravé l'aptitude primitive, car j'ai pu, grâce à la rééducation psychique, atténuer, pour la plus grande part, l'état phobique du malade.

L'ereutophobie, décrite par Pitres et Régis et par Hartenberg, relève de cette même origine physique. Hartenberg a montré, dans différentes publications, qu'il existe chez ces sujets une tendance à la vaso-dilatation et que la meilleure thérapeutique consiste à lutter par des moyens physiques contre la prédisposition circulatoire anormale qui provoque et entretient l'état psychique phobique.

Autre observation. Te. est incapable de se mettre à table. Dès qu'il entre dans la salle à manger, il commence à éprouver une inquiétude qui s'aggrave lorsqu'il s'assied. Alors viennent des tremblements, des sueurs, des palpitations, des vertiges, enfin l'incapacité totale de manger. Et il se hâte de sortir. Mais il peut manger seul dans sa chambre. En outre, incapacité d'aller dans le monde, à l'église ou au théâtre. Il en est arrivé à vivre dans sa chambre et dans les couloirs de la maison. Après six semaines de rééducation psychique, les phobies ont disparu. L'inadaptation psychique est ici très nette : Déformation, paralogisme par inachèvement, désagrégation et automatisme, mais croyance fragile. Les phénomènes émotifs sont des réactions psychiques d'inadaptation, mais avec terrain prédisposé. Te. est un homme vigoureux ; mais un névropathe : caractère bizarre, idées plus qu'originales ; — phobie chez un prédisposé.

Histoire analogue chez Ri. : phobie de la salle à manger d'abord, puis de la table à manger. C'est un homme assez bien portant, mais qui a eu quelques troubles gastriques. Un jour, il éprouve un léger état nauséeux après un repas pris dans un restaurant. Inquiétude prolongée, rumination. Le lendemain, même symptôme, un peu plus fort, accompagné de coliques et de diarrhée. Impossibilité de manger dans le restaurant. Il prend ses repas chez lui. Le premier jour, rien ; le second, apparition des accidents. Il va dîner chez des parents ; même symptôme. Il croit que le fait seul de se mettre à table déclenche des phénomènes mystérieux. Quand il vient me voir, il n'a absorbé depuis quinze jours que des aliments pris à la hâte et en marchant. Guérison par rééducation psychique. Phobie par inadaptation chez un insuffisant psychique : déformation, paralogisme par inachèvement, désagrégation avec automatisme, croyance fragile. Gar. a peur de ne pas avoir fermé les fenêtres ou les portes. Il tourne la clef sans cesse et, quand la porte est fermée, doute qu'elle le soit. Cette peur a débuté au cours d'un voyage. Une nuit, dans un hôtel, il y eut une altercation dans le couloir ; il ferma rapidement sa porte à clef, mais la peur de ne l'avoir pas bien fermée débuta quelques jours après. La déformation psychique par le choc émotif est évidente, le paralogisme a suivi, avec désagrégation et automatisme, inadaptation. Terrain médiocre, car la phobie confine à l'absurde. Très grande amélioration par la rééducation psychique. Mme La. marche toute la journée dans son jardin et ne peut sortir dans la rue. Je la mets en voiture sous prétexte d'aller voir son petit-fils malade et, à cinq kilomètres, sur la route déserte, je la fais descendre. Là, elle s'aperçoit que cette promenade ne l'a pas tuée, elle se met à rire : elle est guérie. Ce n'était ni une asthénique, puisqu'elle pouvait marcher toute une journée, ni une parapsychique, puisque sa phobie ne résista pas à une seule expérience. Phobie paralogique. Mme Z. ne peut mettre un suppositoire sans éprouver une terreur folle d'étouffer : au bout de deux minutes elle le rend, sans écouter les prières de son entourage. C'est plus fort qu'elle, elle étoufferait ; l'angoisse est intense. Cette même personne ne peut monter un escalier étroit, la même angoisse la prend ; elle étouffe. Mme Ro. a eu la fièvre typhoïde, et elle est très bien guérie. Un jour, elle lit dans l'article médical d'un quotidien que les anciens typhiques portent des germes pendant plusieurs années et peuvent ainsi transmettre la fièvre typhoïde. Rumination. Quelques jours après, elle commence à prendre des soins de propreté excessifs : aux w.-c., essuyage avec des paquets d'ouate antiseptique, ensuite, lavages prolongés et répétés des mains et des bras ; elle met tous ses vêtements au soleil pour les désinfecter, ses serviettes aussi. Sa chambre ressemble à un séchoir. Elle ne touche les boutons des portes qu'avec du papier. Peu à peu, la phobie s'étend à la monnaie, aux voitures, etc. Phobie par inadaptation chez une parapsychique : déformation, paralogisme par inachèvement, etc. ; mais croyance à la nécessité de ces soins excessifs et un peu absurdes. Croyance non entière, mais difficile à ébranler. Bonne santé physique. Cependant Mme Ro. a toujours été une originale. La rééducation a amené une amélioration transitoire, due à ce que la croyance n'était pas absolue. Toutefois le pronostic est sombre. Rechute très possible. Mme Tu. : phobie analogue causée par la peur du microbe de la diphtérie. Lavages des mains et du visage pendant la plus grande partie du jour : cent soixante-seize fois pour les mains. Phobie par inadaptation chez une parapsychique grave. Croyance entière, et inébranlable. Traitement psychique sans effet, mais amélioration relative par traitement du *terrain* névropathique.

L'agoraphie, ou peur de l'espace, est un état bien connu. Quand elle est indépendante de l'asthénie physique et s'accompagne de contradictions dans les actes, elle est soit d'origine émotive, soit d'origine parapsychique. Ainsi un agoraphobique qui marche toute la journée dans un jardin clos de murs et ne peut faire cent pas dans la rue, n'est pas un asthénique. Au contraire, on ne doit pas considérer Sim. comme agoraphobique parce qu'il ne veut pas aller en ville, ne se trouvant pas assez fort pour supporter le double effort, physique et psychique, qu'exigent la marche et les conversations nécessitées par la rencontre de personnes connues. Ce malade sort dans la campagne, fait de courtes promenades en rapport avec ses forces et refuse de faire la même promenade dans une rue. Ce malade est un simple asthénique. Dès qu'il juge ses forces suffisantes, il se promène en ville comme ailleurs.

Une personne qui a peur des voitures et des trains et qui fait des kilomètres à pied pour éviter l'émotion spéciale, est une paralogique, non une asthénique. La distinction est capitale et l'on ne saurait trop y insister, car bien des auteurs n'hésitent pas à attribuer aux asthéniques les phobies les plus diverses. C'est une erreur qui peut entraîner de fâcheux mécomptes thérapeutiques. Un paralogique ne doit pas être soigné comme un asthénique et celui-ci, sous peine de voir sa maladie s'aggraver, ne doit pas être considéré comme un phobique paralogique ou un parapsychique.

Une des plus curieuses parmi les phobies, parce que la plus mal connue, est la *peur du temps* ou de la *durée*. A propos du temps (p. 84), nous avons vu que la construction insuffisante de l'idée de temps pouvait entraîner des inadaptations phobiques. J'ai pu observer pendant bien des années un asthénique atteint de cet état singulier et qui d'ailleurs en est tout à fait débarrassé. J'ai conté son histoire dans des publications diverses [1]. En voici le résumé. Dès son enfance, René fut d'une timidité farouche, renfermé, émotif, rêveur, triste, entêté et suggestible, peureux et téméraire, inégal et instable, égoïste et dévoué ou plutôt égotiste. Bref, un type de l'enfant asthénique, tel que je l'ai décrit ailleurs. Vers l'âge de quinze ans, il est mis au collège de la ville voisine. Peu de jours après, il éprouve un sentiment singulier : il lui semble que l'année qui s'ouvre ne finira jamais, il ne se représente plus la durée normale d'un temps scolaire, avec un commencement et une fin. Sans doute la vie d'internat procure aux enfants un ennui assez vif et leur fait souhaiter ardemment les vacances ; mais la plupart s'habituent à la vie, ils s'arrangent avec elle, sachant très bien que les vacances arrivent toujours. René voit le commencement, il ne peut plus concevoir la fin. Cette crainte de ne plus voir finir l'année le rend triste, inquiet, découragé, et lui enlève le goût du travail. Cependant les vacances arrivent. La peur disparaît. Mais, à la rentrée d'octobre, elle revient avec tout son cortège obsédant. René est en philosophie. Comme tous ses pareils, il a des aptitudes psychologiques. Le professeur l'encourage, alors que le professeur de rhétorique n'avait cessé de lui témoigner une antipathie sonore et fâcheuse. Sous cette influence bienfaisante la crainte s'atténue peu à peu, il devient un bon élève et les succès scolaires l'encouragent à tel point que la peur disparaît entièrement au cours de cette seconde année d'internat. Tant il est vrai que les émotions agréables peuvent relever le niveau psychologique et faire disparaître bien des états pathologiques. Arrive le service militaire. Quelques jours après l'arrivée à la caserne, la même peur s'installe et persiste jusqu'au dernier jour. Puis René fait son droit. Pendant ses études à Paris, aucun retour de la peur. Il retourne en province et, après quelques années de cléricature, il achète une étude de notaire. Un mois après son installation, la peur envahit son esprit. Faire toujours les mêmes choses jusqu'à la mort, avoir une occupation qui

1. *Journal de psychologie*, nᵒ 4, 1908, pp. 340 et sq. *Journal des Praticiens*, 1911, nᵒ 13, pp. 198 et sq.

no finira pas.., cette pensée l'obsède, il la rumine sans cesse, tout en accomplissant scrupuleusement les devoirs de sa profession. Trois années s'écoulent, pleines de cette crainte absurde. Il n'y tient plus, il vend son étude et en achète une autre ailleurs. Au début, le changement lui est favorable, il croit avoir échappé à la peur. Quelques mois se passent, et elle reparaît. Il change encore. Entre temps, il s'est marié, ou plutôt on l'a marié, malgré sa résistance. Il a cédé (c'est un timide) aux objurgations d'une famille impérieuse. Dès le lendemain, il se demande avec anxiété si cela va durer. Cela dure, il n'en faut pas douter. Et dès cet instant, une autre peur l'obsède : suis-je donc lié pour toujours ?

En résumé, ce sujet est un héréditaire insuffisant, un asthénique psychique, de qui la tare prédominante est une peur excessive, irréfléchie, de ce qui doit ou peut durer, une représentation inexacte, pathologique, du futur, mais du temps social et non du temps métaphysique, car il n'a pas la peur de l'éternité. Cet état paraît lié à l'impossibilité de concevoir des buts régulièrement échelonnés, de synthétiser des états successifs qui n'ont pas d'existence propre et n'en possèdent une que grâce à la conscience qui les agglomère ; il est conditionné — chez ce malade — par l'asthénie et naît à l'occasion des opérations de création psychique.

Tel était, en 1908, l'état de ce malade. Depuis cette époque, un fait nouveau est intervenu, qui éclaire le problème et son étiologie, et vient à l'appui de mon hypothèse pathogénique. Le fait est simple d'ailleurs. Dans sa résidence actuelle le sujet a perdu sa peur de la durée. Il considère le temps d'une façon tout à fait normale et n'éprouve plus, à la pensée du futur, le moindre trouble pathologique. Il reste asthénique psychique — car c'est là un état d'insuffisance qu'il faut tenir pour définitif puisqu'il est constitutionnel — et il pourra éprouver des troubles asthéniques d'une autre forme, mais la peur spéciale de la durée a disparu. Cette disparition est liée, comme elle l'a toujours été chez lui, à une adaptation plus facile au milieu, c'est-à-dire à un équilibre meilleur et plus facile entre ses opé-

rations psychologiques internes et l'expérience sociale.
Dans ses résidences antérieures, et pour des raisons inutiles à énumérer, l'adaptation aux milieux entraînait
l'obligation d'accomplir sans cesse des opérations psychologiques trop difficiles pour lui. L'insuffisance de ses
pouvoirs d'attention, de perception, de conscience (au
sens créateur du mot), de synthèse, d'activité créatrice en
un mot, le contraignait à un effort psychique constant et
qui dépassait ses réserves nerveuses. L'appréciation
inexacte des rapports sociaux nécessaires, l'exaspération
de l'attente d'une fin quelconque le poussaient alors à
limiter la durée par une dérivation. Et il partait. Maintenant il n'a plus envie de partir, parce qu'il n'a plus peur
du futur, et il n'a plus peur du futur parce qu'il est bien
adapté, il est en équilibre avec son milieu. Ses réserves
nerveuses psycho-organiques lui permettent d'accomplir
normalement sa tâche actuelle. En remontant ainsi peu à
peu la chaîne des conditionnements successifs de cet état
psychique, nous arrivons à sa source première. En réalité,
la peur de la durée, qui est le symptôme apparent, n'est
pas un phénomène d'origine émotive, elle est la manifestation d'un désordre plus profond : une insuffisance du
pouvoir synthétique, témoin de la vie biologique, un
trouble de l'activité fonctionnelle primaire, activité psychologique créatrice, du moins dans l'hypopsychisme.

Dans le cas particulier, la peur de la durée est née tout
entière dans la conscience à l'occasion des opérations
nécessaires à la formation de l'idée de temps dans ses
rapports avec l'adaptation à la vie quotidienne. Le sujet
sait la difficulté de l'adaptation présente, il n'ignore pas
que la vie lui impose l'obligation d'établir des opérations
psychiques et de les adapter sans relâche aux réalités.
Quand sa pensée projette dans l'avenir une vie d'efforts
douloureux et souvent insuffisants, il éprouve des réactions
pathologiques (peurs, dérivations) dont le temps lui paraît
responsable. La réaction pathologique est l'effet de son
asthénie, mais son hypothèse étiologique est, comme la
nôtre, le résultat d'une erreur de langage. Nous attri-
buons au temps une existence, une personnalité anthro-

pomorphique qu'il ne possède pas. Le temps n'a aucune réalité mathématique, aucune vie personnelle, il est une pure abstraction et n'existe que dans notre esprit ; il est « fonction de l'esprit » (Bergson).

Le moi projette sa continuité dans le futur, il lie les faits de conscience et les organise sous la forme du Temps. L'idée de durée est donc liée chez chacun de nous à l'intégrité des opérations psychologiques qui constituent la conscience. Ainsi toutes les fois que les obligations de la vie présente dépassent les réserves psycho-organiques et ne lui permettent pas la dépense des créations psychiques exigées par l'adaptation à la vie, René se dérobe à la lutte par la fuite, il échappe à la difficulté par la dérivation. Rappelons que le sens primitif du mot φόβος est fuite. En réalité, la peur de la durée, ou chronophobie, est un assemblage de mots dénués de valeur, un écran verbal qui cache un trouble primitif essentiel de l'activité psycho-physique. La peur de la durée est une inadaptation, comme toutes les peurs, mais d'origines diverses, et elle est, ensuite, une dérivation, c'est-à-dire une fuite. La peur de René a disparu, grâce à une adaptation plus facile, mais surtout par une exacte connaissance de son état et une bonne discipline psychique.

Les causes psycho-physiques qui déterminent l'excès de peur ou *hyperphobie*, provoquent aussi bien l'effet contraire ou hypophobie. Dans l'hypophobie, les sujets n'ont pas peur parce qu'ils ne s'adaptent pas assez aux circonstances présentes pour comprendre les dangers de certaines idées ou de certains actes. On sait combien les enfants, les jeunes gens, les névropathes sont *imprudents* : ils ne craignent en apparence ni le chaud, ni le froid, ni la fatigue, ni le plaisir, ni les dangers ; ils vont au-devant de tout ce qui peut leur nuire avec une insouciance qui est presque de l'inconscience. Ils ne sont pas braves, ils sont téméraires ; ils ne sont pas hardis, ils sont imprudents ; ils ne sont pas audacieux, ils sont extravagants. Et ils le paient un jour ou l'autre. L'hypophobie est le résultat d'une conscience qui ne connaît exactement ni ses pouvoirs, ni ses limites. Imprudence, candeur, orgueil, vanité, fatuité, extravagance ne sont pas seulement, comme on le dit, des défauts de caractère ; ce sont des signes psycho-pathologiques qui indiquent un défaut d'unité et de stabilité de la conscience et qui doivent mettre parents et éducateurs sur la voie des diagnostics futurs. Toute conscience bien équilibrée doit connaître ses limites. Si elle ne les connaît pas, elle est tarée. Et ce n'est plus alors qu'une question de degrés. Inadaptation par inachèvement, inachèvement par insuffisance des pouvoirs psycho-physiques constructifs, tel est le mécanisme de la diminution comme de l'exagération de la peur.

Résumons les observations qui précèdent afin d'essayer d'en tirer des conclusions.

Chez Sim., la phobie est conditionnée par l'émotivité d'origine nutritive, l'asthénie ; chez Dra., par l'émotivité d'origine sympathique probable. L'émotivité organique primaire rend impossible ou difficile la construction du rapport-pensée nécessaire à l'adaptation et à l'acte.

Dans d'autres cas, la phobie est le résultat d'un *paralogisme*. Les phénomènes phobiques émotifs sont des réactions, telles que nous les avons exposées à propos de l'émotion et de l'obsession : déformation, paralogisme, inachèvement. Si Te., Ri., Gas., René achevaient leurs raisonnements en adaptation avec le réel, ils n'auraient aucun accident. Ro., Tu., de même. C'est ce qui arrive pour les premiers. Une bonne méthode logique les débarrasse de leur phobie, parceque leur phobie s'accompage de doute. Il n'en est pas de même pour Ro... et Tu. Ces malades conviennent qu'ils exagèrent peut-être, mais la croyance à leur idée est indéracinable. Ce sont des *parapsychiques*, avec bonne santé physique. Pas d'asthénie. Trouble cérébral qualitatif, mais inexpliqué.

Bref, une phobie peut être, comme une obsession, provoquée par des causes fonctionnelles diverses.

Origine. — Il est donc assez facile de dire d'où viennent les peurs ou phobies. Toute construction psychique en rapport avec une adaptation externe (action sociale), ou interne (formation d'idée concrète ou abstraite), peut être prétexte à phobies, par inachèvement et déformation. Tout excitant peut être l'origine d'une phobie comme d'une obsession. Mais, comme pour les obsessions, la phobie ne prend pas seulement sa source dans le conscient ; elle peut naître et naît souvent du subconscient. A propos de l'émotion, nous avons montré (voy. p. 322) l'origine subconsciente de certaines obsessions ou phobies et leur mécanisme. Nous n'y reviendrons pas.

Mais il importe de savoir que les peurs ayant le plus souvent leur point de départ dans le subconscient, leur origine est alors oubliée du malade lui-même. Par suite, elles peuvent provoquer les conséquences pathologiques les plus lointaines, les plus diverses et les plus inattendues. Dans l'interrogatoire des malades, le médecin devra s'enquérir avec soin de toutes les circonstances de leur vie. Dans les incidents les plus insignifiants, et depuis longtemps oubliés, il trouvera la cause des plus étranges accidents nerveux. C'est le drame mystérieux qui se joue au fond des consciences de nombreux névropathes. Ils paraissent agir sous l'influence d'une volonté déséquilibrée par une cause connue, et ils sont en réalité les esclaves d'une peur liée à une aventure lointaine et oubliée d'eux-mêmes.

Interprétation. — Nous retrouvons à propos des phobies les mêmes théories exposées à propos de l'obsession : intellectuelle, émotionnelle et psychasthénique. Toutefois, la théorie émotionnelle compte plus de partisans, puisqu'il s'agit d'une crainte et que la crainte est, dit-on, une manifestation de l'émotivité. Le fond de la phobie serait un état émotif primaire, dont la phobie obsédante ne serait qu'une manifestation intellectualisée. Les phobiques vivraient « dans un état permanent de tension émotive qui éclate brusquement par paroxysmes, sans motif apparent, ou à l'occasion de circonstances accidentelles futiles »[1]. Les phobies seraient, comme les obsessions, des formes

____

1. Pitres et Régis, *loc. cit.*, p. 20.

systématisées de l'émotivité ancienne. Telle est l'opinion soutenue par les partisans de la théorie émotionnelle. M. Pierre Janet, au contraire, renverse les termes. Pour lui, c'est le trouble de l'action qui est primitif, la peur et les angoisses s'y ajoutent comme des phénomènes secondaires résultant d'une dérivation [1]. C'est la théorie psychasthénique.

Je répéterai ce que j'ai dit à propos de l'obsession. Les théories basées sur les troubles des entités verbales, intelligence ou émotion, sont incomplètes. On doit fonder les théories sur les troubles de la fonction psychique totale ou de ses éléments.

C'est la thèse psycho-fonctionnelle qui permet d'expliquer avec le plus de vérité probable les états phobiques comme les états obsédants. Une phobie est, comme une obsession, un trouble de la fonction psychique totale, conditionnée étiologiquement par le terrain physique (dysthénies, dégénérescence, syndrome émotif, syndrome anxieux, scléroses, toxi-infections, etc.), pathogéniquement, par l'inachèvement paralogique et la croyance. On peut la définir : un trouble de l'activité logique (expériences externes), déterminé par l'inadaptation du sujet à un objet et fixé par la coyance à un rapport nécessaire entre cet objet et ses effets possibles ou impossibles. Elle est une peur parce qu'elle est un trouble de l'adaptation externe et non pas un trouble de l'adaptation parce qu'elle est une peur. Le mécanisme n'est pas la cause. Il ne faut pas intervertir les termes du problème et transformer le mot peur en entité créatrice.

Il y a peur lorsque le sujet croit fermement à un rapport nécessaire entre un objet et les manifestations, physiques ou psychiques, produites en lui-même par la rencontre de cet objet et des conséquences, possibles ou impossibles, de cette rencontre. Quand ce rapport est possible, la peur (ou l'émotion) est admissible, encore que l'expérience prouve qu'elle n'est pas toujours nécessaire. Je rencontre un tigre dans une forêt, j'ai peur, ma peur est légitime, parce qu'il y a un rapport possible entre ce tigre et ma propre vie ;

---

1. Pierre Janet. *Les Névroses*, p. 163. *Les Obsessions et la Psychasthénie.* F. Alcan.

et cependant des hommes très maîtres d'eux-mêmes peuvent être légèrement émus sans éprouver la grande peur. Je rencontre une araignée, j'ai peur, ma peur est inadmissible et pathologique parce qu'il n'y a aucun rapport possible entre cette araignée et ma vie ou mon destin ; j'ai établi un rapport faux, un paralogisme qui est l'origine de ma peur. Je veux sortir seul, j'ai peur d'être seul et je ne sors pas, ma peur est inadmissible et paralogique. Parce que j'ai éprouvé, un jour, un vertige dans la rue, j'ai établi un rapport nécessaire entre la rue et la solitude d'une part, ce vertige d'autre part ; or ce rapport est impossible et faux. Je cesserai d'avoir peur lorsque je cesserai de croire à la nécessité de ces rapports impossibles. Une croyance juste fait disparaître les conséquences pathologiques de la croyance fausse. Cela n'est autre chose que l'application à la psycho-thérapeutique du vieil adage théologique : croyez et vous serez sauvé. Les observations justes sont éternellement vraies.

Classification. — On connaît les classifications de Freud, de Pitres et Régis, de Pierre Janet, etc. Elles prennent pour bases soit la nature des objets, soit la nature des troubles psychologiques. Si la phobie est dans le sujet, comme on peut le penser, il est inutile de classer les phobies d'après les objets, puisque tout objet, tout réel, peut être prétexte à déformation, à inachèvement et à phobie. On sait que la liste des phobies baptisées par l'objet — et baptisées en grec — s'allonge interminablement. Cela est superflu. Il est préférable de classer, non les objets, mais les sujets, d'après les troubles fonctionnels qu'ils présentent. La peur étant constituée par la relation entre l'objet et la nature du sujet, l'objet n'est qu'un prétexte. Il y a des peurs hystériques — et nous n'avons pas à nous en occuper ; des peurs asthéniques : peurs chez les asthéniques épuisés, chez les insuffisants, chez les inhibés ou asthéniques secondaires ; des peurs hyperpsychiques et des peurs parapsychiques. Je crois donc qu'on peut classer les phobies d'après le trouble fonctionnel du sujet et de la manière suivante :

I. Phobies par troubles des *activités* fonctionnelles psychiques :

a) Phobies par troubles des expériences externes (activité logique) ;

b) Phobies par troubles des expériences internes (activité psychologique).

II. Phobies par troubles des *conditions* de la fonction psychique :

a) Phobies par troubles des fonctions psycho-physiques : phobies asthéniques ou hystériques ;

b) Phobies par troubles du terrain physique : troubles métaboliques ou statiques, troubles des appareils physiologiques (thalamus, par exemple), des éléments cellulaires, des opérations métaboliques ; phobies hyposychiques, hyperpsychiques ou parapsychiques.

III. Phobies par troubles de la connaissance de la vérité :

a) Phobies inexactes ;

b) Phobies absurdes.

Chez les athéniques, les phobies ont une étiologie commune, bien que d'origines diverses : épuisement, inhibition, insuffisance ; et les pathogénies suivantes : logiques (inachèvement), psychologiques (insuffisance) ; conscientes ou subconscientes (désagrégation) ; psycho-physiques (hypo-constructivité) ; physiques (hypopsychisme) ; avec la croyance pour base.

III. — LES AGITATIONS MOTRICES ET LES TICS

Dans les opérations psychiques il y a de tout : de la connaissance et du mouvement. Cependant, il y a des degrés. Dans les troubles dont nous allons parler, le mouvement occupe la place la plus grande, avec un minimum de pensée. Dans les obsessions et les manies obsédantes, étudiées précédemment, c'est le contraire : La pensée est au maximum, le mouvement occupe le minimum de place. Mais dans les agitations surtout motrices, comme dans les agitations surtout mentales, l'origine est la même, et elle est psychique : Le mouvement, systématisé ou diffus, est l'expression, consciente ou subconsciente, d'un état psychique ; cette origine psychique n'est pas douteuse et c'est ce qui le distingue du spasme. Le tic peut être soit un acte logique et la suite naturelle d'une pensée, soit un acte inutile, illogique, sans rapport aucun avec la pensée. Dans le premier cas, il est un acte qui a pu avoir son utilité, mais transformé en habitude inutile ; caricature, comme disait Charcot, de gestes naturels. Dans le second cas, il est la substitution d'un geste quelconque, inutile, parfois ridicule et sans rapport avec la pensée, à une pensée d'un achèvement trop difficile ; il est une dérivation. Telles sont, à mon sens, les deux grandes variétés de tics : tics *logiques* transformés en *habitudes illogiques* ; tics par *substitution* ou *dérivation* et *illogiques a priori*. Tous les deux sont des tics parce qu'ils sont devenus automatiques, sinon ils seraient des gestes ; et tous les gestes peuvent devenir des tics, s'ils versent dans l'automatisme.

Le tic peut être d'origine *consciente* ou *subconsciente*. On dit généralement que le tic psychasthénique est conscient, tandis que le tic hystérique seul serait subconscient. Je crois cette opinion inexacte. L'origine subconsciente des idées pathologiques (obsession, phobie ou tic) n'est pas particulière à l'hystérie. La désagrégation du psychisme est commune à tous les états psycho-pathologiques, elle ne caractérise pas plus une espèce nosologique que l'émotion, car il y a de l'émotion et de la désagrégation partout.

a) *Tics par prolongation d'une idée*. — Les tics logiques sont la prolongation intempestive et inopportune d'une idée; ils ont pour cause un acte primitivement déterminé par une idée juste. Nar. tâte le sol avec sa canne, parce qu'il a eu de l'hésitation dans la marche. Z. se regarde dans toutes les glaces pour voir s'il est pâle. Nil., qui a de l'arithmomanie, met le pied sur toutes les dalles et sur tous les cailloux un peu gros qu'il rencontre sous ses pas et il les compte. S., qui a une émotivité exagérée, fait d'interminables « hem, hem », dès qu'il se trouve en présence d'une personne étrangère. On pourrait encore citer des tics innombrables : tics des yeux, du nez, de la bouche, qui ont été provoqués par les causes les plus diverses. Ce sont là des tics d'habitude, des actes inutiles mais logiques. Un malade qui avait longtemps marché à petits pas en s'appuyant sur une canne, conserva pendant bien des mois l'habitude de tâter le sol avec sa canne, à la façon des aveugles. Un autre, qui avait des crises de tachycardie angoissante, avait pris l'habitude de mettre la main dans son gilet, pour « tenir son cœur » : le geste de Napoléon ; et je me demande parfois si ce geste fameux, immortalisé par la gravure, n'avait pas pour cause la bradycardie dont était atteint Bonaparte, (Corvisart ne lui a jamais trouvé plus de quarante-cinq pulsations à la minute.) Dans ces cas-là, on qualifie de tic le geste qui a pu être logique à un moment donné, mais qui est devenu inutile et inopportun. X. donne de temps en temps un coup de tête pour remettre son chapeau droit. Mme Z. lève les yeux en l'air à chaque instant pour voir si son chapeau est bien en place et si sa voilette ne se détache pas. R. a un haussement de l'épaule droite que ses amis connaissent bien. Cet autre mordille sa moustache.

L'asthénique tend à répéter tous les jours les mêmes actes aux mêmes moments : le lever et le coucher, les repas à heures fixes, les mêmes aliments préparés d'invariables façons, les vêtements posés aux mêmes endroits, les promenades qu'il peut faire dans sa chambre ou dans son jardin exécutées méthodiquement ; tous les actes, quels qu'ils soient, sont réglés comme une horloge. Et le médecin peut facilement constater les alternatives de mieux ou d'aggravation de l'état général, selon que l'automatisme tiqueur diminue ou augmente.

Toutes les manies obsédantes étudiées dans le chapitre précédent peuvent servir de point de départ à des tics, et il est inutile de les énumérer de nouveau.

b) Les *tics par dérivation* sont constitués par la substitution d'un acte inutile et inférieur à une pensée trop difficile à achever ; ils ont généralement pour but d'échapper, par une décharge motrice quelconque, à la souffrance que détermine l'utilisation incomplète du pouvoir constructif psychophysique. Sim. est très riche en tics divers et variables. Pendant deux mois, il a émis avec la gorge un bruit très singulier. Éprouvant à cette époque de grands ennuis, il les ruminait sans cesse, et comme il n'arrivait pas à trouver la solution du problème, il traduisait son incapacité par ce bruit bizarre qu'il avait soin d'ailleurs d'accomplir dans la solitude, dans son appartement, ou en marchant. Il savait se retenir quand il était avec d'autres personnes. Pas toujours, cependant. Parfois, pendant une conversation, il poussait son cri, à la grande surprise de son interlocuteur : il n'écoutait pas la conversation. Tout à sa rumination, il dérivait instinctivement. Ce cri fut remplacé par un bruit exécuté avec les fosses nasales, puis par un « hou, hou ! » poussé subitement. Bar. dit : « M...! Mon Dieu ! ayez pitié de moi ! » Ji. s'arrête tout à coup au milieu d'un acte et reste complètement immobile, parfois un bras en l'air, l'œil fixe. Puis, il reprend la marche ou l'acte. Pendant qu'il lit, travaille ou cause, Da. fixe subitement un point du mur ou de la fenêtre, l'interlocuteur ne manque jamais de regarder dans la même direction en disant : « Que se passe-t-il ? — Rien », répond Da., ramené ainsi à la réalité ; ce tic est provoqué par des idées pénibles qu'il essaie d'éviter de cette façon. Zo. fait claquer les trois doigts de la main droite, toujours dans le même but : éviter un souci ou une manie mentale. Ser. est seul, irrité par un ennui, ou incapable de résoudre une petite difficulté, une question ménagère par exemple (on sait que les questions de domesticité sont les plus irritantes qui soient) ; tout à coup il laisse échapper une exclamation grossière : « Zut, m..., je m'en f... ! » Et toutes les fois qu'il sera ennuyé, il poussera la même exclamation, celle-ci et pas une autre ; c'est une formule stéréotypée. Mad. dira deux mots invariables et dénués de sens : « cochon ! salaud ! » Il est bien entendu que ces sujets ne céderont pas à leur tic quand il y aura du monde. C'est ce qui les distingue des coprolaliques parapsychiques délirants. Mais s'ils se croient seuls, ils lâcheront leurs gros mots avec satisfaction et, en effet, cette dépense est un soulagement. Il y a eu décharge bienfaisante d'une force mal utilisée par inachèvement. Dérivation tout cela. Et combien d'autres tics par substitution pourrais-je citer qui viennent, demeurent ou disparaissent, pour laisser place à d'autres tics, ou à des obsessions, ou à des peurs. Les tics durables ne sont pas des tics asthéniques. Quelle que soit sa variété ou son origine, le tic du simple névropathe ou de l'asthénique apparait plutôt comme une mauvaise habitude, transformable. M. Co. a de temps en temps des crises d'agitation sans cause apparente. Il s'empare d'une canne et se promène dans son appartement en tapant à tour de bras sur les canapés et les fauteuils, sans rien casser, ajoutons-le, car il sait très bien ce qu'il fait. Sa force inutile dépensée (et ça n'est pas long) il reprend son calme. Cette agitation correspond toujours à un souci que Co. ne peut ni résoudre ni révéler. — Chez Mme E, l'agitation se traduit en paroles, elle parle, elle parle, avec une abondance extraordinaire, et de choses indifférentes, sans rapport avec sa préoccupation. Au bout de quelques minutes, elle déclare qu'elle est exténuée, mais la dépense a dérivé l'agitation intérieure. — Lorsque Bal. se trouve aux prises avec une question difficile, question sociale toujours, il constate avec douleur que la solution lui en est piesque impossible ; son esprit n'achève pas, ne s'adapte pas, n'aboutit à rien. Alors, il se livre, s'il est seul, bien entendu, à des contorsions singulières : il fait des grimaces, cligne tantôt d'un œil, tantôt d'un autre, tourne sa bouche dans tous les sens, pousse de petits cris brefs, puis il contracte son estomac, six fois par exemple, s'arrête et recommence ; il plie la jambe d'une certaine façon ; s'il est au lit, il secoue son corps selon un certain rythme, jette la tête en l'air et fixe un coin du plafond. Pendant toute cette agitation, sa pensée s'égare, cesse de ruminer le problème difficile et peu à peu les contorsions s'arrêtent. Il les cesse d'ailleurs brusquement, s'il voit approcher une personne de son entourage. D'autres bouleversent leurs papiers, leurs meubles, leurs livres, leur linge. On sait que telle maîtresse de maison est très préoccupée lorsqu'elle se met à ranger (ou à déranger) son armoire à glace. Le même phénomène se produit dans les périodes d'excitation, si fréquentes chez les névropathes, et qui marquent une des phases du rythme d'oscillation (p. 167). Chez bien des femmes en état d'excitation, on sait que la phase de dépression est proche, lorsqu'elles se mettent à ranger leurs tiroirs. Alors elles répandent sur le parquet les mouchoirs et les lingeries, fines ou grossières, puis, sentant leur incapacité à reconstruire, elles fondent en larmes en s'asseyant à terre.

Enfin, d'autres sujets, ou les mêmes, mais à d'autres moments, traduisent leur agitation par la marche. Ici, il faut distinguer. Chez l'asthénique fatigué, la marche n'est jamais longue, et le sujet exécute de courtes marches, comme de brèves contorsions. Chez les asthéniques moins fatigables, la marche peut se prolonger et se confondre avec la *fugue*. Ici, encore, il faut distinguer. On connaît la fugue inconsciente et impulsive de l'épileptique, la fugue suivie d'amnésie de l'hystérique, la fugue du paranoiaque, de l'halluciné, du persécuté, celle de l'anormal, insociable, inadaptable : le chemineau ; celle de l'obsédé dromomane ; la fugue ou escapade de l'enfant trop imaginatif et celle du vieillard débile ; la fugue de la brute imbécile et celle de l'idiot. La fugue de l'asthénique n'est pas inconsciente, ni sujette à l'oubli, elle n'est pas volontaire et cependant elle est forcée ; elle n'est pas impulsive, car il pourrait la remplacer par une autre dérivation et le sujet sait très bien ce qu'il fait, d'où il vient, où il va, où il se trouve.

Cette fugue est une *fuite*, une manière de dérivation, comme toutes les agitations précédentes. Le sujet fuit une pensée pénible et qu'il ne peut résoudre, une visite insupportable, un travail qu'il ne peut achever. C'est ce qui arrive fréquemment à Pal. En présence d'une difficulté, il sort : il s'en va, solitaire, choisit les rues les plus désertes, oblique rapidement s'il aperçoit une silhouette connue. Ou bien, il s'engage dans la campagne, se dirige vers les coins les moins connus, les bois, les sentiers ignorés. Puis, la dérivation opérée, il rentre. Un jour, ayant à faire un compte un peu difficile, à rendre de la monnaie sur une somme trop importante, il perdit la tête. Ne sachant que faire en présence du client, il se baissa comme pour ramasser une pièce de monnaie et, se mettant à quatre pattes, s'enfuit en se dissimulant derrière le comptoir de sa boutique, laissant le client stupéfait. Toutes ces agitations diffuses ont pour cause une incapacité, l'insuffisance, l'inachèvement, l'inadaptation et, en fin de compte, la dérivation.

c) *Tics absurdes*. — D'origine psychique également, ils naissent sur des terrains particulièrement tarés; ils sont durables et s'accompagnent d'une croyance ferme à la nécessité de l'acte, contrairement aux tics asthéniques. Parmi les plus fréquents sont les tics de lavage des mains et de la propreté. Les découvertes pastoriennes les ont prodigieusement multipliés. Thérèse croit porter en elle le microbe de la rougeole. Elle a eu cette fièvre et il lui serait indifférent de l'avoir de nouveau, mais elle ne veut pas la transmettre aux siens. Elle se lave les mains trois fois par jour régulièrement, d'une certaine façon. On doit faire couler l'eau sur ses mains d'une certaine hauteur, et doucement, car si l'eau rejaillit, on doit recommencer. Le savon doit être enlevé ainsi par l'écoulement de l'eau. Elle se savonne trois fois. Puis commence l'essuyage, méthodiquement et fortement, parfois jusqu'à faire saigner la peau. Elle frotte le poignet, la paume, la face dorsale, chaque doigt, dans le même sens. Si ce n'est pas bien fait, elle recommence. Elle frotte chaque portion de main trois fois, et elle recommence deux fois l'opération totale. En même temps, la femme de chambre doit compter chaque coup d'essuyage. S'il y a une erreur de numération, on recommence. Thérèse est incapable de compter elle-même. Seule, elle ne sait plus où elle en est, elle recommence, elle recompte, elle s'exaspère, et sa souffrance est pénible à voir. Elle ne touche les boutons de porte qu'avec des papiers, place un journal sur les sièges pour s'y asseoir, tient sa fourchette avec du papier. Tous les raisonnements sont inutiles. Sa croyance est aussi profonde que son tic et sa phobie sont absurdes. Sar. tient les mains toujours en l'air et prend bien soin qu'elles ne touchent pas ses vêtements. Il se lave sans cesse, moins méthodiquement que Thérèse, mais avec la même conviction.

Ces deux malades n'ont aucun symptôme d'asthénie physique ou psychique. Leurs forces sont intactes ; ils vivent de la vie ordinaire, marchant, chassant ou parlant infatigablement. En dehors de leur tic, leur raisonnement est intact. Il paraît bien impossible de les classer dans le même casier que les tics asthéniques. Tous les tics provoqués par une idée qui choque le bon sens sont parapsychiques et demandent des traitements différents, comme un pronostic tout autre. Mais cela n'empêche pas ces sujets d'avoir en même temps des tics logiques et illogiques, à forme asthénique, tandis que les asthéniques simples n'ont jamais de tics parapsychiques.

L'origine subconsciente des tics. — Nous avons dit plus haut que les tics peuvent avoir, comme les obsessions et les phobies, une origine subconsciente, sans être d'origine hystérique ou pithiatique. Je crois, du moins, que les accidents subconscients ne sont pas particuliers au terrain hystérique et qu'on les rencontre également dans tous les terrains névropathiques (p. 449). J'ai soigné une malade atteinte depuis deux ans de vomissements incoercibles dont la cause restait inconnue. Un jour, Mme Ti. avait été poursuivie par une vache ; elle sortait de table, l'émotion lui fit rendre son repas. Le soir, sans raison appréciable, elle rendit encore son repas. Le lendemain et les jours suivants, les vomissements continuèrent. Un médecin consulté crut à un état dyspeptique et prescrivit un traitement dans ce sens. Résultat nul. Un autre conseilla l'électricité, etc., etc. Or, en l'interrogeant, j'appris que le premier vomissement avait succédé à la peur de la vache. Un lien s'était formé dans le subconscient, entre le repas et le vomissement provoqué par l'émotion première. Chaque repas ramenait cette construction psychique, sans que la malade s'en doutât. J'expliquai à Mme Ti. l'origine de son état; elle l'admit complètement, suivit docilement la méthode psychique (voy. p. 716), et quelques jours après les vomissements avaient cessé. Le vomissement causé par la peur s'était transformé en habitude, ou tic par désagrégation psychique, inhibition de l'activité créatrice.

Tel encore ce malade atteint depuis sept ans d'un asthme auquel on avait attribué les causes les plus diverses (nez, intestin, etc.). Il étouffait sans cesse et ne dormait plus. Tout simplement il avait été pressé dans la foule, un jour qu'il assistait à une réunion publique. Il avait cru être étouffé. Levant le nez en l'air, il aspirait de toutes ses forces l'air étouffant de la salle. Il avait eu très peur. Sorti à grand'peine de la salle, il avait respiré avec délices et longuement l'air frais du dehors. Puis il avait continué de respirer ainsi, très profondément. Peu à peu cela était devenu une habitude. Oubliant l'origine première de cette habitude, il s'inquiéta. « Il me semble que l'air me manque, disait-il à son entourage, j'ai besoin de respirer à fond, sans quoi j'étoufferais. » Un jour, M. Rib. consulta. Il avait soixante ans et de l'emphysème. On lui prescrivit un traitement, plusieurs traitements. Il alla au Mont Dore pendant plusieurs années. Bien entendu, ces traitements n'avaient d'autre effet que de fixer son attention sur cette, dyspnée bizarre. Comme d'usage, il vit d'autres médecins. On songea à des pathogénies diverses et on prescrivit d'autres traitements. Bref, au bout de sept ans, M. Rib. étouffait jour et nuit, ne dormait plus, cherchait l'air et disait qu'il deviendrait fou ou se tuerait. En réalité, ce malade avait une agitation nerveuse extraordinaire, sa dyspnée avait toutes les allures d'un tic. En l'interrogeant minutieusement, j'arrivai à découvrir l'histoire de la réunion publique et que son asthme avait commencé vers cette époque. C'était très clair. L'origine subconsciente ne faisait aucun doute. Je lui expliquai mon opinion. Il m'écouta avec stupeur. « Mais alors, me dit-il, je suis trop bête. » Il me crut incontinent et, dès ce jour, je pus lui affirmer la guérison. Après quelques semaines de traitement psychique « l'asthme » avait disparu. Il y a de cela trois ans, il n'y a pas eu de rechute. M. Bir. est un homme vigoureux, très névropathe c'est-à-dire impressionnable, mais sans tare particulière, ni asthénique, ni hystérique. Qui dit impression-

nable dit forcément névropathe et par conséquent disso-
ciable.

Interprétation. — Avec la thèse psycho-fonctionnelle,
nous considérons les tics comme des troubles de la fonction psychique totale (comme les obsessions et les phobies),
conditionnés, étiologiquement par le terrain physique
(dysthénies, toxi-infections, scléroses, dégénérescence,
etc.), pathogéniquement par l'inadaptation, l'inachèvement, la croyance et l'habitude. Un tic est caractérisé
par un phénomène moteur automatique, conscient ou
subconscient, logique par habitude, ou illogique par dérivation, inexact ou absurde.

On peut classer les tics de la même façon que les
obsessions et les phobies.

I. Tics par troubles des diverses *activités* fonctionnelles psychiques :

a) Tics par troubles de l'activité logique ;

b) Tics par troubles de l'activité psychologique.

II. Tics par troubles des *conditions* de la fonction psychique :

a) Tics par troubles des fonctions psycho-physiques ;
tics asthéniques ou hystériques ;

b) Tics par troubles du terrain physique : tics hypopsychiques, hyperpsychiques ou parapsychiques.

III. Tics par troubles de la *connaissance* de la vérité :

a) Tics inexacts ;

b) Tics absurdes.

Chez les asthéniques les tics ont une étiologie commune bien que d'origines diverses : épuisement, insuffisance, inhibition ; et les pathogénies suivantes : logiques
(inachèvement) ; psychologiques (insuffisance) ; conscientes
ou subconscientes (désagrégation) ; psycho-physiques (hypo-
constructivité) ; physiques (hypopsychisme).

IV. — LES RÉACTIONS D'INADAPTATION ET LA SIMULATION

On sera peut-être surpris de voir la simulation classée
parmi les réactions d'inadaptation. Cependant si l'on veut
bien admettre avec moi que l'adaptation est le *primum*

movens de toute activité psychologique, on s'apercevra que la simulation, qu'elle soit volontaire ou involontaire, consciente ou subconsciente, a toujours pour but d'éviter une action sociale ou de la déformer à tel point que son exécution devienne impossible, singulière ou ridicule. Le collégien qui simule une colique veut éviter la classe ; le conscrit qui simule la surdité veut échapper au service militaire ; l'accidenté qui simule une maladie grave veut obtenir une indemnité pour améliorer sa situation ; l'hystérique, le névropathe, le mythomane, le pathomime qui simulent des accidents pathologiques, imaginent des fables, jouent des rôles bizarres, agissent ainsi soit pour éviter délibérément, même par les moyens les plus singuliers, une adaptation difficile ou ennuyeuse pour eux, soit parce qu'ils sentent confusément leur incapacité d'adaptation totale et se dérobent par une forme quelconque de réaction pathologique, ne voulant pas ou ne pouvant agir pour une adaptation normale ; ils réagissent au lieu d'agir et cette réaction est ce qu'on nomme simulation, c'est-à-dire une réaction inadaptée, en d'autres termes une action qui n'est pas en rapport avec le but à atteindre.

Les simulateurs se divisent en deux catégories principales : simulateurs conscients et volontaires, simulateurs subconscients et involontaires. Dans la première catégorie, nous placerons tous les sujets qui ont la volonté bien consciente de simuler, de tromper pour éviter une action sociale ou la déformer. Il semble que de tels sujets ne rentrent pas dans la pathologie. Et en effet la vie sociale comporte, admet ou excuse, de nombreuses formes de simulation. Cependant, si dans certains cas sociaux, la simulation est acceptable, la tendance aux simulations répétées, même très-conscientes, indique une certaine anomalie psychique. Ne simule pas qui veut (Haury).

On peut définir la simulation subconsciente : un trouble de la fonction psychique, caractérisé par l'existence de réactions d'inadaptation, systématisées ou diffuses, provoqué par l'inadaptation d'un sujet à un réel social, fixé par la croyance, conditionné étiologiquement par le terrain physique, pathogéniquement par l'inadaptation psychique. La simulation s'observe tantôt à l'état pur, tantôt comme un état surajouté.

On peut classer ainsi les simulations :

1° Simulations conscientes et volontaires : carottiers, farceurs, loustics, faiseurs de grimaces et d'imitations; aptitudes qui révèlent une légère tare névropathique;

2° Simulations subconscientes et semi-volontaires :

I. Simulations par troubles des *activités* fonctionnelles psychiques :

a) Simulations par troubles des activités logiques ou psychologiques.

II. Simulations par troubles des *conditions* de la fonction physique :

a) Simulations par troubles des fonctions psycho-physiques : chez les asthéniques et les hystériques;

b) Simulations par troubles du terrain physique.

III. Simulations par troubles de la *connaissance* de la vérité :

a) Simulations inexactes;

b) Simulations absurdes.

Chez les asthéniques, les simulations, quand il s'en produit, ont une étiologie commune, bien que d'origines diverses : épuisement, inhibition, insuffisance; et les pathogénies suivantes : réaction d'inadaptation par troubles logiques (inachèvement), psychologiques (insuffisance), conscients ou subconscients, psycho-physiques (hypo-constructivité), physiques (hypo-psychique).

CHAPITRE III *(Suite)*

RÉACTIONS D'INADAPTATION *(Suite)*.
LES RÉACTIONS DIFFUSES

Sous ce titre, nous étudierons des états de conscience assez divers de forme et d'apparence. Les uns sont considérés comme des états affectifs, d'autres comme des états intellectuels. J'ai dit souvent combien ces classifications rationnelles sont artificielles. Si, comme il est probable, les états de conscience sont des expériences, ils sont conditionnés par l'adaptation. Lorsque l'adaptation est difficile ou impossible, elle provoque dans le sujet des réactions tantôt systématisées (et nous venons de les décrire), tantôt diffuses. Les réactions peuvent être agréables ou désagréables, intellectuelles ou non.

Ces mots n'ont qu'un sens verbal et qui importe peu. Ces états de conscience sont des réactions d'inadaptation que la thèse psycho-fonctionnelle permet d'interpréter avec exactitude. Il ne sont pas provoqués par des entités, intelligence, sentiment ou volonté, ils sont conditionnés, comme tous les états psychiques et comme les états systématisés précédents. Le mécanisme psycho-physique est toujours le même : dérivation à l'intérieur du sujet, avec ou sans paralogisme initial, de mouvements psycho-physiques non utilisés pour une adaptation juste et achevée et dont la diffusion produit les désordres les plus divers, diffus ou systématisés. Comme les réactions systématisées (obsessions, phobies et tics), les réactions diffuses sont des troubles de la fonction psychique totale, différenciés par la nature de l'excitant objectif et par la nature des phénomènes réactionnels subjectifs qui donnent à la réaction diffuse son caractère spécial; elles sont conditionnées, étiologiquement par les causes physiques (dysthénies, dégénérescence, toxi-infections, scléroses, etc.), pathogéniquement par les troubles psycho-pathologiques des divers modes de la fonction psychique (activités logiques, psychologiques, psycho-physiques ou physiques); elles peuvent donc avoir les origines les plus diverses, les pronostics et les traitements les plus différents. Par exemple le scrupule et bien d'autres états sont semblables dans la forme, bien qu'ils aient des origines et des pronostics très distincts.

1. *La Surprise.* — Le premier degré, ou la plus simple manifestation de l'inadaptation, est un état très général, étudié par Descartes, Bain, Ribot, Wundt, Sollier, etc., et qui est la *surprise* ou l'*étonnement*. La moindre des choses, le plus petit incident, une parole, un geste, un événement, souvent dénués d'importance, provoquent chez l'asthénique une surprise qui n'est évidemment pas en rapport avec la cause. S'il est des gens solides et qui ne s'étonnent de rien — qui ne se frappent pas, suivant une locution populaire — l'asthénique est en général dépourvu de cette résistance aux chocs imprévus. Chez lui, une impression survenant à l'improviste détermine l'arrêt brusque de l'idée ou de l'acte. Un jeune homme que l'on considérait comme un être singulier parce qu'il était brillant certains jours et terne la semaine suivante, avait été surnommé : « l'Étonné », par ses amis. Il avait toujours l'air, disait-on, de descendre de la lune. Il devint plus tard un asthénique. La surprise arrête l'acte commencé et, en même temps, détermine une dérivation, légère ou forte, selon le sujet. Chez l'asthénique, elle produit un état d'arrêt qui se prolonge plus ou moins selon l'état de gravité de la maladie. Il est rare que le courant psychique reprenne rapidement sa marche. Très souvent, la surprise détermine une stupeur dont l'intensité varie avec l'état de la maladie. Immédiatement après la surprise, et s'il n'y a pas émotion, le sujet est plongé dans une sorte d'état d'indifférence générale qui confine à une inertie très singulière. Cela dure

plus ou moins, selon la force du choc : quelques minutes ou plusieurs jours. Pendant ce temps, la construction psychique se reforme, reprend son cours, et l'expression psychique se produit lorsque le système nerveux a recouvré son équilibre.

2. La *Contrariété* est encore un phénomène d'inadaptation. Elle agit en contrariant l'idée commencée. C'est un phénomène plus précis que la surprise. Que deviennent les mouvements qui construisaiet les pensées et qui ne trouvent plus leur emploi? Ils se traduisent en mouvements incoordonnés : irritation, colère quelquefois, découragement très souvent. C'est ce que l'on observe chez l'asthénique. Son faible pouvoir ne lui permet pas de concevoir à la fois plusieurs opinions ou plusieurs projets. Si un obstacle se présente, il ressent une vive contrariété, parce qu'il ne peut pas construire pour s'adapter au présent trop difficile. Les enfants trop gâtés et les femmes trop adulées sont aussi très aptes à subir des contrariétés. Les motifs sont autres. Une éducation mauvaise n'a pas su assouplir leurs désirs aux nécessités et en a fait des êtres de caprice, volontairement inaptes aux adaptations sociales. Cela n'est pas la même chose et cela n'est plus un déficit constructif, au contraire.

3. *Le Mécontentement et le Contentement exagérés*. — Incapable, du fait de son insuffisance, de penser, d'agir et même de sentir comme il le voudrait, parce qu'il ne peut achever les opérations psychologiques nécessaires, l'asthénique est un mécontent. Sim. est mécontent de sa santé, de son visage, de sa stature, de sa vie, de son milieu, de sa famille, de ses amis, de tout ce qui le touche. S'il vient de faire une promenade en voiture, il en est mécontent car il aurait pu en choisir une autre; il a acheté une cravate, il n'en est pas content; il a commandé un vêtement qui ne le satisfait pas. Cet état d'esprit est trop connu pour que je le décrive longuement. Il est très fréquent chez l'asthénique. Mais le contentement excessif l'est tout autant. Si Bal. est mécontent de tout, le plus souvent, il est,

à l'occasion, très satisfait de lui et, comme Sim. d'ailleurs, il se regarde dans la glace et se découvre un visage séduisant, alors que la veille il se trouvait ridicule. Il vient d'exécuter un dessin qu'il considère avec un plaisir évident et qui ne mérite aucun éloge. Il relit avec un sourire une lettre à un ami et qu'il tient pour si remarquable qu'il en prend une copie. Réfléchissant aux évènements et à la vie, il émet des idées qui lui paraissent très profondes et qu'il note aussitôt, bien qu'elles ne dépassent pas les limites d'une honnête moyenne. Il oscille sans cesse d'un mécontentement qui le pousse parfois au désespoir à une satisfaction qui lui procure des joies toutes personnelles. Et tant d'écrivains de talent ont exprimé dans leurs œuvres de semblables confidences que le phénomène doit être tenu pour très général. Mais il dénote à coup sûr une aptitude névropathique. Chez l'asthénique, il est constant, ou à peu près. Mécontentement et contentement excessifs ont la même origine : inachèvement psychologique par insuffisance, donc inadaptation, et réactions consécutives.

4. *Le Regret et le Remords*. — Ils existent, je crois, chez tous les asthéniques. Ces sujets passent la plus grande partie de leur temps à regretter ce qu'ils ont fait et à se reprocher, comme des fautes, la plupart des actes qu'ils accomplissent. Ils regrettent beaucoup plus qu'ils ne désirent, et l'on sait cependant qu'ils désirent presque toujours ; ils vivent de regrets, et le regret n'est pas localisé à telle ou telle action, il est général et s'étend indistinctement à toutes les manifestations psychiques. Pierre est un asthénique de qui l'état psychique est satisfaisant s'il est dans des conditions physiques favorables et s'il vit dans la paix morale. Vienne une fatigue, ou un ennui, ou un changement d'habitude, une adaptation nouvelle, et le regret s'empare de lui ; il regrette toutes les actions de sa vie : il a mal choisi sa profession ; il a fait trop d'écarts de jeunesse ; il a eu tort de « faire un peu la noce », car il en a été malade, et tort (en même temps) de ne pas avoir eu des maîtresses assez brillantes et de ne pas avoir assez joui de sa jeunesse. Maintenant il est trop tard... Il s'est

mal marié ; la vie n'a pas été pour lui ce qu'elle aurait dû être : regrets de jeunesse, regrets de l'âge mûr, tout est regret. Tous ces regrets disparaissent d'ailleurs dès que la fatigue s'en va, ou lorsque la paix revient dans son entourage ou dans son esprit. Du délire, jamais. De l'insuffisance et de l'inachèvement des opérations psychologiques, c'est tout. Si notre sujet achevait complètement ses idées et ses actes, au fil des jours, s'il solutionnait définitivement tous les problèmes de l'heure, il n'aurait pas de regrets. Mais ne sachant pas résoudre, il ne peut que regretter. Henri assiste à une réunion mondaine. Son inachèvement fondamental l'expose à ne pas dire et à ne pas faire tout ce qu'il voudrait. Quand il rentre chez lui, il est très mécontent, rumine tout ce qu'il a dit, tout ce qu'on lui a répondu et passe le reste de sa journée, peut-être plusieurs jours, à regretter ce qu'il a dit et à se faire d'incessants reproches. Mme F... qui est pieuse, ne cesse de se reprocher des fautes imaginaires. La moindre infraction aux règles de la religion lui apparaît comme un énorme péché, et sa conscience est bourrelée de remords. A chaque instant, elle va voir son confesseur et ne trouve un peu de paix que s'il lui a prouvé la légèreté de sa faute. Les directeurs connaissent bien ces scrupuleuses à remords et c'est avec terreur qu'ils les voient pénétrer dans le confessionnal ; ils savent bien que la conscience proprement religieuse n'est pas en cause et que ces sujets sont des malades en état de dépression nerveuse. Dans ce dernier exemple, il s'agit de remords plutôt que de regrets. Je crois que l'on doit réserver le nom de remords aux troubles de la conscience morale, c'est-à-dire aux notions du bien et du mal, et le terme de regret aux désordres de la conscience psychologique. Regret et remords ont d'ailleurs la même origine : insuffisance, inachèvement, inadaptation, réactions d'un certain ordre. Ils varient avec les divers degrés de la tonalité psychologique (voy. Georges Dumas : *Les conditions biologiques du remords.*)

5. *Le Scrupule.* — Avec le mécontentement et le regret, le scrupule est l'une des manières psychiques habituelles.

à l'asthénique. On le rencontre chez la plupart des sujets, ou toute leur vie, ou à un moment quelconque de leur existence. Il est général et s'applique à toutes les actions psychologiques. Le scrupule a pris de préférence, par l'usage, un sens religieux. Cependant il existe dans toutes les manifestations psychiques.

Pierre est sans cesse assiégé par le scrupule. A t-il bien dit tout ce qu'il avait à dire, bien fait ce qu'il avait à faire ? N'a t-il pas oublié ceci ou cela ? Son acte est-il conforme à la tradition, à l'usage, aux convenances ? Aime-t-il ses parents ou ses amis comme il doit les aimer ? N'a-t-il pas à se reprocher certaines pensées ou certaines actions ? Religieux, familiaux ou sociaux, les scrupules sont incessants puisqu'ils sont provoqués par l'imperfection et l'inachèvement de toutes les opérations psychiques. On sait que les scrupuleux religieux sont la terreur des confesseurs. Ce sont ces sujets qui recommencent vingt fois un signe de croix de peur de l'avoir mal fait, et ne savent jamais si leur communion a été ou non conforme à la règle. Les questions morales ou philosophiques sont, tout autant que les religieuses, prétextes à scrupules.

Le scrupule a pour conséquence ce qu'on appelle la *minutie*. Sans cesse préoccupé par la crainte d'avoir mal fait, le sujet apporte une conscience extrême à accomplir tous ses devoirs, surtout les plus insignifiants, c'est-à-dire ceux qui sont en rapport avec ses forces. Les actes importants de la vie étant au-dessus de son pouvoir, il y a renoncé pour ne s'occuper que des petites choses, auxquelles il attache une importance extraordinaire. Les scrupuleux sont donc des consciencieux, des minutieux ; ils sont ainsi et ils sont incapables d'être autrement, et ce n'est que par une progression lente qu'ils peuvent atteindre à une tension psycho-physique supérieure et à des opérations psychologiques plus complexes.

Le scrupuleux *hypopsychique* ne doit pas être confondu avec le scrupuleux *parapsychique*. L'asthénique recommence vingt fois un signe de croix, hésite à faire la communion parce qu'il croit avoir mal confessé ses fautes, mais cela ne va pas plus loin. Tel parapsychique au contraire ne communie pas, obsédé par le désir de jeter l'hostie dans la boue, ou parce que le prêtre a touché ses cheveux avant de toucher l'hostie. Le premier est un inachevé, le second un délirant. Le délirant a des scrupules absurdes et dès le début. Les scrupules de l'hyposthénique sont des inachèvements qui n'arrivent jamais à la déviation. Si le désordre est semblable dans la forme et en apparence — le scrupule — c'est que la pensée n'a pas mille manières d'exprimer son attitude en présence de certains événements. Mais la qualité du scrupule est conditionnée par la nature du terrain nerveux. Une pensée absurde, avec croyance indéfectible à cette pensée, est le signe du parapsychisme.

Le scrupule occupe une place très grande dans la vie de l'asthénique. Si je ne le décris pas plus longuement c'est qu'il n'est autre chose qu'une forme spécialisée de l'inachèvement et qu'on en trouve de très nombreux exemples et des descriptions copieuses dans un très grand nombre d'ouvrages médicaux ou religieux (voy. *le traitement des scrupules*, p. 671).

6. *Déception et Découragement.* — Celui qui s'adapte mal parce qu'il ne sait ni ne peut prendre tous les moyens d'adaptation, constate le plus souvent un désaccord entre ses désirs ou ses efforts et les évènements. Son attente est trompée, il est déçu. La déception peut être causée, comme on sait, par l'ignorance, la naïveté, l'inintelligence ; elle l'est aussi par l'incapacité d'adaptation. Le succès ne dépend pas seulement de l'effort, si grand ou si méritant soit-il, mais de l'effort judicieusement dirigé, adroitement adapté, grâce à l'achèvement total de toutes les actions psychiques. Les déceptions de l'asthénique sont donc fréquentes, il ne rencontre pas ordinairement ce qu'il espère ou ce qu'il attend. Mieux informé, il n'attendrait pas, mais il ne serait pas asthénique s'il était mieux informé. Le découragement suit les déceptions trop fréquentes. Et c'est bien là une des manières les plus caractéristiques de l'asthénique. Dans les crises d'asthénie aiguë par surmenage, chez les épuisés, le découragement per-

manent est la règle, avec la tristesse. Il est la conséquence de l'incapacité d'action. Il est intermittent dans les asthénies moyennes des insuffisants. Les déceptions, les insuccès le produisent et il s'étend à toutes les pensées comme à toute la vie. Mais, comme le mécontentement, il est rapidement dissipé par le moindre petit succès, la plus légère réussite. Et il fait place, presque sans transition, à la plus belle confiance, à la joie, à l'optimisme, pas toujours très justifiés. Inachèvement dans les deux cas.

7. *La Difficulté*. — Au fond de tous ces états psychiques, on trouve en premier lieu le sentiment de *difficulté*. Il semble que toute action présente des difficultés extraordinaires. Il est entendu que l'insuffisance cérébrale en est la cause première, puisque la fatigue arrive après un temps d'effort très court (temps proportionnel au degré de la maladie). Lorsqu'il s'agit d'une chose simple comme la lecture d'un journal, la toilette, la marche, la conversation, etc., l'explication de l'état d'esprit est simple : la répétition d'une même fatigue pour un même travail fait considérer cette action comme trop difficile.

Mais, quand il s'agit d'un des actes plus complexes de la vie quotidienne, l'idée de difficulté se présente à l'esprit en même temps que l'acte à faire ou la pensée à résoudre. Il se produit alors un phénomène particulier que l'on peut analyser ainsi : le sujet n'aperçoit pas les idées et les actes tels qu'ils sont dans leur simplicité et leur enchaînement successif, il ne voit plus qu'une chose énorme et vague, sans forme, qui lui barre la route, une masse pleine d'actes extraordinairement nombreux. C'est une représentation indéterminée et abstraite d'une série de difficultés concrètes se présentant toutes ensemble : une prévision fausse. Le malade se représente, par une sorte de vision mentale, tous les actes à faire, démesurément grossis par une erreur de jugement. C'est une accumulation de difficultés : Pélion sur Ossa, auxquelles succède tout à coup une sorte d'obnubilation, une absence d'idées, un vide cérébral. C'est un sentiment analogue à celui qu'éprouve un ascensionniste très fatigué, qui voyant devant lui une

série de pics à escalader déclare qu'il n'ira pas plus loin
et que jamais, jamais, il ne pourra les franchir. Il ne voit
plus la route à suivre, il ne lit que sa propre pensée et,
malgré les encouragements des guides, il s'arrête et
renonce à poursuivre sa marche. Les asthéniques font de
même. Ils renoncent à l'acte, à la pensée, au travail. A
quoi bon ? disent-ils, c'est inutile, je n'arriverai à rien, je
fais tout très mal. Ils se persuadent qu'ils ne sont plus
ntelligents, qu'ils sont incapables, qu'ils le seront toujours, qu'ils ne retrouveront jamais leurs facultés et que
c'est « la fin de tout ». De là, des accès de découragement,
de désespoir, de larmes ou de colère. Ils sont toujours
découragés et mécontents parce qu'ils sentent bien qu'ils
n'ont pas la force d'achever ce qu'ils font ; ce qui est juste ;
et parce qu'ils sont convaincus qu'ils seront toujours ainsi ;
ce qui est faux.

8. *La Fatalité*. — N'étant jamais sûrs d'eux-mêmes,
doutant toujours de l'achèvement de leurs pensées — et il
faut bien se garder de confondre le doute asthénique et la
folie du doute des parapsychiques, — ils en arrivent très
vite à croire qu'ils sont soumis à une influence étrangère
supérieure à leurs propres forces : la fatalité. Cette idée
de fatalité joue un rôle de tous les instants dans leur vie
quotidienne. Certains esprits étroits confondent la fatalité
et la Providence, une inlassable Providence qui s'occupe
d'eux du matin au soir et à laquelle ils attribuent tous les
événements heureux ou malheureux qui leur arrivent.
Pour d'autres, une fatalité, qu'ils ne définissent pas
d'ailleurs, pèse sur eux. J'ai oublié ma clé, dit Mme X., c'est
la fatalité ; l'eau de la cuvette s'est répandue sur sa robe :
fatalité ; la chaleur l'empêche de dormir : fatalité. A tous
les menus faits quotidiens, elle donne cette explication
commode et peu fatigante. Et elle la donnera jusqu'au
jour où elle aura récupéré assez de forces pour trouver des
explications plus difficiles et plus justes.

Chez certains asthéniques, l'idée de fatalité unie à l'automatisme leur donne la conviction qu'ils sont poussés à
agir par une force inconnue. En réalité, cette force n'est

autre que leur propre automatisme. Nous avons vu que la désagrégation du moi avec automatisme est une des caractéristiques de l'inadaptation, mais, de cela, ils ont rarement conscience. Si quelques-uns ont le sentiment d'agir comme des mécaniques, la plupart, obéissant à cette erreur de jugement, ont tendance à croire qu'ils ne sont pas libres d'agir comme ils le veulent. « Il faut, » disent-ils, que je pense, que je parle, que j'agisse ainsi. Pourquoi faut-il ? et quelle est la cause mystérieuse de cette obligation, de cet impératif catégorique? Ils n'en savent rien : il faut; voilà tout. Cette idée d'obligation est plus intéressante à noter chez les asthéniques mêlés à la vie ; il peut nous faire diagnostiquer l'approche d'une crise aiguë. Lorsqu'un asthénique donne des signes d'une activité anormale, lorsqu'il emploie, pour justifier sa conduite, des phrases où perce à chaque instant l'obligation, le « il faut » ; lorsque ses projets dépassent son pouvoir et qu'il vous dit : « il me semble que je deviens plus intelligent, plus actif, plus puissant » ; la crise approche. Si l'on n'arrête pas le sujet, il tombera d'épuisement un jour ou l'autre : crise de fatigue aiguë, c'est-à-dire asthénie aiguë, avec séjour au lit et repos total obligatoire. C'est là un signe précieux, qui ne trompe jamais, et que je signale à l'attention des médecins et des malades. Dès que le médecin et l'entourage entendent les mots qui caractérisent l'obligation, ils doivent user de tout leur pouvoir pour arrêter le malade et l'empêcher de glisser sur la pente fatale où il est incapable de s'arrêter lui-même. Un être qui a peu d'inhibition peut d'autant moins s'arrêter qu'il est plus fatigué, plus surexcité par des fatigues accumulées. Livré à lui-même, il se surmènera jusqu'à la chute définitive, parce qu'il ne peut pas ne pas se surmener. Mais ce n'est pas la fatalité qui l'a poussé.

9. *Chance et Malchance*. — Voilà deux termes qui reviennent sans cesse sur les lèvres des hommes et depuis qu'il y a des hommes. Il n'est pas d'êtres humains qui ne croient à la chance et à la malchance, entités mystérieuses qu'on n'explique pas, mais dont on ne songe pas à mettre

en doute l'existence mythologique. C'est une superstition universelle.

Je crois bien qu'il n'y a ni chance, ni malchance. Cela est faire injure au destin que de lui supposer des préoccupations aussi médiocres. Mais il y a des chanceux (si l'on peut dire) et des malchanceux. Les premiers sont des adroits, les seconds, des maladroits. La chance consiste à posséder les qualités physiques ou psychiques (et parfois les défauts) qui permettent de s'adapter (oui, encore) à la circonstance qui passe et qui ne reviendra plus. Pour saisir l'occasion fugitive, fixer la minute nécessaire, il faut des pouvoirs d'attention, d'inhibition, de choix, de compréhension, de décision, d'exécution, et d'autres, qui constituent proprement la chance, en tout et pour tout. Tel qui est chanceux à une certaine minute ne l'est pas à une autre. Celui-ci qui l'a été pendant vingt ans, alors que sa santé physio-psychique était bonne, cesse de l'être depuis qu'il est surmené, ou dyspeptique, ou diabétique. Il suffit, pour s'en convaincre, de regarder autour de soi avec clairvoyance et sans parti pris.

C'est pourquoi l'asthénique est souvent, non toujours, un malchanceux. Ses chances coïncident avec les bonnes périodes de sa tension psychologique, ses malchances avec les mauvaises. Je ne citerai pas d'exemple : la matière est trop délicate. La malchance m'apparaît comme une réaction d'inadaptation, par insuffisance et inachèvement, car chacun de nous est le seul artisan de sa chance ou de sa malchance.

Réussir c'est s'adapter exactement et complètement à une situation donnée et en tirer tout le bénéfice possible, compatible avec les lois morales et sociales. Un adroit et spirituel auteur dramatique, M. Alfred Capus, écrivait un jour : « La chance c'est la faculté de s'adapter instantanément à l'imprévu. » Ceux qui s'adaptent sont les vainqueurs, ceux qui ne s'adaptent pas sont les vaincus, ceux qu'on appelle aussi les « pas de chance ». Pour s'adapter immédiatement à la réalité, il importe de posséder de bons pouvoirs de constructivité. On ne peut pas dire qu'ils sont toujours absents chez l'asthénique, car il s'adapte parfois très bien, mais ils sont intermittents. Et l'on sait que l'occasion ne se représente pas deux fois. Si l'asthénique est en bon état quand elle passe il la saisit ; sinon, c'est, pour lui, la malchance.

10. *La Honte.* — Une conséquence fréquente des réactions précédentes est l'idée de honte, idée créée par la civilisation. L'asthénique psychique, mécontent de ses actes, assailli de regrets et de remords, devient, un jour ou l'autre, « honteux ». On connaît cet état d'esprit, fréquent chez les enfants timides. Le petit Pierre va au collège, mais c'est un enfant très doux, et peu bruyant, sans hardiesse. Aussi est-il souvent la proie des loustics de son âge. Il voudrait bien leur dire, à l'occasion, des paroles violentes et définitives. Il ne trouve rien à répondre. Quand il rentre le soir à la maison familiale, il verse des larmes de honte dont la maman est la confidente impuissante et attristée. Telle est l'image de la vie d'un asthénique. Il ne pleure pas comme le petit Pierre (encore n'est-ce pas très sûr), mais, à propos de ses regrets, il est envahi par des idées très pénibles de honte et d'humilité. La honte, conséquence du mécontentement et du regret, peut porter sur toute la vie psychique. Le sujet, bourrelé de regrets, désolé d'avoir agi, méprise le personnage qu'il est devenu et, souvent, voudrait le cacher à tous les yeux. L'idée de honte est l'origine d'un grand nombre de phénomènes de dérivation qui seraient dénués de sens si l'on ne savait que la honte est, chez nos malades, un mobile d'action plus puissant que la volonté : timidité, misanthropie, pessimisme, voyages ou fugues, raillerie, causticité, méchanceté parfois, querelles, changements de résidence et de carrière, attitudes sociales diverses, alcoolisme ou dipsomanie, suicide ou crime quelquefois, n'ont pas toujours la cause apparente que l'on dit ou que l'on écrit. Très souvent, je le sais, j'en suis sûr, la cause profonde, inconnue de tous, sauf du sujet lui-même, la cause du désarroi social est la honte, désarroi psychique. Et c'est le drame intérieur de nombreuses vies humaines.

Il est à peine utile de dire que si l'idée de honte est absurde, délirante, elle ne fait plus partie du psychisme hypo, mais du psychisme para. Nos malades n'ont pas plus le délire de honte qu'ils n'ont le délire du scrupule.

11. *La Révolte*. — La honte mène-t-elle à la passivité totale, à l'acceptation résignée des événements que le sujet n'a pas su disposer selon sa volonté, ou, au contraire, à la révolte ? Il importe de distinguer. Quand il s'agit d'événements présents en contradiction avec ses secrètes aspirations, le sujet éprouve une extrême difficulté à organiser sa vie conformément aux exigences de la situation, il est inhabile aux adaptations exigeant une somme plus considérable d'attention volontaire. Il n'accepte pas, il ne se résigne pas : il se révolte. L'asthénique mal adapté au présent est toujours un *révolté*. Il regrette ce qui est, désire ce qui n'est pas ou ne peut pas être. Regrets du passé, impuissance à faire ce qu'il voudrait, d'où honte de soi ; telle est la matière de ses ruminations. Le sentiment de révolte contre le présent en est le corollaire inévitable.

S'il s'agit d'événements anciens, l'asthénique est un révolté quand il est mal adapté au présent. La haine du présent s'aggrave de la haine du passé. Au contraire, est-il heureux dans le présent, il devient plein d'indulgence pour les événements qu'il regrettait et maudissait de toutes ses forces. Il les envisage avec mansuétude et se résigne au malheur passé dans le bonheur présent. La vie entière de nos asthéniques est dominée par l'influence du moment. Un souvenir, même heureux, n'existe pour eux que s'il survient dans la joie. On connaît la pensée du poète : Un souvenir heureux est peut-être sur terre plus vrai que le bonheur. Cela n'est vrai que des gens bien portants. Chez l'asthénique le bonheur est dans le présent. La mémoire est impuissante à évoquer avec assez de force un bonheur ancien. L'ennui de l'heure efface les souvenirs heureux. Les bonheurs d'autrefois sont prétextes à mélancolie, et à révolte. Les asthéniques n'acceptent pas leur sort et, par une généralisation erronée, n'acceptent plus rien des nécessités de la vie et du monde. Ils sont en perpétuelle révolte morale contre les lois de l'État, de la société, de la famille. Ils ne savent pas se résigner. Quand ils se résignent, c'est qu'ils vont mieux. Il faut savoir s'incliner devant la nécessité, disait le sage et doux empereur Marc-Aurèle. Pour savoir, il faut pouvoir, et l'asthénique est incapable d'achever le raisonnement qui donne aux problèmes de l'heure la solution *possible*. Aussi est-il presque toujours affamé d'impossible. Le rêve volontaire ou automatique est parmi ses occupations favorites (v. p. 107). Il est un citoyen fervent du royaume d'Utopie. Là seulement, dans la béatitude des contemplations chimériques, il oublie ses mécontentements. Ses révoltes d'ailleurs sont surtout intérieures et, si ce n'est dans la prime jeunesse, il passe rarement à l'acte social, trop compliqué. Homme, il est trop indifférent, trop dilettante ou trop hésitant, pour devenir un sectaire prompt aux révoltes bruyantes, intéressées ou candides. Il est très fâcheux du reste qu'il ne puisse extérioriser ses sentiments et ne soit autre chose qu'un volcan souterrain ; s'il entrait plus souvent en éruption, la santé de son esprit serait infiniment meilleure. Ce serait une heureuse dérivation à ses ruminations.

12. *La Comédie.* — L'asthénique est un sincère, nous l'avons dit souvent. Mais il faut encore distinguer. Sincère quand il pense ou quand il exprime sa pensée, il ne l'est pas toujours dans l'action. Il n'est pas rare de constater qu'il cherche, lui aussi, à jouer un personnage. Connaissant mal son propre moi, souvent désagrégé, dépourvu du pouvoir de croyance, de cohésion et d'unité, ayant une conscience vague de son incapacité à se créer une personnalité précise, irrité enfin par les insuccès de ses efforts et poussé par le désir d'être ou de paraître ce qu'il ne peut être, il cherche à composer le ou les personnages qu'il rêve, car il change de rêve et par conséquent de personnage. Mais, presque toujours, chaque personnage est l'extériorisation d'une tendance vraie que son insuffisance ne lui permet pas de mettre sur pied, ou d'une tendance complémentaire suggérée par des désirs non satisfaits. Le rôle joué est la compensation d'une inadaptation. C'est ainsi

qu'il peut arriver à la mythomanie, comme l'hystérique, mais moins facilement et moins souvent.

13. *L'Ennui*[1]. — On dit souvent que l'asthénique s'ennuie toujours. Cela n'est pas tout à fait exact. Il est un ennuyé comme il est un triste, mais il ne l'est pas toujours et il l'est pour des motifs très particuliers. L'ennui, comme on sait, procède de causes très diverses : l'uniformité, le rupture d'une habitude, la monotonie même du bonheur, l'inaction, la suppression de toute émotion et de tout désir (ennui total des mélancoliques). L'ennui, a écrit M. Jules Lemaître, c'est la mort du désir qui a été trop souvent trompé, ou qui ne peut plus s'attacher à des objets qu'il connaît trop et qui sont toujours les mêmes. On pourrait dire que l'ennui procède d'un désaccord entre un être et son milieu ; il est un désordre de l'expérience externe, de même que la tristesse est plutôt un désordre de l'expérience interne. L'ennui est donc un état très individuel, et chacun prend son ennui, comme son plaisir, où il le trouve. Les états affectifs sont-ils inachevés (demi-joies, demi-tristesses) : ennui. Le pouvoir d'attention est insuffisant : ennui. La capacité de travail intellectuel ou physique est diminuée : ennui. L'action sociale est restreinte : ennui. L'entourage de l'asthénique prend des joies bruyantes et actives qu'il est incapable de partager : ennui. Et ce fait est très caractéristique. On cherche souvent à amuser l'asthénique en essayant de le faire participer aux distractions communes ; le résultat obtenu est le contraire de celui qu'on espérait. Comme il serait incapable d'y prendre une part réelle et prolongée, il ne tarde pas à éprouver un sentiment d'ennui. Ainsi la joie des autres l'ennuie, tandis que sa vie un peu grise lui plaît, parce que ses demi-joies lui suffisent. L'ennui de ne pouvoir éprouver une joie totale lui procure la satisfaction de goûter des petites joies plus délicates, et son ennui change d'objet. Tout est nuances, là comme partout.

On connaît l'ennui par excès, insuffisance ou incapacité

1. Cf. *L'Ennui*, par le Dr Emile Tardieu. (F. Alcan.)

d'attention ; l'ennui par épuisement de l'activité ; l'ennui par monotonie ou au contraire par satiété ; l'ennui métaphysique ; l'ennui de Faust par l'impuissance de la science à tout connaître ; l'ennui de René par excès de désir ; l'ennui d'Obermann par incapacité d'agir. L'ennui, qui est une chose très individuelle, est, particulièrement chez les asthéniques, causé par l'inadaptation. Un asthénique adapté ne s'ennuie pas.

On est très étonné quand un asthénique inoccupé et rêveur déclare qu'il ne s'ennuie jamais. A votre place, répond l'homme actif, je m'ennuierais. Sans doute, et, c'est bien ce qui prouve la diversité d'origine de l'ennui. S'il est dans le calme et l'inaction, l'asthénique assez gravement atteint ne s'ennuiera pas. Essayez au contraire de le distraire, c'est-à-dire de lui imposer des occupations ou des plaisirs au-dessus de ses forces, il s'ennuiera. Quand son état s'améliore, l'inaction qui procurait l'équilibre à son système nerveux ne suffit plus à son activité, et il s'ennuie dans le calme. Tel s'ennuie dans certains milieux qui se plaira dans d'autres. Dis-moi qui t'ennuie, je te dirai qui tu es. L'ennui est un bon signe psychologique. Je parle de l'ennui des êtres sincères ; car il est un ennui, celui des gens de caprice et de plaisir, dont il est superflu de faire mention.

Ainsi la source de l'ennui chez l'asthénique paraît être une inadaptation conditionnée par ses insuffisances individuelles et ses inachèvements.

14. *Dégoût, Mépris, Hauteur, Froideur.* — Les gens de relations faciles, qui jouissent de la vie et des autres, prêtent volontiers aux névropathes des sentiments de hauteur et de froideur ; ils les trouvent distants, lointains, hautains. Il y a du vrai. Mais ces attitudes ne sont pas volontaires, au moins au début : elles sont instinctives. Elles proviennent encore d'une difficulté d'adaptation, qui engendre une timidité prise pour de la froideur. On disait un jour devant une femme d'esprit : « X... est un être terriblement froid et lointain. — Non, répliqua-t-elle, c'est un cœur tendre et un esprit délicat, mais c'est un être d'inti-

mité. » Et cela est vrai de la plupart des névropathes « froids ». Dès qu'ils se sentent en milieu favorable, ils cessent d'être hautains et distants. Mais dans les milieux inconnus, ils reprennent automatiquement leur attitude de défense, « sans pouvoir faire autrement ». Cette attitude devient peu à peu une habitude, et il n'est pas rare que le sentiment de froideur s'accompagne un jour de dégoût et de mépris pour tous ceux qui choquent leurs secrètes psychologies.

Les écrivains connaissent bien ces manies et leurs œuvres sont pleines des sentiments de mépris professés par leurs héros pour le « vulgaire », le « bourgeois », le « philistin », le « goujat ». Les écrivains, comme les artistes, ne sont-ils pas très souvent non pas des asthéniques mais des névropathes, c'est-à-dire des êtres d'une adaptation difficile ? Le philistin est un être qui s'adapte trop bien à une quantité de choses médiocres ; il constitue la foule, la masse, la « majorité ». Il en sera toujours ainsi et il est bon qu'il en soit ainsi. Mais l'adapté à la masse [1] et l'inadapté n'arriveront jamais à se comprendre, c'est-à-dire à s'adapter entre eux.

15. *La Détresse.* — Cet état de conscience très particulier, et que tant de névropathes éprouvent à certains moments de leur existence, tient de l'inquiétude, de la peur vague, du besoin de direction ; il est surtout une inadaptation. Il est toujours lié à certaines conditions de vie qui obligent le sujet à un effort dépassant ses forces ou du moins paraissant, à ses yeux, les dépasser. Toutes les fois que Gar. se trouve en présence d'une difficulté, il perd confiance en lui. Persuadé que la vie est au-dessus de ses moyens et que jamais il ne pourra faire face à ses difficultés incessantes, convaincu qu'il ne pourra trouver l'aide nécessaire, il se sent envahi par cette pensée que tout est perdu, que tout s'effondre autour de lui, qu'il s'enfonce, qu'il est une épave flottant au gré du vent. C'est la détresse.

1. Et l'on en trouve dans tous les milieux sociaux, car la masse, le philistin et le vulgaire ne signifient pas le peuple.

Et le mot dépeint à merveille cet étrange état d'esprit. Insuffisance, inachèvement, inadaptation. Rien de plus. Et l'observation le prouve. La détresse disparaît quand l'adaptation à la situation est faite.

16. *Graphophilie et Graphomanie.* — C'est là une singulière réaction, et cependant elle doit être mentionnée. Celui qui parle et agit selon les nécessités de l'heure, résout les problèmes sociaux selon ses désirs ou son intérêt, épuise son action et passe à d'autres idées ou à d'autres actes. Nos insuffisants, qui achèvent mal, s'épuisent en ruminations consécutives à tous leurs actes inachevés. Comme il est alors trop tard pour parler ou pour agir, ils écrivent. Tel l'amoureux timide, qui n'ayant pas osé faire à l'idole la déclaration longuement préparée, écrit, de retour au logis, la lettre, la fameuse et longue lettre, que les coquettes attendent et qu'elles savourent avec des curiosités de connaisseur.

L'écriture est un substitut de l'action. Il est infiniment plus facile de se mettre à sa table de travail et de tracer sur le papier les signes qui expriment tout ce qu'on aurait pu dire ou tout ce qu'on voudrait accomplir. C'est pourquoi la plupart des asthéniques écrivent beaucoup; ils substituent, instinctivement, une opération facile à des actes difficiles. Ecrire est pour eux un besoin, un plaisir, une habitude, une manie. Correspondance, journal intime, livre de raison, projets d'avenir, plans de conduite, résolutions, littérature, tout leur est bon, suivant l'âge, l'état de santé, la culture, la profession. Il est à peine utile d'ajouter que tous ont un secret penchant pour la littérature. Quelques-uns y réussissent, et l'on pourrait citer des écrivains qui ont été de grands écrivains par la pensée comme par la forme — tels J.-J. Rousseau et Amiel par exemple, pour ne citer que des morts — et en même temps des inadaptés. On connaît des écrivains (Jean-Jacques est du nombre) qui ont poursuivi obstinément une œuvre littéraire, afin de montrer à leurs contemporains leur pouvoir de manifester dans des livres une supériorité d'intelligence, d'esprit et d'action, qu'ils étaient impuissants à mettre en œuvre dans la vie quotidienne. Mais cela est loin d'être la règle. Le talent de bien écrire n'est pas donné à tous les inadaptés. Nos malades commettent trop souvent des œuvres littéraires moyennes. Leur besoin d'écrire constitue plutôt une dérivation pathologique sans grande utilité, une véritable réaction d'inadaptation.

Le graphomane est aussi le malade aux petits papiers dont a parlé Charcot. Mais les petits papiers n'ont pas tout à fait la même origine graphophilique. Doué d'une mémoire défectueuse, et d'autant plus qu'il devra en user en présence d'un médecin, c'est-à-dire dans une circonstance d'adaptation difficile, l'asthénique qui va consulter écrit, trop longuement sans doute, tout ce qu'il veut dire, sur des feuilles bien préparées. Il sait que s'il ne prenait pas ce soin il ne se souviendrait de rien. Sa précaution n'est pas inutile, elle est provoquée par sa mauvaise mémoire, ou plutôt par la difficulté de ses pouvoirs de présentification.

17. *Tout ou rien.* — Les partisans du tout ou rien ne sont pas rares parmi les asthéniques, comme d'ailleurs parmi tous les névropathes. Les héros et les héroïnes d'Ibsen sont généralement des personnages de cette sorte : toute la perfection, tout l'amour, toute la joie, tout le rêve — ou rien. Individualistes pour donner à leur personnalité sa plus grande valeur et « vivre leur vie »; révoltés parce que la société est mal faite, ce qui est un truisme ; adversaires du mariage (après expérience), parce que le mariage est l'exploitation du faible par le fort, comme toute œuvre sociale ; tous ces héros, dont autant que quiconque je connais la grandeur, apparaissent comme des êtres d'exception, inaptes à l'adaptation sociale, et, en même temps, un peu candides. Les raisons de cet état d'esprit résident toutes dans les tares nerveuses. Insuffisance des fonctions réceptives ou des fonctions constructives ; incapacité d'assouplir ses opérations psychologiques aux formes multiples de la pensée d'autrui et des événements qui se succèdent — et je ne parle pas des multiples tares psychiques conditionnées par ces insuffi-

sances fondamentales — cela ne suffit-il pas à expliquer l'incapacité d'inadaptation qui pousse certains êtres à choisir toujours les partis extrêmes ? D'autant qu'à cette lacune dans l'expérience externe viennent s'ajouter les besoins d'absolu et de perfection, conséquences habituelles du doute et de l'hésitation que nous avons étudiés plus haut.

18. *Sociabilité.* — La sociabilité, qui est l'amour de l'humanité, est très souvent exagérée dans le général et diminuée dans le particulier. Les asthéniques sont volontiers humanitaires. Ils rêvent pour l'humanité tout entière le bonheur et la paix, c'est-à-dire la suppression des luttes. Ils veulent la société parfaite et ne craignent pas d'échafauder des systèmes sociologiques qui doivent assurer la paix sur la terre aux hommes de bonne volonté. Tantôt ils font appel au socialisme qui sacrifie l'individu à la collectivité, tantôt, au contraire, à l'individualisme ou au traditionalisme, à la démocratie ou à l'aristocratie. Et cela est indifférent, car ils sont la minorité, et les sthéniques aiment la lutte. Ils concilient d'ailleurs leur amour de l'humanité en général avec leur aversion pour les humains en particulier. Tout le monde sait que les asthéniques fuient la société et préfèrent là solitude. Cela s'explique quand on sait qu'ils ont le goût des idées vagues et lointaines, tandis qu'ils savent mal s'adapter au présent.

19. *Timidité.* — Ce que l'on désigne sous ce terme synthétique est l'incapacité d'exécuter facilement devant un public, si restreint soit-il, des opérations psychiques complètes et des actes bien adaptés. La timidité est donc une inadaptation type : elle est une subordination des expériences psychiques internes aux influences des milieux externes ; une impossibilité de construire, dans certaines conditions d'adaptation, les rapports psychiques nécessaires, parce que l'action à accomplir dans les conditions données est trop difficile pour le sujet et détruit l'équilibre de ses milieux psycho-physiques.

Lorsqu'on attribue la timidité à une maladie de la

volonté, on prend le tout pour la partie, on fait une péti-. tion de principe. La volonté qui, d'ailleurs, est une simple entité verbale, n'est pas malade chez le timide, qui veut, mais ne peut pas. Quand on dit que la timidité est un état émotif on exprime une part de vérité, mais en ce sens que l'émotion est l'un des mécanismes de l'inadaptation, un des moyens de la déformation des opérations psychiques. Sans doute la timidité s'accompagne presque toujours de réactions organiques, dites émotions; mais ces réactions sont des dérivations qui peuvent manquer et qui ne cons- tituent pas l'essentiel de la timidité.

La timidité qui est, en définitive, l'incapacité de penser et d'agir en présence d'autrui, de construire des expé- riences psychiques bien équilibrées, peut être conditionnée, à mon sens, par toutes les insuffisances et tous les inachè- vements, par toutes les tares, en un mot, qui peuvent mettre obstacle à la construction d'un rapport psychique. On con- naît des timides par hyper-émotivité (troubles de la nutri- tion, ou des centres physiologiques spéciaux, v. p. 126); J.-J. Rousseau en est un exemple probable ; des timides non émotifs, comme Maine de Biran ; des timides par irrésolu- tion, doute, inachèvement logique, comme Amiel ; des timides par inaptitude motrice, maladresse musculaire. On est timide, c'est-à-dire incapable d'agir devant les hommes, par trouble des modes divers de la fonction psy- chique. Les déformations psychiques s'accompagnent le plus souvent, non toujours, de réactions organiques. Cela ne signifie pas que la timidité soit exclusivement un état d'émotivité. Il y aurait beaucoup à dire sur la timidité, type de l'inadaptation sociale, mais l'on me pardonnera d'être bref. On trouvera dans les pages consacrées au traitement de la timidité des détails utiles à sa connaissance (v. p. 668).

20. *Le Suicide.* — Chez tous les névropathes, quels qu'ils soient, l'idée de suicide apparaît soit à titre épiso- dique, soit d'une façon permanente. Elle a des causes dif- férentes que je n'ai pas à énumérer ici, me bornant à l'étude des asthéniques. Chez nos malades, elle coïncide toujours avec une adaptation trop difficile. L'asthénique

grave par épuisement aigu veut se tuer pour échapper à des souffrances trop pénibles pour lui. Va-t-il mieux, il n'y pense plus. L'insuffisant pense au suicide toutes les fois qu'une circonstance difficile se présente. La circonstance peut être grave, mais elle peut être d'une importance médiocre ou même puérile. Peu importe. Toutes les fois que la solution d'une situation lui apparaît très compliquée, qu'elle exige par conséquent de l'attention, de l'effort, de la décision, de l'inhibition, en un mot une dépense considérable, lorsque cette solution lui semble obscure et lointaine, une montagne inaccessible se dresse devant lui, et il pense d'instinct à la solution qui lui paraît la plus facile : éviter cette montagne inaccessible, cette situation qui lui paraît insoluble.

Au premier moment, sa pensée n'est pas le suicide. Il se dit : il faudrait que la situation difficile pût disparaître, tout s'arrangerait. Ainsi les enfants demandent à leur mère d'arrêter la pluie à l'heure de la promenade. Mais, comme on sait, les situations difficiles ne disparaissent pas toutes seules. C'est alors que l'asthénique songe à disparaître lui-même, ce qui est évidemment l'autre solution, simple et radicale, du problème. C'est un raisonnement d'autruche, mais c'est un raisonnement. Et d'ailleurs c'est bien sous cette forme que se présente le suicide pour certains asthéniques au cours de leur maladie et surtout au début. Sim. a eu souvent l'idée de suicide, mais sous la forme de disparition ; il aurait voulu s'évaporer subitement, comme une bulle de savon, ou être pris dans son sommeil et ne pas se réveiller, ou bien s'asseoir au bord de la mer et être emporté par les vagues sans s'en apercevoir. Disparaître, en un mot, sans se tuer ; car c'est évidemment plus facile.

L'exécution du suicide est en effet laborieuse. Si l'asthénique songe au suicide, c'est-à-dire à la disparition de sa personne, afin d'éviter les situations difficiles, il s'aperçoit, quand il s'agit de passer à l'acte, que l'exécution est encore un problème épineux. Quel moyen choisir? le plus facile ; mais quel moment? le jour, la nuit, le matin, le soir, dans son lit, habillé ou non ? Et que se passera-t-il?

l'enterrement? le qu'en dira-t-on? les conséquences? Que de problèmes! Pris entre tant de difficultés, l'asthénique renonce à l'action comme au suicide ou bien, acculé à la nécessité, il peut parfois se décider brusquement. J'ai montré que l'excitation de la nécessité peut lui faire accomplir des actions précises et nettes. Il ne faut pas croire qu'il ne se tue jamais. Sans doute, on ne doit pas tenir pour exacts tous les suicides de « neurasthéniques » enregistrés par les journaux. La plupart de ces neurasthéniques sont des psychopathes, des mélancoliques, des paranoiaques, etc. Cependant, lorsque l'asthénique se trouve acculé à une situation dont la solution lui apparaît comme incompatible, absolument, avec ses pouvoirs physiques ou psychiques, avec ses traditions, ses convictions, ses idées, lorsque l'obstacle lui semble insurmontable, l'adaptation impossible, alors son inachèvement le pousse à la disparition brusque. Mais ce sont là des cas exceptionnels, et il est très très rare que l'asthénique arrive à l'achèvement de cet acte difficile qu'est la mort volontaire.

21. *Besoin de direction.* — Tous les médecins savent que les asthéniques éprouvent le besoin de s'adresser à eux pour leur demander des conseils incessants. A quelle heure doivent-ils se lever ou se coucher? Que doivent-ils manger et comment? Combien de temps marcher ou lire? Et comme ces malades sont à chaque instant déroutés par l'instabilité perpétuelle de leurs réactions nerveuses, comme ils doivent chaque jour faire des choses nouvelles, comme leur système nerveux ne cesse d'osciller entre l'excitation et la dépression, ils en arrivent à ne plus savoir que faire et à demander conseil à tout propos. Et ce qu'ils font pour leur santé, ils ont tendance à le faire pour tout.

Ils éprouvent une telle fatigue à penser, à réfléchir, à marcher, à agir, ils sentent si bien qu'ils sont incapables de bien faire ce qu'ils veulent, qu'ils éprouvent un véritable plaisir à se laisser entièrement diriger par quelqu'un, afin d'échapper aux inquiétudes que leur donne une action quelconque. Mais il est nécessaire que ce quelqu'un leur inspire une entière confiance, par son intelligence et sa bonté. Alors ils lui disent tout et ne font plus rien sans son avis. Ils ont un Directeur. Toutefois, il ne faut pas croire que l'asthénique obéisse aveuglément à son directeur, comme l'hystérique. Il le consulte sans cesse, mais il contrôle ses avis, il les raisonne, selon l'expérience qu'il a de lui-même. Si le directeur commet un certain nombre d'erreurs — et il est rare qu'il en soit autrement, car l'asthénie est ce qu'il y a au monde de plus instable — le malade perd confiance et cherche un autre guide. A défaut du médecin, le malade cherchera un autre appui : un parent, un ami, un étranger en qui il aura confiance et dont la présence sera pour lui un réconfort extraordinaire. Il est en effet curieux de constater la transformation immédiate produite chez le malade par la présence du directeur, médecin ou ami. Le malade, sachant qu'à son côté se trouve un être capable de penser, d'agir, de décider, d'achever pour lui et de le soutenir, quelles que soient les difficultés, devient plus gai, plus alerte, plus hardi. Le changement est tel que, la plupart du temps, les médecins et l'entourage du malade sont persuadés que l'asthénie est imaginaire et qu'il suffirait de la présence constante du directeur pour amener la guérison. C'est une erreur d'expérience. L'excitation produite par la suppression de la difficulté est purement passagère ; si elle était de longue durée, elle serait suivie d'une dépression correspondante. Il faut ajouter, comme un trait caractéristique, que si les circonstances l'obligent à agir, si les personnes de son entourage sont incapables de faire les choses nécessaires, il trouve en lui assez de force pour les conseiller utilement et diriger momentanément les affaires de la famille ou de la profession. Ce malade hésitant, qui ne sait rien décider, est capable à certains moments d'efforts considérables, de décisions hardies, de jugements sûrs. Sa tâche terminée, quand il peut la terminer, il retombe plus bas qu'auparavant, épuisé par l'effort excessif qu'il vient d'accomplir. A ce moment là, il se trouve toujours des amis maladroits pour dire que le malade retombe dans son « hypochondrie », parce qu'il n'a plus rien à faire. Il faut ne pas comprendre le premier mot de l'asthénie pour émettre une opinion semblable.

En résumé, le besoin de direction vient de la difficulté qu'éprouve le malade à achever ses opérations psychologiques. Il est la conséquence logique de tout ce que nous avons vu jusqu'ici : insuffisance des opérations psychiques primitives, inachèvement des opérations logiques, en un mot, incapacité d'une adaptation totale.

22. *Besoin d'excitation.* — Quel que soit le degré de leur état, les asthéniques ont besoin de faire des choses extraordinaires, d'éprouver des sensations toujours nouvelles. Un asthénique léger, qui est mêlé à la vie commune, ne trouvera point de satisfaction dans la vie monotone de la famille ou de son milieu ; il recherchera les êtres originaux (hommes ou femmes) dont la conversation et les habitudes « sortent de l'ordinaire » ; — on sait que les névropathes s'attirent ; — il aura horreur du « banal » et du « convenu » ; il ne fera rien comme tout le monde[1]. Dans sa manière de vivre, de s'habiller, dans ses rapports avec le monde, sa famille ou ses amis, il se distinguera volontiers des autres ; ce n'est pas un excentrique, c'est un original. En littérature, en art, il aime les œuvres modernes où il trouve des analyses subtiles ou des harmonies raffinées. On le voit s'agiter sans cesse, entreprendre des travaux ou des œuvres qui n'ont aucun rapport avec ses occupations ordinaires mais qu'il dit nécessaires à son esprit. Éternel mécontent, il désire toujours autre chose ; il a la perpétuelle ambition d'atteindre à la perfection, au mieux, sans se douter, selon un vieux mais juste proverbe, que le mieux est trop souvent l'ennemi du bien. C'est un ambitieux, mais non à la façon vulgaire des arrivistes n'ayant pour but que leurs propres intérêts. C'est un ambitieux idéaliste et désintéressé, qui n'a d'autre rêve que de perfectionner tout ce qu'il fait. Ambition un peu générale, un peu vague, et cependant insatiable, parce qu'elle dépend d'un besoin perpétuel de sensations neuves. La vie mono-

---

1. J'emploie à dessein des expressions courantes.

tone étant sans intérêt pour lui, il ne sait pas s'arrêter sur cette route pleine de dangers pour un névropathe de son espèce. D'ailleurs s'il s'arrête, il tombe dans une apathie maladive, d'où il ne peut sortir que par la recherche de nouvelles sensations excitantes ; cercle vicieux qui a souvent pour terme la catastrophe finale. Avec les nuances indispensables, l'asthénique grave est dans le même cas. Il ne s'agit pas pour lui de vie mondaine, puisqu'il est un malade, il ne s'agit que de la petite vie terne de la maison et du jardin, mais son besoin d'excitation est le même. Son apathie ne sera secouée que par les choses et les gens qui « sortent de l'ordinaire ». C'est à cela qu'il faut attribuer le goût des lectures étranges, des peintures bizarres, et aussi des médicaments excitants. Ainsi, par l'excitation de tous ses sens, l'asthénique cherche à échapper à l'apathie qui le torture.

23. *Besoin de solitude*. — On pensera peut-être qu'il y a contradiction entre le besoin d'excitation et le besoin de solitude. Cependant ces deux besoins ont la même origine : l'inadaptation.

Les asthéniques ont besoin d'excitation, d'affection, de direction, mais, en même temps, ils sont obligés de lutter à la fois contre la fatigabilité et contre les difficultés de la vie sociale. Tant qu'ils peuvent lutter sans trop de désavantages, ils ont recours à leurs dérivations et à leurs directions ordinaires, mais vient un moment où ils se sentent au dessous de leur rôle, alors, brusquement, ils se terrent dans une solitude farouche. C'est ainsi qu'on voit des asthéniques légèrement atteints disparaître subitement du monde. Sans qu'on sache pourquoi, ils cessent leur existence habituelle pour vivre d'une vie très calme et très ignorée. J'ai à peine besoin de dire qu'aux yeux du monde, ils passent aussitôt pour d'exceptionnels originaux. S'ils le peuvent, ils partent pour un long voyage, sans prévenir personne, et l'on apprend avec un sourire qu'ils vivent en solitaires dans un coin de campagne, ou d'Italie, ou d'ailleurs.

Quand ils sont sérieusement malades, ils ne vont pas

loin, parce qu'ils en sont incapables, mais ils condamnent leur porte, et les amis — qui ne comprennent pas — se formalisent. Le malade est un original et un ingrat. Qu'il ne reçoive pas les autres, passe encore, mais « moi ? » Et chaque ami dit la même chose, sans comprendre que le besoin de solitude a sa source profonde dans l'absolue nécessité d'échapper à des luttes qui sont au-dessus des forces matérielles et, aussi, dans l'impossibilité de tenir un rôle au milieu de la mêlée humaine. Mais le monde est indifférent à ces choses et peu lui importe qu'on soit malade ou que l'on meure, pourvu que l'on exécute tous les actes sociaux, y compris le suprême départ, selon les rites, les conventions et les usages.

Il doit y avoir de nombreux candidats à l'asthénie parmi les jeunes hommes et les jeunes filles qui vont demander à la paix des cloîtres un abri contre les difficultés de la vie et une protection contre eux-mêmes. A l'âge où les promesses de l'existence à peine entrevue donnent un regain de force aux activités, aux ambitions et aux désirs, il est tout à fait anormal de renoncer à l'action présente pour se consacrer aux douceurs des rêves extatiques et des adorations muettes. Et ne serait-ce pas par inadaptabilité que certaines âmes craintives, ardentes et délicates, quittent un monde qu'elles ignorent et qu'elles redoutent ? C'étaient peut-être des névropathes la plupart des ascètes et des anachorètes qui, dans les premiers siècles du christianisme, se retirèrent au désert pour méditer dans la paix et dans le silence ? Et il est bien entendu que je n'entends pas désigner ici ceux qu'une vocation réfléchie conduit à la vie religieuse. Il n'est rien de plus admirable qu'une conviction forte et sincère, et il faut respecter ceux et celles qui mènent une vie de renoncement dans toute la plénitude de leur force et de leur liberté. Toutefois, le besoin de solitude est, chez certains sujets, un fait anormal et témoigne d'une disposition nerveuse particulière. Sans doute, il est beau d'affiner son âme en de mystiques rêveries, de cultiver jalousement, égoïstement, un moi délicat mais stérile, et précieux par sa stérilité même ; il est beau de s'enfermer dans un aristocratique isolement, de refaire sa sensibilité égarée par une éducation mauvaise et le contact d'êtres grossiers, d'avoir pour les conventions quotidiennes, les gaietés communes, du dédain et du dégoût ; il est noble d'être une chose rare très inutile, de jouir de sensations artificielles très complexes et très inconnues, de revêtir son esprit de formes multiples et de goûter toutes les joies ou toutes les tristesses d'un raffiné dilettantisme ; — mais si tout cela est la marque d'un esprit très distingué, cela est aussi l'aveu d'une certaine insuffisance psycho-physique. Et nous n'avons pas pour tâche d'étudier la beauté des rêves ou des dilettantismes. Notre mission, plus humble, est de rendre, à tous ceux qui en sont dépourvus, les pouvoirs possibles de l'adaptation à la vie nécessaire.

CHAPITRE IV

LES EXPÉRIENCES EXTERNES

LES RÉACTIONS OU ATTITUDES MORALES, RELIGIEUSES, PHILOSOPHIQUES ET SOCIALES

L'inadaptation, ou plutôt la difficulté de l'adaptation à la réalité présente — à la vie telle qu'elle est —, n'entraîne pas seulement des réactions dans l'ordre psychologique. L'homme psychique en effet se double d'un être moral, social et religieux, puisque la société vit sous l'empire de lois morales et sociales dont il lui serait difficile de s'affranchir. Bonnes, médiocres ou mauvaises, elles sont ce qu'elles sont, à la période du siècle où nous vivons. Pour être en harmonie avec son temps, on doit s'y conformer et s'y adapter, tout en cherchant à les modifier, s'il y a lieu, dans la mesure du possible. Il est des êtres qui savent à merveille s'adapter à la vie, jouir de ses joies et négliger ses douleurs, sans toutefois les ignorer. Ce sont les sthéniques, les forts, les profiteurs et les vainqueurs. Il en est d'autres qui ne savent pas ou ne peuvent pas s'adapter. Ils se recrutent parmi les névropathes de tout ordre. Mais il est des degrés parmi ces inadaptés. Les plus tarés deviennent anti-moraux ou amoraux, anti-sociaux et révoltés. D'autres, sentant leur incapacité à être comme tout le monde, se bornent à adopter des attitudes que l'on tient pour des originalités voulues et qui sont plutôt les manifestations subconscientes, inévitables, d'un système neuro-psychique doué de fonctions imparfaites. N'est pas original qui veut. Et quand Barbey d'Aurevilly disait que s'adapter c'est se renoncer, il témoignait par cette parole sincère de son incapacité à modifier ses aptitudes naturelles. Les réactions d'inadaptation aux faits moraux, religieux ou sociaux, peuvent être classées comme les réactions d'inadaptation aux faits psychologiques. Quelle que soit l'origine de ces faits — on sait que je me suis interdit toute incursion dans le domaine métaphysique — ils deviennent matière psychologique, dès l'instant qu'ils sont matière de connaissance et ils obéissent aux mêmes lois. Un fait moral, religieux ou social, est un excitant psychique avec lequel chaque sujet construit un rapport, plus ou moins bien assimilé, c'est-à-dire plus ou moins adéquat à l'objet. Comme c'est la règle, la qualité du rapport et de l'adéquation dépend de la nature du sujet et par conséquent de l'état de sa fonction psychique. Les réactions morales, religieuses ou sociales, en d'autres termes, les attitudes morales, sociales et même religieuses, — indépendamment de l'éducation et des influences du milieu, — sont conditionnées par l'état de la fonction psychique. Le mot attitude, très employé aujourd'hui en psychologie, surtout par les Américains, « est le seul, dit Judd, qui puisse être appliqué d'une manière appropriée à la fois à la réaction personnelle et au processus mental ».

Je décrirai ici les réactions ou attitudes morales des névropathes en général, et, particulièrement des états conditionnés par l'asthénie constitutionnelle. L'insuffisant est, comme je l'ai dit souvent, le type de l'asthénique (voy. *Doctrine*). Il est un être construit d'une certaine manière, avec un organisme et un système nerveux donnés, qu'il peut modifier sans doute, mais relativement, et qui réagit toujours d'une façon spéciale à tous les excitants, quels qu'ils soient.

En décrivant des tendances (chap. iii, p. 157) j'ai montré que l'asthénique est un égoïste biologique (du point de vue biologique) et un désintéressé social (du point de vue social), en un mot un égoïste désintéressé. Ses aptitudes biologiques et ses tendances psycho-physiques conditionnent ses attitudes sociales et morales. Il est instinctivement un désintéressé. Il adopte spontanément les attitudes d'effacement, de sacrifice, de renonciation, d'obéissance, d'abdication, d'honnêteté, de délicatesse, de bonté, de douceur. Il choisit, sans calculer, les attitudes les plus faciles pour lui. Comme, d'autre part, l'automatisme joue chez lui un rôle prédominant, il accomplit minutieusement, et jusqu'au scrupule, les tâches qu'on lui impose. Il est, en résumé, un être de devoir, de sacrifice, d'honnêteté et de bonté, et il l'est instinctivement, par désintéressement. J'exposerai dans les pages suivantes les principales attitudes qui le caractérisent et les conséquences singulières auxquelles il peut être conduit par elles.

Attitudes morales. Le Désintérêt. — Entendons-nous bien sur ce terme. L'insuffisant ne se désintéresse ni des autres, ni du milieu. Je veux dire qu'il ne cesse pas de penser aux autres, de leur porter de l'intérêt et de leur vouloir du bien. Mais ses tendances n'étant pas intéressées, il n'agit pas par intérêt personnel. On ne doit pas dire qu'il se désintéresse des autres, mais plutôt qu'il agit sans intérêt pour lui-même. Le désintérêt, dont les causes psychophysiques ont été décrites plus haut (voy. p. 189), peut être poussé jusqu'au sacrifice et à l'abnégation totale de soi, et être une source d'états névropathiques nombreux. Exemples : Pour des motifs impossibles à dire ici, mais guidée par une idée de sacrifice familial, Ren. a toujours déclaré que les « partis » offerts ne lui plaisaient pas. Cependant, elle aimait en secret un jeune homme qui l'aimait également et qui, désolé de ces refus répétés, se voua, lui aussi, au célibat. Jamais personne ne sut les vrais motifs de son abstention, ni sa famille, ni celui dont elle était éprise. Ses parents, pour qui elle se sacrifiait sans le dire, mirent cette attitude (oh, ironie des choses !) sur le compte d'un mauvais caractère. Elle souffrit en silence, poussée par un besoin instinctif de désintérêt et de sacrifice, héroïque jusqu'à la folie et incapable (inhibition des renfermés) de dire à qui que ce fut la cause de ses tortures. Ses regrets, ses désespoirs, sa vie sacrifiée, sa volonté même et le chagrin de celui qu'elle aimait furent moins puissants que ses tendances. Déclenché par une idée excessive de devoir que personne, au fond, ne lui

dictait et qu'elle s'imposa elle-même, le désintérêt a poussé
cette infortunée à un sacrifice d'autant plus sublime qu'il
demeura ignoré de tous et connu seulement du médecin
appelé par hasard à donner des soins à cette victime d'un
héroïsme obscur.

Combien d'autres exemples pourrais-je citer, aussi nobles
et aussi absurdes, et que seule la psychopathologie peut
expliquer. Le mariage, qui est une source inépuisable
d'inadaptation, fait jaillir les tendances les plus profondes,
les plus basses comme les plus nobles. Il reste l'une des
sources sociales les plus riches de maladies nerveuses.
Lorsque Charcot voyait un (ou une) névropathe, il avait
coutume de lui poser la question suivante : — Êtes-vous
marié ? Si la réponse était affirmative, il ajoutait ; alors
vous n'êtes pas heureux. Et, le plus souvent, il était dans
le vrai. Voici quelques exemples de désintérêt provoqué
par le mariage. — Ma. s'est marié contre son goût et son
intérêt, mais parce que ce mariage donnait satisfaction à
sa famille. — Ja... a sacrifié la carrière de son goût au
désir des siens. — Gu... s'est mariée parce que son refus
affligeait un fiancé que cependant elle n'aimait pas. — R. a
épousé son mari pour le convertir aux pratiques religieuses
et, cependant, il lui était antipathique. Il est à peine utile
de dire que tous ces sujets sont devenus des malades et que
la cause de leur maladie est tout simplement la rumination
épuisante et obsédante de leurs inadaptations. La vie est
pleine de ces histoires lamentables qui s'achèvent chez le
médecin. Ceux qui sont l'objet de tels sacrifices n'en ont
jamais rien su. Rappelez-vous le sonnet d'Arvers. Et d'ailleurs ils les méritent rarement. Mais la tendance au désintérêt est subjective, elle s'exerce, quel que soit l'objet.
Cela n'est ni triste ni ridicule. Cela est.

L'histoire nous a conservé un extraordinaire exemple
de désintérêt et de sacrifice : celui de Cervantès, qui a été
l'un des hommes les plus malheureux qu'on ait jamais
connus. M. de Wyzewa a raconté dans la *Revue des Deux-
Mondes* l'histoire lamentable de sa captivité chez les pirates
d'Alger. Pendant cinq ans il demeura prisonnier, toujours
occupé à préparer sa fuite et surtout celle de ses compa-

gnons. Toutes ses tentatives de fuite échouèrent. Et toujours Cervantès revendiquait pour lui tous les torts et subissait la torture pour les autres. Un jour ses parents lui envoient sa rançon ; il la sacrifie à son frère, qui recouvre ainsi la liberté. Un tel désintéressement, si spontané et si franc, éclaire d'un jour très particulier la psychologie de l'auteur de Don Quichotte et montre qu'il a pu trouver en lui-même toutes les tendances de désintéressement total, de rêve et de chimère, qu'il a si généreusement prêtées à l'immortelle création de son esprit. Don Quichotte reste une observation psycho-pathologique envisagée *sub specie æternitatis* (sous un aspect d'éternité).

La tendance au désintérêt explique l'inexplicable. On rencontre des névropathes attachés à des devoirs ou à des tâches pour lesquels ils ne se sentent pas faits, qu'ils acceptent et conservent par habitude, sans jamais pouvoir les abandonner. Ils sont légion ceux qui deviennent vertueux par tendances instinctives, désintérêt, automatisme, incapacité de lutter. Toutes les tares psycho-physiques de l'asthénie sont alors des vertus sociales. Parmi les vieux serviteurs attachés à leur maître ruiné, les employés modèles, les dévouements timides et obscurs, parmi tous ceux et celles qui reçoivent les prix académiques de la vertu officielle, il en est sans doute un certain nombre qui sont vertueux par désintérêt biologique ; et cela ne diminue pas leur mérite social. On connaît d'autres vertus : la vertu des héros, faite d'efforts constants et de luttes magnifiques, la vertu des sages, faite surtout de dilettantisme, la vertu des saints, faite avant tout d'abdication, de renoncement. Ce sont là des vertus actives. Les vertus passives dont je parle sont conditionnées par des tendances biologiques centripètes et par la trop grande difficulté de l'action sociale, ce qui conduit à l'automatisme. Mais ce sont aussi des vertus, car elles sont inséparables du renoncement, et le sacrifice, pour être instinctif, n'en est pas moins méritoire, puisqu'il est conscient, accepté et poursuivi.

Mais l'asthénique est aussi un instable. Il passe facilement d'une réaction à une autre, de la modestie à l'orgueil, du sacrifice à l'égoïsme, du dévouement à l'indifférence, et il apparaît comme un être contradictoire et déconcertant. Cependant ce sont là des bouffées transitoires, la dominante de ses attitudes demeure telle que je l'ai indiquée : désintéressée.

Et l'on peut dire qu'il est un être essentiellement moral, au sens donné à ce mot par les traditions religieuses et sociales. Au contraire, l'hyperpsychique et le parapsychique sont parfois, et du même point de vue biologique, amoraux ou immoraux. Bien entendu, s'il existe un amoralisme biologique, il existe également un immoralisme volontaire. La psychologie, qui explique les tendances instinctives sincères, est sans pitié pour les faux bonshommes et les bandits sociaux, car il y en a, et à tous les étages de la société. Et il ne faut pas confondre l'hypomoral sincère et l'amoral qui est un farceur ou un coquin.

Ainsi il est deux façons d'envisager la morale : *le point de vue biologique* individuel, ou subjectif, et le *point de vue social* traditionnel, ou objectif. Le premier est instinctif et ne s'apprend guère. On a, ou non, des tendances admises comme morales et l'on serait incapable d'en avoir d'autres. L'asthénique insuffisant pratique naturellement le sacrifice et le renoncement, alors qu'il serait bien incapable d'adopter une attitude hellénique ou impérialiste. Demandez au contraire le sacrifice et l'humilité à César ou à Napoléon ? Et si je cite ces noms illustres, je pourrais trouver dans la vie quotidienne des exemples aussi représentatifs. Le point de vue traditionnel est au contraire affaire d'éducation. Il existe des conventions ou lois sociales, morales, auxquelles on doit se conformer sous peine d'être anti-social. Le respect de ces lois, la collaboration apportée par chaque individu à l'œuvre collective, cela est morale sociale traditionnelle. La morale biologique est instinctive, la morale sociale est acquise et volontaire. Elles peuvent marcher de pair mais elles peuvent aussi, et le cas est fréquent, vivre des vies nettement séparées. C'est ce que l'on pourrait appeler les *Désagrégations du sens moral.* Le moral biologique — stoïcien, ascète, contemplatif, etc., — n'est pas toujours un moral social, tout simplement parce qu'il s'adapte difficilement aux usages de son temps. Les exemples sont nombreux et illustres. On trouve parmi les philosophes, les créateurs de religions, les révolutionnaires, les écrivains, les artistes, des hommes d'une moralité impeccable dans le privé, mais qui, n'ayant jamais pu s'adapter à la vie sociale, sont classés parmi les originaux, les dangereux, ou les précurseurs.

Par contre, le moral social peut évidemment être en même temps moral biologique, mais il ne l'est pas toujours. Ses pouvoirs faciles de sthénique lui permettent de dominer ses tendances et de se maîtriser. Apte à toutes les adaptations, il excelle à adopter les attitudes qui conviennent le mieux à ses intérêts. Il se plie aux usages, aux coutumes, aux conditions de la société où il vit, mais pour les canaliser à son profit, même si l'occasion se présente de donner un croc-en-jambe à la morale idéale. C'est un traditionaliste intéressé, profiteur et vainqueur, égoïste souvent, hypocrite parfois, mais c'est un moral social, avec désagrégation du sens moral biologique.

Ainsi l'on peut rencontrer chez l'asthénique une désagrégation du sens moral, caractérisée par des attitudes morales individuelles très morales et des attitudes sociales fort peu morales. C'est souvent le contraire chez le sthénique.

Attitudes religieuses. — Biologiquement moral, l'asthénique est biologiquement *religieux*, parce qu'il a le sens et le goût du mystère. Lorsqu'on dit que le sentiment religieux est affaibli par la science on témoigne — toute question dogmatique mise à part, et, l'on sait bien que je me tiens strictement dans mon domaine — on témoigne, dis-je, d'une ignorance profonde des faits biologique et psychologique. Il ne peut pas y avoir de conflits entre la science et la religion, parce que leurs domaines sont entièrement différents. Le religieux, qui comprend tout ce qui est métaphysique, répond à des tendances psychologiques précises. Les découvertes scientifiques n'affaiblissent pas la religion, elles la précisent, puisqu'elles lui assignent tout le domaine de l'infini et de l'éternel.

L'asthénique est religieux, je veux dire qu'il a l'inquiétude de la métaphysique, de l'infini et de l'éternel, le respect du mystère et de tous les sentiments qui en dérivent, le goût des doctrines et le besoin des disciplines. Cela ne signifie pas qu'il ait toujours des croyances dogmatiques. On sait la difficulté qu'il éprouve à établir en lui des croyances stables. Mais on entend bien pourquoi et comment il est tout de même un esprit religieux, et par quelles disciplines il peut arriver à se faire des croyances précises.

Attitudes philosophiques. — Si l'on entend par philosophie le goût des idées générales, le besoin de spéculer sur les idées et sur l'inconnu, l'asthénique est un philosophe, celui qui, à propos de tout et de rien, perçoit des rapports entre les choses, les idées et les faits, raisonne sur les origines et sur les fins, sans autre but que de philosopher, pour rien, pour le plaisir, et qui, sans famille, sans affection, dans une chambre d'auberge, construit des systèmes du monde, tel Spinoza polissant des verres de lunettes, parce que cela est son destin biologique[1]. Cela signifie-t-il qu'il est toujours apte à adopter ou à construire des systèmes précis et à les ériger en croyances? C'est une autre question. Car il y a des degrés dans les conditionnements de l'asthénie, et il y en a donc dans la valeur de l'esprit philosophique.

Si l'un peut édifier un système précis ou grandiose, tel Herbert Spencer, qui paraît avoir été un asthénique type, un autre se bornera à émettre des idées vagues et des idéologies sans consistance. La qualité diffère, mais l'attitude est la même. La philosophie véritable, — philosophie instinctive et non philosophie professionnelle comme celle des Jules Simon et des Victor Cousin — est l'aboutissement des doutes et des inquiétudes. La philosophie, a dit M. Pierre Janet, n'est peut-être qu'une maladie de l'esprit.

1. Albert Deschamps. *Herbert Spencer : l'Homme et l'OEuvre. Revue moderne de médecine et de chirurgie.* Janvier, février, mars 1909.

Il est possible. Il suffit d'étudier la vie des grands philosophes pour éprouver la vérité de cette opinion. Tous les esprits originaux, tous ceux qui créent des systèmes nouveaux, agissent ainsi parce qu'ils sont incapables de s'adapter aux idées et aux hommes de leur temps. Ils sont d'ailleurs indispensables à la marche de l'humanité ; mais tous sont des névropathes et des autodidactes. Ils ne peuvent adopter un système établi et sont poussés par la force intérieure de leurs tendances à éprouver toutes les manières de comprendre, afin de sortir d'eux-mêmes le système qui s'adapte à ces tendances. Le savoir objectif des névropathes est bâti sur un sable mouvant qui ne résiste pas aux violents mouvements des tendances souterraines et s'écroule au moindre choc, pour laisser place au système subjectif individuel, fondé sur ces mêmes tendances.

Tout système philosophique est la vie vue à travers des tendances personnelles. Un vrai philosophe doute de tous les systèmes ; il ne peut croire qu'à celui qui est sorti de son propre fonds, justifiant cette parole de notre Pascal, le plus grand des inquiets : « On se persuade mieux, pour l'ordinaire, par les raisons qu'on a soi-même trouvées, que par celles qui sont venues dans l'esprit des autres [1] ». Que les esprits philosophiques sachent donc pourquoi ils doutent et ils douteront moins et, surtout, ils ne souffriront pas de leurs doutes, puisqu'ils peuvent atteindre à des croyances, à des certitudes même, lorsqu'ils ont pris possession d'une bonne méthode et découvert le système doctrinal de croyances qui convient à leur esprit. Qu'on ne s'étonne pas de la diversité et de la multiplicité des systèmes philosophiques, émis depuis qu'il y a des hommes et qui pensent... La plupart des asthéniques sont *obligés* biologiquement de *repenser* les idées connues, parce qu'ils sont incapables de se les assimiler telles qu'elles ont été pensées par d'autres cerveaux. La pensée (v. *Doctrine* p. 466) est issue de la rencontre d'un objet et d'un sujet. Quand le sujet est construit d'une certaine manière anormale, il pense à sa façon. Il n'est rien de si absurde qu'un

---

1. *Pensées*, VII, IV, p. 124. Edition Havet.

philosophe ne l'ait dit : *Nihil est in absurdum.....* Il y a
des génies singuliers. Rien n'est émouvant comme cette
poursuite de la vérité, à travers les incertitudes du savoir
humain, par des esprits que tourmente l'énigme éternelle
du monde.

L'analyse psycho-pathologique démontre que l'attitude
philosophique instinctive reste l'indéniable émanation d'une
tendance psycho-physique. Comme les poètes sont la voix
éloquente de nos sentiments et de nos passions, les philosophes apparaissent comme l'expression profonde de nos
inquiétudes, et n'est-ce pas l'inquiétude qui fait la grandeur
de l'homme ? A travers leurs doutes, les philosophes cherchent à saisir tout ce qui peut devenir une vérité universelle
et une force permanente, et c'est leur honneur, mais c'est
aussi leur destin de n'y parvenir que dans la mesure de
leurs connaissances. Cependant ils continuent et cela est
leur éternelle misère. On les bafouerait parfois avec colère
pour les déceptions qu'ils nous laissent si l'on ne savait
qu'ils demeurent les interprètes nécessaires, instinctifs et
attristés, de notre commune angoisse en présence du mystère.

Toute cette poésie doctrinale est à son déclin. La psychologie actuelle ramène la philosophie à l'expérience ; mais
elle ne peut supprimer la tendance de l'homme à la spéculation philosophique.

Les névropathes à tendances asthéniques, l'insuffisant
en particulier, adoptent d'instinct les attitudes philosophiques idéalistes issues du désintérêt et classées en systèmes par les névropathes qui se sont illustrés dans la philosophie.

Ils sont volontiers *stoïciens*. Si tout dans le monde est
nécessaire la seule chose qui soit en notre pouvoir est de
comprendre et d'accepter cette nécessité (Zénon). Il faut
vivre conformément à notre nature. Après des révoltes
légitimes, l'insuffisant arrive à cette acceptation. Il la
dépasse même très souvent pour atteindre à l'*ascétisme*,
que l'on pourrait définir : le *mysticisme de la nécessité*. Il se
plaît dans cette posture facile pour lui et décrite ainsi par
le poëte : Les ascètes assis dans les roseaux du fleuve,

— Écoutent murmurer le flot tardif et pur. — Et il est naturellement, d'un mot qui résume toutes les tendances précédentes : Chrétien ou Nazaréen. La pitié pour les souffrants et les humbles, le renoncement, le sacrifice, la bonté, le pardon des offenses, l'humilité... Ce sont là vertus chrétiennes et vertus naturelles d'asthénique constitutionnel. Ce furent probablement des névropathes asthéniques ceux qui, parmi les duretés du monde antique et des morales helléniques, créèrent[1] les doctrines stoïciennes, annonciatrices du christianisme. Et il y eut sans doute des névropathes semblables parmi ceux qui, enthousiasmés par la parole chrétienne, embrassèrent les premiers la doctrine nouvelle, qui les libérait du servage impérialiste en exprimant sous une forme claire et imprégnée d'éternité les pensées qui roulaient confusément au fond de leur esprit.

Attitudes sociales. — Instinctivement l'insuffisant cherche à garder pour lui les énergies qu'il possède et à en acquérir d'autres. Égoïste biologique, il est désintéressé social, et, en vérité, pas toujours très social. Ses tendances le portent à l'*individualisme.* Il est difficile qu'il ne le soit pas, au moins au début. Et d'ailleurs il faut qu'il le soit, s'il veut acquérir une valeur personnelle. Sinon, dans la mêlée, ses forces le trahiraient; il ne pourrait s'adapter et succomberait.

L'individualisme vrai, qui est l'*égotisme* et non l'égoïsme, celui que l'on adopte non par snobisme ou par doctrine mais par instinct, est inspiré par le besoin instinctif ou réfléchi de ne pas laisser affaiblir son énergie individuelle et de ne pas s'abandonner soi-même. Cet individualisme instinctif et aristocratique ne mène pas toujours au désert, au couvent ou à l'anarchie. L'individualiste peut comprendre et admettre la nécessité des traditions, et les traditionalistes les plus notoires n'agissent pas autrement. Si sa psychologie le conduit à l'individualisme, sa réflexion peut lui faire admettre le traditionalisme. C'est d'ailleurs une marche inverse que suit l'esprit des purs tradi-

---

1. Je parle des *créateurs* et non des disciples.

tionalistes. Ceux-ci sont, en général, des sthéniques, altruistes du point de vue biologique, égoïstes du point de vue social. (v. les *Tendances* p. 154). Traditionalistes par égoïsme afin de tirer de la tradition sociale tout le profit possible, ils sont individualistes dans leur privé, par calcul intéressé, afin de donner à leur personnalité la plus grande valeur possible et le plus sûr profit.

Tout s'explique par la psychologie. L'individualisme instinctif est moins un esprit de révolte qu'une réaction de défense. Si l'insuffisant s'insurge contre la société, c'est qu'il ne peut pas s'adapter à elle. Et, au fond, il le regrette sans le dire, parce qu'il comprend l'inutilité de son effort, et cela est une des sources de son *pessimisme*.

Car tel est l'aboutissement affectif de toutes ses attitudes psycho-motrices. Pour lui, le monde est mauvais parce qu'il ne lui fait éprouver trop souvent que le contraste entre son pouvoir et son vouloir, son rêve et la réalité. A ses plaintes « ...rien ne répond dans l'immense étendue que le stérile écho de l'éternel désir... » Son *pessimisme* n'est pas une doctrine apprise, c'est la conscience de son insuffisance physiologique et de son inadaptation. Il est un *idéaliste déçu*. Mal doué pour le milieu social, trompé par les lectures romanesques de sa jeunesse, mal armé par sa nature délicate, rêveuse, honnête, scrupuleuse, pour les combats d'animaux dont la vie est l'occasion quotidienne, il apporte dans la mêlée une âme débordante de sentiments nobles et d'idées généreuses, chevaleresques et désintéressées. Il est bousculé, piétiné, meurtri : c'est la guerre. Alors, il se replie sur soi-même et se persuade que tout est mauvais. Il passe de la surprise au dégoût, au découragement, à la misanthropie, à la négation, au nihilisme, à la croyance au mal universel. Ne voyons-nous pas le monde à travers notre propre moi ? Rêver l'Eden et trouver la bataille, quelle catastrophe ! Et notre homme devient pessimiste, doux ou féroce, selon son tempérament. Il serait extraordinaire qu'il ne le fût point. C'est une individualité, une tenue intellectuelle, élégante et aristocratique, supérieure, semble-t-il, au plat optimisme des rationalistes satisfaits.

Mais le pessimisme n'est qu'un état d'esprit. C'est une

fâcheuse base de conduite pour l'adaptation à la vie. Où mène-t-il en effet ? à la révolte et au désespoir. Or *il faut* se réconcilier avec la vie. Ce n'est pas la vie qui est mauvaise. La vie n'est ni bonne ni mauvaise, elle est indifférente. La vie est objet et c'est le sujet qu'il faut accuser, son insuffisance ou sa maladresse. C'est lui qu'il faut modifier ou discipliner, pour le conduire à l'acceptation compréhensive des duretés de la vie et aux adaptations possibles. C'est la tâche de la technique morale (v. p. 696).

CHAPITRE PREMIER

DOCTRINES

LES CARACTÈRES PSYCHOLOGIQUES GÉNÉRAUX DES ÉTATS PSYCHIQUES D'ORIGINE ASTHÉNIQUE

Après avoir décrit les symptômes des états psychiques d'origine asthénique et tous les phénomènes pathologiques observés au cours des expériences psychiques internes et externes, il importe de rechercher et de mettre en relief les traits particuliers qui caractérisent l'état psychique des asthéniques, le conditionnent et lui donnent l'unité. Il s'agit de trouver les symptômes constants et invariables dont la présence amène toujours la présence des phénomènes psychiques asthéniques, dont l'absence en amène l'absence, et dont les variations accompagnent les variations de ces mêmes phénomènes. Si nous parvenons à découvrir ces faits constants, nous aurons le droit de dire qu'ils sont les causes des phénomènes psychiques asthéniques, puisque leurs rapports réciproques sont invariables et rigoureusement conditionnés. En un mot, nous avons à découvrir les lois de succession des phénomènes observés. Nous en déduirons toutes les conséquences qu'elles comportent : doctrinales, psychologiques, philosophiques et thérapeutiques.

Reprenons les chapitres consacrés à la description des troubles psychiques d'origine asthénique dans les deux catégories d'opérations psychologiques : expériences internes, expériences externes.

ARTICLE PREMIER

Les troubles des expérieuces psychiques.

I. — LES EXPÉRIENCES EXTERNES ET L'INACHÈVEMENT. TROUBLES DE L'ACTIVITÉ LOGIQUE

En décrivant ce que nous avons appelé les Réactions d'inaduptation (pp. 304 et sq), diffuses ou systématisées, nous avons mis en relief un phénomène fondamental : *l'inachèvement* des constructions psychologiques. Les choses se passent, disions-nous à propos de la Rumination, comme si « incapable d'achever une construction psychique adaptée à une situation donnée, par suite de l'insuffisance des opérations primitives... » (v. p. 312). Et ailleurs : « Si le sujet arrive à achever son jugement soit par lui-même, soit avec l'aide d'un Directeur..., si le problème est résolu, la rumination disparaît immédiatement ». A propos des ruminations, des émotions et des dérivations, comme à propos des obsessions, des peurs et des tics (réactions systématisées), nous avons constaté les mêmes faits. On peut relire tous ces chapitres, on y trouvera les mêmes constatations, reproduites sous des formes différentes. Il est inutile de les répéter encore. Le fait constant est celui-ci : l'asthénique ne va pas au bout du travail constructif psychique nécessaire à l'adaptation complète et logique à la réalité. Il ne va pas au terme du travail utile, il s'arrête en route, il n'aboutit pas, il n'*achève* pas.

Les formations psychiques, quelles qu'elles soient, sont incomplètes. Par une infirmité caractéristique de son système nerveux, il n'en achève aucune. Malgré un désir constant de perfection, ses scrupules et son goût de l'absolu, et d'ailleurs à cause de cela, il construit rarement une pensée absolument adaptée au réel objet. Les médiocres achèvent des pensées médiocres ou basses, les hystériques achèvent des pensées localisées. L'asthénique a l'intuition du parfait et il y atteint, mais sans l'achever. C'est son désir et sa misère, et c'est son destin biologique. Ouvrier psychologique, il arrive difficilement à faire de la bonne besogne. Or cette besogne c'est une incessante construction d'états psychiques, c'est-à-dire de rapports en adaptation aussi complète et logique que possible avec la réalité extérieure, présente ou future. Si la réalité était un phénomène immuable et fixe, toujours semblable à elle-même, la tâche serait plus aisée. C'est ainsi qu'elle est rendue plus facile à ceux qui se retirent dans les Thébaïdes ou dans les cloîtres pour approcher de la perfection religieuse, but unique et bien défini dans un milieu invariable. Mais la réalité sociale est essentiellement mobile, variable et mouvante. Elle n'est pas, elle se crée à chaque instant de la vie et du jour ; ou plutôt on la crée. Chacun de nous la crée à sa façon, selon ses forces et ses moyens divers, aux dépens du voisin, trop souvent ; elle est le résultat d'une lutte, donc d'une force ou d'une adresse. Le combat pour l'adaptation au réel dépend donc de la technique logique. L'inachèvement des opérations logiques caractérise l'asthénique, tant qu'il n'est pas arrivé, par une bonne formation méthodique, à discipliner son esprit.

Il peut en effet, par une méthode appropriée, suppléer à cette tare psychique. Encore faut-il que l'application de cette méthode soit possible dans l'état psycho-physique du sujet. Elle l'est totalement et assez rapidement dans les troubles purement paralogiques, lorsque la réaction d'inadaptation a été déterminée par un choc émotif avec désagrégation, automatisme, etc. Dans les cas de ce genre, les fonctions psychiques primitives sont suffisantes, le capital énergétique est assez abondant, l'effort est possible. Dès que le sujet est éclairé sur les causes et le mécanisme de ces inachèvements, lorsque la croyance est entière, alors l'inachèvement cesse et la pensée est construite en adaptation logique avec le réel. Sans doute, les névropathes de cette sorte doivent présenter une tare psycho-physique quelconque, à forme asthénique ou autre, sinon la désagrégation ne se produirait pas, mais cette tare est minime, donc plus facilement curable.

L'inachèvement fondamental, celui que l'effort volontaire et la croyance ne peuvent modifier rapidement et qui n'est pas localisé à une réaction d'inadaptation mais donne sa tonalité au psychisme entier, celui-là est conditionné par une autre tare plus profonde, insuffisance constructive psychique déterminée par une insuffisance psycho-physique.

S'il suffisait d'une méthode pour empêcher toujours et à tout instant l'inachèvement, il n'y aurait pas d'inachèvement. Une volonté éclairée achèverait tout, ne fût-ce que par intérêt. Mais le vouloir ne suffit pas à établir un jugement juste et une croyance forte. Il y faut autre chose et cette autre chose, c'est une expérience interne solide, c'est-à-dire un ensemble d'opérations psychologiques bien construites. Nous sommes ainsi amenés à rechercher la tare psychologique des expériences internes ou opérations primaires.

II. — LES EXPÉRIENCES INTERNES ET L'INSUFFISANCE. TROUBLES DE L'ACTIVITÉ PSYCHOLOGIQUE

Si les expériences externes révèlent la puissance de technique dont nous sommes doués, je veux dire la manière de disposer les matériaux psychiques pour l'adaptation quotidienne, ce sont les expériences internes qui fournissent les matériaux — états psychologiques primaires — servant à construire les opérations psychologiques secondaires en rapport avec toutes les circonstances de la vie. Quel est l'état de ces matériaux ? En parcourant les chapitres consacrés à l'étude des opérations primitives, on peut découvrir le caractère pathologique qui leur est commun. Dans les opérations intellectuelles : sensation, perception, croyance, mémoire, etc., dans les opérations affectives comme dans les opérations psycho-motrices et volontaires (et il est superflu de les énumérer toutes), le caractère commun est l'*Insuffisance*. Les états de conscience construits par toutes ces opérations et qui forment le fond psychique du sujet apparaissent généralement, sauf dans des circonstances très particulières que nous avons indiquées, comme insuffisantes pour la tâche quotidienne de l'adaptation. Il leur manque toujours quelque chose pour être à la hauteur de leur rôle. Les asthéniques en ont l'intuition confuse quand ils disent que tout leur est difficile. Toute opération psychologique est laborieuse, avec des degrés divers. Et cette insuffisance psychologique repose, comme l'observation nous l'a enseigné, sur une insuffisance plus primitive encore, celle des conditionnements psycho-physiques, qui a elle-même pour origine une insuffisance, originelle ou acquise, des conditionnements physiques ou organiques[1]. L'aboutissement de tous ces troubles des conditionnements primitifs paraît être une insuffisance des pouvoirs énergétiques généralement destinés à donner aux organes cérébraux, spécialisés par l'adaptation, la dynamogénie nécessaire à leur fonctionnement : la tension psycho-physique. Chez l'asthénique, cette tension est insuffisante. Tout le monde est, je crois, d'accord sur ce point. Mais nous savons bien que cette tension est issue de l'organisme. Je crois que le terme d'insuffisance exprime très clairement l'état d'infériorité native qui caractérise les asthénies primitives essentielles.

Dans un volume précédent, je me suis efforcé de définir ce que l'on doit entendre par insuffisance. Je me borne à dire que l'insuffisance est, en résumé, un état constitutionnel définitif, héréditaire le plus souvent, acquis quelquefois (surmenage ou toxi-infection) variant depuis le trouble fonctionnel le plus léger jusqu'à l'impotence presque totale, et conférant à celui qui en est atteint une infériorité permanente dans les luttes physiques ou psychiques et contre les toxi-infections. L'insuffisance est totale ou partielle ; elle peut porter sur l'ensemble du système nerveux ou sur une de ses parties. Pour devenir tabétique il faut venir au monde avec de mauvais cordons postérieurs (Joffroy). Pour être asthénique psychique il faut posséder des centres cérébraux déficients[2].

---

1. Cf. *Les Maladies de l'Energie*, 2e édition, p. 286.

2. On doit se souvenir que les centres nerveux offrent une résistance physiologique différente. Le bulbe est le moins résistant. Les asthénies graves sont presque toujours des asthénies bulbaires. C'est l'opinion que j'ai soutenue ailleurs (voy. *Maladies de l'Energie*, p. 292). M. P. Bonnier dit que toute infection est due surtout à une asthénie bulbaire. L'écorce cérébrale est plus résistante. Le corps strié est doué d'une résistance supérieure (Stefanowska).

Cette insuffisance d'ordre fonctionnel a-t-elle pour base un substratum anatomique ? Exactement, on l'ignore. Mais on s'accorde à admettre, avec Raymond, une construction cérébrale défectueuse, sans que la démonstration de cette altération soit possible aujourd'hui. On peut supposer une altération des centres s'opposant aux échanges catalytiques entre le protoplasma et son milieu, un trouble des milieux humoraux ou des substances protoplasmiques, une mauvaise répartition des matières organiques ou minérales[1]. Le résultat est un état anatomo-physiologique ou physico-chimique anormal, une inaptitude originelle de l'organe à la fonction spéciale qui lui est dévolue par la nature. L'hérédité fonctionnelle, totale ou partielle, est la marque distinctive de chaque individu, le Destin biologique[2]. En l'espèce, l'inaptitude porte, comme nous le verrons plus loin, sur la fonction constructive psychique. Mais l'insuffisance peut exister dans toutes les fonctions de l'organisme. Et c'est par cette analogie que l'insuffisance psychique se rattache à la grande classe des insuffisances organiques, admises aujourd'hui par tous les cliniciens. Tout le monde connaît les insuffisances hépatiques, surrénales, thyroïdiennes, cardiaques, etc. On sait qu'elles sont caractérisées par une moindre résistance, l'incapacité de remplir toute leur fonction, l'insuffisance en un mot, l'inaptitude à utiliser convenablement telle ou telle substance, selon le mot de Charrin[3] : le glycose, par exemple, pour la cellule hépatique.

Ainsi l'insuffisance psychique est une certaine inaptitude à utiliser convenablement les substances ou objets destinés à former la pensée (V. *Méiopragie psychique*, p. 478).

L'insuffisance n'est pas une maladie, c'est une manière d'être, normale pour quelques-uns, mais anormale en principe et dans le milieu ordinaire, et sur laquelle peuvent se développer plus facilement les névroses et psychoses, parce que l'homme est obligé de vivre en société et qu'un insuffisant est toujours, par certains côtés, un inadapté.

---

1. *Loc. cit.*, p. 288.
2. *Loc. cit.*, p. 60.
3. *Revue scientifique. L'hérédité*, 25 août 1906.

Ainsi l'insuffisant psychique ne devient un névropathe que parce qu'il doit agir dans la mêlée sociale. Anormal parmi les sthéniques, il serait normal dans une société d'êtres semblables à lui.

L'insuffisance psychique peut être totale, et porter sur l'ensemble des opérations psychiques. Elle est le plus souvent partielle. Selon la fonction atteinte, elle donne naissance à des états psychiques qui ont entre eux des signes communs, mais qui forment des espèces nosologiques distinctes. Nous verrons que l'insuffisance des opérations de réceptivité constitue ce que l'on appelle l'hystérie (v. p. 431) et que l'insuffisance des opérations de constructivité constitue l'asthénie psychique.

En résumé, *inachèvement* des opérations psychologiques secondaires et *insuffisance* des opérations psychologiques primitives et des conditionnements primitifs psycho-physiques, — tels sont les phénomènes cliniques constants et invariables observés dans les états asthéniques. Leur présence détermine toujours les états psycho-pathologiques, leur absence entraîne leur absence et leurs variations sont parallèles. Il est permis de conclure, du point de vue clinique, que l'Insuffisance et l'Inachèvement caractérisent les phénomènes asthéniques psychiques. Mais cela ne suffit pas.

Dire que les opérations psychologiques sont insuffisantes ou inachevées est sans doute une constatation clinique fort importante. Mais l'insuffisance et l'inachèvement existent dans d'autres états névropathiques. Il faut donc remonter plus haut et se demander s'il n'y aurait pas au fond de toutes ces opérations déficientes, des opérations psychologiques plus primitives dont le désordre et le mauvais fonctionnement expliqueraient toutes les tares psychiques des asthéniques. C'est ce que nous essaierons de rechercher dans les pages suivantes.

ARTICLE II

L'interprétation des troubles des expériences psychiques.

I. — L'INSUFFISANCE PSYCHIQUE
D'ORIGINE ASTHÉNIQUE

Quel est, dans les relations qui constituent l'activité psychologique des asthéniques, l'élément dont l'insuffisance ne permet pas la formation normale des opérations psychologiques et leur achèvement ? Remarquons d'abord que le champ de leur conscience n'est pas rétréci comme chez les hystériques. Il serait plutôt élargi, tellement la sensibilité trop vive de ces sujets les oblige à enregistrer les impressions les plus ténues et les plus disparates, d'où qu'elles viennent et quelles qu'elles soient. Leur système neuro-psychique est en relation avec tous les excitants internes ou externes, et ces relations ne cessent pas, elles ne cessent jamais. Le champ de leur conscience embrasse tout le monde des sensations et des images, s'agrandit de toute la réalité possible pour eux, de toutes les cénesthésies comme de toutes les opérations psychologiques internes, externes, et inachevées, qui encombrent sans profit leur conscience et dont ils ne savent pas se débarrasser à propos, précisément parce qu'ils ne les achèvent pas et n'éliminent rien. C'est pourquoi ces malades sont des *cénestopathes*, selon la terminologie de M. E. Dupré. Toutes les sensations internes, même les plus lointaines et les plus inconnues, sont enregistrées par la conscience.

« Le malade éprouve des sensations qu'il avait toujours ignorées, sensations toujours pénibles, le renseignant confusément sur telle ou telle partie de son être. Il se crée alors à lui-même une anatomie et une physiologie pathologiques que le médecin ne reconnaît pas, mais qu'il ne doit pas se presser de tourner en ridicule, car cette anatomie et cette physiologie obéissent à de certaines lois où l'imagination des neurasthéniques n'est pour rien » (Brissaud). C'est pourquoi il est atteint, dans le domaine des expériences externes, d'une curiosité insatiable, permanente, totale : tout frappe sa conscience et tout sollicite le travail automatique de la conscience. Ainsi son champ de conscience est élargi, flou, encombré de sensations, d'excitants, d'images, d'impressions qu'il reçoit à guichets ouverts, si j'ose dire ; il est insuffisant comme celui de l'hystérique, mais d'une tout autre façon et pour des motifs très différents. La relation n'est pas rompue entre les images et le sujet, la porte du champ est grande ouverte ; le sujet retient, reçoit toutes les images, mais il est incapable de les utiliser comme il conviendrait et d'achever, avec les matériaux qu'il reçoit, les opérations psychiques nécessaires à l'adaptation réelle, présente ou future. Dans le type névropathique hystérique, il y a rétrécissement des opérations, mais achèvement. Dans le type névropathique asthénique, il y a plutôt élargissement des opérations, mais inachèvement. Le malade n'achève pas la partie de l'opération psychique qui a pour but de construire la pensée, c'est-à-dire le rapport entre l'objet et lui, sujet ; il est incapable de construire un champ net de bavures, une conscience précise et qui soit l'aboutissement logique des utilisations subjectives du donné.

Dans toutes les observations cliniques contées au cours des précédents chapitres, on trouve la constatation suivante : les états psychiques asthéniques sont caractérisés par un phénomène psycho-pathologique constant : l'insuffisance d'une opération ayant pour but de construire, avec les matériaux fournis par les fonctions antérieures, les rapports entre l'objet et le sujet et qui constituent la pensée. En un mot, dans l'établissement des rapports qui servent à former le champ de la conscience, l'élément déficient est toujours chez l'asthénique l'opération de construction. L'altération de cette opération caractérise l'état psychologique asthénique. Le mécanisme de la maladie nous apprenant le mécanisme de la vie, si la maladie supprime certaines opérations psychologiques associées en systèmes fonctionnels, et si l'observation nous montre la suppression ou l'altération constante d'une même opération dans des troubles psycho-pathologiques, nous avons le

droit de dire que les troubles de cette opération caractérisent cette maladie. C'est cette opération — transformation
de l'excitant reçu en un rapport nouveau, non par une volonté
finaliste qui n'a rien à voir dans cet acte primitif, mais par
les réactions nécessaires des éléments en présence, — c'est
cette opération qui est altérée chez l'asthénique.

Et l'on pourrait définir provisoirement l'asthénie psychique : une insuffisance psychologique avec élargissement
et inachèvement du champ de la conscience, par insuffisance d'une opération ou fonction constructive.

L'activité ou fonction de constructivité. — Une opération psychologique qui disparaît toujours de la même
façon, éliminée par les mêmes causes et produisant, quand
elle reparaît ou disparaît, toujours les mêmes effets,
mérite-t-elle d'être isolée et érigée en opération ou fonction
particulière ?

Peut-on considérer cette opération de construction comme
une fonction psycho-physique primitive, qui servirait à
former tous les états psychiques et par conséquent les opérations rationnelles connues sous le nom d'intelligence, sensibilité et volonté, auxquelles tout le monde s'accorde à
refuser la qualité d'entité et que l'on tient, au contraire, pour
des étiquettes verbales recouvrant des opérations primitives encore inconnues ?

Déjà M. Paul Janet, à l'exemple d'Aristote, de saint
Thomas et de Bossuet, avait distingué des degrés dans les
phénomènes psychologiques. C'est aussi, je crois, l'opinion
de M. Pierre Janet. L'analyse psycho-pathologique nous
permet-elle de découvrir ces fonctions élémentaires ? Je
l'ai pensé. Mais avant d'exposer les raisons qui militent
en faveur de cette hypothèse philosophique, décrivons
l'opération ou fonction de construction, telle que la clinique nous l'enseigne.

Comme nous l'avons vu dans les pages précédentes, la
fonction de construction est cette opération qui a pour
mission naturelle de réagir à l'excitant reçu en s'emparant
de cet excitant pour le transformer en un produit nouveau,
qui est nécessairement un rapport. Elle existe dans tous

les états de conscience, quel que soit leur nom rationnel : sentiment, intelligence ou volonté ; elle est un phénomène à la fois physiologique et psychologique ; physiologique par les conditionnements auxquels elle est liée indissolublement, psychologique par les états de conscience dont elle est elle-même une condition stricte et une part nécessaire. Dans les fonctions de l'esprit, elle représente l'énergie créatrice, la dynamisme, l'organisation unifiante, le côté actif de la conscience. Elle n'est pas un pouvoir *a priori*, venu on ne sait d'où, une force mystérieuse ; elle est issue de l'organisme et inséparable de la nature ; elle est conditionnée surtout par les éléments et les processus chargés de fournir les courants dynamiques. Superposée à des systèmes anatomo-physiologiques dont la localisation n'est pas établie mais dont l'influence ne fait aucun doute, elle paraît bien être en même temps une fonction psychologique véritable, c'est-à-dire un système de relations entre plusieurs séries de faits, un ensemble d'opérations physio-psychologiques associées étroitement, créé par adaptation, isolable en totalité par la maladie, divisible du point de vue physiologique dont elle est un aboutissement, indivisible du point de vue psychologique dont elle est, avec la réceptivité, l'un des premiers termes. Elle existe dans toutes les formes du psychisme : la subconscience et la conscience, les sentiments, l'intelligence, la volonté.

On peut appeler *constructivité* cette fonction primitive, autonome et irréductible du point de vue psychologique ; elle représente l'activité créatrice de mouvements, simples dans le reflexe, compliqués dans l'acte psychique qui parait être un reflexe élargi. La constructivité serait donc cette fonction du psychisme qui aurait pour but de construire des rapports entre les faits, d'organiser, par un travail qui lui est propre, les données reçues et de les disposer suivant ses propres lois. Cette opération doit être distinguée de ses conditions physiologiques ou physio-psychologiques. La dynamogénie et l'inhibition sont des processus physiologiques ; l'association et l'attention sont des éléments à la fois physiologiques et psychologiques, dont les troubles très spéciaux ne peuvent être assimilés à ceux de la constructivité. On ne peut la confondre avec la volonté, qui désigne surtout une adaptation des expériences internes aux expériences externes et au milieu et qui est l'aboutissement d'un ensemble considérable de phénomènes physiques et psychiques. Sans doute la constructivité est une synthèse, puisque tout est synthèse, la synthèse étant une opération biologique commune à toutes les fonctions psychiques ou organiques, même les plus infimes, mais elle est une synthèse spécialisée par sélection et adaptation. C'est cette opération constructive qui, chez l'asthénique, est toujours déficiente, diminuée ou supprimée. Ce n'est pas tel ou tel état affectif, intellectuel ou volontaire, qui est supprimé, c'est, dans chacun de ces états, l'opération servant à construire le rapport qui constitue l'état de conscience dit affectif, intellectuel ou volontaire. Relisez toutes les descriptions des symptômes asthéniques, vous trouverez au fond de tout la diminution du pouvoir de construire les rapports. L'asthénie psychique augmente, diminue ou varie avec elle. En concluant du particulier au général et du pathologique au physiologique (méthode psycho-pathologique), on peut avancer qu'il existe chez tous les êtres une fonction psycho-physique, la constructivité, dont le trouble caractérise les états psychiques conditionnés par l'asthénie.

Tel est le premier fait. Il en est d'autres. La construction n'est en effet qu'un des aspects de la fonction psychique. Pour construire il faut avoir des matériaux, recevoir des impressions ou des excitations. Nous avons vu que les asthéniques les reçoivent et plutôt trop. Nous avons vu également que d'autres malades ne les reçoivent pas, ou peu, et ce sont les hystériques. Autant qu'il m'a été possible, j'ai noté, après la description de chaque trouble asthénique des expériences internes et externes, le trouble de cette même expérience produit par l'état hystérique. J'ai montré le trouble psychologique très particulier observé dans tous les états hystériques. Ce trouble constant caractérise, à mon sens, l'état psychologique hystérique, qui s'oppose ainsi à l'état psychologique asthénique. Il révèle l'autre aspect de la fonction psychologique, celui qui s'oppose à la fonction constructive et la complète, pour constituer la fonction psychologique totale. La psycho-pathologie nous permet ainsi de préciser la psychologie normale.

II. — L'INSUFFISANCE PSYCHIQUE D'ORIGINE HYSTÉRIQUE

Le champ de la conscience est semblable à un champ de culture. Nous disions plus haut que l'asthénique reçoit toutes les graines, c'est-à-dire tous les excitants, quels qu'ils soient. Nous ajoutions que chez certains malades la relation est rompue entre l'excitant et le sujet : le champ de leur conscience est rétréci, lacunaire, le guichet à peine ouvert, et ce désordre caractérise l'hystérie, au moins du point de vue psychologique. Cet ouvrage étant limité à la description des asthénies psychiques, nous n'avons pas à étudier l'hystérie. Cependant les deux psycho-névroses sont tellement voisines, quoique nettement séparées, qu'il est impossible de parler de l'une sans parler de l'autre ; c'est ce que nous avons été amené à faire au cours de ce travail, et assez fréquemment.

Résumons le résultat de nos constatations.

Les hystériques sont, comme on sait, caractérisés par la « réduction du nombre des phénomènes psychologiques qui peuvent être simultanément réunis dans une même conscience personnelle[1] », leur moi enregistre les sensations mais ne les perçoit pas[2] ; leur conscience est rétrécie, lacunaire. Ces malades sont étiquetés d'un nom ridicule, mais que l'usage a consacré.

Quel est dans l'ensemble des relations qui constitue leur activité psychologique l'élément, le conditionnement déformé ou éliminé ? L'indifférence des hystériques à l'égard de leurs états pathologiques peut nous aider à comprendre ce mécanisme. Dans les paraplégies, ils ignorent leurs jambes ou leurs bras. Dans leurs amnésies, leurs chorées, leurs aboulies, leurs troubles viscéraux ou sécrétoires, ils ignorent complètement ce qui se passe en

1. P. Janet. *Les névroses,* p. 339.
2. F. Raymond. *Névroses et psycho-névroses,* p. 132.

eux ; dans leurs idées fixes, ils ignorent leurs idées. C'est comme s'il existait en eux un psychisme étranger dont ils subissent la présence et qui ne semble pas faire partie d'eux-mêmes. Tous ces états pathologiques paraissent être situés en dehors de leur conscience. Même mécanisme dans les anesthésies. Dans tous ces états, l'organisme ne répond plus à certains excitants ; les relations entre ces excitants et le sujet ne sont pas retenues, utilisées, reçues. Alors le sens de la réalité de ces excitants disparaît, la réalité extérieure ou objective ne devient pas de la conscience, la conscience étant l'aboutissement des utilisations subjectives du donné. Mais ces excitants existent dans la subconscience. Nous avons vu ailleurs que le domaine de la subconscience s'explique par la non-utilisation, normale ou anormale, du donné.

Bref, ce qui disparaît dans les états hystériques c'est l'un des termes du rapport, et ce terme est celui qui reçoit les excitants ou les images. Par une stimulation appropriée ramenez cet élément réceptif, le rapport s'opère immédiatement, c'est-à-dire le rattachement à la personnalité, la conscience se forme, l'état hystérique disparaît. Ainsi dans les troubles viscéraux : respiratoires, digestifs, sécrétoires, urinaires, etc. Dans les paralysies ce qui disparaît, c'est le système des images du mouvement du membre paralysé ; que le système reparaisse, soit reçu et retenu par la conscience, et il n'y a plus de paralysie. Phénomène analogue dans l'amnésie. Les images de souvenir existent dans le subconscient, ils sont inutilisés par le sujet, ils ne sont pas reçus. Le mutisme hystérique reçonnaît une origine semblable. La relation est rompue entre les images verbales et le sujet, la conscience a disparu, parce que ces images ne sont pas retenues par le sujet. Dans les idées fixes, le caractère principal est, comme on sait, l'indifférence. L'idée existe dans la subconscience et provoque parfois des actes automatiques dont le sujet ignore la cause ; mais elle n'est pas « reçue » par sa conscience claire. Partout, le phénomène est le même, et le fait constant. Chez les malades nettement et exclusivement hystériques, et chez ceux-là seulement, certaines opérations psychologiques sont, non pas défectueuses, mais inexistantes, le rattachement à la conscience n'est pas exécuté, parce que (pour des raisons pathologiques inconnues) l'un des éléments essentiels de la double opération qui constitue le rattachement est supprimé, l'impression n'est pas reçue, n'est pas utilisée par le sujet, la conscience ne se forme pas, bien que la subconscience se forme. Le guichet[1] ouvert sur la vie, et que l'on appelle conscience, est fermé, totalement ou partiellement, pour certains excitants.

Nos constatations cliniques se ramènent donc à ceci : Dans les états appelés hystériques, les choses se passent, comme s'il existait un trouble pathologique constant : la déformation ou la suppression d'une fonction psychologique ayant pour but de recevoir certains excitants ou certaines images et de leur donner l'existence réelle par son activité propre. Dans l'établissement des rapports entre l'objet et le sujet qui servent à former le champ de la conscience, l'élément déficient est toujours, chez l'hystérique, la fonction de réception des matériaux.

Cl. Bernard a démontré par l'expérience que le mouvement dépend physiologiquement de la sensibilité[2]. Si la réception des excitants, qui est la sensibilité psychique, disparaît, la construction du rapport et de la conscience, qui est le mouvement psychique, disparaît du même coup. Mais si elle disparaît ainsi, totalement ou partiellement, c'est qu'elle possède probablement une existence autonome d'élément fonctionnel, une vie particulière dans l'ensemble des relations qui forment la conscience et le psychisme. Sa déformation ou sa disparition supposent sa vie, sa réalité, parce que le mécanisme de la maladie (c'est la méthode psycho-pathologique) nous renseigne sur le mécanisme de la vie.

Ainsi l'on pourrait définir provisoirement l'hystérie : une insuffisance psychologique avec rétrécissement des opérations qui servent à former le champ de la conscience, par trouble de la fonction psychique réceptive. Mais une objec-

---

1. Le mot est de Th. Ribot.

2. *Leçons sur la Physiologie et la Pathologie du système nerveux*, I, 246.

tion se pose immédiatement et il faut la résoudre. Il est exact que l'hystérique ne reçoit pas dans sa conscience claire tous les phénomènes psychologiques, mais il les enregistre dans sa subconscience. Le fait a été remarqué et signalé par des neurologistes et des psychologues. Raymond a écrit très justement : l'hystérique enregistre les sensations mais ne les perçoit pas. L'observation clinique et la thérapeutique s'accordent pour prouver que, chez l'hystérique vrai et chez lui seulement (et cette constatation exclut de l'hystérie le pithiatisme non hystérique, la mythomanie et les états assimilés à tort à l'hystérie), la réception des impressions ou des sensations s'opère dans le subconscient mais reste dans ce domaine et ne pénètre pas dans le domaine de la conscience claire, créatrice et consciente. Tel est le fait. Comment l'interpréter ?

On sait que l'activité psychogique de la conscience se compose de deux activités : l'activité consciente créatrice ou de choix, l'activité subconsciente, conservatrice et automatique. L'union de ces deux activités sous le contrôle de la première constitue la santé normale de l'esprit ; la prédominance de la seconde exprime la désagrégation, soit avec conscience, soit avec subconscience. Dans les états hystériques il y a toujours désagrégation, avec stase, si l'on peut dire, de l'impression ou de la sensation dans la subconscience. Pourquoi la conscience claire ne reçoit-elle pas l'impression qui vit dans la subconscience ? Pourquoi le trouble réceptif est-il limité à la conscience claire ? Il est plus facile de constater le fait que de l'expliquer. Mais les faits demeurent. Et l'on peut compléter la définition qui précède de la façon que voici : les états hystériques sont des états psychiques caractérisés par un trouble de la fonction ou activité réceptive en général et particulièrement des pouvoirs réceptifs de l'activité consciente, avec désagrégation de l'unité psychique et stase, dans la subconscience, de l'impression psychique non reçue par l'activité consciente.

Cette manière de comprendre l'hystérie est psychophysique et se rapproche, du point de vue psychologique, de la conception de M. Pierre Janet. Elle se rapproche également, mais du point de vue physique, de la thèse de M. Sollier, qui attribue l'hystérie à un engourdissement cérébral, localisé ou généralisé « des centres de réceptivité et de représentation », trouble fonctionnel physiologique de la sensibilité.

Mais on n'ignore pas qu'une révolution profonde a été opérée par Babinski dans l'histoire et la compréhension de l'hystérie. Avec sa puissance ordinaire d'observation et son extrême précision, Babinski a opéré dans le domaine de ce qu'on appelait l'hystérie, et du point de vue clinique, une sélection et une délimitation qui ont rallié la plus grande partie des suffrages. Se plaçant exclusivement « sur le terrain de la clinique » et définissant l'hystérie par ses seules manifestations[1] il appelle hystérique tout « ce qu'il est possible de reproduire par suggestion » et de « faire disparaître par persuasion. » Méthodiquement, Babinski a étudié les prétendus stigmates de l'hystérie. Tout le monde connaît aujourd'hui le résultat de sa rude critique et ce qu'il reste de l'ancienne hystérie. Tous les phénomènes classés dans l'hystérie peuvent être, dit-il, reproduits par auto ou hétéro-suggestion. Bref, pithiatisme et hystérie devraient, désormais, être confondus.

Du point de vue purement clinique qui est le sien, comme il l'a proclamé, Babinski a donc bien défini ce qu'il voulait définir. Le mot Pithiatisme possède un sens très particulier, et ce sens est clinique. Je ne crois pas trahir la pensée de Babinski, en disant qu'il n'est pas psychologique. En effet, le Pithiatisme désigne un état pathologique qui peut se rencontrer, à mon sens, chez les hystériques comme chez les asthéniques et tous les névropathes, mais qui ne caractérise pas, il me semble, l'hystérie psychique.

Qu'est-ce qu'un état pithiatique? Un état produit par suggestion et qui disparait par persuasion. Un tel état n'est autre chose qu'un trouble de raisonnement, donc un trouble de l'activité logique, un paralogisme. Telle est,

1. Babinski. *Ma conception de l'hystérie*. Conférence à la Société de l'Internat, 28 juin 1906. V. aussi les travaux de Bernheim.

je crois, l'interprétation psychologique du pithiatisme. Tout paralogisme est-il l'apanage exclusif de l'hystérique et suffit-il à caractériser l'hystérie? Brissaud, qui admettait en principe la thèse de Babinski, avait fait remarquer qu'il existe un pithiatisme hystérique et un pithiatisme neurasthénique. D'autres neurologistes ont confirmé cette observation. Les troubles de logique peuvent en effet être conditionnés par les troubles des modes divers de la fonction psychique, comme on le verra dans cet ouvrage, par les troubles fonctionnels qui caractérisent le psychisme hystérique aussi bien que ceux qui caractérisent le psychisme des asthéniques, des dégénérés ou des scléreux, etc. Cette distinction faite, on peut dire que le mot pithiathisme définit avec beaucoup de précision un état très particulier qui est en effet « la dominante psychopathique » (H. Meige)[1] : « tendance excessive à la suggestibilité » (H. Meige), ou hyper-suggestibilité, ou « psychoplasticité » (E. Dupré), ou malléabilité (Hartenberg). Il doit être conservé pour désigner un état *clinique* paralogique. Mais il ne définit pas exactement l'état psychopathologique qui est au fond de l'hystérie et de l'hystérie seule. Or, un état psycho-pathologique ne peut être défini et expliqué que par un trouble correspondant d'une fonction psychologique. C'est ce que j'ai essayé de montrer en isolant, par l'analyse pathologique, la sous-fonction réceptive. Toute la question revient à savoir si, dans l'état actuel de nos connaissances, on peut dépasser la clinique pour tenter une interprétation psychologique de l'hystérie ? L'avenir décidera si mon hypothèse est exacte ou non.

Et ces interprétations psychologiques n'infirment pas l'existence des bases *somatiques* qui sont au fond de ces insuffisances psychiques et qui, pour être discutées, mal connues ou inconnues, ne sont pas moins des faits que l'observation découvre chaque jour[2]. Dire que le psychique

---

1. Cf. art. *Hystérie*. P. M. C., 191.

2. *Sur l'hystérie.* Cf. les études de Babinski, Déjerine, Sollier, E. Dupré, Henri Claude, Hartenberg, Soucques, etc. A propos des bases somatiques de l'hystérie, cf. les travaux de André Collin, Laignel-Lavastine, Sauvage, René Cruchet, etc.

peut être totalement indépendant du physique est un non-
sens biologique. Pour que germent l'hystérie et l'asthénie,
il faut, de toute nécessité, un terrain préparé par l'hérédité.
Qu'est-ce à dire, sinon un terrain organiquement déficient ?
On sait aujourd'hui que l'hystérie, étant psycho-physique,
peut être conditionnée par des états somatiques divers :
troubles du métabolisme, intoxications, infections, etc.

L'activité ou fonction de réceptivité. — On peut appeler
réceptivité cette fonction primitive, autonome, irréductible,
indivisible dn point de vue psychologique. Elle est physique, puisqu'elle est formée surtout, et d'abord, d'impressions sensibles, et elle est psychique, puisqu'elle est l'un
des éléments de la conscience. Premier anneau de la chaîne
psychique, elle ne naît pas de rien, elle résume un très
grand nombre de processus et de fonctions physiologiques
et psycho-psychiques dont nous montrerons le mécanisme.
Elle doit être distinguée de la sensibilité.

Le mot sensibilité est un des mots les plus confus et les
plus vagues de la terminologie philosophique. Sensibilité
exprime à la fois des phénomènes physiques (irritabilité),
physiologiques (sensibilités sensitives, sensorielles etc.),
psychologiques (plaisir, douleur, joie, pouvoir d'éprouver
des modifications agréables ou désagréables). C'est beaucoup trop. Je crois, avec M. Pierre Janet, qu'il serait sage
de supprimer le mot ou, en attendant, de lu. laisser son
sens purement physiologique. La sensibilité est surtout un
moyen de transmission, une propriété organique, l'un des
conditionnements physiologiques de la réceptivité. La
réceptivité apparaît comme la transformation en activité
psycho-physique, et par adaptation, de la fonction physiologique sensibilité.

D'ailleurs je n'ai inventé ni le mot, ni la chose. Tous
les philosophes parlent de la « face réceptive » de la conscience, du « don de réceptivité » du « pouvoir réceptif »[1].
Sergi appelle récettivita une loi générale de l'organisme
qui entre en activité d'après les stimulants reçus[2]. D'autre

1. Hoffding. *Loc. cit.*, p. 67, etc.
2. Cité par O. Dumas. *Les contagions mentales. Revue philosophique*,
mai 1911.

part, M. J. Grasset divise les fonctions psychiques en quatre sections : 1° actes psychiques de *réception* et de représentation ; 2°... etc, [1]. M. Sollier décrit un « centre *récepteur* » de toutes les impressions qui arrivent aux divers centres du cerveau organique [2]. Les littérateurs ne sont pas moins explicites. Le mot est dans tous les analystes, Proudhon, par exemple, parle de la merveilleuse « réceptivité » de la femme. Le mot paraît bien être adéquat à la fonction ; il est légitime, je crois. La chose ne l'est pas moins, comme nous l'avons vu dans l'analyse précédente.

La réceptivité serait donc cette fonction du psychisme qui aurait pour but de recevoir, d'enregistrer toutes les impressions provoquées par les excitants, grâce à une opération automatique, involontaire, dénuée d'effort, mais cependant active (car il n'existe aucun état passif dans les fonctions) et, par conséquent, produite par une activité synthétique. Elle n'est pas un commencement, elle est une fin, un résultat, comme toute activité fonctionnelle psychique [3].

Elle est une synthèse et une fonction. Elle est une synthèse, c'est-à-dire : elle a pour condition première cette activité naturelle, activité d'organisation unifiante, dont l'existence est admise par la plupart des philosophes ; elle en est une forme spéciale, s'accomplissant sans effort volontaire. Cette synthèse élémentaire, que nous étudierons plus loin, est la propriété de tout ce qui vit, elle est la base de toute activité psychique. La fonction synthétique réceptive paraît être un produit de la sélection et de l'adaptation, une différenciation provoquée par l'adaptation progressive de l'espèce humaine, une forme spécialisée de la même activité générale appelée synthèse. Et elle est une fonction psychologique, c'est-à-dire un système de relations entre deux ou plusieurs séries de faits, un ensemble d'opérations physio-psychologiques associées étroitement les unes aux autres, créées par l'adaptation, fixées par l'héré-

1. J. Grasset. *Physiopathologie clinique.*
2. Sollier. *L'hystérie*, p. 98. (F. Alcan.)
3. Cf. Ribot. *Les maladies de la volonté*, p. 4.

dité, entretenues par habitude, caractérisées par un certain équilibre ; isolable en totalité par la maladie, divisible du point de vue physiologique dont elle est un des aboutissements, indivisible du point de vue psychologique dont elle est le premier terme. Elle existe dans toutes les formes du psychisme : l'inconscience, la subconscience et la conscience ; dans les facultés rationnelles des sentiments, de l'intelligence et de la volonté.

Depuis que ces lignes sont à l'impression, M. P. Janet[1] a publié une étude, dans laquelle il a employé, lui aussi, le mot réception dans un sens psychologique un peu analogue. Résumant ses travaux antérieurs sur les tendances ou « disposition à réagir toujours de la même manière à certaines modifications produites à la surface du corps », il appelle « réception cette modification particulière du corps et action l'ensemble des mouvements réactionnels ». « La conscience sera un jour comprise comme une réaction de l'ensemble de l'organisme à des réceptions déterminées par ses propres actions... » Il existe une évidente analogie entre les deux opérations, réception et action, décrites par P. Janet, et les deux fonctions, réception et construction, exposées dans cet ouvrage. Toutefois, je pense que si ces deux opérations, réception et construction, sont les bases nécessaires de toutes les formations psychiques, elles ne sont que des modes particuliers des opérations psychiques et font partie d'un ensemble d'activités et de fonctions qui constituent la fonction psychique totale ; elles ne suffisent pas à expliquer toutes les opérations psychologiques.

Bref, l'observation des névropathes nous conduit à cette conclusion : les choses se passent comme s'il existait deux grandes opérations psycho-physiques primitives : la *réceptivité*, qui a pour fonction de recevoir dans la conscience les impressions produites sur le sujet par l'objet (interne ou externe) ; la *constructivité*, qui a pour fonction de construire un rapport, une relation entre l'objet et le sujet avec les matériaux de la réceptivité et grâce aux conditionne-

1. Pierre Janet. *La Tension psychologique et ses oscillations. Journal de psychologie*, 12ᵉ année, nᵒ 3 (paru en juillet 1916, pp. 165-193).

ments du sujet. Le trouble de la première caractérise l'hystérie psychique ; le trouble de la seconde, l'asthénie psychique. Fonction réceptive, fonction constructive et rapport ou pensée, comme corollaire, telles paraissent être les opérations psycho-physiques primitives isolées par la maladie. On peut examiner dans tous les sens les troubles dits affectifs, intellectuels ou volontaires, on trouvera toujours au fond de tout soit un trouble de réceptivité, soit un trouble de constructivité, — le trouble du rapport dérivant de celui-ci ou de celui-là. Primitives, autonomes, irréductibles, elles forment la trame de tout le psychisme, de ce qu'on appelle la conscience et la subconscience, comme de tous les états psychologiques que la psychologie rationnelle divisent en états de sentiments, d'intelligence ou de volonté. Grâce à cet ensemble infiniment divers et multiple où tout change et s'échange, car « on ne se baigne jamais dans les mêmes eaux », où rien ne s'arrête et ne demeure, pas même les mots des philosophes, l'activité psychique est créée, l'expérience psychologique entretenue, le champ de la conscience ensemencé sans cesse sous tous ses aspects ou, si l'on préfère, à toutes ses profondeurs : inconscience, subconscience et conscience. Premiers termes du psychologique, elles paraissent être l'aboutissement d'un très grand nombre de processus et de fonctions physiologiques, car elles ne naissent pas de rien : *ex nihilo nihil*. On peut les appeler des fonctions ou des activités : le nom ne fait rien à l'affaire, si l'on admet leurs conditionnements antérieurs. Sont-elles les intermédiaires cherchés par Aristote, Leibnitz, Bossuet, Paul Janet et d'autres, entre le physiologique et le psychologique rationnel ? Il est possible, et je le crois. Cependant, qu'on y prenne garde : elles ne sont pas des entités, des catégories immuables, des états atomiques et étanches, des états créateurs, comme les facultés verbales des spiritualistes ou des matérialistes : l'intelligence, la raison, la volonté, personnages mythologiques localisés dans l'âme spirituelle ou dans une circonvolution organique, et semblables à des dieux invisibles goûtant le repos dans le champ d'un Olympe cérébral ou créant des idées comme un sculpteur façonne une statue.

Elles ne sont pas des facultés créatrices imaginées par l'homme et soumises à son autorité, sans qu'on dise en quoi consiste cette autorité. Elles sont des activités qui, mises par la nécessité de l'adaptation et de l'expérience en présence d'un objet, interne ou externe, réagissent d'une certaine façon, se comportent toujours de la même manière, qui est la construction d'un rapport constatant des relations entre le sujet et l'objet. Toute l'autorité de l'homme vient de la manière dont le rapport est construit.

Ces fonctions ne sont donc pas séparées, comme des facultés, dans des cadres étanches. La psycho-pathologie démontre leur union intime, leurs relations constantes et leurs déterminations mutuelles. Confondues dans l'état de santé et impossibles à distinguer, elles sont dissociées seulement par les troubles pathologiques qui ont pour effet de modifier ou d'éliminer l'opération fonctionnelle que, par la faute de la maladie, l'organisme est inapte à utiliser, retenir et réaliser. Elles n'ont pas d'existence personnelle et ne vivent que par les *conditions* qui les provoquent et dans les *rapports* qu'elles construisent.

En dehors des rapports et de leurs conditions, elles sont inexistantes, je veux dire qu'elles sont à l'état latent, dans les conditionnements, à l'état de devenir ou de puissance, et se manifestent seulement lorsque se présentent les conditions d'agir pour l'adaptation. Et telle paraît être, avec un ensemble formidable d'actions et de réactions, toute la formation de la pensée.

J'ajoute que ces activités paraissent être la transformation, par adaptation, des fonctions physiologiques de sensibilité et de motricité, issues elles-mêmes des deux fonctions primitives du corps cellulaire, la fonction du pôle récepteur « organisé pour recevoir l'excitation », la fonction du pôle distributeur « organisé pour transmettre l'excitation »[1], fonctions qui paraissent elles-mêmes dériver du pouvoir biologique d'irritabilité de toute cellule.

Quelles que soient leur origine première et les trans-

---

1. Morat et Doyon.

formations qui ont fait d'elles ce qu'elles sont, il faut les tenir pour le soubassement nécessaire de toutes les formations psychiques et pour les modes *psycho-physiques* de la fonction psychique, telle que nous la décrirons plus loin.

Aperçu historique. — Je voudrais ajouter une remarque. Les fonctions psycho-physiques que l'observation clinique m'a conduit à isoler paraîtront hypothétiques, et leur existence peut être discutée. Toutefois, il me semble que la notion de ces fonctions primitives est en germe, si j'ose dire, dans les travaux des psychologues, mais sous des formes différentes.

Ces deux fonctions expriment, du point de vue expérimental, les deux faces de la conscience, telles qu'elles ont été observées et décrites, du point de vue rationnel, par les philosophes, et quels que soient les noms divers qui leur ont été attribués. L'une, la réceptivité, représenterait la matière, le côté passif et réceptif. L'autre, la constructivité, représenterait « la forme », l'unité, la force qui organise les éléments et qui a été attribuée par les uns à l'organisme, par d'autres (métaphysiciens) à une source supra-naturelle. Les uns ont vu surtout le côté passif, « réceptif » de la conscience, la multiplicité des éléments. C'est le fond des observations de l'école anglaise, avec Hume et James Mill, pour qui l'unité de la conscience est le résultat de l'assemblage et la combinaison de ces éléments. Pour d'autres (école allemande, Leibnitz, Kant) cette unité est une force originelle qui organise ou peut-être même produit les éléments [1]. Cette distinction avait été faite par Aristote. Descartes distinguait « des phénomènes passifs qui se bornaient à réfléter, à représenter la nature, et des phénomènes actifs ou appétitifs ; il admettait deux facultés principales : l'entendement et la volonté » [2]. Kant : les sensations et l'activité formelle.

Parmi les contemporains M. Bergson, qui a tenté de ramener le spiritualisme à l'expérience, part de cette hypo-

1. Cf. Höffding. *Loc. cit.,* p. 67.
2. Pierre Janet. *Loc. cit.,* p. 21.

thèse (car au début de toutes les théories philosophiques
il y a une hypothèse) que l'élan vital primitif a formé chez
l'homme deux activités différentes de nature et non de
degrés : l'instinct, manifestation de la vie organique, seul
capable, par sensibilité, par sympathie, par dons intuitifs,
de connaître le moi, la vie et même la vie métaphysique ;
et l'intelligence qui connaît la matière, permet de découvrir les rapports des choses et de s'adapter aux milieux
et qui n'est qu'une annexe, acquise par l'expérience, du
pouvoir d'agir. — William James établit également une
distinction intéressante. Les états substantifs, dit-il, sont
ceux où la pensée s'arrête ; les états transitifs ceux où la
pensée vole ; les premiers sont les représentations statiques
des choses, les états de conscience qui s'expriment surtout par des substantifs et des adjectifs ; les seconds, les
élans dynamiques de la pensée synthétisant ces représentations par des rapports, tels que les expriment surtout les
verbes, les prépositions, les conjonctions et les adverbes [1].
« Les haltes de la pensée sont généralement consacrées à
quelques images sensorielles... Et les vols de la pensée
sont consacrés aux rapports statiques ou dynamiques qui,
pour la plupart, tendent à relier les objets contemplés pendant le repos relatif. Dans la nature... tout est rapport
entre les objets. La collaboration constante du mécanisme
d'en bas et du dynamisme d'en haut assure le contact permanent de la conscience et de la nature. La conscience
est un « flux », un courant, « une coulée », une « eau vive »,
un dynamisme. Il n'y a pas d'atomes psychiques ». Pour
M. Th. Ribot, l'activité de la pensée est réductible à deux
opérations : l'analyse préparatoire qui dissocie, et l'activité
synthétique qui perçoit les rapports. Le rapport est un
état de conscience secondaire qui dépend entièrement de
la coexistence de deux ou plusieurs états de conscience
primaire. Il n'existe que par eux et disparaît sans eux. Il
est surajouté par un acte de la pensée. « Dans cette forme
de la connaissance il n'y a pas seulement des données
sensorielles ou leur représentation, mais aussi quelque

1. William James. *Précis de psychologie*, pp. XI, XX, 207, etc.

chose qui n'est qu'un aspect très fractionnaire, un abstrait qui sert à comparer... *Objectivement*... le rapport semble avoir pour *substratum* des mouvements et des représentations motrices... Washburn a soutenu une opinion analogue; il attribue au rapport une nature kinesthésique [1]... »

A propos des idées de la raison, comme au sujet de la formation de toutes les idées. M. Pierre Janet [2] oppose aux théories sensualistes ou intuitives la théorie *constructive*. D'après cette théorie, les idées seraient conçues à propos des sensations par l'activité propre au jugement »; « ...nous construisons les idées d'unité et d'identité... »; la personnalité n'est pas une juxtaposition de sensations... c'est une synthèse de sensations et d'images. Il y a là un travail continuel pour construire une idée nouvelle et générale avec les éléments qu'apportent les sensations et les images. A chaque moment de la vie, il y a une assimilation de sensations nouvelles à la personnalité, et l'on perçoit bien l'importance de cette opération quand on constate son absence chez certains malades dont la personnalité ne peut plus se constituer.

Il me semble que, sous des formes différentes, les conclusions psychologiques qui précèdent se rapprochent des conclusions cliniques et psycho-pathologiques émises plus haut et tendent à admettre sous des noms divers l'existence de deux faces de la conscience, ou de deux fonctions, ou de deux activités.

En résumé, nous avons été conduit peu à peu par l'observation à découvrir parmi les symptômes particuliers aux hystériques et aux asthéniques deux symptômes purement psycho-physiques : l'un, qui serait un trouble de la réception des impressions et qui caractérise les hystéries psychiques; l'autre, qui serait un trouble de la construction des rapports entre l'objet et le sujet, et qui caractériserait les états psychiques d'origine asthénique.

1. Ribot. *La vie inconsciente et les mouvements*, p. 82 (F. Alcan).
2. P. Janet. *Manuel de philosophie*, pp. 89-90 et 19-181.

Quand on étudie impartialement les troubles pathologiques des états créés par le verbalisme rationnel : sentiments, intelligence, volonté, on constate que ce qui est modifié ou éliminé, ce n'est pas le sentiment par exemple, c'est, dans un sentiment, tantôt une partie ou la totalité d'une fonction qui consiste à recevoir les impressions ; tantôt une partie ou la totalité d'une autre fonction, qui consiste à construire des rapports. Dans les deux grandes psycho-névroses, dans tous les états névropathiques, dans tous les désordres psycho-pathologiques affectifs, intellectuels ou volontaires, et quel que soit le vocabulaire psychologique, au fond de tous les troubles fonctionnels énumérés plus haut (troubles des activités psychologique et logique), on rencontre toujours et en dernière analyse deux troubles très simples, primitifs, autonomes et irréductibles : soit un trouble dans la manière de *recevoir* les impressions produites par les excitants, qu'ils viennent du dehors ou du dedans ; soit un trouble dans la manière de *construire*, avec les matériaux reçus, les états psychologiques, c'est-à-dire les rapports entre deux faits ou deux séries de faits, rapports qui constituent ce que l'on appelle la pensée.

Or la psychologie pathologique paraît avoir démontré que toute activité psychologique apparaît comme un ensemble de relations entre deux séries de faits. La suppression ou la déformation d'une partie de cet ensemble constitue un état psycho-pathologique. Si l'on veut éclaircir les problèmes psychologiques on doit rechercher la partie supprimée, l'élément qui manque à l'ensemble, le conditionnement absent, et ensuite, si l'on peut, le comment et le pourquoi de cette suppression, de cette déformation. Ces parties de l'activité psychologique (réception et construction) disparaissent toujours de la même façon, éliminées toujours par les mêmes causes ; elles paraissent donc être primitives et indivisibles, tandis que les états de sentiment, d'intelligence ou de volonté sont secondaires, divisibles, et ne correspondent à aucune réalité physiologique ou psychologique. Ainsi la psychologie expérimentale éclaire la psychologie rationnelle qui, sans elle, est incompréhensible.

Du point de vue psychologique, on pourrait *définir* provisoirement un état psychique d'origine asthénique : une *insuffisance de la fonction constructive*, avec élargissement du champ de la conscience et troubles psychiques consécutifs dans toutes les opérations des expériences internes, avec, en outre, possibilité de désagrégation des deux activités psychologiques, et réactions consécutives d'inadaptation dans le domaine de l'activité subconsciente sous forme d'actes faciles, conscients et inutiles ; — *l'hystérie psychique :* une *insuffisance de la fonction réceptive* — avec rétrécissement du champ de la conscience de choix ; avec, en outre, possibilité de désagrégation des deux activités psychologiques, stase, dans la subconscience, de l'impression non reçue par la conscience, et réactions consécutives d'inadaptation dans le domaine de l'activité subconsciente sous forme de crises lacunaires, inconscientes et absurdes.

III. — La Localisation des fonctions psycho-physiques

On peut se demander encore si ces deux fonctions possèdent une existence spatiale et si elles sont localisables. Cela n'est pas probable. On sait que les localisations psychologiques, quelles qu'elles soient, sont très discutées. Les thèses de Flechsig (centres de projection et centres d'association), de J. Grasset (centres supérieurs et centres inférieurs), de Sollier (cerveau organique et cerveau psychique), etc.), sont hypothétiques. Les zones physiologiques sensitives ou motrices, sensitivo-motrices, sensorio-motrices (topoagnosie, stéréognosie) sont mieux acceptées, mais les localisations sensorielles et motrices du langage articulé, admises par Déjerine et d'autres cliniciens, sont très combattues par Pierre Marie.

Mais, où localiser les états rationnels : la conscience, le jugement, l'attention, l'intelligence ? Avant de les localiser, il serait nécessaire de démontrer leur existence spatiale. Et toute l'observation psycho-pathologique, telle que nous l'avons exposée au cours de cet ouvrage, paraît prouver que les opérations rationnelles sont faites de la rencontre plus ou moins heureuse d'un excitant et d'un sujet et n'ont qu'une existence verbale. Il existe des mots philosophiques, mais on ne localise pas des mots.

Cependant, si on ne localise pas les activités elles-mêmes, on peut localiser les éléments cellulaires et les appareils physiologiques qui *conditionnent* les *fonctions constructive* et *réceptive* et aussi toutes les activités fonctionnelles psychiques.

On peut avancer, par exemple, que les *tendances*, qui jouent un rôle si important dans toute la vie psychique, sont conditionnées surtout par la *vie cellulaire*. Pour emprunter aux Grecs l'heureuse épithète dont ils qualifiaient la Méditerranée, on peut dire que la mer cellulaire est vraiment la mer retentissante dont le flux perpétuel et sonore couvre de sa note grondante, tour à tour calme ou furibonde, toutes les manifestations de l'esprit. Ainsi le conditionnement fondamental et, par suite, la localisation primitive de toute formation psychique paraît être la vie cellulaire individuelle d'une part et, d'autre part, l'appareil nerveux vago-sympathique et ses centres, qui règlent l'activité métabolique. Ce n'est pas la vie cellulaire qui constitue la pensée — je ne dis pas cela, — mais la vie cellulaire est le conditionnement nécessaire et primordial de toute pensée.

Le rôle des voies nerveuses dans la *conductibilité* des opérations psychiques n'est pas encore bien élucidé, toutefois on sait bien que, d'une façon générale, une bonne structure des cellules nerveuses n'est pas inutile au passage de l'onde nerveuse et des opérations qui en sont la conséquence : fonctionnement réflexe, réception des excitations et construction des coordinations qui sont les rapports. On a pensé que certains centres, tels que le noyau caudé, la couche optique, le corps strié, le thalamus jouaient un rôle essentiel dans les phénomènes d'émotivité (expérience de Bechterew, de Pagano), c'est-à-dire dans les phénomènes physiologiques qui conditionnent l'état psychologique appelé émotion.

Ces recherches sont encore discutées. Ce qui ne l'est pas, c'est qu'une bonne conductibilité est utile aux processus psycho-physiologiques, à leur rapidité, à leur force, à leur solidité, donc aux facultés rationnelles, à l'imagination, à l'esprit, à la rapidité et à la sûreté des jugements et de la conversation. On ne localise pas ce pourquoi un homme est spirituel, par exemple, mais on peut penser que les conditionnements qui font qu'un homme est spirituel et qu'un autre ne l'est pas, sont liés à la structure du tissu nerveux, à la conductibilité comme aussi aux pouvoirs dynamiques.

La plus grande quantité de l'énergie physique du pouvoir paraît être fournie par le bulbe, centre excito-moteur le plus important de la vie organique, centre de l'appareil vago-sympathique qui sert de courroie de transmission entre la vie cellulaire et la vie nerveuse centrale, foyer de toutes les sensations vitales et de ce que l'on pourrait appeler le sens de la vie ou sens vital. L'asthénie d'origine bulbaire est la plus grave, la plus longue de toutes les asthénies. L'état physiologique de la fonction bulbaire est indispensable à la fonction psychique. On peut se passer de cerveau (chiens et singes décérébrés de Goltz, Sciammana, Polimenti), on ne peut se passer de bulbe. Est-ce à dire que le bulbe soit le siège de l'attention, de la réflexion, de la volonté, de l'unité, de la personnalité ? Non certes. Tout simplement, le bulbe conditionne un ensemble de processus et de fonctions qui assurent l'unité fonctionnelle de la vie et fournissent la plus grande quantité de tension psycho-physique, donc de pouvoir unifiant. Toutes les fonctions psychiques qui exigent une dépense quantitative importante, un effort suivi (Cl. Bernard considérait le nerf spinal, qui est bulbaire, comme le nerf de l'effort), la dynamogénie et l'inhibition active, la synthèse volontaire, l'attention, la réflexion, le jugement solide, l'inspiration créatrice, la volonté présente, l'adaptation à la réalité, l'unification, l'agrégation, etc., toutes ces fonctions sont tributaires du bulbe. Tous les asthéniques avec tendance aux désagrégations, aux inachèvements et aux inadaptations, présentent des troubles circulatoires, cardiaques, vaso-moteurs, respiratoires.

Est-il permis de supposer que ces deux activités psy-

chiques primitives, réceptivité et constructivité, soient
devenues, par adaptation, les transformations fonctionnelles de la sensibilité et de la motricité, et qu'elles puissent être localisées un jour, au moins relativement, comme
elles ? On l'ignore, et d'ailleurs c'est peu probable. Nous
devons nous en tenir actuellement au point de vue psychologique, considérer les fonctions psycho-physiques comme
des activités issues de tout le cerveau, tout le système
nerveux, et même tout l'organisme, et les tenir pour des
systèmes de relations entre l'objet et le sujet, entre le donné
et les phénomènes provoqués dans le sujet par les phénomènes du donné, — bref pour des phénomènes psycho-
physiques étroitement liés à l'état cérébral, sans qu'on
puisse invoquer d'autre interprétation que des relations ou
rapports, avec un phénomène inexpliqué : le passage (v. *le
Rapportisme*, p. 498).

ARTICLE III

Les troubles de la consoience psychologique.

LES DÉSAGRÉGATIONS, TRANSFORMATIONS ET SUBSTITUTIONS
DES ACTIVITÉS SUBCONSCIENTES ET CONSCIENTES

Nous devons pousser plus avant l'analyse. La diminution ou la suppression des opérations réceptives ou constructives conscientes explique un certain nombre de phénomènes hystériques ou asthéniques, elle ne les explique
pas tous. L'hypo ou l'a-réceptivité de l'activité consciente
peut expliquer par exemple, les paralysies, les anesthésies, les troubles viscéraux, en un mot les troubles des
opérations qui se passent dans le domaine des expériences
internes ; mais elle n'explique ni les attaques, ni les
fugues, bref, les troubles des opérations du domaine des
expériences externes, de l'adaptation à l'externe. De même
l'hypo-constructivité consciente explique mal les troubles
de l'adaptation à l'externe.

L'étude des *rapports* entre les activités conscientes et
subconscientes nous permet, il me semble, d'éclaircir le

problème. On sait que l'activité psychologique comprend deux sortes d'activités : l'activité consciente de choix et l'activité subconsciente automatique (v. p. 244). On sait aussi que l'activité subconsciente possède toutes les opérations psychologiques : attention, association, synthèse, mémoire, etc. Les fonctions constructive et réceptive s'exercent également dans le subconscient comme dans le conscient. On sait que conscient et subconscient sont deux faces de l'activité psychologique, mais qu'elles vivent d'une vie relativement indépendante. Il en résulte des *rapports* variables, des *variations respectives d'activités*, des substitutions et des transformations qui pourraient peut-être servir à l'interprétation de certains accidents névropathiques.

Comment interpréter par exemple le mécanisme des *crises hystériques* ? Tout le monde s'accorde à dire aujourd'hui qu'elles sont d'origine psychique. On peut les produire ou les empêcher à sa guise. Elles sont déterminées par un rétrécissement tel du champ de la conscience consciente, que le sujet n'a plus conscience de la vie extérieure; son cerveau ne reçoit plus aucune impression extérieure. Cependant le sujet manifeste son activité psychique par des gestes, des attitudes, des actes qui paraissent obéir à une idée. Ce n'est pas l'activité consciente qui provoque cette vie psychique spéciale, c'est l'activité subconsciente. On sait que toute attaque, toute fugue, tout somnambulisme, en un mot toute manifestation automatique de vie extérieure est l'expression d'une pensée subconsciente. Que se passe-t-il alors ? Il est permis de supposer que la puissance constructive du sujet (et que nous avons donnée comme une forme spécialisée des fonctions psychiques) n'étant pas employée par l'activité consciente, se transforme en activité subconsciente et produit ces gestes violents, et souvent d'une force irrésistible, qui caractérisent l'attaque chez certaines hystériques bien portantes. Le monoïdéisme créé par le rétrécissement de la réceptivité consciente met en branle toutes les forces constructives, dont la propagation est beaucoup plus rapide et puissante dans l'inconscient que dans le conscient, où elle est arrêtée à chaque instant par des inhibitions, automatiques ou volontaires. Si le guichet ouvert sur la vie est rétréci à un point extrême, s'il est punctiforme ou fermé, si le sujet est aveugle et sourd pour tout le reste, la seule idée reçue par le subconscient met en branle toutes les forces constructives du sujet, tous les pouvoirs de réactivité, et elle se réalise avec toute la force dont le sujet peut disposer. Le sujet est absorbé par une activité inconsciente qui canalise toutes les énergies nerveuses vers un but sans adaptation avec le réel. Seule, la fureur peut assez rétrécir le psychisme pour concentrer sur une seule réaction toutes les forces et leur donner une vigueur que ne peut atteindre une pensée réfléchie ou éparpillée vers d'autres buts. Il s'agit là d'une manifestation particulière des lois de diffusion (Bain) et de motricité spécifique, bref de transformations d'activités psycho-dynamiques.

Le *développement des crises hystériques* se fait de deux façons : *brusque* ou *lente*. Madame Ta. est fort bien portante et très vigoureuse, mais sujette à tous les accidents hystériques. Chez elle, les attaques sont brusques et succèdent à un choc moral; elles sont d'une violence rare. Cette jeune femme se livre à des gestes des bras ou des jambes que ne peuvent maîtriser les hommes les plus vigoureux. — Au contraire, chez Madame Lo. la crise arrive lentement. Pendant des jours, elle se crispe, comme elle dit : Sa vision du monde se rétrécit peu à peu, jusqu'au moment où elle devient punctiforme ou nulle. Alors elle se couche, ne parle pas, ne mange pas, ou à peine, ne répond que par monosyllabes. La crise dure une semaine, ou deux, ou plusieurs, puis la malade reprend conscience. La première est une femme vigoureuse et active. La seconde est une hystéro-asthénique, asthénique originelle qui vit, à l'ordinaire, d'une vie diminuée et toujours fatiguée. Chez Madame Ta. la crise est brusque et violente, parce que son activité subconsciente dispose d'un fort capital d'énergie constructive ; chez Madame Lo. la crise est lente et sans gestes, parce que son activité subconsciente dispose d'un très faible capital dynamique. L'hypothèse est légitime.

Il est permis de supposer que les *accidents* hystériques de cet ordre : attaques, crises, fugues, somnambulisme, dus aux troubles des opérations de l'adaptation à l'externe, sont provoqués par une *désagrégation des deux activités, consciente et subconsciente*, avec substitution des activités psycho-physiques. Cette désagrégation entraînant la diminution ou la suppression de l'activité de la fonction réceptive consciente et, par conséquent, de l'utilisation de la fonction constructive consciente, détermine un déclenchement de toute l'activité constructive subconsciente, qui, obéissant à une idée subconsciente, peut amener, suivant les forces du sujet ou les circonstances, un ensemble de gestes ou d'actes désordonnés et inadaptés à la réalité. La malléabilité, la suggestibilité de l'hystérique sont des phénomènes du même ordre psychologique, mais atténués. Elles sont provoquées par un rétrécissement relatif et non total de la fonction réceptive consciente, avec fonctionnement exagéré de la fonction constructive subconsciente. L'idée a tendance à se réaliser dès qu'elle est introduite dans l'esprit. Le champ de la conscience étant rétréci et la réceptivité diminuée, l'excitant reçu se transforme aussitôt en mouvement. La malléabilité est une ébauche de crise.

Dans les états *asthéniques* le trouble pathologique est inverse. En décrivant les Réactions d'inadaptation (chap. i, p. 304), j'ai exposé en détail le mécanisme des réactions produites chez les asthéniques par les difficultés des opérations externes. J'ai décrit la *désagrégation* des deux activités et le rôle de l'activité subconsciente. J'y renvoie le lecteur. Sans doute l'asthénique est malléable, mais par insuffisance constructive et parce qu'il est dépourvu du pouvoir d'achever les opérations psychologiques. Il n'a jamais d'attaque convulsive, ni de somnambulisme, puisque sa fonction réceptive n'est pas rétrécie et puisque sa fonction constructive est insuffisante.

En résumé, il semble que la désagrégation des activités consciente et subconsciente, avec inversion des rapports des fonctions réceptive et constructive, des activités cons-

ciente et subconsciente, puisse expliquer un certain nombre
d'accidents hystériques ou asthéniques. Lorsque l'activité
réceptive consciente diminue, l'activité constructive subconsciente augmente, et c'est le rétrécissement de la conscience avec crise, attaque, somnambulisme, fugue. Lorsque
l'activité constructive consciente diminue, l'activité réceptive inconsciente augmente, et c'est l'élargissement de la
conscience asthénique avec ses conséquences : ruminations, obsessions, phobies, tics, etc., etc. Ces observations
nous conduisent à demander si ces deux fonctions, réceptive et constructive, ne seraient pas deux manifestations,
différenciées par l'adaptation, d'une même activité. « Entre
la sensibilité affective et la motricité, dit M. Ribot, il est
impossible d'établir une séparation ; on ne peut que la
déterminer idéalement : il serait chimérique de poursuivre
une dissociation totale » [1]. Peut-être pourrait-on dire d'elles
ce que Cl. Bernard disait du fonctionnement des nerfs
vaso-dilatateurs et des nerfs vaso-constricteurs. Les vaso-
dilatateurs n'ont pas une action personnelle, ils ne dilatent
pas les vaisseaux ; ils paralysent, inhibent, par un mécanisme encore inconnu, les vaso-constricteurs. Peut-être
n'existe-t-il qu'une seule activité psycho-physique, adaptée
par une longue sélection à des buts différents, divisée
par les nécessités de l'adaptation en fonctions ou activités
spécialisées que l'habitude a fixées et que le langage a
consacrées, mais dont les actions diverses, unifiées dans
l'état de santé, peuvent se désagréger et se substituer les
unes aux autres dans l'état de maladie.

ARTICLE IV

Les troubles des tendances. Attitudes ou dispositions psycho-physiques et physiques.

I. — Les tendances spécialisées

En décrivant les tendances physiques ou physio-psychiques des asthéniques insuffisants ou épuisés, j'ai fait

1. Ribot. *La vie inconsciente et les mouvements*, p. 46. (F. Alcan.)

remarquer que les tendances ayant pour effet d'accroître les recettes sont généralement augmentées (toutes choses égales d'ailleurs); les tendances ayant pour effet d'accroître les dépenses sont généralement diminuées. Dans les tendances psychiques le fait est le même.

Chez certains asthéniques secondaires ou par inhibition, les tendances sont plutôt centripètes, aussi bien les tendances psychiques que les tendances physiques.

Enfin, chez d'autres sujets et aussi, d'ailleurs, chez les mêmes sujets, on observe, chez les déprimés, des périodes d'excitation, chez les excités, des phases de dépression, bref, chez la plupart dés névropathes, on observe des états d'*oscillation*. Les états décrits sous le nom de Cyclothymie et circularité ne sont ni des entités, ni même des syndromes; ils existent, avec les degrés les plus divers et parfois à peine sensibles, chez tous les névropathes. Je crois bien qu'on peut retrouver une ébauche de psychose circulaire chez la plupart des névropathes. J'ai donc cru pouvoir diviser les tendances en général en deux grandes catégories: *centripètes et centifruges*.

Ce double caractère, centripète ou centrifuge, se retrouve dans toutes les tendances décrites par les philosophes.

II. — Les tendances. Dispositions ou tonalités générales. Le terrain ou vie profonde

Les tendances dont je viens de parler traduisent plus particulièrement les tendances *motrices* issues de la mer organique; mais cette vie profonde ne détermine pas seulement des mouvements, elle conditionne toutes les opérations psychologiques et les enveloppe toutes d'une atmosphère diffuse (Th. Ribot), d'une tonalité (Hoffding) qui caractérise la manière d'être, de penser ou d'agir de chaque individu.

Le jugement psychologique et logique (et non le bon sens), est conditionné (la psycho-pathologie nous l'a démontré) par la mer organique. La pensée devient ainsi, et trop souvent, la servante de la nature, *ancilla naturæ* diraient les scolastiques. Les activités logique et psycholo-

gique sont des écrans derrière lesquels s'agite la vie profonde, issue des racines de l'être, maîtrisée et domestiquée
souvent, mais parfois au prix des plus rudes efforts. Si
cette vie profonde devient pathologique, les activités
logique et psychologique sont tantôt simplement troublées,
tantôt emportées, balayées comme fétus de paille par des
forces incomparables qui ne permettent plus de juger ni de
vouloir librement.

Comment désigner cette vie profonde? Faut-il dire nature
ou tempérament? Il s'agit sans doute de la nature du sujet,
de son tempérament individuel. Cependant il me semble
que le sens de ces mots n'est pas assez plein, pas assez
représentatif. Je crois que le mot *tonalité*, emprunté à la
musique, traduit mieux l'enveloppement général de la pensée par les influences multiples (et mal connues) issues
de cette eau profonde ou, si l'on préfère, de ce terrain
organique.

Quelles sont ces influences ou ces conditions? Je crois
qu'on peut les diviser en deux catégories principales : conditions *dynamiques*, conditions *statiques*. Les conditions
dynamiques représentent la vie métabolique, la vie des
échanges destinés à assurer la nutrition intime des cellules
et des tissus et dont j'ai donné dans un précédent volume
la complexité et l'infinie variété; elles s'exercent sur la
fonction psychique totale. Les conditions statiques représentent la vie des appareils physiologiques et des éléments
cellulaires de l'organisme; elles s'exercent sur des modes
partiels de la fonction psychique. L'influence de cette
double série de conditions n'est pas douteuse; elle est
admise en fait par tous les médecins. Je résumerai dans
les lignes suivantes, les troubles des conditions dynamiques et statiques, tels que nous les avons observés au
cours des chapitres précédents, et leur influence directe
sur la connaissance. Je reviendrai plus loin sur les relations étroites qui existent entre le terrain organique et la
nature même de la connaissance.

1° *Troubles des conditions dynamiques.*

Les troubles des conditions dynamiques de la fonction psychique sont caractérisés par l'*augmentation*, la *diminution* ou la *déviation*.

A. — Lorsque ces conditions du rapport présentent une réaction fonctionnelle *augmentée*, la fonction psychique est troublée dans un certain sens qui est l'*augmentation quantitative du fonctionnement*, dont l'aboutissement est un rapport mal construit, donc une connaissance inexacte de l'objet, une adaptation imparfaite au réel, une assimilation mauvaise de l'excitant. Cela ne veut pas dire qu'il y ait augmentation d'intelligence, ou génie, et M. J. Grasset s'est trompé, il me semble, quand il a écrit qu'il n'y a pas de troubles d'hyperfonction [1]. Il entendait sans doute fonction dans le sens d'intelligence et hyper dans le sens de perfectionnement. Il n'en est rien. Hyper signifie simplement, à mon sens, augmentation de fonction des conditions physiques, par suite fonction psychique anormale, et non génie. Le génie est autre chose, mais il est bien vrai qu'il est le plus souvent le résultat d'une inadaptation au réel, — à la condition de posséder des éléments physiologiques, qui permettent la construction de rapports puissants et logiques. Car le génie est très voisin du raté.

On peut appeler *hyperpsychisme* le trouble fonctionnel caractérisé par l'augmentation des conditions dynamiques, avec connaissance inexacte de l'objet. Nous verrons que les troubles psychiques attribués à la neurasthénie ou à la psychasthénie peuvent être produits par l'hyperpsychisme aussi bien que par les autres troubles de la fonction psychique. On rencontre cet état chez des jeunes gens, fils de névropathes, ou d'alcooliques, ou d'épileptiques ; chez des adultes, goutteux ou fils de goutteux ; des alcoliques, des diabétiques. Je l'ai observé comme une manifestation primitive de l'artério-sclérose à type cérébral. Lorsqu'un homme de soixante ans, d'intelligence normale, devient

1. J. Grasset. *Plan d'une Physio-pathologie clinique des centres nerveux.* *Montpellier Médical*, 1904, n° 35, p. 194.

irritable, violent, emporté, avec des colères terribles et inexplicables, un goût nouveau et déraisonnable pour les manifestations extérieures de la politique ou de l'amour sénile ; lorsque, en résumé, il présente des signes d'hyperfonction psycho-psychique, avec de l'hypertension, il est probable qu'il fait de l'artério-sclérose cérébrale. J'en ai vu plusieurs exemples : tous ont fini par le ramollissement cérébral. Les rapports de l'hyperfonction psychique avec l'artério-sclérose ne sont pas douteux. M. Huchard a décrit d'ailleurs cette forme de « neurasthénie », et l'on connaît bien la « neurasthénie sénile ». Elle débute souvent par des manifestations d'hyperfonction.

L'hyperpsychisme a-t-il des rapports avec l'épilepsie ? Depuis longtemps les aliénistes considèrent ces paroxysmes d'excitation psychique comme des formes larvées du morbus sacer. Parmi ces états, les uns sont peut-être d'origine épileptique ; chez les autres l'étiologie est diffi-cile à établir. On peut se borner, pour l'instant, à les con-sidérer comme des manifestations d'hyperfonction, la cause de cette hyperfonction étant variable, mais agissant peut-être par irritation chimico-physique des centres (toxi-infections).

On peut les considérer également comme des ébauches d'états maniaques, des hypomanies. Les signes d'hyper-fonction sont à coup sûr plus accentués dans la manie. Ils s'accompagnent de délire, mais les manifestations hyperpsychiques se rapprochent des crises maniaques : mobilité extrême de l'attention qui confine presque, parfois, à la fuite des idées ; absence des opérations de jugement ; sentiment d'euphorie ; irritabilité ; agitation, impulsions ; augmentation de l'automatisme. Le tableau n'est-il pas très analogue ? Il n'est donc pas interdit d'éta-blir une comparaison. Mais ces états sont séparés par le trouble fondamental de la fonction psychique, qui est hyper et non para, il ne s'accompagne pas de délire —, au moins dans les types purs, car l'hyperpsychisme est sou-vent le début d'un état plus grave. Des malades soignés comme des hyperpsychiques simples et sans délire, ont versé plus tard dans la manie confirmée, dans la psychose périodique, la démence précoce, ou dans les troubles organiques cérébro-médullaires.

B. — Lorsque les conditions dynamiques du rapport présentent une réaction fonctionnelle *diminuée*, la fonction psychique est troublée dans un autre sens, qui est la *Diminution quantitative* du fonctionnement, dont l'aboutissement est un rapport mal construit, donc une connaissance inexacte de l'objet, une adaptation imparfaite au réel, une assimilation mauvaise de l'excitant, — mais pour d'autres raisons que dans les catégories précédentes.

On peut appeler *Hypopsychisme* le trouble fonctionnel caractérisé par la *Diminution* du fonctionnement des éléments physiologiques, avec connaissance inexacte de l'objet. C'est la description de l'Hypopsychisme qui fait l'objet de cet ouvrage. Je me suis efforcé d'exposer tous les troubles psychiques conditionnés par cette insuffisance fonctionnelle. En réalité, l'Hypopsychisme constitue le fond véritable des asthénies.

Si l'on peut rapprocher l'Hyperpsychisme de la manie, on peut rapprocher également l'Hypopsychisme de l'état mélancolique. Cependant les types francs sont nettement distincts. Il n'y a aucun rapport entre un état hypopsychique pur et un état mélancolique pur. Mais il est des types difficiles à classer, types mixtes et types de début. Comme pour les hyper ou les para, on rencontre des hypo que l'on tient d'abord pour des névropathes, que l'on remet au point et que l'on revoit quelques années plus tard en proie à de véritables crises mélancoliques.

2° *Troubles des conditions statiques.*

Lorsque les conditions statiques *cellulaires* deviennent pathologiques, la fonction psychique est troublée dans un autre sens, qui est la *déviation, probablement qualitative,* du fonctionnement psychologique dont l'aboutissement est un rapport également mal construit. Mais, dans ce cas, le résultat est autre ; il n'est pas une connaissance inexacte, il est une connaissance *absurde*. La pensée construite dans de telles conditions choque le bon sens.

On peut appeler *Parapsychisme* le trouble de fonction caractérisé par la déviation du fonctionnement des éléments statiques, avec connaissance absurde de l'objet. Le parapsychisme peut être *total* ou *partiel*. Dans le premier cas il constitue le domaine de la Psychiatrie. Les états de Parapsychisme sont alors classés d'après les lésions anatomo-pathologiques. On connaît les divisions psychiatriques. Je n'ai pas à m'en occuper, car notre domaine est autre. Seul, le parapsychisme *partiel* relève de la compétence du neurologiste. Il comprend tous ces états que l'on qualifie de psychoses et que l'on attribue à la dégénérescence ou, si l'on préfère, à des troubles constitutionnels quelconques, troubles psychiques les plus divers : obsessions, phobies, tics, déséquilibration de l'esprit ou du caractère, du jugement, de l'imagination, de la vie sociale, de la vie sexuelle, etc. Les troubles sont, dans la forme, analogues à ceux que l'on rencontre dans l'Hypo ou l'Hyperpsychisme, ils en diffèrent par ce caractère très général et très net : l'absurdité de la pensée. Il m'a semblé qu'un tel signe, et aussi général, caractérise à ce point les malades qu'on doit les classer dans une catégorie spéciale. Il ne me paraît pas possible de laisser dans un même casier le malade obsédé par une idée fausse, mais possible, et celui qui est hanté par l'idée que les poils de son confesseur tombent sur lui et le souillent — bien que ces deux malades soient également sains d'esprit sur toutes les autres questions. Et c'est pourquoi je crois incomplète et inexacte la classification de M. P. Janet, puisque la Psychasthénie réunit des malades atteints de troubles fonctionnels hypo, hyper et parapsychiques.

En l'espèce, le trouble fonctionnel ne paraît pas être quantitatif ou dynamique, comme dans les troubles hypo et hyper. Les désordres parapsychiques sont indépendants de tous les troubles dynamiques ou asthéniques, ils existent en général chez des malades ne présentant aucune tare d'asthénie physique. Je ne dis pas qu'ils excluent la tare asthénique. Les deux tares peuvent coïncider. Le plus souvent elles sont indépendantes. Toutefois, il est probable que la tare déterminante du parapsychisme est qualitative et provoquée par une altération cellulaire transitoire ou définitive, impossible à découvrir par nos moyens actuels d'investigation, mais évidente, et dont Raymond a indiqué la nature probable [1]. Si un système nerveux ne peut supporter la tâche qui lui incombe, il faut, de toute nécessité, qu'il soit originellement mal construit et qu'il soit plus accessible qu'un autre aux surmenages ou aux toxi-infections, bref que sa qualité soit médiocre.

Les conditions des *appareils physiologiques* peuvent également, quand elles deviennent pathologiques, donner lieu à des états psycho-pathologiques. Par exemple :

Les *états anxieux*, ou névroses anxieuses. L'anxiété est un syndrome d'états divers. Elle peut être bulbaire ou organique, elle peut être encore un simple état psychique par inachèvement para-logique (voy. p. 485). Mais elle est aussi le syndrome d'une constitution spéciale, la constitution anxieuse (Dupré). Elle est alors caractérisée par des accès intermittents et analogues, comme forme, aux crises de dépression ou d'excitation des psychoses périodiques. Les accès peuvent durer des mois ou des années, pendant lesquelles l'anxiété est permanente ou intermittente; ils peuvent être purs de tout mélange ou alterner avec des crises d'excitation hypomaniaque ou de dépression mélancolique. Ils se rapprochent des psychoses périodiques, mais ne doivent pas être confondus avec elles. Quelle est la cause de cette forme d'anxiété? Un état cénesthésique, viscéral, musculaire ou bulbaire? On ne peut faire que des hypothèses. Toutefois il est impossible de dire qu'elle est un pur état psychique. Elle possède, à n'en pas douter, une base organique, indépendante de la volonté, quoiqu'en pense l'entourage des malades atteints de ce pénible état ; elle est un trouble d'un élément physiologique partiel de la fonction psychique et qui suffit à apporter dans la fonction les mêmes désordres que si la fonction était touchée tout entière.

On en peut dire autant de l'*Hypochondrie*. Les malades de cette sorte éprouvent des sensations internes pénibles,

1. Cf. Raymond. *Névroses et psycho-névroses.*

sur lesquelles ils bâtissent des interprétations fausses. On a tendance à attribuer l'hypochondrie à des troubles des sensations viscérales transmises par le système sympathique[1]. Les sensations anormales apportées au cerveau par le sympathique mettraient le trouble dans les opérations constructives de rapports. La doctrine viscérale de l'hypochondrie, soutenue par Head, est basée sur les altérations de la cénesthésie viscérale; ces altérations psychiques s'accompagnent toujours, d'après Head, d'une douleur viscérale réfléchie au niveau des zones tégumentaires déterminées pour chaque organe. Il n'y aurait pas d'hypochondrie purement intellectuelle. Tout état hypochondriaque serait symptomatique d'un trouble de la conscience cénesthésique, provoqué lui-même par un état viscéral anormal. Mais ce trouble mental ne serait possible que chez les prédisposés, c'est-à-dire chez des sujets possédant une substance nerveuse de qualité médiocre. Quelles que soient les interprétations, l'hypochondrie apparaît comme la « conscience de l'état du corps ». Dans la plupart des cas morbides, c'est dans le corps, dans ses changements, dans les phénomènes d'arrêt qu'il subit, et la cénesthésie qui les accompagne, qu'on doit chercher la cause première de la maladie.

Les *cénestopathies* paraissent avoir une origine analogue. On peut les attribuer, elles aussi, au trouble de l'un des éléments qui entrent dans la constitution de la Fonction psychique : les sensations internes ou cénesthésiques. J'en ai dit quelques mots à propos des sensations, et il est exact que la plupart des asthéniques sont en même temps des cénestopathes. Cependant on rencontre des malades chez qui prédominent les troubles cénestopathiques, sans asthénie.

ARTICLE V

Les troubles de la connaissance.

La connaissance est, comme on le sait, la pensée des choses ou de l'objet par un sujet. Etudier la connaissance

1. Pierre Roy. Congrès de Grenoble, 1905.

c'est donc étudier ses relations, les rapports entre l'objet d'une part, le sujet et l'état produit dans le sujet d'autre part, en d'autres termes, ses conditions.

L'étude des symptômes nous a montré que la connaissance peut être déformée par les troubles du jugement logique, de l'activité psychologique, des conditions psycho-physiques (réceptivité et constructivité), des conditions physiques (tendances générales ou spéciales, terrain physique), et que son état indique la nature profonde de la maladie psychique. J'ai cru pouvoir établir que les influences qui agissent sur la connaissance sont d'autant plus puissantes qu'elles se rapprochent de plus en plus des conditionnements physiques et du terrain.

D'une façon générale les troubles de la connaissance peuvent être classés en deux grandes catégories, séparées et, en même temps, unies par des degrés multiples et divers : connaissance *fausse* ou *erreur*; connaissance *absurde* ou *délire*, *partiel* ou *total*; l'erreur étant une contradiction entre la pensée et la vérité objective; le délire ou l'absurde étant une erreur qui choque l'évidence par rapport à celui qui l'émet (Régis). Tous les états psychiques, les plus simples comme les plus compliqués, peuvent être faux ou absurdes : logiques (obsessions, phobies, tics, etc.), psychologiques (sensations, perceptions, états intellectuels, affectifs, etc.), psycho-physiques, physiques (tendances, attitudes). Le contenu psychique ne peut pas servir à caractériser un état psycho-pathologique. Seule la nature de la connaissance révèle les conditions de la pensée et l'état de la maladie.

Telles sont les relations ou conditions de la connaissance, telles qu'elles résultent de l'observation psycho-pathologique. Dans un autre chapitre, j'expliquerai le pourquoi de la connaissance.

ARTICLE VI

Conclusions psycho-pathologiques.

Essayons de dégager les lois générales des états psycho-pathologiques résumés dans les pages précédentes. Nous

nous efforcerons ensuite, dans un autre chapitre, de conclure, si possible, aux lois psychologiques des états normaux.

1° *Les symptômes en général. États nosologiques et états psycho-pathologiques. Leurs rapports.*

L'analyse des symptômes à travers les maladies nerveuses nous a montré que les états psycho-pathologiques ne sont pas nécessairement liés à tel ou tel état nosologique, asthénique, dysthénique ou autre; un même état psycho-pathologique peut être conditionné par tous les états nosologiques, quels qu'ils soient, et il n'y a pas un rapport inévitable entre tel état nosologique et tel état psycho-pathologique. Il est exact, par exemple, que les dysthénies sont des causes fréquentes de troubles physiques et qu'elles accompagnent, sous des formes diverses (hypo ou hyper), les troubles psychiques; mais ces mêmes troubles peuvent être provoqués par les toxi-infections, les scléroses, les états sécrétoires, aussi bien que par les dysthénies.

La neurasthénie doit être déchue de son rôle d'entité, et dissociée. Les états nosologiques qui font partie de cette entité doivent être séparés des états psycho-pathologiques.

Du point de vue psychique, les états nosologiques sont étiologiques, ils altèrent les conditions de la pensée. Mais l'action étiologique ne va pas plus loin, elle conditionne le domaine psycho-pathologique, elle n'explique pas le développement des états psycho-pathologiques. Le développement des états nosologiques s'explique par des lois pathogéniques particulières, et ces lois sont physiopathiques. De même le développement des états psycho-pathologiques s'explique par des lois pathogéniques spéciales, et ces lois sont psychologiques. Bref les phénomènes nosologiques et psycho-pathologiques se conditionnent, mais ils sont indépendants.

Aussi peut-on formuler cette loi, que j'ai signalée à propos des obsessions et que je reproduis ici : les mécanismes pathogènes sont toujours du même ordre que la fonction dans laquelle ils exercent leur action.

2° *Symptômes communs et symptômes particuliers.*
Leurs caractères.

Les symptômes décrits par les terminologies rationnelle ou neurologique sont communs à tous les états psycho-pathologiques ; ils ne caractérisent aucune des espèces psycho-pathologiques désignées sous le nom de psycho-névroses, pour la raison bien simple qu'ils n'expriment pas des troubles de fonctions psychologiques déterminées. Quelle que soit l'étiologie, on trouve partout des troubles de l'attention, de l'association, du jugement, de l'intelligence, de la volonté ; des obsessions, des phobies, des scrupules, de l'inquiétude, de l'émotion, de l'auto-suggestion, etc. En réalité, tous ces symptômes sont communs, avec des degrés divers, et en des proportions diverses, à tous les malades.

Les symptômes vraiment caractéristiques des espèces psycho-pathologiques sont donc autres et nous ont été révélés par la méthode psycho-pathologique. Grâce à cette méthode, j'ai pu montrer que les symptômes les plus communs sont ceux qui expriment les troubles des activités psychologiques les plus récemment acquises dans l'ordre de l'évolution, c'est-à-dire les activités psychologiques et logiques ; les symptômes les plus particuliers sont ceux qui expriment les troubles des activités psychologiques les plus anciennes dans l'ordre de l'évolution, c'est-à-dire les activités psycho-physiques ou physiques. Ainsi les symptômes communs les plus communs sont ceux qui représentent les troubles des expériences externes ou de l'activité logique : obsessions, phobies, tics, scrupules, ruminations, etc. Viennent ensuite, par ordre d'importance, les troubles des opérations internes, ou de l'activité psychologique : opérations dites intellectuelles, affectives ou volontaires, et de leurs conditionnements (attention, association, etc.) ; les troubles des tendances ; les troubles du terrain physique ou de la tonalité générale. A mesure que l'on s'élève dans l'échelle biologique et que l'on se rapproche du terrain, les symptômes deviennent de plus en plus par-

ticuliers et caractéristiques. Cette observation est fort
importante et permet de mieux comprendre les malades
et les maladies ; en outre, elle éclaire la psychologie tout
entière. En effet, malgré l'existence, chez les malades, de
symptômes tout à fait semblables dans la forme verbale,
les maladies sont entièrement différentes par la forme clinique, l'évolution, le pronostic et le traitement. Ainsi les
symptômes tirent leur valeur, non de leur contenu
psychique rationnel et des caractères les plus visibles,
mais de la hiérarchisation des caractères les plus importants.

Les caractères les plus importants et les plus particuliers
sont les caractères d'origine physique, les moins importants
et les plus communs sont les caractères psychologiques et
logiques. Cette constatation psycho-pathologique confirme
le principe de la subordination des caractères : les caractères les plus dominateurs apparaissent les premiers dans
l'évolution des êtres. Cette loi de Laurent de Jussieu est
aussi vraie en psychologie qu'en biologie. Une classification judicieuse des états psycho-pathologiques doit prendre
pour base la subordination de tous les caractères et elle
doit être établie de telle sorte que tous les symptômes
trouvent leur place dans des groupes ayant entre eux des
rapports naturels et logiques.

En résumé, l'analyse des symptômes, m'a permis d'établir les faits suivants : les symptômes psycho-pathologiques
forment des groupes cliniques distincts des groupes cliniques formés par les états nosologiques, mais ces groupes
ont entre eux des rapports constants ; les symptômes
psycho-pathologiques traduisent les troubles d'activités
psychologiques hiérarchisées par l'évolution mais étroitement associées entre elles ; le caractère des symptômes est
donné par l'échelle biologique, les symptômes les plus
communs étant les plus psychologiques et les plus récents
dans l'ordre de l'évolution ; les symptômes les plus particuliers étant les plus physiques et les plus anciens dans
l'ordre évolutif.

ARTICLE VII

Conclusions psychologiques.

1° *La fonction psychique. La pensée et ses conditions.*

La connaissance de l'anormal et du pathologique conduit au normal et au psychologique. La désorganisation de l'esprit permet de comprendre son organisation. La méthode psycho-pathologique peut revêtir des formes diverses, étudier les symptômes généraux ou les symptômes particuliers, les systèmes rationnels secondaires ou les systèmes psychologiques primitifs, elle poursuit toujours le même but : établir les lois psychologiques des états morbides et conclure, si possible, aux lois psychologiques des états normaux (Georges Dumas). Tel est l'objet des pages qui vont suivre.

Il n'est pas inutile de tracer dès l'abord, les limites de ma tâche. Je n'ai pas le dessein de décrire l'essence même de l'esprit et ses raisons ontologiques; je me propose plus simplement de rechercher les *conditions de l'esprit*, c'est-à-dire les relations ou les rapports dont il dépend et d'obtenir ainsi les lois positives des phénomènes psychologiques.

L'analyse des états psycho-pathologiques nous a montré qu'ils traduisent les troubles d'activités diverses, logiques, psychologiques, psycho-physiques et physiques, liées étroitement entre elles et de telle manière que la déformation ou la suppression de l'une d'entre elle provoque un trouble de l'ensemble et détruit l'harmonie de l'esprit. A l'état pathologique ces activités se conditionnent donc sans cesse; elles sont souples et transformables, fluides et non rigides et sans cloisons étanches; elles se transforment et ne se juxtaposent pas. En outre, elles sont conditionnées par les milieux psychiques et physiques. Bref, les états psycho-pathologiques sont sous la dépendance des conditions subjectives du malade et des conditions objectives du milieu ; ils dépendent de l'adaptation du sujet au milieu, et l'adaptation du sujet dépend de ses propres conditions individuelles. Un état psycho-pathologique dépend donc d'un ensemble de relations et de rapports indivisibles et qui ont été partiellement ou totalement faussés.

Transportons cette conception dans le domaine psychologique. Nous pouvons conclure : l'activité psychique totale et normale est le résultat d'un ensemble d'activités psychiques partielles en rapports constants entre elles, mais ces rapports sont normaux, c'est-à-dire bien équilibrés entre eux et avec le milieu. Ces activités sont d'ordres divers : logique, psychologique, psycho-physique ou physique ; elles se transforment mais ne se succèdent pas ; imbriquées ou impliquées les unes dans les autres et non placées ou hiérarchisées les unes à côté, ou au-dessus, ou au-dessous des autres ; elles ne sont pas des juxtapositions de facultés rationnelles ou d'états atomistiques, elles représentent les entités anthropomorphiques esprit et corps. Mais le fond, le trait d'union, la trame des activités psychiques, reste le rapport et l'on peut dire que l'esprit est le résultat d'un ensemble de rapports ou de relations qui se conditionnent.

Il faut bien s'entendre. Le rapport n'est pas une opération construite par une entité subjective, mystérieuse et immuable, personnalité mythologique indéfinie. Il est le corollaire des modes fontionnels psychiques mis en présence, n'existe que par eux et il est impliqué en eux.

Il est la modification ou la déformation subjective des matériaux donnés, dans les conditions d'adaptation où se trouve placé le sujet pour recevoir et construire. Lorsque l'être s'élève au-dessus du simple réflexe, lorsque le réflexe ne suffit plus aux nécessités de la vie, lorsque l'expérience de la douleur où de l'insuccès l'oblige à constater des ressemblances ou des différences entre les impressions, à corriger, à rectifier le réflexe c'est-à-dire l'acte, il arrive à construire un rapport entre deux ou plusieurs faits, il fait une *expérience*. En un mot, toute opération psychique est une expérience et toute expérience est un *rapport*. Depuis la sensation et la perception jusqu'à la volonté, l'intelligence, le sentiment, l'imagination, le jugement, la logique, tout est rapport ou relation entre deux séries d'excitants, produit de réceptivité et de constructivité, par conséquent état transitif, écoulement, relation, devenir. Résultat de l'activité psychique déterminée par les opérations réceptive et constructive, il est le témoin de cette activité, « la base de toute construction intellectuelle », le fait le plus général qui constitue la pensée, la catégorie la plus vaste d'où toutes les autres sont nécessairement issues, « le fait capital de l'esprit, celui qui le définit dans sa nature la plus profonde » [1]. « Le rapport est un état de conscience secondaire qui dépend entièrement de deux ou plusieurs états de conscience primaire. Il n'existe que par eux et disparaît sans eux. Il est surajouté par un acte de la pensée. Il semble avoir pour substratum des mouvements ou des représentations motrices » [2].

Le rapport est donc le témoin de notre activité idéologique, le résultat des rencontres entre l'objet et le sujet, des possibilités qui en découlent et des réussites plus ou moins heureuses de ces rencontres. Les choses se passent comme si — nous le verrons à chaque page de cet ouvrage' — le rapport pensée était créé incessamment par la rencontre du sujet et de l'objet, comme si l'objet n'était rien sans le sujet ; comme si, d'autre part, le sujet ne créait rien et n'avait d'autre action que de réfléchir ce qui, dans l'objet réel, est possible pour lui ; comme si, enfin, la pensée était une certaine réponse à l'excitation venue du dehors ou du dedans, une expérience individuelle et non une catégorie toute faite, c'est-à-dire la formation ou la déformation, par un sujet donné, de matériaux reçus, le choix dans la réalité des éléments possibles pour lui et qui intéressent sa liberté. Si le daltonien n'a pas la pensée du vert, c'est que ses conditionnements subjectifs ne reçoivent pas les excitants avec lesquels on construit l'idée de vert.

1. A. Chide. *La catégorie de relation. Revue philosophique*, septembre 1911.

2. Th. Ribot. *Le problème de la pensée sans images et sans mots. Revue philosophique*, Juillet 1908. *La vie inconsciente et les mouvements.* (F. Alcan.)

Le vert n'intéresse pas ses conditionnements ; il ne pense pas le « vert ».

Le rapport existe dans la transformation d'une excitation sensorielle, par exemple, en sensation-pensée, comme dans le jugement le plus abstrait, le plus logique, raisonnement, déduction, imagination créatrice, etc. Il y a une relation, un rapport dans les mots clarté, obscurité, rouge, vert, bruit, douleur, profondeur, etc., comme il y en a dans cette proposition : cette statue est belle. Le rapport est au fond de toutes les activités. psycho-physique, psychologique et logique, il est un résultat, un témoin. Selon l'état des fonctions réceptive et constructive et de leurs conditionnements, le rapport est clair ou confus, rapide ou lent, solide ou fragile, juste ou faux, absolu ou relatif ; il s'accompagne de croyance, c'est-à-dire d'affirmation ou d'équilibre, ou de doute, c'est-à-dire d'hésitation ou de déséquilibre.

La déformation ou la suppression de l'un quelconque des éléments du rapport fausse le rapport ou le supprime. On pourrait exprimer ces relations sous forme d'équations, car le rapport psychologique est l'équivalent de l'équation mathématique. Si l'on appelle Re la réceptivité, Co la constructivité et Rt le rapport, on a $Re + Co = Rt$. Modifiez ou supprimez Re ou Co, l'équation est déformée. La maladie, qui fait varier à l'infini les valeurs de ces deux termes, provoque des variations concomitantes du rapport. Chacun de ces termes est d'ailleurs le résultat de termes antérieurs qui les conditionnent. Et l'on pourrait les exprimer eux-mêmes en équation. Co, par exemple, comprend la synthèse, la dynamogénie, la stabilisation, la tension, l'association, l'atttention etc.; Re comprend la sensibilité, la conductibilité. Soit $Co = Sy + Dy + St + T + As + Ac$, et $Re = Se + cond$. On a $Rt = Co (Sy + Dy + St + T + As + At.) + Re (Se + Cond.)$ La modification ou la suppression d'un de ces termes modifie évidemment la valeur du produit Rt.

Je n'ai pas le projet irréalisable de mettre la psychologie en équations. Toutefois, la simple expression en valeurs algébriques des valeurs psychiques montre clairement leur dépendance mutuelle et illustre, mieux que ne font les mots, leurs conditionnements, nécessaires comme des enchaînements mathématiques, mais avec la relativité des phénomènes biologiques.

S'il est vrai, comme on l'admet aujourd'hui, qu'une fonction est un ensemble de relations qui s'évoquent l'une l'autre (P. Janet), l'activité psychique est une fonction. Mais éloignons toute équivoque. Je ne veux pas renouveler des querelles un peu désuètes et dire, suivant une parole célèbre, que le cerveau sécrète la pensée, comme le foie sécrète la bile. Les opinions de cette sorte sont aujourd'hui dénuées de sens positif et très éloignées de toute méthode expérimentale précise. D'ailleurs le foie ne sécrète pas à vide et volontairement, il transforme, poussé par les nécessités de l'adaptation, comme l'esprit. Mais il est bien vrai que l'esprit est une fonction, au sens expérimental et limité du mot, une fonction *analogue* aux autres fonctions par ses activités et leurs rapports qui s'emparent de l'objet pour l'assimiler et le transformer en pensée subjective, à la façon des fonctions physiologiques; *différente*, par la nature très spéciale de l'opération qui transforme l'excitant objectif en connaissance subjective et que nous étudierons plus loin sous le nom de subjectivation.

Il est une fonction, parce qu'il est un ensemble d'activités liées entre elles et conditionnées par les nécessités de l'adaptation. Un être qui vit dans un milieu donné, établit avec ce milieu des rapports qui sont des activités psychologiques ou psycho-physiques, ou des fonctions physiques, formées, et parfois déformées, par les conditions subjectives qui le constituent et auxquelles il est soumis, et les conditions objectives imposées par le milieu. Les mots qui nous servent à désigner ces activités ou ces fonctions sont nécessaires au langage, mais il faut bien savoir qu'en aucun cas ils ne doivent signifier que ces activités expriment des entités étanches, créatrices et préformées. Les modes divers de la fonction psychique n'existent pas dans le cerveau à l'état de facultés métaphysiques ou d'images blotties dans les circonvolutions; ils sont à l'état de devenir ou de puissance et deviennent fonctions ou activités, lorsque se présentent les occasions d'agir pour l'adaptation; ils n'ont donc pas d'existence peronnelle et ne vivent que par les conditions qui les provoquent et dans les rapports qu'ils construisent ou dans lesquels ils sont impliqués; ils créent en agissant et cessent d'être en cessant d'agir, comme toutes les fonctions. Le point de départ de la fonction psychique ou de la pensée n'est donc ni l'intelligence, ni la volonté, ainsi que le soutiennent les thèses intellectualiste et volontariste; il n'est pas le désir, comme le disait Aristote, ni l'appétition, selon l'opinion de Leibnitz. Ces termes possèdent un sens rationnel et téléologique qui n'est pas en accord avec les faits. Le *primum movens* de l'activité psychique est la rencontre inévitable de l'objet et du sujet, donc l'adaptation : adaptation obligatoire, sans aucune appétition téléologique, puisque l'objet (au sens général du mot), interna ou externe, entoure le sujet et puisque le sujet possède cette propriété, l'irritabilité biologique, qui devient la sensibilité physiologique, puis la réceptivité psycho-physique, source de toutes les activités psychologiques. La fonction psychique est bien une activité en exercice, au sens biologique employé par Th. Ribot et W. James. Unique au point de départ, elle est divisée par les nécessités de l'adaptation en fonctions et en activités diverses, physiques, psycho-physiques, psychologiques et logiques, telles que l'observation psycho-pathologique nous les a révélées. La psychologie fonctionnelle ramène ainsi à leur place naturelle les facultés rationnelles : intelligence, sentiment et volonté ; elle les considère comme des états verbaux exprimant des groupes de phénomènes de même ordre, des modes particuliers de la fonction psychique et non comme des pouvoirs permanents, créateurs, indépendants des phénomènes et représentant toutes les manifestations de l'esprit. Ainsi compris, ces trois groupes occupent une place légitime dans la terminologie psychologique; mais cette place est conventionnelle. Du point de vue expérimental, cette trilogie rationnelle, érigée en système infrangible et avec l'adresse que l'on sait par Victor Cousin, apparaît comme le résultat d'une observation incomplète et en même temps comme un magnifique poème philosophique créé peu à peu par l'esprit humain placé en face du mystère de la pensée.

2° *La connaissance et ses conditions.*

Mais là ne se borne pas l'étude de la fonction psychique. J'ai dit plus haut que la fonction psychique est analogue aux autres fonctions, mais qu'elle s'en distingue par l'opération très spéciale qui transforme l'excitant objectif en connaissance subjective et fait d'un état psychique, étendu, sensible, spatial, un état psychique, conscientiel, inétendu. Grâce à cette opération, le physique et le psychique, l'objet et le sujet se connaissent et la fonction psychique est achevée. Parti du biologique, connu et explicable, le cycle des opérations qui constituent l'esprit se termine par une opération, qui est un passage du domaine des opérations psycho-physiques au domaine des opérations inconnues et, pour l'instant, métaphysiques. Le problème de la connaissance se présente sous deux formes : la *connaissance de l'objet en soi*; la *connaissance de la vérité.*

a) La connaissance de l'objet en soi est cette opération qui transforme un excitant physique, objectif, en état subjectif de conscience; elle exprime le *passage* du physique ou du physiologique au psychologique conscient. On peut appeler cette opération de passage la *subjectivation*. Comment une telle transformation est-elle possible? On l'ignore. Toute explication précise étant actuellement impossible, on peut l'envisager de deux façons : positive et métaphysique.

Du point de vue *positif*, la connaissance se confond avec l'expérience. Il n'y a pas de dualisme entre le donné ou l'objet en soi, d'une part, et le sujet connaissant, d'autre part, c'est-à-dire avec les rapports provoqués dans le sujet par le donné; il y a unité. L'observation psycho-pathologique ne permet pas de constater une influence quelconque des opérations de passage ou de subjectivations sur les activités psychologiques ou psycho-physiques qui constituent la pensée. Tous les faits qui ont été invoqués par les doctrines occultistes, spirites, théosophiques, n'ont pas encore été assez prouvés pour être retenus par la critique. Nous devons conclure, jusqu'à plus ample informé, que la chaîne des rapports conditionnés qui forment la pensée s'arrête au « passage » ou subjectivation. Nous devons prendre le passage comme un fait, un donné impliqué nécessairement dans l'expérience. « Il n'y a pas à dire pourquoi il y a expérience, dit M. Abel Rey, parce que l'expérience est un fait, et qu'à ce titre elle s'impose »[1].

Du point de vue *métaphysique*, on peut proposer une autre hypothèse : Etant donné la chaîne des rapports qui partent du domaine biologique, le passage peut être considéré, lui aussi, comme un rapport, une relation entre le monde physique, ou expérimental, et le monde métaphysique, qui échappe à l'observation et à l'expérience. Ce passage serait alors un *rapport psycho-métaphysique*, qui achèverait l'échelle des rapports qui constituent la pensée et vont du biologique au métaphysique. Les fonctions ou rapports psycho-physiques ne seraient que des fonctions physiologiques, le physique et le psychique ne se connaîtraient pas sans l'opération de subjectivation, mais il est vrai que celle-ci n'existerait pas sans les rapports psycho-physiques; et cela prouve une fois de plus l'union indivisible de l'esprit et du corps. Si le conditionnisme est une loi universelle, on peut dire qu'il ne peut y avoir de lacune ou d'arrêt dans les rapports entre le monde sensible, connu, et le monde supra-sensible, mal connu ou inconnu, mais dont l'existence est difficilement niable. La communication se ferait par le passage, ou subjectivation, que la science positive est impuissante à expliquer. Telle est l'interprétation hypothétique que l'on pourrait proposer du point de vue métaphysique.

---

[1]. Abel Rey. *La Philosophie moderne*, p. 259.

Il est à peine utile de dire que, tout en posant l'hypothèse métaphysique, l'interprétation positive est la seule qui puisse servir de guide à la psycho-pathologie et à la clinique. Dans l'état actuel des choses, aucune observation positive ne nous autorise à conclure à l'action du monde supra-sensible, en psycho-pathologie, en pathologie et en thérapeutique. L'état de la pensée est lié à l'état des conditions subjectives. La psychologie est « la science des relations par lesquelles le donné dépend de l'état de l'être auquel il est donné » (Abel Rey). Telle est la position du point de vue expérimental. Du point de vue métaphysique, on doit ranger le problème du passage dans ce qu'on appelle la *Psycholologie transcendante*. Celle-ci a pour objet l'étude des phénomènes psychiques dont les lois scientifiques sont encore inconnues, tels que les faits religieux [1], par exemple, et aussi, dans un autre domaine, les faits occultistes, télépathiques et médiumniques. Nous ne connaissons pas toutes les lois de la nature. S'il est vain d'affirmer *a priori* il est impossible de nier l'existence dans le monde d'un formidable réservoir d'inconnu.

b) La connaissance de la vérité nous ramène à l'expérience pure. J'ai montré que les états psycho-pathologiques sont caractérisés dans la plupart des cas par une connaissance inexacte de la vérité. La connaissance peut être fausse (erreur simple ou contradiction entre la pensée et la vérité), ou absurde (erreur qui choque l'évidence). Toutes les formations psychiques quelles qu'elles soient, les plus simples comme les plus compliquées, peuvent être fausses ou absurdes : sensations, perceptions, jugements, imagination, sentiments, raisonnements, obsessions, phobies, tics, etc., etc.

Dans un précédent chapitre, j'ai exposé les conditions de la connaissance, c'est-à-dire les relations dont elle dépend. Une formation psycho-pathologique est stabilisée lorsqu'elle assure le meilleur équilibre possible des rapports entre les activités psychiques du sujet, dans l'état

1. Cf. à ce sujet, l'enquête de W. James sur l'*Expérience religieuse*, les ouvrages de Myers, Ribot, Leuba, J. de la Vaissière, etc.

actuel où il se trouve. Dans les cas pathologiques, la stabilisation est équilibrée par des conditions pathologiques
et elle ne peut l'être que par ces conditions pathologiques.
La connaissance n'est donc pas toujours, dans les cas
pathologiques, adéquate à la vérité objective; mais elle ne
peut pas être autre, puisque ses conditions sont pathologiques. Ainsi l'on aperçoit la part prépondérante du coefficient individuel dans la connaissance de la vérité, c'est-
à-dire dans les erreurs ou les absurdités des névropathes
et l'on connaît que s'il existe des vérités objectives et
universelles, il existe aussi des vérités subjectives qui,
pour un individu en état pathologique, constituent la
vérité.

On peut dire que la connaissance de la vérité se présente sous deux aspects : l'aspect *subjectif* et l'aspect
objectif. Une connaissance est vraie subjectivement, lorsqu'elle assure l'équilibre des activités psycho-physiques
du sujet dans l'état présent de ses conditionnements. Si
ces conditionnements sont pathologiques, la connaissance
est, avec des degrés divers, fausse ou absurde objectivement, mais elle est, pour le sujet, la vérité. Une connaissance est vraie objectivement, lorsque l'ensemble des relations qui la constituent est vérifiée par l'expérience
objective et universelle. Il arrive que ces deux vérités
entrent en conflit. Lorsque le sujet est nettement pathologique le doute n'est pas permis : c'est la vérité objective
qui est vraie. Mais il arrive aussi que certaines vérités
tenues pour objectives soient des erreurs consacrées par
des traditions, anciennes ou récentes, mais dépourvues
de bases expérimentales solides. Ceux qui les remettent
en question passent aux yeux de ceux qui les conservent
jalousement pour des fous inquiétants. En pareille matière,
l'expérience sous toutes ses formes est le seul criterium
qui permette de trancher le différend et d'établir l'autorité
de la vérité expérimentale.

En résumé, connaître la vérité objective ou le donné,
c'est apporter dans ses relations avec le donné un coefficient individuel, c'est former avec ce donné des relations
qui dépendent des conditions subjectives. La fonction de

la connaissance est d'introduire l'objet dans l'expérience individuelle et dâns toutes les relations impliquées par l'activité subjective et ses conditions multiples. Toute connaissance est donc une formation ou une déformation personnelle de la vérité, elle n'est pas un agent de création proprement dite, elle est un agent de choix. L'équilibre des rapports entre les activités psychologiques et psycho-physiques (normales ou anormales) du sujet d'une part, et l'excitant objet ou le donné, d'autre part, telle est la cause de la connaissance de la vérité.

3° *La Psychologie fonctionnelle.*

L'observation psycho-pathologique conduit à la *Psychologie fonctionnelle*, aboutissement de toutes les psychologies expérimentales. L'esprit est une fonction à la fois physique, psycho-physique, psychologique (et peut-être psychométaphysique pour ceux qui donnent « au passage » une interprétation métaphysique). Comme toutes les fonctions, la fonction psychique est un ensemble, un système de rapports nécessaires entre deux ou plusieurs séries d'activités et qui s'évoquent l'une l'autre ; elle embrasse le domaine biologique et le domaine psychologique et s'insère dans l'un comme dans l'autre. L'union des rapports biologiques et psychologiques (corps et esprit dans l'hypothèse anthropomorphique) est indivisible. Le point de départ de la fonction est l'adaptation, avec toutes ses nécessités. Un organisme vivant dans un milieu donné est contraint de s'adapter à ce milieu, c'est-à-dire d'échanger avec ce milieu des relations qui lui permettent de s'équilibrer avec lui afin d'atteindre à la meilleure vie possible. Ces relations ou rapports forment les fonctions. La fonction psychique est un moyen, une condition indispensable et spéciale d'adaptation. Les activités diverses qui la constituent aboutissent à la formation de l'expérience individuelle, ou donné, ou objet. L'expérience est donc toujours subjective ; elle est une déformation individuelle du donné objectif, parce qu'elle dépend des conditions du sujet. En d'autres termes, le donné ou objet dépend de l'état du sujet auquel il est donné et qui connaît. Plus les conditions s'éloignent de la normale, plus la part de subjectivité est considérable. C'est pourquoi, dans les états psycho-pathologiques, la tâche du médecin est de désubjectiver l'expérience, en ramenant à la normale possible les conditions individuelles et en réduisant ainsi la part du coefficient personnel.

La fonction psychique apparaît comme le résultat d'une activité unique à l'origine et divisée par les nécessités de l'adaptation en activités multiples, diverses et transformables. Mouvante comme une eau vive, selon l'expression de W. James, elle se prête avec une rare souplesse à toutes les tâches de l'adaptation. Elle est toujours activité, c'est-à-dire action : d'abord réception d'impressions, puis construction de mouvements simples et de plus en plus compliqués, perfectionnés et adaptés ; impressions agréables ou désagréables, construction de mouvements utiles ou nuisibles, activités psychologiques et logiques, attention, association, conscience, mémoire, jugement, connaissance... Tous ces mots du langage psychologique, comme d'ailleurs les mots intelligence, sentiment et volonté, sont de simples expressions verbales traduisant l'effort de l'homme vers l'unité, exprimant des instants d'expérience découpés par le langage dans le devenir universel, des unités transitoires dans l'éternel mouvement fonctionnel.

L'unité et l'identité de l'esprit ne sont pas provoquées par quelque chose d'extérieur à l'être, mais par l'effort adaptatif qui intègre le conséquent à l'antécédent et maintient l'unité à travers la mobilité et la fluidité du devenir, à moins que les fonctions psycho-physiques du sujet ne permettent ni cet effort, ni cette unité ; c'est alors la pathologie qui entre en scène, avec les dysthénies, les désagrégations ou les délires.

Telle est, dans l'hypothèse positive, l'interprétation probable. Dans l'hypothèse métaphysique, on peut faire intervenir pour l'interprétation de l'unité et de l'identité, un principe externe, par l'intermédiaire du « passage » ou « rapport psycho-métaphysique ». L'avenir décidera.

ARTICLE VIII

Essai de terminologie et de classification.

1° *Les dyspsychismes et la méiopragie psychique.*

Si l'esprit est une fonction, comme j'ai essayé de le démontrer, les maladies de l'esprit, c'est-à-dire les états psycho-pathologiques, sont des maladies de la fonction psychique. Les termes qui, actuellement, servent à les désigner : psycho-névroses, neurasthénie, hystérie, pithiatisme, sont des mots trop vagues ou trop particuliers et qui ne sont pas en rapport avec les troubles fonctionnels définis.

Il importe de choisir des mots appropriés et en relations précises avec les phénomènes. Les mots les plus simples étant les meilleurs, je crois qu'on peut appeler *Dyspsychismes* les maladies de la fonction psychique, comme on appelle dyspepsies les maladies de la fonction gastrique, dystrophies les maladies des fonctions nutritives, etc. Le mot est régulièrement construit, il dit bien tout ce qu'il faut dire et rien de plus. Il peut être employé dans la terminologie scientifique comme dans la pratique médicale. Il ne préjuge rien et laisse la place à tous les diagnostics complémentaires; on peut dire d'un malade qu'il est dyspsychique sans éveiller sa susceptibilité. Il a l'avantage de placer la question sur son véritable terrain, en établissant tout de suite qu'une maladie psychique est le trouble d'une fonction obéissant aux lois naturelles et où les vieilles entités, esprit et corps, sont unies indivisiblement, mais en des proportions qu'il appartient au médecin de découvrir. Enfin il rend inutiles et caducs les mots désignant des entités pathologiques ou psychologiques mal construites et aussi les classifications ayant pour bases des catégories purement verbales ou des espèces bâtardes à la fois nosologiques et psychologiques.

Les dyspsychismes peuvent être accidentels et *symptomatiques*, et conditionnés par les états nosologiques les plus divers; ou permanents et *idiopathiques*, et provoqués par la pathologie des éléments psychiques ou physiques de la fonction. Les dyspsychismes idiopathiques expriment la faiblesse ou la débilité, congénitale ou acquise, de la fonction psychique totale ou de l'un de ses modes; ils révèlent un état fonctionnel psychique défectueux et permanent que l'on peut appeler *méiopragie psychique*. On sait que ce terme désigne aujourd'hui la diminution du rendement d'une fonction, c'est-à-dire la réduction de sa production fonctionnelle et l'impossibilité de prolonger l'effort fonctionnel. On a décrit les méiopragies cardiaques, gastriques, hépatiques, surrénales, etc. Si l'esprit est une fonction, il obéit aux lois naturelles. Son rendement, soumis aux lois biologiques, peut être diminué pour les raisons pathologiques qui diminuent le rendement de toutes les fonctions soit d'une façon accidentelle, soit d'une façon permanente. La méiopragie psychique est le résultat d'une diminution fonctionnelle permanente soit par structure constitutionnelle défectueuse, soit par lésions cellulaires consécutives à des accidents dynamiques ou statiques. Elle n'est pas toujours une insuffisance, comme on pourrait le croire, elle peut être provoquée par tous les troubles de la fonction, qu'ils résultent d'une augmentation, d'une diminution ou d'une perversion de la fonction totale ou de l'un de ses modes.

Les méiopragies constitutionnelles expriment une tare héréditaire du système nerveux; elles sont des tares d'évolution se traduisant par un état psychique particulier, anormal, et pouvant s'accompagner de malformations physiques légères (malformation du crâne, de la face, de la voûte palatine, de l'oreille, etc., débilité motrice, asthénie physique, etc.); mais elles permettent une adaptation sociale au moins relative et parfois totale.

La méiopragie doit être distinguée de la débilité mentale proprement dite, ou faiblesse d'esprit, qui est l'expression d'un vice d'organisation notablement plus marqué, avec adaptation sociale difficile ou impossible, et aussi, *a fortiori*, des états psychopathiques des dégénérés (psychoses raisonnantes ou délirantes). La méiopragie est évidemment une tare de dégénérescence et le méiopragique constitutionnel peut être considéré comme un dégénérescent, suivant l'expression de Régis, mais non comme un dégénéré. Celui-ci est un sujet doué d'une véritable infirmité mentale, expression d'un terrain particulièrement taré. Sans doute le terrain méiopragique est favorable à l'éclosion des accidents psychopathologiques; mais le méiopragique pur présente plus simplement de la diminution du rendement fonctionnel, c'est-à-dire une réduction de la production psychique avec impossibilité d'un effort psychique prolongé. On peut décrire deux variétés de méiopragie : *la méiopragie* (constitutionnelle ou acquise) *sans accidents*, mais avec les dyspsychismes qui caractérisent la méiopragie psychique; *la méiopragie avec accidents*, qui comporte, outre les dyspsychismes précédents, les dyspsychismes qui caractérisent les maladies nerveuses.

La méiopragie a des *degrés* qui dépendent de la nature du terrain qui lui donne naissance. Plus le terrain est taré, plus la méiopragie est marquée, et inversement. C'est une question de nuances. La méiopragie touche d'un côté au normal, de l'autre à l'anormal, et se confond peu à peu avec les psychoses des dégénérés; elle forme la transition entre le normal et l'anormal.

Le *pronostic* des méiopragies s'établit d'après les caractères des états psycho-pathologiques et la nature du terrain. Les dyspsychismes provoqués par la tare psychique constitutionnelle peuvent être améliorés avec de la méthode et de la discipline, et même améliorée au point que le méiopragique peut avoir une vie normale et paraître supérieur même à bien des normaux. La constitution originelle, physique ou psychique, est un conditionnement inévitable et que l'on ne détruit pas; mais elle s'améliore avec les années. Les maladies nerveuses qui surviennent dans la jeunesse, sont en effet des maladies *d'évolution*. Des recherches histologiques ont démontré que les cellules nerveuses des névropathes jeunes n'ont pas atteint leur développement complet. Ce sont des cellules infantiles. On a depuis longtemps noté l'infantilisme de la plupart des névropathes : infantilisme sensitif, moteur et psychique. On le constate chez les névropathes les plus intelligents et chez ceux-là même qui se sont illustrés dans les sciences, les lettres ou les arts[1]. Mais, à travers les événements pathologiques, les cellules peuvent continuer leur développement et elles deviennent adultes vers quarante, cinquante ou soixante ans. Il est donc un correctif à la fatalité biologique, quand il s'agit d'une maladie d'évolution. Il n'en est pas de même dans les maladies nerveuses *d'involution* (démence sénile et aussi certaines formes de mélancolie ou de psychoses). Il ne s'agit plus d'une tare d'organisation mais d'une tare de désorganisation, et la marche des années n'a d'autre résultat que d'aggraver la maladie.

Telle est la méiopragie psychique; elle prendra, je l'espère, la place légitime à laquelle elle a droit dans la nosologie générale, parmi les méiopragies fonctionnelles, parce qu'elle est l'expression d'une réalité.

2° *Classifications.*

Cela étant établi, il devient plus facile de classer les états psycho-pathologiques, ou dyspsychismes. Une classification judicieuse doit être fondée, comme on sait, sur la hiérarchisation des caractères et la séparation des caractères psychologiques et nosologiques.

Dans une première classification, analytique, je rangerai les dyspsychismes proprement dits, c'est-à-dire les troubles de la fonction psychique. En matière de troubles psychiques, la classification psychologique doit occuper la première place : un état psychique peut être provoqué par les états nosologiques les plus divers, mais il est avant tout psychologique. Il appartient au clinicien d'étudier et de classer d'abord l'état psychique du point de vue psychologique fonctionnel, et de chercher ensuite ses rapports avec les états nosologiques. Ainsi procèdent tous les cliniciens, ils étudient le trouble de la fonction atteinte et

---

1. Anatole France signale l'éternelle adolescence des poètes et des artistes (*Le lys rouge*).

ensuite ses rapports avec les états nosologiques, diathésiques et autres. Les psychiatres ne procèdent pas autrement; ils étudient d'abord l'état psychopathique, puis, si cet état n'est pas primitif, ils recherchent l'état nosologique qui le conditionne [1].

Dans une seconde classification, *synthétique* et *clinique*, je montrerai les Dyspsychismes dans leurs rapports avec les états nosologiques et les combinaisons diverses produites par ces rapports.

Les types ou syndromes ainsi obtenus ont leurs caractères propres, mais ne constituent, à aucun degré, des psycho-névroses autonomes avec les caractères d'entités qui leur sont actuellement attribués.

Une troisième classification comprendra *les groupes* ou *syndromes* cliniques les plus fréquents. Je me bornerai à citer les principaux. Enfin, dans un dernier tableau, je classerai les dyspsychismes d'après leur *évolution* et leur *marche*. Les troubles psychiques peuvent être en effet *aigus* et *accidentels* et naître sur un terrain normal ou prédisposé (*dyspsychismes-accidents*), ou *chroniques* et permanents soit d'emblée, soit secondairement (*dyspsychismes constitutionnels* ou *méiopragies psychiques*).

TABLEAU PREMIER

CLASSIFICATION ANALYTIQUE PSYCHO-PATHOLOGIQUE

Les Dyspsychismes.

I. — Dyspsychismes des *Expériences externes* et en particulier de *l'activité logique* : troubles des rapports entre les idées, entre le sujet et l'objet, ou *réactions d'inadaptation* : émotions, ruminations, obsessions, phobies, tics, et aussi pithiatisme à forme paralogique simple.

II. — Dyspsychismes des *Expériences internes* ou de *l'activité psychologique* : troubles des rapports entre les phénomènes, ou *actions défectueuses d'adaptation* : troubles des états groupés par la terminologie rationnelle sous

1. Cf. la classification de Régis.

les termes d'états intellectuels, états affectifs ou de sentiments, états psycho-moteurs.

III. — Dyspsychismes des *activités physico-physiques,
conditions* des activités logiques et psychologiques :
attention, association, stabilisation, dynamogénie, inhibition.

IV. — Dyspsychismes des *activités psycho-physiques,
réceptivité et constructivité, conditions* des activités logiques et psychologiques. — *Activité réceptive* : États appelés
hystériques, avec diminution fonctionnelle des opérations
réceptives dans tous les domaines : hystérie passive ou
paralytique (anesthésie, paralysie, amnésie, etc.), hystérie
convulsive (spasmes, contractures, attaques, etc.); pithiatisme par trouble de l'activité réceptive consciente. — *Activité constructive* : États appelés neurasthéniques, avec
diminution fonctionnelle des opérations constructives
psychiques dans tous les domaines des activités logiques et
psychologiques.

V. — Dyspsychismes de *l'unité psychologique conscientielle.* — Les Désagrégations, transformations et substitutions des activités psycho-physiques et psychiques : activité consciente de choix, ou créatrice; activité conservatrice, ou automatique; activité réceptive, activité constructive.

VI. — Dyspsychismes de *l'unité personnalité.* — Désagrégation de *l'unité* et de *l'identité* (dépersonnalisations).

VII. — Dyspsychismes des *Tendances, Attitudes ou
Dispositions.*

1. TENDANCES SPÉCIALISÉES. — *a) Tendances physiques*
(instincts, appétits) : *dépenses* (centrifuges +, centripètes —); *recettes* (centrifuges — centripètes +).

b) Tendances psycho-physiques : *excitation* (centrifuges + centripètes —); *dépression* (centrifuges — centripètes +); *oscillation* (alternance ou circularité).

c) Tendances psychiques : *Altruisme* : centrifuges +
(altruisme intéressé); centripètes — (altruisme désintéressé); *Égoïsme* : centrifuges + (égoïsme intéressé par

calcul); centripètes — (égoïsme intéressé par insuffisance); *Égotisme* : centripète +, centrifuge + (égoïsme désintéressé).

2. Tendances, Attitudes, Dispositions ou Tonalités générales. — *a) Conditions dynamiques. — Hypopsychisme* : Diminution fonctionnelle de tous les modes de la fonction psychique (analogie avec l'état de dépression mélancolique, mais sans état affectif) ; *Hyperpsychisme* : augmentation fonctionnelle de tous les modes de la fonction psychique (en quantité et non en qualité ; analogie avec l'état hypomaniaque) ; *Circularité* : alternances de diminution et d'augmentation. Dyspsychismes cycliques.

b) Conditions statiques. — α. *Attitudes sensitives ou sensorielles* : dyspsychismes par déséquilibre des réactions sensitives ou sensorielles (algies, paresthésies, névralgisme de Sicard, hallucinose de Dupré, hyperesthésies sensorielles, etc.), — β. *Attitudes motrices* : dyspsychismes par déséquilibre des réactions motrices (muscles striés et muscles lisses, réflexes tendineux) ; spasmes, tremblements, crampes, myoclonies, réflexes exagérés (déséquilibration motrice de Dupré). — γ. *Attitudes vaso-motrices* : Dyspsychismes par déséquilibre du grand sympathique et de l'appareil vago-sympathique, des réactions bulbaires et vaso-motrices. — δ. *Attitudes émotives* : Dyspsychismes par déséquilibre de l'appareil émotif (constitution émotive de Dupré). — ε. *Attitudes anxieuses* : Dyspsychismes par exagération du déséquilibre émotif ; état anxieux (syndrome anxieux de Dupré). — ζ. *Attitudes cénestopathiques* : Dyspsychismes par déséquilibre de la cénesthésie (syndrome cénestopathique de Dupré). — η. *Attitudes hypocondriaques* : Dypsychismes par déséquililibre de la sensibilité viscérale ; syndrome hypocondriaque.

VIII. — *Dyspsychismes de la connaissance.*

1° Connaissance fausse ou *Paralogisme.*

2° Connaissance absurde ou *Parapsychisme ;*

TABLEAU II

CLASSIFICATION SYNTHÉTIQUE

Les Dyspsychismes et les états nosologiques. Groupes, Types ou Syndromes psycho-nosologiques.

1. **DYSPSYCHISMES SYMPTOMATIQUES.** — *a)* Dyspsychismes des *Dysthénies* (troubles de la fonction sthénique); *Hypo* ou *asthénies* (épuisement ou surmenage, infections, intoxications, scléroses, maladies du système nerveux); *Hypersthénies* (infections, maladies du système nerveux).

b) Dyspsychismes des *Psychoses* à la période prémonitoire (manie ou hypomanie; mélancolie; folie maniaque dépressive; psychose systématisée progressive; confusion mentale; démence précoce).

c) Dyspsychismes des *Intoxications* : auto-*intoxications* (secrétoires, gastro-intestinales, hépatiques, rénales, rhumatismes, diabète, etc.), exo-*intoxications* (morphinisme, éthérisme, alcoolisme, saturnisme, etc.).

d) Dyspsychismes des *Infections* : tuberculose, syphilis, cancer, fièvres typhoïde, éruptives, grippe, etc.

e) Dyspsychismes des *maladies du système nerveux* : Hémorrhagie, ramollissement, scléroses, paralysie générale, maladie de Parkinson, tabes, chorée, épilepsie; états physiopathiques d'origines réflexe.

f) Dyspsychismes des dyscrasies : anémies, chloroses.

2. **DYSPSYCHISMES IDIOPATHIQUES.** — *a)* Dyspsychismes des *Dégénérescents.*

Les *méiopragies psychiques:* 1° méiopragie *totale* (toute la fonction psychique en état de méiopragie);

2. Méiopragies *partielles* : méiopragie des activités logiques, psychologiques, physico-psychiques, psycho-physiques (réceptive, ou hystérie), (constructive, ou neurasthénie); physiques (tendances spécialisées ou générales).

b) Dyspsychismes des *Dégénérés* : Débilité mentale. Psychoses morales (folie morale). Psychoses raisonnantes ou délirantes (persécutés, persécuteurs, interprétateurs, auto-accusateurs, jaloux, ambitieux, processifs, mystiques, politiques, régicides). Psychoses sexuelles (érotisme ou frigidité, onanisme, sadisme, masochisme, fétichisme, exhibitionnisme, bestialité, nécrophilie, inversion sexuelle).

TABLEAU III
Les Syndromes cliniques.

1° SYNDROME PARALOGIQUE. — Dyspsychismes de *l'activité logique. Syndrome simple, idiopathique :* troubles du jugement logique spécialisé ou généralisé, avec ou sans réactions d'inadaptation (obsessions, phobies, tics, ruminations, etc.). Neurasthénies de Déjerine et de Dubois (de Berne). Pithiatisme simple de Babinski. *Syndrome symptomatique :* dans les états psycho-pathologiques ; hypo-constructifs (asthéniques), hyporéceptifs (hystériques), automatiques, anxieux, cénestopathiques, hypochondriaques, dégénérescents.

2° SYNDROME PSYCHO-PATHOLOGIQUE. — Dyspsychismes de *l'activité psychologique :* troubles des opérations intellectuelles, affectives, psycho-motrices, avec ou sans paralogisme. — *Idiopathique :* intelligence mineure, niaiserie, sottise, bêtise ; affectivités anormales ; volontés anormales. — *Symptomatique :* dans les types cliniques qui suivent.

3° SYNDROMES HYPOPSYCHIQUES. — *a)* Syndrome *hypo-constructif :* avec insuffisance des activités psycho-physiques constructives dans tous les modes fonctionnels psychiques (neurasthénies de Beard et Charcot) ; *b)* syndrome *hypo-réceptif,* avec insuffisance des activités psycho-physiques réceptives dans tous les modes fonctionnels psychiques, avec ou sans désagrégation, avec ou sans substitution et transformation des activités psychiques (hystérie de Charcot, Hystérie-Pithiatisme de Babinski).

4° SYNDROME HYPERPSYCHIQUE. — Avec augmentation fonctionnelle des conditions physiques de la fonction psychique et dyspsychismes consécutifs, paralogiques et psycho-pathologiques (type analogue à l'hypomanie des psychiatres).

5° SYNDROME DE DÉSAGRÉGATION CONSCIENTIELLE AVEC AUTO-MATISME. — Exagération et prédominance de l'activité conscientielle automatique par désagrégation de l'unité psychologique de la conscience ou de la personnalité. Peut se rencontrer dans tous les états psycho-pathologiques, quels que soient les types fonctionnels psychiques ou les étiologies nosologiques.

6° SYNDROME ANXIEUX. — Exagération du déséquilibre émotif; troubles de l'une des conditions statiques de la fonction psychique. Dyspsychismes consécutifs des activités psychologiques et logiques (syndrome anxieux de Dupré, névrose d'angoisse de Freud et de Hartenberg).

7° SYNDROME CÉNESTOPATHIQUE. — Trouble pathologique de la cénesthésie générale, l'une des conditions statiques de la fonction psychique (syndrome cénestopathique de Dupré).

8° SYNDROME HYPOCHONDRIAQUE. — Trouble pathologique de la sensibilité viscérale, l'une des conditions statiques de la fonction psychique (hypochondrie classique).

9° SYNDROME PARAPSYCHIQUE. — Ce type clinique est caractérisé par la connaissance absurde de l'objet, c'est-à-dire par l'absurdité de la pensée, quelle que soit cette pensée, logique ou psychologique; il peut se rencontrer dans tous les types précédents. Je veux dire que toute pensée pathologique (dyspsychisme) peut être fausse ou absurde (voy. classification psycho-pathologique).

10° SYNDROME MÉIOPRAGIQUE. — Diminution du rendement fonctionnel de la fonction psychique (voy. p. 478).

Les dix types que voilà sont les syndromes cliniques

principaux; ils représentent les groupes cliniques qui associent les états psycho-pathologiques et leurs conditions nosologiques. Ils ne sont pas les seuls et n'épuisent pas toute la réalité clinique. Les troubles fonctionnels psycho-pathologiques, essentiellement mouvants et variables, peuvent former des combinaisons multiples qu'il appartient au clinicien de découvrir et de classer dans les cadres que je propose et qui paraissent plus exacts et plus souples que ceux des psycho-névroses. La psycho-pathologie écarte les cadres rigides et les cloisons étanches.

TABLEAU IV

LES DYSPSYCHISMES ET LEUR ÉVOLUTION

I. — Dyspsychismes *aigus* ou *accidentels* (chez les normaux ou les anormaux méiopragiques) : tous les dyspsychismes et tous les syndromes cliniques. Étiologies physiques (surmenages, toxi-infections, troubles secrétoires, scléroses), ou psychiques (chocs émotifs, inadaptations sociales). Curables avec restitution totale à l'état antérieur.

II. — Dyspsychismes *chroniques*: *idiopathiques*, constitutionnels *primitifs* (méiopragies psychiques); maladies d'évolution, améliorables par la marche naturelle de la structure cellulaire; *secondaires* ou *symptomatiques* : toxi-infections (améliorables); scléroses, involution (affaiblissement progressif).

III. — Dyspsychismes *intermittents* ou *cycliques* (plutôt chez les dégénérés et dans les psychoses).

IV. — Dyspsychismes *évolutifs* (paraissant suivre une évolution dont les causes sont encore inexpliquées) : tous les Dyspsychismes.

Classification psychologique.

Si nous passons de l'anormal au normal, la classification psycho-pathologique conduit à la classification psychologique fonctionnelle suivante :

PSYCHOLOGIE FONCTIONNELLE

Tableau schématique de la fonction psychique.

(Activité biologique unique, divisée en activités particulières.
spécialisées par les nécessités de l'expérience et de l'adaptation.) [1]

A. — *Les conditions des expériences.*

I. — CONDITIONS PHYSIQUES DES EXPÉRIENCES.

1° *Tendances, dispositions, attitudes* ou *tonalités générales*, issues du *terrain*, ou vie profonde, et de ses *conditions*.

a) Conditions statiques : attitudes sensitives, motrices, cénesthésiques, vaso-motrices, émotives.

b) Conditions dynamiques : attitudes hypopsychiques (diminution des activités fonctionnelles); hyperpsychiques (augmentation des activités fonctionnelles en quantité et en qualité); circulaires (alternances de diminution et d'augmentation).

2° *Tendances* ou *attitudes spécialisées : centripètes ou centrifuges.*

a) Tendances physiques : instincts ou appétits : centripètes (entraînant les recettes); centrifuges (entraînant les dépenses).

b) Tendances psycho-physiques : excitation, dépression ou oscillation, par le jeu des activités centripètes et centrifuges.

c) Tendances psychiques : altruisme, égoïsme, égotisme, (par le jeu des activités centripètes et centrifuges).

II. — CONDITIONS PHYSICO-PSYCHIQUES des expériences : dynamogénie, inhibition, stabilisation automatique, attention, association.

III. — CONDITIONS PSYCHO-PHYSIQUES : activités psycho-physiques : activité réceptive; activité constructive (ces

---

1. Toutes les activités psychiques doivent être rangées sur le même plan. Il n'y a pas de système de valeurs en psychologie. J'ai adopté la hiérarchie des acquisitions psychologiques dans l'ordre probable de l'évolution et d'après la loi de dissolution de Ribot.

activités servent à former toutes les activités psychologiques et logiques, c'est-à-dire toutes les expériences psychiques internes et externes).

B. — *Les expériences psychologiques.*

I. — ACTIVITÉ PSYCHOLOGIQUE OU EXPÉRIENCE INTERNE (construction de rapports ou relations entre les phénomènes)[1].

a) Opérations d'ordre intellectuel : groupe de phénomènes de même ordre, différenciés par la nature de l'excitant, qui est objectif : sensation, image, perception, jugement psychologique, croyance, premiers principes, mémoire, imagination.

b) Opérations d'ordre affectif : groupe de phénomènes de même ordre, différenciés par la nature de l'excitant, qui est plutôt subjectif : plaisir, douleur, indifférence ou anhédonie, joie et tristesse, amitié et amour, passions.

c) Opérations d'ordre psycho-moteur : opérations primitives : tendances physio-psychiques d'origine interne (excitation, dépression, oscillation); d'origine externe : (facilité et difficulté, intérêt et désintérêt, sympathie et antipathie); opérations psycho-motrices : jugement pratique adaptatif ou réaction motrice, volonté; opérations d'inhibition; opérations d'automatisme.

II. — ACTIVITÉ LOGIQUE OU EXPÉRIENCE EXTERNE (construction de rapports entre les idées, entre le sujet et l'objet) : jugement logique, raisonnements : induction, déduction; analyse, synthèse.

C. — *Les Unités ou Synthèses psychologiques.*

I. — UNITÉ CONSCIENTIELLE. — Conscience et subconscience. Activité psychique de choix, ou créatrice; activité psychique conservatrice, ou automatique.

II. — UNITÉ PERSONNALITÉ. — Unité, identité.

---

1. Les opérations psychologiques ont été classées par la psychologie rationnelle en trois groupes que l'on peut conserver, à la condition de les considérer comme des groupes verbaux de phénomènes de même ordre.

D. — *L'opération de connaissance.*
La connaissance ou *pensée de l'objet.*

a) *Connaissance de la vérité* : conditionnée par l'équilibre des rapports subjectifs ou des rapports avec l'excitant-objet. Une idée est vraie subjectivement quand elle assure l'équilibre fonctionnel psycho-physique, subjectif et momentané. Connaissance *fausse* (erreur) et ses conditions ; connaissance *absurde* (délire) et ses conditions. Une idée particulière est vraie quand elle est vraie objectivement, c'est-à-dire lorsque l'ensemble des relations qui la constituent est vérifiée par les expériences universelles et indépendantes du sujet qui connaît cette expérience particulière.

b) *Connaissance de l'objet.* — Transformation de l'objectif en subjectif, ou *Passage*. Interprétation positive : la connaissance se confond avec l'expérience, il y a unité. Interprétation métaphysique : il peut exister un rapport psycho-métaphysique, c'est-à-dire, tout étant rapport, le passage pourrait être un rapport entre le monde sensible et le monde supra-sensible.

ARTICLE IX

Conclusions philosophiques.

L'Expérimentalisme.

Il n'est pas une vérité scientifique qui n'ait servi de prétexte aux philosophes pour construire une explication générale de l'esprit ou de l'univers.

Les mathématiques ont été, dès la plus lointaine antiquité, la source principale des systèmes philosophiques. La plupart des grands philosophes ont été des mathématiciens illustres. Avec Cabanis d'abord, puis avec Herbert Spencer, la biologie fournit à son tour des bases nouvelles à la spéculation. Parmi les sciences biologiques, la psychologie expérimentale prend une place de plus en plus prépondérante. L'étude de l'esprit par la méthode psycho-pathologique devient, grâce aux travaux de Th. Ribot, dont l'importance historique est de premier ordre, la base nécessaire de toute philosophie.

Tous les systèmes philosophiques qui cherchent une explication au delà de l'expérience sont condamnables et d'ailleurs condamnés, les systèmes matérialistes aussi bien que les systèmes spiritualistes. La philosophie disparaît qui cherchait la raison dernière des phénomènes, leur essence et leur fin; elle n'est qu'une « inutile esthétique ». Mais la philosophie est nécessaire quand elle a pour but, comme la science, la recherche des rapports entre les phénomènes, le groupement de ces rapports en idées générales qui les résument et peuvent ainsi servir de guide à la pensée et à l'action. Elle n'exclut aucune doctrine métaphysique, elle reste dans ses limites propres, et nulle méthode ne peut mieux servir l'avenir de la philosophie générale et la connaissance de la vérité; ce qui seul importe.

La philosophie expérimentale sera faite, si jamais elle peut l'être, de la synthèse des expériences particulières. L'expérience psychologique apporte sa part de connaissances à l'expérience universelle. Les quelques pages que voici n'ont d'autre but que d'exposer les idées générales issues de l'observation psycho-pathologique.

Mais l'expérimentalisme doit être distingué du scientisme, tel qu'on l'entend aujourd'hui. Comme le matérialisme, le scientisme est devenu une doctrine philosophique spéculative, un système de valeurs avec la science au sommet de l'échelle. L'expérimentalisme au contraire n'a pas pour but l'explication générale et immédiate du monde et de l'universel, il étudie séparément les conditions des faits particuliers, physiques, chimiques, biologiques, nosologiques, psychologiques, sociaux, etc., et recherche les lois expérimentales de chacun de ces ordres de faits. C'est ainsi que j'ai pu montrer les différences entre les lois des états asthéniques et les lois des états psycho-pathologiques et isoler par conséquent les fonctions énergétique et psychique. Ce n'est pas la science, ou une science, qui régit l'expérimentalisme, c'est la méthode scientifique, c'est-à-dire l'expérience. L'expérimentalisme est une méthode, d'abord, et ensuite une doctrine qui se fait chaque jour et qui sera la coordination des résultats expérimentaux obtenus dans chaque ordre de faits et des lois issues de ces expériences.

I. *La thèse psycho-fonctionnelle et le fonctionnalisme.* — L'esprit est une fonction, c'est-à-dire un ensemble de relations qui s'évoquent l'une l'autre. Cette notion capitale apporte à la philosophie des clartés particulières. Les manifestations de l'esprit ne sont plus en effet le résultat d'entités ou de pouvoirs permanents, capables de créer volontairement des copies fidèles de la réalité et, en même temps, de connaître les principes et les causes premières des choses; plus simplement, elles sont les manifestations d'une fonction qui s'empare des choses, de l'objet, bref de la réalité, pour l'assimiler et la transformer, par ses lois propres, en un produit qui est la pensée subjective, dont les modes divers sont des groupements de phénomènes divisés et classés par les nécessités de l'adaptation.

Cette thèse fait disparaître les difficultés créées par les doctrines philosophiques qui placent l'esprit en dehors ou au-dessus de la loi naturelle. L'esprit étant une condition nécessaire d'adaptation rentre, comme tel, dans les lois de la nature et de la biologie. Comme toute fonction il a ses lois propres, mais ces lois ne sont pas en contradiction avec les lois physiologiques ou biologiques. La psychologie fonctionnelle rend également caduques toutes les thèses anthropomorphiques, spiritualistes ou matérialistes, qui, en opposant l'esprit au corps, créent des difficultés inextricables, au milieu desquelles la philosophie se débat sans succès depuis des siècles; elle rend inutiles les discussions sur la priorité ou la prédominance des facultés verbales, intelligence, sentiment et volonté, sur la valeur active de la pensée abstraite ou de la pensée affective, de l'idéal ou de l'intérêt. En établissant le système des relations entre le sujet et le milieu et des relations produites dans le sujet par les influences du milieu, la psychologie fonctionnelle donne, du point de vue expérimental, l'explication possible et suffisante de l'esprit.

II. *L'idéo réalisme*. — La pensée a-t-elle une existence objective ? est-elle réelle ou idéale, spatiale comme le sont les matériaux fournis par les réceptivités, ou dynamique comme l'activité constructive (état spatial et état dynamique n'étant peut-être que deux formes différentes d'un même état de la nature ?) La question divise les philosophes depuis qu'il y a des hommes... Elle est d'ailleurs sans utilité puisque la pensée est une fonction c'est-à-dire un ensemble de rapports. Or un rapport lie des termes, mais n'existe que par les termes qu'il rapproche et dont il est le lien. Un rapport ne paraît pas avoir d'existence dans l'étendue ; il est un instant (à peine appréciable) dans la durée, quelque chose qui n'est rien, qui n'existe pas par soi-même et n'existerait pas sans les éléments qui le forment. N'est-ce pas ainsi que l'on se représente la pensée ? Une succession ininterrompue d'états de conscience qui sont remplacés par d'autres dès qu'on veut les saisir, un devenir perpétuel qui tend à se transformer en réalité, mais disparaît dès qu'il se réalise.

Peut-on retenir et mesurer une pensée ? C'est peu probable. C'est la conclusion de M. Armand Gautier, qui est chimiste et qui, en cette qualité, a voulu mesurer les phénomènes psychiques. Les actes physico-chimiques qui amènent les impressions et les constituent, sont, dit-il, des actes matériels, des modes de l'énergie ; les actes physico-chimiques qui suivent la pensée, l'action sous toutes ses formes, sont aussi des phénomènes matériels transmuables dans les différentes formes de l'énergie ; mais la pensée, l'idée qui résulte de la comparaison de ces perceptions entre elles et avec les perceptions antérieures, cette « vue intérieure de l'ordre des rapports, de la forme » n'a et ne saurait avoir d'équivalence mécanique, parce qu'une forme ou un rapport n'en ont pas, à plus forte raison le jugement, la vue intérieure de cette forme ou de ce rapport, la pensée[1]. L'opinion de M. A. Gautier n'a pas laissé

1. Armand Gautier, *Traité de Chimie biologique*, p. 3, en note.

de soulever des objections. Et M. Charles Richet a déclaré qu'une semblable proposition ne pouvait être démontrée. Je le crois volontiers. Les démonstrations de cette sorte sont à peu près impossibles aujourd'hui. Cependant, s'il est vrai que la pensée, synthèse de rapports, n'a pas d'existence mesurable, il est également vrai qu'elle ne peut être séparée des éléments mesurables qui la conditionnent.

Un rapport n'existe pas sans les éléments qui le constituent, (c'est l'opinion de M. Ribot), il reçoit sa qualité de ces éléments. Une pensée-rapport est juste, normale, bien appropriée, lorsque les éléments sont normaux ; elle est anormale lorsque ses éléments, qu'ils soient d'origine réceptive ou constructive, sont altérés. Toute la psycho-pathologie le démontre. Il suffit de modifier les éléments chez un asthénique pour que la pensée redevienne normale. *La réalité*, ce n'est pas la pensée, c'est *les éléments de la pensée*. C'est pourquoi le *réalisme* est une vérité, au moins partielle.

Mais la pensée n'existe pas dans chacun des éléments pris séparément, elle est aussi dans le lien qui les coordonne, dans les rapports des impressions, dans leur organisation ; et ce lien est purement formel : il est dynamique, idéaliste, disent les philosophes. C'est pourquoi — la pathologie se rencontre ici avec une école philosophique bien connue — l'*idéalisme* est aussi une vérité partielle. Mais les éléments et leurs rapports ne faisant qu'un tout indissoluble — l'expérience clinique le prouve — il est impossible de séparer la constatation réaliste et la constatation idéaliste et, de toute nécessité, on aboutit à une conclusion *idéo-réaliste*.

Tel est l'aboutissement de l'expérience, une doctrine que l'on peut appeler l'*Idéo-réalisme*. La pensée est à la fois réelle et idéale, matérielle et dynamique et, comme telle, génératrice de mouvements et d'actions, bien qu'elle n'ait par elle-même aucune existence objective et soit un état insaisissable et non mesurable, au moins actuellement.

Ces hypothèses doctrinales ne sont pas dénuées d'utilité pratique, comme on serait peut-être tenté de le supposer.

On en peut déduire en effet des conséquences diverses : sur la valeur agissante des diverses idées, affectives ou intellectuelles, et sur la discipline générale de la vie. Rien n'est inutile en psychologie. Tout concourt et tout sert, et la psychologie peut tout expliquer[1].

La connaissance que nous prenons de tous les objets ou excitants, quels qu'ils soient, est une relation et un produit de l'activité. Leur déformation dépend du trouble de l'activité qui, chez l'asthénique, est un trouble de construction. La connaissance, c'est-à-dire la réalité, dépend du pouvoir constructif. Nous ne créons pas à volonté des représentations-entités, indépendantes de l'excitant et de nous. Les états de conscience, depuis les plus humbles, comme la sensation, jusqu'aux plus compliqués, sont des relations entre les excitants et les fonctions diverses de l'activité. Si nous connaissons l'objet, c'est grâce à la construction faite par nous avec l'excitant provoqué par l'objet. La réalité de l'objet en dehors de nous n'est pas niable, l'expérience scientifique le démontre et l'idéalisme intégral est inadmissible. Mais l'objet n'agit pas sur nous comme une entité préformée, invariable et absolue, nous le connaissons et le formons d'après les lois de notre esprit. Tout le monde peut admettre ce postulat, entrevu par les philosophes et démontré par la psycho-pathologie. Un scrupuleux voit le mal où d'autres ne le voient pas. Un halluciné voit et entend ce que personne ne peut voir ou entendre. L'essentiel de la réalité ce n'est pas l'objet, mais les impressions produites par lui sur le sujet. Ce qui importe dans l'opération psychique ce n'est pas l'objet entité, c'est l'impression qu'il provoque dans le sujet. La beauté ne réside pas dans l'objet, mais dans l'artiste. Les choses n'ont d'autre forme que celle que nous leur donnons.

Et cette constatation est d'une extrême importance en psychothérapeutique. On doit considérer l'objet non comme une réalité immuable mais comme une cause d'impressions ou d'excitants qui ont besoin du sujet, de son cerveau et de tout son être, pour prendre une forme d'objet psychologique ou d'idée. Le sujet n'a pas un sentiment ou une intelligence — entités agissantes, — il a des pouvoirs

1. Voy. *Thérapeutique*, pp. 516 et sq.

fonctionnels qui, avec un excitant spécial et bien caractérisé, construisent un état de conscience appelé, par tradition, sentimental ou intellectuel.

Ainsi la réalité n'est ni dans l'objet, ni dans les états atomiques créés par les philosophes, elle est dans les relations ou rapports qui se forment entre les excitations venues de l'objet et les modifications produites par elles dans les fonctions nerveuses du sujet. La réalité est dans l'*organisation* de la pensée et, comme cette organisation est dynamique, on pourrait émettre ce paradoxe : *la réalité c'est l'idéal*. Plus exactement, la réalité est un rapport, une relation, un *idéo-réalisme* (v. p. 494). L'objet n'a donc pas droit à l'existence philosophique, il est une apparence variable et individuelle. Seule la relation entre l'objet et le sujet est matière psychologique. Les données de nos sens ne sont pas des apparences mais les objets eux-mêmes, et les erreurs des sens sont des erreurs psychologiques. Ces connaissances doctrinales sont d'une grande utilité pratique.

Quelle est en effet la valeur de l'idée ? L'idée pure est-elle dépourvue de force agissante, comme le proclament aujourd'hui certains spiritualistes pragmatistes unis aux sensualistes ? Les états affectifs ont-ils seuls une action thérapeutique ? Ou bien les idées sont-elles également agissantes ? La question, comme on voit, n'est pas sans importance. Et cependant, ce sont là, je crois, des discussions d'ordre surtout verbal, comme les discussions sur la priorité des états affectifs ou des états intellectuels (v. p. 37). Les états affectifs et les états intellectuels se réduisent en effet à des opérations de réceptivité et de constructivité qui s'accompagnent d'un rapport-pensée, inséparable des opérations réceptives et constructives qui l'engendrent.

Il n'est pas possible de dénier toute valeur de puissance à la pensée pure, comme on tend à le faire aujourd'hui. Si la pensée n'est autre chose qu'un rapport, elle unit des éléments doués de valeur spatiale ou dynamique, elle est, en tant que rapport, un produit de mouvements, (sans que l'on puisse définir exactement un mouvement psychique) ;

le rapport engendré par des mouvements crée à son tour des mouvements, il devient un excitant de mouvements psychiques et de réactions utiles ou inutiles, un élément d'excitation psycho-physiólogique. Il détermine à son tour soit des phénomènes physiologiques, comme la vaso-constriction et les cénesthésies consécutives [1], soit des phénomènes purement psychologiques d'association, d'attention et d'adaptation.

Si le rapport détermine une adaptation facile il est fort, parce qu'il oriente l'esprit dans une voie facile. Ainsi les motifs désintéressés, quoiqu'étant d'origine « idéale », sont, chez les asthéniques, plus puissants que les intéressés, parceque d'adaptation plus facile pour eux. De même chez les sacrifiés, les héros, les martyrs, les saints, l'idée pure est plus puissante que les motifs intéressés. Et il n'est pas vrai de dire que l'idée est dénuée de tout pouvoir pour faire agir, puisqu'une idée, par cela même qu'elle est un rapport, comprend toujours des éléments réceptifs et des éléments constructifs. Il n'existe ni états affectifs, ni états intellectuels du point de vue fonctionnel. Si l'on veut bien supprimer les mots affectif et intellectuel, sentiment et intelligence, qui, ne correspondant à aucune réalité psycho-physiologique, sont de pures catégories verbales et faussent le débat, on reconnaîtra que toute construction psychique, quelle qu'elle soit, est douée de valeur agissante lorsqu'elle détermine l'équilibre psychique utile à la stabilisation d'une croyance (v. p. 62). Une pensée tire sa force de la valeur des conditionnements subjectifs qui l'équilibrent et de l'excitant qui la provoque.

III. *Le Rapportisme.* — Il n'est pas indifférent, quand on soigne des névropathes, de se faire une opinion aussi exacte qu'il est possible aujourd'hui et, bien entendu, hypothétique et provisoire, sur les rapports respectifs de ce qu'on appelle l'esprit et le corps et, par conséquent, sur le rôle que l'on doit donner à la thérapeutique psychique ou à la

1. Cf. Georges Dumas. *Loc. cit.*, pp. 133 et sq.

thérapeutique physique. Le corps est-il soumis à l'esprit ou l'esprit à la matière? Sont-ils distincts, réunis ou parallèles? Le problème ainsi posé est-il logique et conforme à la méthode expérimentale? Est-il établi par la nature ou par le langage? La critique n'est-elle pas la dupe d'une tradition verbale? Le corps et l'esprit sont-ils indépendants? Des écoles philosophiques disent qu'ils le sont. S'ils sont séparés, il est possible que l'un des deux l'emporte sur l'autre, et cela justifierait les hypothèses des métaphysiciens du spiritualisme ou du matérialisme. S'ils ne le sont pas, que signifient ces théories qui empruntent leur plus grande importance au système des valeurs, c'est-à-dire au besoin social de hiérarchiser les systèmes d'après les conventions morales? Ne reposeraient-elles pas sur un postulat — l'indépendance de l'esprit et du corps — accepté par tous sans qu'on ait jamais songé à le démontrer? Ne serait-il pas plus logique de prouver d'abord leur indépendance? Car la nature ne les a pas séparés, ils fonctionnent de compagnie et on ne les rencontre jamais l'un sans l'autre. Le problème n'aurait-il pas été renversé par les métaphysiciens?

Les théories sur les rapports de l'esprit et du corps se ramènent à quelques doctrines générales qui, sous des formes multiples, expriment les deux ou trois formes fondamentales dont les hommes enveloppent les mystères métaphysiques : Animisme (corps habité par une âme directrice) ; vitalisme (principe vital ajouté à l'âme et dirigeant le corps); néo-vitalisme (de Bohr, Heidenhain, Reinke, Armand Gautier); monisme (corps et esprit sont homogènes — le monisme est spiritualiste ou matérialiste); idéalisme (rien n'existe que nos perceptions); interaction ; parallélisme (concomitance entre le physique et le psychique sans souci des causalités); identité (un parallélisme plus précis); énergétisme (l'esprit et le corps sont des dérivés de l'énergie; la conscience serait le résultat d'une tension spéciale de l'énergie)..... Et j'en passe.

Dans toutes ces doctrines le problème a été dénaturé par des siècles d'interprétations métaphysiques. Le postulat qui est à leur origine — l'indépendance de l'esprit et du corps — n'a pas encore été démontré, malgré tous les essais de justification tentés sous le nom de systèmes philosophiques. La psychologie fonctionnelle montre qu'il n'existe pas un esprit et un corps, entités opposées l'une à l'autre, mais un système de relations qui s'évoquent et se conditionnent.

Ainsi posé, le problème de l'esprit et du corps n'est plus une question anthropomorphique ; il est ramené à une question de rapports entre les phénomènes biologiques, physiques et psychiques qui composent les fonctions. Chaque phénomène joue son rôle dans l'ensemble du système fonctionnel des rapports et occupe sa place nécessaire.

La thèse de l'union indivisible des rapports, depuis le biologique jusqu'au métaphysique, dans la fonction psychique, paraît être l'expression de la réalité et donner une explication suffisante des faits [1]. La vérité probable n'est ni dans le dualisme, ni dans l'unicisme, ni dans le parallélisme, ni dans aucune des doctrines ordinaires, matérialistes, spiritualistes ou vitalistes ; elle est dans ce que l'on pourrait appeler le *Rapportisme*. Fondée sur la psychologie fonctionnelle, cette doctrine laisse entièrement de côté la question inconnaissable des substances ; elle ne se demande pas s'il existe une ou plusieurs substances et si ces substances agissent l'une sur l'autre, elle constate des relations inévitables et des rapports indivisibles : rien de plus ; elle exprime les liens et les lois des phénomènes ; elle résume, selon la méthode expérimentale, les rapports d'où résulte l'harmonie ou la désharmonie psycho-physique. Nous n'avons pas d'autre tâche, ni d'autre pouvoir.

IV. *Le conditionnisme.* — Notre position doctrinale, issue de la psychologie fonctionnelle devient ainsi assez claire.

Du point de vue psychologique, elle est une attitude

---

1 . Je voudrais signaler, à titre de document, et bien que la position expérimentale soit différente, deux thèses scolastiques sur l'union indivisible de l'esprit et du corps : la thèse thomiste (qui occupe aujourd'hui la place que l'on sait) de l'union substantielle ; la thèse de Nicolas de Cusa, qui opposait à la « forme substantielle » l'idée de l'acte-puissance, le sujet formant l'objet avec sa puissance personnelle.

fonctionnaliste, c'est-à-dire idéo-réaliste et rapportiste : ni spiritualiste, ni matérialiste. Les systèmes unilatéraux n'ont aucune place en psychologie expérimentale. Elle nous conduit ensuite, pour l'étude de l'organisation de la vie, à ce que l'on pourrait appeler, d'un mot nouveau : le *conditionnisme*. Tout est *conditionné*, et je donne à ce mot le sens universel qu'il comporte, — telle est la conclusion à laquelle aboutissent toutes les observations cliniques. La pensée est une synthèse des rapports conditionnés. L'unique tâche humaine est la recherche des lois de conditionnement. Le conditionnisme n'est pas tout à fait le déterminisme.

Pour Claude Bernard, qui fut l'esprit le plus sincère et le plus attaché à la vérité, le déterminisme était exclusif de toute préoccupation de valeur. Le déterminisme, disait-il, est donc la seule philosophie scientifique possible... Il fixe les conditions du phénomène ; il permet d'en prévoir l'apparition et de la provoquer... Il ne nous rend pas maître de la nature, il nous en rend compte. Ces lignes n'ont rien perdu de leur vérité profonde. Mais, entraîné dans les théories de valeur, soutenu ou combattu par des amis ou des adversaires également compromettants, le mot déterminisme a perdu un peu, pour le grand public, le sens précis donné par Claude Bernard. On pourrait peut-être lui substituer le terme *conditionnisme*.

Le conditionnement universel est une vérité admise par tous. Tout est conditionné ; mais cela n'exclut pas la possibilité de modifier, quand cela est en notre pouvoir, les conditions de notre activité. Nos fonctions psychologiques sont conditionnées par d'innombrables fonctions et processus. Si nous parvenons à les bien connaître — c'est en quoi consiste la supériorité, et l'on admettra bien les supériorités psycho-physiques — nous pouvons agir sur ces conditions et les modifier, au moins partiellement.

Lorsque nous possédons des pouvoirs psycho-physiques suffisants, nous sommes en état de choisir entre de très petites opérations psychiques ou psycho-organiques. En répétant ce choix, nous créons peu à peu des conditions nouvelles qui, à leur tour, agissent comme déterminantes. Déterminés par nos conditions, nous pouvons cependant modifier ces conditions. Le sens d'absolu fatalisme psychique attaché, par une erreur d'interprétation, au mot déterminisme n'est donc pas tout à fait exact.

Dans l'intérêt de l'idée — on sait le tort fait aux idées les plus justes par des mots de sens trop large, ou compromis par l'usage —, il est peut-être utile de substituer au mot déterminisme, compromis du point de vue moral, un mot de sens plus précis, qui dit bien tout ce qu'il doit dire et paraît exprimer toute la vérité psychologique expérimentale.

Le conditionnisme n'est pas une doctrine décourageante. S'il exprime (ce que personne ne doit ignorer) la soumission de tout être vivant aux lois naturelles, il postule la liberté du choix dans les conditionnements, par la connaissance et la discipline. Rien de ce qui est vrai ne peut être désolant. Certes, le but est rude à atteindre, parce qu'il est entravé trop souvent par les innombrables chaînes de l'esprit et du corps, ou de ce que les théologiens nomment d'un mot éloquent et brutal : la chair; mais il est noble parcequ'il a pour bases nécessaires un perpétuel effort et un constant sacrifice.

V. *La liberté*. — La thèse du conditionnisme implique évidemment la question de la liberté psychologique. Le parfait équilibre des fonctions psycho-physiques assure, sans contredit, la liberté dans les rapports « pensée ». Un être est libre, lorsque tous les conditionnements psychiques et physiques, tous les processus et toutes les fonctions, sont assez bien équilibrés pour lui permettre de construire des pensées (expériences internes ou externes) bien adaptées à toutes les circonstances. Cela est possible, mais cela n'est pas toujours, comme on sait. Dès que le déséquilibre fonctionnel commence, la liberté psychologique diminue. Or, le déséquilibre fonctionnel est la marque de toute névropathie. Je ne veux pas dire que la liberté disparaît chez les névropathes. Si elle est abolie chez les aliénés, elle est conservée chez les névropathes, comme d'ailleurs chez la plupart des êtres, et dans une certaine mesure ; mais cette mesure est celle des conditionnements. Ne sait-on pas d'ailleurs qu'il y a une part de contingence dans les lois de la nature?

Sans doute, nous ne sommes pas libre de posséder un organisme semblable à celui du voisin, et autre que celui que nous possédons, nous ne sommes donc pas libre d'être un autre; mais *nous sommes libre d'être tout ce que nous pouvons être*. Notre liberté est dans la *connaissance* de nos expériences internes, *de notre moi*, c'est-à-dire dans notre pouvoir individuel. Sans doute le moi est conditionné, mais si nous parvenons à bien connaître ce moi, à rentrer en nous-même par une étude constante et désintéressée, nous arrivons à donner à notre moi toute la plénitude dont il est capable. Le développement logique du moi par la connaissance exacte de ses pouvoirs et de ses limites, cela est la première condition de la liberté. Nous sommes libre quand nous désirons de l'être. Avons-nous souvent ce désir? On en peut douter. Cependant cela est une condition nécessaire. La liberté n'existe qu'en nous. Pour la réaliser, nous sommes contraint de recourir à nos seuls moyens.

Connaissant nos expériences internes, notre liberté est ensuite dans notre adaptation de l'interne à l'externe. En un mot, elle est dans la *discipline*. Être lié c'est être libre (Saint-Paul). La nécessité comprise et voulue, c'est la liberté (stoïcisme). Se développer en harmonie, par une méthode issue de la connaissance du moi, voir clair dans ses conditionnements, discipliner le subconscient, maîtriser les instincts, faire épanouir tous ses pouvoirs par une action dirigée méthodiquement vers un but bien adapté, tel est le mécanisme de la liberté. Elle est aussi dans le choix des habitudes et dans la domination des automatismes : Créer des habitudes bienfaisantes, canaliser les automatismes utiles, détruire les automatismes nuisibles.

La liberté existe dans le conditionnement universel. Elle est le pouvoir de choisir dans le conditionné et de s'adapter au but idéal fixé par la connaissance de nos pouvoirs et de nos limites. Elle est le choix dans les conditionnements. C'est la discipline qui nous rend libre. Où sont la connaissance, la croyance et la discipline, là est la liberté.

DEUXIÈME PARTIE

CHAPITRE PRÉLIMINAIRE

PSYCHO-THÉRAPEUTIQUE FONCTIONNELLE

Selon l'usage, toute thérapeutique doit être la conséquence naturelle et logique d'une Doctrine clinique. Connaissant les états psycho-pathologiques et leurs rapports avec les asthénies diverses, leurs causes, leurs mécanismes, leur évolution, leurs conséquences multiples, le médecin, s'il croit être dans la vérité, a le devoir d'adopter une méthode pratique, à la fois précise et large, mais en accord absolu avec la doctrine issue de son observation. Telle est la thérapeutique exposée dans les pages qui vont suivre. Toutefois, avant d'aborder la description de la méthode que l'expérience me fait tenir pour vraie, il n'est pas inutile de dire quelques mots des méthodes que je considère comme inexactes, et pour quelles raisons.

A. — LA THÉRAPEUTIQUE NE DOIT PAS ÊTRE EXCLUSIVEMENT PSYCHIQUE

Pendant un certain nombre d'années, il a été de mode d'appliquer aux maladies nerveuses, ou psychonévroses, un traitement exclusivement psychique ou moral. Cette mode conquit d'autant plus rapidement la faveur publique qu'elle était une réaction contre les doctrines organicistes, alors en vogue parmi les médecins. Elle apparaissait également comme une revanche de l'esprit sur le corps, des tendances spiritualistes sur les tendances matérialistes.

Ainsi, sous les formes les plus diverses et dans tous les domaines, se poursuit l'antagonisme en apparence irréductible, parce que fondé sur une égale erreur doctrinale, des deux thèses éternelles de l'esprit humain (voy. *Doctrines*, ch. 419). La tendance positiviste ayant retenu l'attention pendant un laps suffisant, la loi du rythme voulait que les tendances spiritualistes eussent leur tour. Les traitements psychiques ont bénéficié de ce retour immanent des choses, tout en y contribuant pour une modeste part. Enfin cette méthode était consolante. Tandis que les organicistes, uniquement occupés d'anatomie pathologique, considéraient les névropathes avec un mépris mal dissimulé et les renvoyaient avec un « c'est nerveux, ça passera », indifférent et poli ; tandis que les médecins sans doctrine leur prodiguaient des drogues multiples et des traitements d'une cohérence discutable, une école naissait qui semblait l'aube d'une aurore nouvelle. Elle ne donnait pas de remèdes. Elle proclamait un égal dédain pour les pharmacies, les hydrothérapies, les électricités et le reste. Elle s'adressait uniquement à l'esprit. Suivant une parole fameuse : à mal psychique, il fallait un traitement psychique. La psychothérapie était née — non la chose, connue depuis qu'il y a des hommes, mais le mot. Elle s'adressait à la raison (Dubois, de Berne), ou au sentiment (Déjerine), et elle suffisait à tout.

Le succès fut très grand. Personne n'ignore qu'en pratiquant le traitement moral des états nerveux, quelques médecins ont acquis une renommée universelle. Je reconnais avec tout le monde leur haute valeur scientifique, la loyauté de leurs convictions, la sincérité de leur apostolat et leurs nombreux succès thérapeutiques. Sans doute tous les malades n'étaient pas rendus à la santé — c'eût été trop beau, — mais la clameur des guéris était telle que les autres se trouvaient réduits au silence. Et les échecs ne nuisaient pas au système, au contraire... Ainsi ces médecins ont été, pour un temps, l'expression médicale, éloquente, heureuse, et un peu inconsciente, d'une tendance universelle. Et cette tendance était si forte qu'elle couvrait de sa rumeur les protestations des adversaires de la méthode. Car les adversaires étaient nombreux, plus nombreux que les protagonistes de la religion nouvelle, leur valeur scientifique n'était pas moindre et leur conviction égale ; mais ils avaient contre eux cette force incalculable qu'est un courant d'opinion. Au Congrès de Genève de 1908, les deux partis se trouvèrent en présence. La lutte fut acharnée et courtoise. Il semblait bien que les organicistes fussent dans le vrai, et je l'ai dit dans quelques journaux, avec une vivacité qui était l'expression de ma conviction, mais qui parut à quelques-uns tout de même un peu rude[1]. Comme c'est la règle, la discussion ne convainquit personne, et chacun resta sur ses positions. Mais, depuis cette époque, les idées cheminent. Je crois que la thèse psychique perd du terrain ; il n'en peut être autrement : Les faits ne sont pas avec elle. Chose inattendue, ce sont les chirurgiens qui lui ont donné quelques assauts solides et sûrs. M. Pierre Delbet a écrit sur ce sujet des pages très justes. Le neurasthénique, dit-il, est une victime, un vaincu ; il est vaincu par la fatigue, par les intoxications, par la vie, par des troubles viscéraux (estomac, intestin, pancréas, appendice, utérus). « Parmi les malheureux catalogués un peu légèrement neurasthéniques, il en est beaucoup qui sont de vrais malades »[2]. M. Legueu a fait des constatations analogues en étudiant les faux urinaires[3]. Des malades longtemps classés comme des neurasthéniques — au sens banal du mot — c'est-à-dire comme des psychiques émotifs, étaient tout simplement des urinaires, atteints d'états pathologiques très nets, mais d'un diagnostic difficile, et par conséquent méconnus. De tels malades sont plus nombreux qu'on ne le pense. L'étiquette neurasthénie couvre trop souvent des maladies ignorées. Les progrès des études médicales achèveront peu à peu le démembrement de l'ancienne neurasthénie-entité. Et des travaux comme ceux de MM. Delbet et Legueu contribueront fortement, je l'espère, à cette juste élimination.

1. *Journal des Débats*, n° du 9 sept. 1908. *Journal des Praticiens. Id.*
2. Professeur P. Delbet. *Neurasthénie et Chirurgie. Revue de Paris,* 15 juillet 1912.
3. Professeur Legueu. *Les faux urinaires, Journal des Praticiens,* 20 septembre 1913.

D'autre part les travaux de Paul Londe, de Tastevin, de Couchoud tendent à établir l'existence d'un état semblable à celui que j'ai décrit sous le nom d'asthénie primitive par insuffisance, et constitué par l'affaiblissement musculaire général et le ralentissement psychique général, état que les psychothérapies les plus persuasives sont impuissantes à transformer (voy. *chap. prél.*, p. 27).

De tels faits prouvent, mieux que tous les discours, que des troubles d'apparence psychique dissimulent des troubles physiques dont le diagnostic est sans doute difficile mais dont la réalité ne fait plus de doute, dès qu'ils ont été une fois décrits. Les progrès de la science du diagnostic diminuent peu à peu, comme on sait, le domaine des névroses pures. L'incertitude de la science doit nous rendre modestes et circonspects. Avant de tenir un névropathe pour un psychique pur, on doit épuiser toutes les ressources du diagnostic. On ne doit pas oublier que chez les asthéniques primitifs les désordres psychiques sont conditionnés — on en a vu la preuve dans la première partie de cet ouvrage — par des désordres physiques dont l'origine anatomique ou chimique est actuellement difficile ou impossible à prouver, mais dont l'existence objective ne fait aucun doute et dont le diagnostic est possible. Si, à ces malades, le traitement psychique est utile, le traitement physique est indispensable, et avant tout autre chose. Certes il est des psychiques purs, et, à ceux-là, le traitement psychique seul est nécessaire, personne ne le conteste ; et je le sais comme tout le monde. Lorsque je rencontre un asthénique d'origine psychique, je le soigne exclusivement par les méthodes psychiques, en évitant d'appeler son attention sur des moyens physiques qui pourraient entretenir son erreur. Mais ces malades ne sont pas les seuls. Le grand tort de la méthode psychique est d'être, par sa doctrine, *unilatérale*. Par un abus de généralisation, cette doctrine croit à l'origine psychique de toute fatigue ; elle n'admet pas l'asthénie primitive par insuffisance, et la fatigue chronique qui en résulte. La thérapeutique est faussée dans le principe, par la doctrine même et quelle que soit la science du thérapeute.

On s'abuse, par exemple, quand on écrit que le repos et l'isolement n'ont d'autre but que de préparer les voies à la psychothérapie et que le traitement moral est l'essentiel. Chez les hystériques ou les asthéniques psychiques, oui ; chez les épuisés et les insuffisants, non. Chez ceux-ci, la psychothérapie est secondaire ; elle agit parce que le repos, l'isolement et le régime produisent de l'onde nerveuse qui permet à la psychothérapie d'agir. Le repos et l'isolement font gagner du temps et laissent croire que c'est la psycho-thérapie qui agit. Pure illusion. Faites de la psychothéra-pie sans repos ni isolement et vous n'obtiendrez rien.

A propos des *Maladies de l'énergie*, on m'a reproché de décourager les malades, en faisant la part trop grande au rôle du physique dans les asthénies par insuffisance et, surtout, en disant que la réfection des forces était, dans certains cas d'épuisement chez les insuffisants, une tâche longue et pénible. J'ai écrit cela parce que je crois, parce que je sais que telle est la vérité. La vérité est-elle néfaste ? Faut-il, pour ne pas effrayer les malades sensibles, que les médecins cessent d'écrire, par exemple, que le rhuma-tisme peut devenir chronique ? Faut-il dire que l'homme est affranchi de la mort ? De telles petites lâchetés ne sont-elles pas un peu ridicules ? Je crois qu'on décourage plutôt les malades en les leurrant de promesses impos-sibles ou, peut-être, de diagnostics erronés. J'ai vu des insuffisants auxquels on avait dit : ayez de la vaillance et encore de la vaillance, et qui, galvanisés par cette parole, tombée d'une bouche illustre, retrouvaient encore des réserves cachées, mais retombaient bientôt, plus épuisés par cet effort excessif. N'est-on pas bienfaisant en leur faisant comprendre — mais il y a la manière, on le sait bien — qu'un long temps est nécessaire pour refaire leur capital épuisé et qu'ils avaient été les victimes de leur propre vaillance ? Et n'est-on pas récompensé, en consta-tant que cette tactique ramène la santé possible, avec une exacte connaissance de soi ? Dans cet ouvrage, j'ai cher-ché à faire la part exacte du physique et du psychique et à donner à la psychothérapie, comme à la physiothérapie, des rôles bien délimités, sans systématisation aucune. Là est, je crois, la vérité, pas ailleurs.

B. — ELLE NE DOIT PAS ÊTRE SYSTÉMATIQUE

Un système est l'application rigoureuse d'un procédé ou d'un ensemble de procédés thérapeutiques ou parathérapeutiques à tous les névropathes, sans distinction de diagnostic. Les systèmes peuvent être classés en deux catégories : ceux qui mettent en œuvre un moyen fondé sur une observation juste et que le médecin peut retenir; ceux qu'on peut ranger parmi les grossiers procédés de superstition. La médecine a commencé par des systèmes de la seconde catégorie.

Un observateur, augure, médecin, berger, pythonisse ou « bonne femme », constate un rapport de cause à effet entre un moyen quelconque et une maladie. Voilà un remède découvert; et cela est bien. Mais, en raison de la tendance universelle à la généralisation, il applique son remède à toutes les maladies; et cela n'est plus aussi bien : c'est un système. La saignée et la purgation sont bonnes en principe, leur systématisation représente une page déplorable de l'histoire médicale. L'hydrothérapie est un bon moyen thérapeutique; comme système elle peut devenir dangereuse. Il est des systèmes singuliers, simplement, et d'autres qui peuvent devenir néfastes. Une remarque s'impose : le système fleurit de préférence dans les pays germaniques ou d'esprit germanique. Tendance aux vastes généralisations, goût du caporalisme, calcul, diplomatie, ignorance du ridicule? On ne sait. Le souple et clair esprit français est, au contraire, assez rebelle à ces pratiques. Je parle des médecins; car les malades de notre doux pays courent volontiers chez les guérisseurs étrangers; là, ils se soumettent avec dévotion à des systèmes qui leur paraîtraient souverainement ridicules chez eux.

Il est bien vrai qu'on ne peut refuser aux systèmes une grande commodité et une réelle utilité pratique. Appliquez en effet un système, quel qu'il soit, à l'ensemble des névropathes. Sur cent malades, cinquante peut-être seront améliorés ou guéris. C'est fatal. Ces « miraculés » mèneront un tel tapage qu'ils feront au système une propagande formidable. Et les cinquante autres, humiliés de n'être pas guéris, iront ailleurs cacher leurs torts ; car ils ont tort, eux, non le système. Un système n'a jamais tort, il réussit toujours à quelques-uns. Et quelle économie de temps et d'effort pour le thérapeute! Le diagnostic est hâtif; le malade, immédiatement dirigé vers un but connu, sait d'avance ce qu'il va faire ; il sait que d'autres ont été guéris par ce moyen ; il vient pour cela, pas pour autre chose, et il admet le système avec une confiance et une obéissance qui sont la moitié de la guérison. C'est la thérapeutique du moindre effort. Et le succès est d'autant plus grand que le système est appliqué avec une force aveugle et qui ne connaît ni la discussion, ni le doute.

Cependant, du point de vue de l'expérience scientifique, et malgré tous ses avantages pratiques, le système doit être rejeté. Il a été, dans l'histoire des idées médicales, une très longue période, mais qui doit mourir. L'observation et l'expérience excluent le système, et l'on sait que les idées absolues sont fausses. Mais il vivra longtemps encore dans le domaine des superstitions inévitables. Les médecins auraient tort de s'indigner. Tant qu'ils n'auront pas découvert le moyen définitif de guérir toutes les maladies — et ce jour est encore lointain, comme on sait — le goût de vivre, la peur de la souffrance entraîneront les foules vers les systèmes et les guérisseurs de toute origine.

C. — CE QUE LA THÉRAPEUTIQUE DOIT ÊTRE. PLAN GÉNÉRAL

La psycho-thérapeutique-fonctionnelle.

La psychologie fonctionnelle apporte à la thérapeutique des principes exacts et féconds. En éliminant les entités esprit et corps elle supprime tout d'abord une des plus grandes difficultés de la pratique actuelle. Il ne s'agit plus de soigner l'esprit ou le corps : ce problème devient superflu; les fonctions qui forment ce qu'on appelle l'esprit et les fonctions qui forment ce qu'on appelle le corps étant indissolublement unies dans la fonction psychique.

Nous n'avons pas à soigner des entités indépendantes et fixes au moyen de procédés ou d'agents indépendants. Il s'agit de soigner une fonction unique, c'est-à-dire un ensemble de relations qui s'évoquent l'une l'autre, ensemble d'activités souples et fluides, liées entre elles, conditionnées par les nécessités de l'adaptation et vivant seulement dans les rapports qu'elles construisent en agissant. Ce n'est pas une intelligence ou une volonté, entités créatrices, qu'il faut soigner, ni un corps, c'est une fonction formée d'activités logiques, psychologiques, psycho-physiques et physiques, qui se conditionnent ; ce n'est pas une fonction isolée dans une tour d'ivoire, mais une fonction qui fonctionne, si j'ose dire, et qui est, par conséquent, en rapport permanent avec les milieux et les circonstances, conditionnée donc par ces milieux et par ces circonstances.

On comprend tout ce que cette thèse peut apporter de précision et aussi de souplesse à la thérapeutique. La fonction peut être atteinte, totalement ou partiellement, dans l'une de ses activités. Quelle est l'activité (ou mode) fonctionnelle atteinte ? Quelles sont les étiologies qui conditionnent cet état pathologique ? Quel est l'état de la connaissance, la forme clinique du dyspsychisme, le pouvoir individuel d'adaptation aux milieux ? S'agit-il d'un accident ou d'un état constitutionnel ? Telles sont les principales idées directrices d'une thèse thérapeutique qui doit être aussi souple et fluide, aussi conditionnée que la fonction elle-même.

1° Rechercher l'activité, le mode fonctionnel atteint. Si le mode logique seul est troublé, sans que l'activité psychologique ou les conditions physiques soient atteintes, il s'agit proprement d'un état psychique pur, d'un paralogisme, d'une simple maladie de l'esprit. C'est un mal psychique et, à ce mal psychique, le remède psychique seul peut convenir. Les états de cette sorte constituent la neurasthénie de Déjerine et Dubois (de Berne). Qu'on leur donne pour origine un trouble du sentiment, de l'émotion ou de la raison, que leurs conséquences soient un trouble psychique ou pseudoorganopathique, cela importe peu ; la maladie, psychique ou physique, est la conséquence d'un trouble du mode logique de la fonction psychique, avec réactions psychiques ou physiques des autres modes indivisibles de cette même fonction. Le traitement doit être exclusivement psychique et procéder par conversion. Mais les troubles du mode logique sont les seuls qui comportent une thérapeutique exclusivement psychique. Dès que la cause initiale du paralogisme est elle-même conditionnée par le trouble d'un autre mode, psychologique, psycho-physique ou physique, de la fonction, la maladie cesse d'être purement psychique, elle est psycho-physique, ou physique, le traitement n'est plus psychothérapique, il est en même temps physiothérapique. Si le paralogisme, au lieu d'être simplement faux, est absurde, il est superflu de vouloir détruire le paralogisme par raisonnement, persuasion ou conversion, on n'y parviendrait pas, il faut lutter contre le terrain physique qui conditionne le paralogisme absurde. Dans ce cas particulier, la psychothérapie devient à peu près inutile, c'est la physiothérapie qui doit dominer le traitement. Lorsque l'activité psychologique proprement dite est déficiente, une psychothérapie de direction, de rééducation, de soutien, est nécessaire, mais le sujet est plus foncièrement touché, la psychothérapie a moins d'action et la physiothérapie est utile. Si les conditions psycho-physiques, réceptivité et constructivité, sont atteintes (états dits hystériques ou asthéniques) c'est à des procédés à la fois physiques et psychiques qu'il faut s'adresser. Si ce sont les conditions physiques pures, dynamiques ou statiques, c'est la physiothérapie seule qui est indiquée, avec la psychothérapie de soutien.

2° Rechercher l'état de la connaissance. La connaissance est-elle fausse ? il s'agit d'une erreur, d'un paralogisme simple, que l'on peut détruire par la méthode de conversion. La connaissance est-elle absurde ? il s'agit d'un délire partiel, d'un parapsychisme que la conversion est impuissante à modifier directement.

3° État de la croyance. Est-elle solide ou y a-t-il doute ? Croyance ou doute s'appliquent-ils à un paralogisme ou à un parapsychisme ?

4° Conditions étiologiques. Dysthénies (asthénies ou hypersthénies) ; dégénérescence ; méiopragie énergétique ; intoxications externes ou internes ; infections aiguës ou chroniques ; scléroses diverses. Causes psychiques. La thérapeutique des conditions étiologiques, physiques ou psychiques, est évidemment primordiale.

5° Forme clinique, aiguë ou chronique, cyclique ou intermittente, évolutive.

6° Rechercher le caractère dominateur et mettre au premier rang, pour la direction thérapeutique, le caractère physique ou psychique le plus dominateur, celui dont la présence ou l'absence entraîne tous les autres avec lui.

7° État du pouvoir individuel d'adaptation ; car on doit adapter sa vie à ses pouvoirs puisqu'on ne peut pas toujours adapter ses pouvoirs à la vie en général. Pour s'adapter sans incident à toutes les circonstances et à tous les milieux, il est nécessaire de posséder un système nerveux, résistant qui répare à mesure de la dépense physique ou psychique et réagit, par des pensées ou des actes bien adaptés, à toute dépense physique ou psychique. Quand le système nerveux est déficient pour une cause quelconque, le sujet répare mal ou il ne répare pas, il réagit mal ou il ne réagit pas ; il est *inadapté* soit par occasion, et cette inadaptation est un *accident*, c'est-à dire une *maladie nerveuse*, physique ou psychique, ou psychophysique ; soit par *aptitude*, constitutionnelle ou acquise, et cette inadaptation est une méiopragie, qui est un état permanent avec prédisposition naturelle à faire des accidents : le sujet est *inadaptable* à certains milieux, à certaines tâches, à certaines pensées, à certains sentiments.

8° S'agit-il d'un *accident*, c'est-à-dire d'une maladie, ou d'une *prédisposition* constitutionnelle, d'une aptitude fonctionnelle, d'une *méiopragie* ?

9° Toute crise asthénique (ou accident psycho-pathologique ou maladie nerveuse), est le résultat d'une erreur d'adaptation des opérations psycho-physiques d'un sujet à la réalité physique ou psychique — sujet normal quand il y a épuisement ou inhibition simple, anormal quand il y a insuffisance. On fait une crise asthénique pour n'avoir pas pu, ou pas su, adapter sa loi individuelle à la réalité, et on, ne guérit pas tant qu'on n'a pas appris à adapter sa loi à cette réalité. Une maladie nerveuse est la conséquence d'une inadaptation. L'inadaptation peut être physique ou psychique, ou à la fois physique et psychique. Réserve faite, bien entendu, de l'insuffisant qui est un inadapté par insuffisance foncière et chez qui l'erreur est la conséquence de son insuffisance. Mais, chez lui également, l'erreur peut être évitée par la connaissance de soi et la discipline.

Puisqu'une maladie nerveuse, ou une crise asthénique, est le résultat d'une erreur, la thérapeutique a pour tâche primordiale de ramener le malade de l'erreur à la vérité, en un mot de le convertir. La *conversion* demeure la méthode par excellence du traitement des névropathes en général et des hypopsychiques en particulier. Les Églises le savent bien, qui emploient depuis des siècles des méthodes de conversion qui sont de la thérapeutique et de la meilleure. Les observateurs parfaits qui ont été les grands théologiens, se rencontrent, comme c'est la règle, avec les expérimentateurs modernes, pour constater l'influence néfaste de l'erreur — ou du péché — sur la santé physique ou psychique des hommes.

La rencontre ne se borne pas à cette constatation de fait. L'expérience m'a enseigné qu'il n'y a pas de conversion, c'est-à-dire de guérison stable, sans *croyance*, c'est-à-dire sans adhésion totale de la personnalité du sujet à l'idée vraie. Tout procédé psychothérapique ou physiothérapique, quel que soit le nom qu'on lui attribue, ne peut devenir efficace et durable que s'il parvient à établir dans l'esprit du sujet une croyance ferme, c'est-à-dire à substituer à l'état de conscience, ou croyance fausse, une croyance juste et bien adaptée au réel. Toute thérapeutique est nécessairement fondée sur le phénomène croyance. Les théologiens sont dans le vrai quand ils mettent la Foi à la base de toute vie de l'esprit ou de l'âme. Il n'y a pas de vie équilibrée sans croyance juste et stable. Et tout doit être mis en œuvre pour ramener le névropathe pécheur du doute à la foi, de l'erreur à la vérité. L'acte le plus méritoire pour un être humain, dit-on, est de conduire ses semblables à la vérité. C'est pourquoi le but du médecin, comme de l'apôtre, est de convertir.

Cette méthode est fondée en outre sur la *Doctrine idéo-réaliste* que nous avons adoptée. L'idée est inséparable des éléments qui la forment. Il est bien vrai qu'elle n'a pas d'existence spatiale ou statique — et c'est pourquoi elle est psychique ou idéale, — mais elle est en même temps réelle, parce que les éléments nécessaires à sa construction possèdent une existence tantôt spatiale et tantôt dynamique. Par exemple, il n'y a pas de pensée sans attention et l'attention est un phénomène lié à des conditionnements physiques, statiques et dynamiques. Il n'y a pas de pensée sans pouvoir constructif, et ce pouvoir est lié à des conditionnements analogues. Il n'y a pas de pensée stable sans croyance et celle-ci est conditionnée par l'état physique, etc., etc. En un mot, la pensée est *idéo-réaliste*. Ce principe doctrinal est gros de conséquences pratiques. Et cela prouve une fois de plus — quelques-uns ne l'ont pas oublié — que la médecine ne saurait se passer de doctrines et que les plus hautes idées philosophiques peuvent, par un juste choc en retour, servir de guides aux plus humbles faits, lorsqu'elles en sont d'ailleurs l'aboutissement logique.

En effet : 1° la pensée n'a pas d'existence spatiale ; donc elle est *idéaliste*. *a*) Les excitants d'origine idéaliste ou purement psychique (idées, mots) exercent sur la pensée — état psycho-physique fugitif, transitoire, instable — une influence indéniable. Ainsi se justifient les méthodes psychiques, et quel que soit le mode psychique qu'elles utilisent : sentiment, raison, volonté, etc.

b) Une pensée fausse n'a pas plus qu'une pensée vraie une existence objective ; elle dépend non de l'objet — invariable, — mais du sujet et de ses dispositions actuelles. La pensée fausse peut être due soit à des causes physiques (asthénie, sclérose, etc.), soit à des causes psychiques (erreur de jugement), mais elle n'a pas d'existence « en soi ». Les êtres et les choses n'existent qu'en nous et par nous, ils doivent leur existence à l'idée que nous nous faisons d'eux. Transformez cette manière, et les êtres comme les choses apparaissent sous un aspect nouveau. Quand la cause est physique, modifiez le sujet physique sans vous occuper de l'idée pathologique sinon pour rassurer, encourager, remonter le malade, et l'idée (obsession, phobie, tristesse, pessimisme, etc.), disparaîtra d'elle-même, le jour où l'état physique sera modifié. Lorsque la cause est psychique (paralogisme), modifiez la méthode logique du sujet, et la réaction d'inadaptation cessera. Cette thèse est rassurante à la fois pour le malade et pour le médecin et permet d'expliquer le mécanisme des guérisons totales de troubles psychiques parfois très graves.

2° La pensée est inséparable des éléments qui la constituent; donc elle est en même temps *réaliste*. Les excitants d'origine réaliste, ou purement physiques, ont sur les éléments de sa formation une influence permanente. Il est indispensable, pour faire produire au sujet des pensées normales et adaptées au réel, de mettre au point toutes les fonctions physiques (vie cellulaire métabolique, etc.), psycho-physiques (attention, association, stabilisation, dynamogénie, inhibition, synthèse, pouvoirs constructifs, etc.), nécessaires, comme je crois l'avoir montré, à la formation des éléments de la pensée. Donc il faut maintenir le corps à la hauteur de l'esprit. Certes, il est très bien de dire aux névropathes : allez, et ne vous occupez plus de votre guenille, soyez vaillant ! Encore faut-il que la guenille soit à la hauteur de la vaillance. Maintenons l'esprit dans les régions sereines du courage et de l'impassibilité et, en même temps, veillons à ce que le pouvoir soit à la hauteur du vouloir. C'est le seul moyen d'éviter les erreurs.

Ainsi la psychologie fonctionnelle conduit à une *psycho-thérapeutique fonctionnelle* dont les procédés psychiques et les agents physiques, liés entre eux comme les activités fonctionnelles elles-mêmes, doivent être adaptés à chaque cas individuel, sans esprit de système, mais assouplis par une direction largement compréhensive. La Physiothérapie et la Psychothérapie ne sont pas des entités thérapeutiques distinctes, et dangereuses par le sens unilatéral qu'on a coutume de leur attribuer. On peut déterminer avec plus de précision la part proportionnelle qui leur revient dans le traitement des états névropathiques. La Psychothérapie est le traitement des troubles fonctionnels psychiques, ou dyspsychismes, et de leurs manifestations, psychiques ou physiques, par des procédés psychiques. La Physiothérapie est le traitement des troubles fonctionnels psychiques, ou dyspsychismes, et de leurs manifestations, psychiques ou physiques, par les agents physiques.

Ces deux méthodes sont employées simultanément ou séparément selon les circonstances. Il n'est pas vrai de dire qu'elles s'opposent ou qu'elles peuvent se passer l'une de l'autre, elles sont inséparables. De même que l'esprit est lié au corps, la psychothérapie est liée à la physiothérapie, et l'on s'abuse quand on croit pratiquer l'une sans l'autre. Même alors qu'on fait de la psychothérapie, exclusivement, on fait encore de la physiothérapie. Sans doute, la psychothérapie ne fait pas entrer en ligne les grossiers et visibles procédés physiques ou médicamenteux, mais elle met en branle des mouvements et ces mouvements ne s'exercent que s'ils sont possibles du point de vue physique. Oui, il existe une psychothérapie, c'est-à-dire un ensemble de procédés psychiques destinés à agir sur les maladies de l'esprit et du corps, mais dans tout traitement psychique il entre des mouvements psycho-physiques. Et l'on peut affirmer qu'un traitement psychique n'est possible que si l'état physique le permet[1]. Les grands médecins, comme les grands directeurs de conscience, n'ont jamais séparé dans la pratique ce qui est inséparable dans la réalité.

La Psychothérapeutique a donc des buts multiples : réparer les conséquences des erreurs, c'est-à-dire guérir la maladie et ses accidents ; apprendre au nerveux à connaître sa loi

---

1. C'est aussi l'opinion d'un spiritualiste, M. Leclère, de Berne, qui a écrit : le traitement est donc toujours physique, même où il y a quelque chose de psychique (*Le mécanisme de la Psychothérapie*), par Leclère. *Revue philosophique*, février 1911.

individuelle ; enseigner la *Doctrine* psychologique qui guide la pensée vers la vérité, les *disciplines* qui préservent de l'erreur et de ses accidents en maintenant le nerveux dans la vérité et en lui donnant, par des croyances solides — des certitudes, — la force psychique de ne pas douter et de ne pas sortir de la route nécessaire ; rétablir l'équilibre fonctionnel en ramenant à la normale possible l'élément ou le conditionnement déficient ; rechercher cet élément ; corriger l'insuffisance ; mettre l'achèvement à la place de l'inachèvement et favoriser l'adaptation possible ; réformer tout le mécanisme troublé dans toutes les expériences psychiques, telle est la tâche générale. Mais chercher avant tout le résultat total, même lointain, et non le résultat immédiat et plutôt symptomatique.

Pour conduire l'asthénique du déséquilibre à l'équilibre, de l'inadaptation absolue ou relative à l'adaptation au réel possible, le moyen n'est ni l'énergie, au sens moral du mot, — l'asthénique en a plutôt trop puisqu'il se surmène sans cesse, — ni la volonté, qui est une simple résultante, et dont on a trop abusé dans les livres de ces vingt dernières années ; c'est la croyance à la vérité, c'est la discipline, toute la discipline, ou plutôt toutes les disciplines, discipline physique et discipline psychique, avec la croyance à la nécessité des disciplines. Le médecin doit être non un professeur d'énergie — c'est inutile — mais un professeur de croyance, de discipline, d'ordre et d'adaptation.

La thérapeutique a aussi pour but d'apprendre aux névropathes à mieux penser. Cette tâche, qui peut paraître un peu prétentieuse, est cependant très légitimée par les faits. L'instruction cultive, comme on dit, l'intelligence, la mémoire, l'imagination, et remplit l'esprit de connaissances. L'éducation donne les usages, la religion enseigne la morale. Où apprend-on la psychologie, c'est-à-dire l'art de penser ? La classe de philosophie donne des notions théoriques, mais la pratique est absente. Personne n'a jamais enseigné aux enfants ni aux hommes la culture de l'attention, la valeur de la croyance, de la fatigue, de l'émotion... Cependant, dans toute profession, on apprend les techniques nécessaires de son métier. Le violoniste et le pianiste font des gammes et tous les exercices qui assouplissent les doigts. On n'a jamais rien fait de tel pour la pensée. On n'enseigne ni les éléments ni les conditionnements. On dit : ne pensez pas ainsi ; mais on n'indique pas le moyen d'y remédier. C'est pourquoi les pensées sont si différentes, si fragiles, si sensibles aux fatigues, aux émotions, aux désagrégations. C'est pourquoi il y a tant de névropathes — j'allais dire tant de pécheurs. C'est cette science de la pensée qu'il faut enseigner aux névropathes, chez qui la pensée est, plus que chez tous les autres, sensible à toutes les influences.

Nous décrirons successivement tous les procédés physiques et psychiques, *Physiothérapie* et *Psychothérapie*, qui peuvent servir au traitement de tous les névropathes, en montrant la part qui revient à chacun d'eux dans le traitement des diverses formes de dyspsychismes. Nous exposerons ensuite les traitements des troubles ou déséquilibrés des *Expériences internes* et des *Expériences externes*, des *Réactions viscérales*, des *Réactions morales*, des troubles asthéniques selon le *degré hiérarchique psychique*. Puis nous exposerons la *Tactique générale* à suivre en présence d'un méiopragique, avec les moyens destinés à régler sa vie.

CHAPITRE PREMIER

LES PROCÉDES PHYSIQUES OU PHYSIOTHÉRAPIE
DANS LE TRAITEMENT DES CONDITIONS PHYSIQUES

Les grands procédés physiques sont : le *repos* ou l'*exercice*, l'*isolement* ou l'*adaptation sociale*, l'*air*, le *régime alimentaire*, la *surveillance de la pression artérielle* et de la *réaction urinaire*, la *reminéralisation*, les *médications* et les *médicaments*. Tous ces procédés ont été décrits longuement dans *Les Maladies de l'énergie*. J'y renvoie le lecteur. Je me bornerai à les passer brièvement en revue en exposant, à propos de chacun d'eux, les modifications que l'expérience m'a enseignées depuis la publication du précédent ouvrage.

I. — REPOS

Disons tout de suite, et cela confirmera ce qui précède, que pas un seul procédé thérapeutique ne peut être érigé en méthode systématique : ni le repos, ni l'entraînement, ni l'isolement, ni la suralimentation. Nous serons ainsi plus à l'aise pour les décrire et indiquer ceux d'entre eux qui conviennent individuellement à chaque malade.

Le *repos* ne convient pas à tous les asthéniques sans distinction d'origine. Il est, dans certains cas d'asthénie, inutile ou nuisible. D'autres l'ont dit avant moi ; je l'ai dit également, pas assez peut-être, et il faut le redire encore. Le repos n'est pas une méthode systématique ; il est une méthode individuelle. Ceux qui ont cru voir dans *Les Maladies de l'énergie* un plaidoyer pour le repos, méthode absolue et universelle, m'ont lu incomplètement ; d'ailleurs c'est peut-être ma faute et il est possible que je n'aie pas été assez clair. Cependant je me suis efforcé de décrire les indications et les contre-indications du repos chez les épuisés et les insuffisants, ou asthéniques primitifs, chez les inhibés, organiques ou psychiques, ou asthéniques secondaires. Aux premiers, le repos absolu ou proportionnel ; aux seconds, l'exercice. Mon opinion, confirmée par l'expérience quotidienne, n'a pas varié, et je préciserai plus loin ces indications.

Mon opinion doctrinale est aussi restée la même, fortifiée encore par l'expérience. Je sais, comme tout le monde, qu'il existe des asthénies secondaires, curables par l'exercice et l'entraînement ; et je me garde bien de leur prescrire le repos. Je sais aussi qu'il existe des asthénies d'origine psychique et je leur ordonne le traitement convenable. Mais ce que je me refuse à admettre, avec la très grande majorité des médecins, c'est que la fatigue chronique soit presque toujours d'origine psychique. Il est des sthéniques qui ne comprennent pas et n'admettent pas la fatigue asthénique chronique. Quand *je* suis fatigué, disent-ils, je me repose et *ma* fatigue disparaît. Admettons, disent-ils, qu'un temps plus long soit nécessaire au neurasthénique, mais il est impossible qu'après un repos de deux ou trois mois, la fatigue persiste encore. Ce qui lui reste, c'est la conviction d'impuissance. Ainsi une question doctrinale est influencée, comme elle l'est souvent, par des arguments subjectifs. On refuse, *a priori*, d'admettre que la fatigue peut être un état chronique, parce qu'on ne l'éprouve pas soi-même, et l'on conclut qu'un repos d'une certaine durée *doit* faire disparaître la fatigabilité chez les asthéniques comme chez les normaux. Là est l'erreur. Chez les asthéniques primitifs ou insuffisants la fatigue peut devenir un état chronique ; il existe chez eux une limite au-delà de laquelle tout travail détermine une fatigue excessive, une crise asthénique avec toutes ses conséquences physiques et psychiques. J'ai trop longuement décrit cette question pour y revenir encore. La crise de fatigue est, chez les asthéniques insuffisants, une maladie, comme la crise de rhumatisme chez les rhumatisants, la crise d'eczéma chez les eczémateux. Elle est *leur* maladie. Ils ne réparent pas à mesure de leur dépense. Et l'accumulation de fatigue amène la crise aiguë. S'ils n'avaient pas cela ils seraient « comme tout le monde ». Il est des hommes et des femmes qui ne sont point des malades, qui vivent de la vie commune et qui font, de temps en temps, une fois par an, ou plus, ou moins, une crise de fatigue, avec incapacité de travail, tristesse, découragement, etc. Incapables d'aller plus loin, ils se couchent, sans fièvre. Sans fièvre ! L'entourage qui n'y comprend rien, les raille. C'est sa manie, dit-on. Quand ça lui passera, il reprendra sa vie. Ça lui passe en effet, mais grâce au repos qu'il a pris instinctivement, et parce qu'il (ou elle) ne pouvait faire autrement.

On dit quelquefois : des malades qui font périodiquement des crises d'asthénie sont des circulaires, des cyclothymiques. Je ne le crois pas. Tous les névropathes sont plus ou moins des cyclothymiques. La loi du rythme se manifeste chez eux d'une façon plus éclatante que chez les sthéniques normaux, mais les crises d'asthénie d'apparence périodique ne sont pas déterminées par un cycle fatal ; elles sont amenées plus simplement par une alternative de surmenage et de repos : surmenage par travail hors de proportion avec le pouvoir individuel, et crise d'asthénie consécutive ; — repos instinctif ; — reprise du travail, et crise ; et ainsi de suite. Ces malades sont des asthéniques qui s'ignorent et qu'on ignore, et qui retrouvent une vie sans crises, — j'en vois sans cesse des exemples, — le jour où ils ont appris à se connaître et à adopter une vie conforme à leurs aptitudes, de façon à ne pas dépasser *la loi individuelle* de leur limite énergétique.

C'est une vérité et c'est la vérité ; le repos n'est pas tout mais rien n'est sans le repos, écrivais-je en 1907. Mais ici, comme toujours, le diagnostic doit précéder la thérapeutique.

Une telle doctrine n'est ni dangereuse ni décourageante. Ce qui est dangereux c'est de prendre des insuffisants pour des psychiques et, après un repos sommaire qui les a évidemment remontés, de leur dire : allez, vous êtes guéris. Méprisez la sensation de fatigue, elle n'est qu'une conviction d'impuissance. Vous êtes fatigué parce que vous pensez à la fatigue. Vivez comme si vous n'étiez pas fatigué. Persuadés par ces paroles vigoureuses, ils faisaient appel à tout leur courage, ils oubliaient ; et ils retombaient plus malades et plus découragés. C'étaient des asthéniques insuffisants méconnus. Instruits de leurs aptitudes diminuées, ils éprouvent sans doute un moment de déception, mais quand ils ont su adapter leur vie à leurs pouvoirs, ils reconnaissent qu'ils évitent ainsi les crises d'asthénie et que leur vie est conforme à leur loi individuelle. N'est-ce pas là le but que chacun de nous doit poursuivre[1] ?

Et quelle est la méthode dangereuse et décourageante ? Celle qui, à l'exemple de la fable, pousse l'insuffisant à atteindre un but impossible ; ou celle qui, disant au malade la vérité (avec le tact nécessaire) l'engage à adopter une méthode conforme à ses aptitudes ? Ces querelles seraient vaines et elles le seront, le jour où les diagnostics seront identiques, et les doctrines aussi. Et comme les médecins sont impartiaux, l'unification des doctrines n'est qu'une question de temps.

Le *dosage du repos* dépend de la variété d'asthénie, du degré de la fatigue et de l'état de la sensation de fatigue. En principe, le repos n'est ni absolu en soi, ni relatif en soi ; il doit être inversement proportionnel au capital énergétique du sujet[2]. Il est tantôt absolu, tantôt proportionnel.

La méthode est guidée d'abord par la *sensation de fatigue*. Je sais combien cette sensation est trompeuse et qu'elle s'observe aussi bien chez les asthéniques vrais (épuisés, insuffisants ou inhibés), que chez les asthéniques psychiques par inachèvement paralogique, les anxieux et les mélancoliques. Cependant l'ensemble des symptômes physiques et

---

1. *Les Asthénies et l'Entraînement*, par Albert Deschamps. *Paris médical*, 10 janvier 1914, pp. 194 et sq.

2. J'ai donné longuement les règles du repos dans les *Maladies de l'Energie*, pp. 318 et sq.

psychiques permet d'établir le diagnostic différentiel. Il est d'ailleurs un signe qui ne trompe pas, c'est l'*Inversion de la sensation de fatigue*, que j'ai décrite dans un précédent chapitre (p. 115). Elle s'exprime par cette brève formule : le *repos fatigue* et le *travail repose*. Lorsqu'on constate chez un névropathe cet état très spécial, au début du repos, il n'y a pas à hésiter : le repos s'impose, absolu ou proportionnel. Et il devra être continué jusqu'au retour de la sensation normale, qui se traduit ainsi : le *repos repose*, le *travail exagéré fatigue*. J'en ai l'expérience longue et précise : Lorsque cette inversion existe, le repos est la règle, et tout entraînement rapide est impossible. Si l'on méconnaît cette loi, on expose les malades à mener cette existence lamentable que j'ai décrite à propos de la sensation de fatigue et dont je reparlerai à propos de l'entraînement, vie faite d'excitation et de dépression, de crises d'asthénie avec séjour au lit, suivies d'une période de surmenage fébrile, bientôt terminée par une crise aiguë. Cycle perpétuel et qui fait ressembler les insuffisants asthéniques — méconnus le plus souvent, mais parfois volontaires parce que le repos leur semble trop triste, — à des gens toujours en train de se noyer. Au moment où ils remontent à la surface, ils reçoivent un coup de poing, je veux dire un surmenage, qui les repousse au fond de l'eau, d'où ils remontent lentement pour recevoir le nouveau coup de surmenage... Ces malades présentent toujours l'inversion de la sensation de fatigue. C'est pourquoi ils s'agitent sans cesse, trouvant dans le travail exagéré une sensation agréable en apparence mais trompeuse, fausse et malfaisante, puisqu'elle leur cache la loi véritable de leur état. Pourquoi me reposer, disent-ils ? le repos m'éreinte. Et en effet, au début, il les éreinte. Mais qu'ils attendent et, peu à peu, le repos leur rendra la sensation normale de fatigue, avec le retour du métabolisme normal.

Chez les secondaires ou inhibés c'est le contraire. Après un repos assez bref, quelques jours à six semaines (et cela n'est pas toujours nécessaire), c'est l'entraînement progressif qui est indiqué. Enfin, chez les asthéniques par inachèvement paralogique, le repos est complètement inutile ou, parfois, nuisible. De même, chez la plupart des anxieux et des mélancoliques, la sensation de fatigue est tout à fait négligeable.

Cette question élucidée, on réglera le repos selon la *variété* d'asthénie. Dans la crise aiguë d'asthénie (maladie) par surmenage, toxi-infection, etc., le repos absolu est une bonne méthode. Sa durée est variable, — jusqu'au retour de la sensation normale s'il y a inversion ; et cela peut durer de quelques semaines à plusieurs mois. S'il n'y a pas inversion, la durée peut être plus courte : quinze jours à six semaines ou deux mois. Chez les insuffisants qui ont subi un long surmenage, la durée du repos, absolu d'abord, puis proportionnel, peut être encore plus longue : une ou plusieurs années. Deux années sont parfois un chiffre moyen. Je dois ajouter qu'un certain nombre d'insuffisants (nerveux, secrétoires ou de cause inconnue, ce qui est assez fréquent), ceux que l'on appelle aussi les asthéniques primitifs (Londe, Tastevin, Couchoud) doivent adopter une vie où le repos occupe une place plus grande que l'exercice. La loi individuelle de leur organisme ne leur permet pas une activité normale ; ils doivent s'y conformer, sous peine de faire des crises perpétuelles d'asthénie. Or un insuffisant peut très bien n'être pas un neurasthénique, si l'on veut entendre par état neurasthénique une crise d'inadaptation. Il lui suffit d'obéir strictement à sa loi individuelle, c'est-à-dire de restreindre et de simplifier sa vie à la mesure de ses pouvoirs et de ses limites [1].

II. — EXERCICE ET ENTRAINEMENT

Pour les uns le neurasthénique est entraînable, pour d'autres il ne le serait pas. Présentée ainsi, sous forme de dilemme, la question est insoluble et la discussion interminable. La pathologie est trop diverse pour être réduite en dilemmes. On s'entendra le jour où la conception (vraie) des asthénies sera substituée à celle de la neurasthénie — entité (fausse). Le neurasthénique, personnage mythique,

1. Cf. *Les Maladies de l'Energie*, p. 327.

n'est pas une base de discussion. On ne peut discuter que sur les asthénies. C'est alors une question d'espèce. Certains asthéniques sont totalement entraînables : l'asthénique secondaire ou inhibé, l'asthénique psychique, certains asthéniques symptomatiques ; — d'autres le sont progressivement et après un temps plus ou moins long : les épuisés ou surmenés ; — d'autres enfin ne le sont pas, ou peu, très lentement : les insuffisants. Ceux-ci possèdent un capital énergétique déterminé, réglé par la loi individuelle de production énergétique. (On sait que même parmi les normaux il y a des degrés dans la force et l'on est souvent l'asthénique de quelqu'un). Leur capital peut produire un certain rendement-travail mais qui, pour des causes organiques mal connues (état des cellules nerveuses, du métabolisme, des glandes secrétoires, etc.) ne se renouvelle pas à mesure de la dépense. C'est là un fait difficile à expliquer, mais indéniable. C'est leur tare à eux, asthéniques, et ils sont asthéniques insuffisants parce qu'ils sont ainsi. S'ils n'avaient pas cette tare, ils ne seraient pas insuffisants. Ils pourraient avoir une autre tare, mais ils ont précisément celle-là. Ils sont insuffisants, comme d'autres sont hypersthéniques, goutteux ou eczémateux, par le mystère de la nature et de l'hérédité. Ne renouvelant pas les réserves à mesure de la dépense, ils accumulent les fatigues avant d'arriver à l'entraînement et retombent dans l'asthénie, sans que l'entraînement ait pu produire ses effets ordinaires. L'entraînement, chez eux, n'est pas impossible, puisqu'ils peuvent passer de l'incapacité de la crise aiguë d'asthénie à un certain rendement, mais il s'arrête à la limite de leur pouvoir (loi de limite individuelle) et c'est cela qu'il faut savoir et qu'il faut dire, au risque de provoquer des déceptions. Mais cela vaut mieux que de déterminer des crises incessantes d'asthénie. Et l'insuffisant qui se connaît bien n'est plus « neurasthénique ». En restant dans les limites de sa loi individuelle, il n'a plus de crises de fatigue asthénique. Un médecin, bien connu par ses travaux philosophiques,

1. Cf. *Les Asthénies et l'Entraînement*, par Albert Deschamps. *Paris médical*, 10 janvier 1914, pp. 154 et sq.

m'écrivait récemment : je suis asthénique comme on est myope ou presbyte, mais je ne suis pas « neurasthénique ».

Ajoutons que l'entraînement possible n'est pas progressivement continu, mais procède par *crans successifs*. En effet l'insuffisant, qui, par surmenage, est devenu un asthénique épuisé, traverse, pour revenir à *sa* normale et non à *la* normale, des *états de force successifs*[1]. A chaque cran de forces correspond un certain capital, avec un rendement correspondant, au-delà duquel c'est la faillite ou la crise d'asthénie aiguë. Chaque état peut durer un temps variable et ne peut être modifié par les procédés habituels d'entraînement progressif et rapide. Peu à peu l'asthénique arrive à un état de forces qui n'est pas la normale (car il n'y a pas de normale) mais qui est *sa* normale. Il ne le dépassera pas, ou peu, parce qu'il a été doué par la nature pour un travail petit. Cela peut être fâcheux et déplorable, mais cela est. Il faut accepter l'inévitable. Songe-t-on à s'indigner parce qu'on n'a pas 1^m,85 de hauteur ? Et n'est-il pas préférable et nécessaire de se bien connaître ? Tous les insuffisants asthéniques auxquels j'ai signalé leur tare et donné une règle de vie conforme, sont heureux d'avoir appris à se connaître et ont cessé d'être « neurasthéniques » au sens banal du mot (tristesse, aboulie, découragement). Mais il ne faut pas se tromper. Avant de donner une opinion ferme à un asthénique, il faut être sûr de son diagnostic.

M. Déjerine m'a reproché, très aimablement d'ailleurs, de décourager les malades en écrivant que les insuffisants ne sont pas ou peu entraînables. « Nous avons vu, dit-il, des sujets qui pénétrés des doctrines de Deschamps, n'avaient que trop de tendances à se cristalliser, à se figer en une situation définie, parce qu'ils étaient convaincus que tout progrès rapide leur était interdit. » Ces malades qui m'avaient lu — mais que je n'avais pas vus — m'avaient mal compris. Peut-on rendre ma doctrine responsable de leur erreur ? S'ils étaient venus me voir, je n'au-

---

1. Cf. *Les Maladies de l'Énergie*, 2e édit., pp. 100 et sq.

rais pas manqué de redresser leurs fautes de diagnostic et de les mettre dans la bonne voie, car je n'ai pas de système. Il est sans doute déplorable que les névropathes lisent des livres de médecine; mais c'est un mal inévitable. Faut-il, en prévision des accidents de cette sorte, cesser de dire la vérité sur les maladies en général et les névroses en particulier? Personne ne le pense. De mon côté, j'ai vu des malades qui avaient été soignés par les méthodes de l'entraînement systématique et qui, après une amélioration passagère, retombaient dans leur fatigue. Je me rappelle en particulier un homme de trente-six ans, qui, après le repos classique de six semaines, fut soumis à l'entraînement : un quart d'heure de marche par jour, puis une demi-heure, une heure, etc. Quand il put marcher quatre heures par jour, on le relança dans la circulation. Lorsque je le vis à la campagne, où il était venu continuer l'entraînement, il marchait quatre heures par jour depuis cinq ou six jours. Croyant comme lui que la guérison était un fait accompli, je l'engageai vivement à continuer la méthode du médecin qui le soignait. Mais quelques jours après, M. G. commençait à se plaindre de fatigue excessive. Peu à peu, et malgré mes encouragements, il diminuait les heures de marche et, quinze jours après, n'en pouvant plus, il restait dans un fauteuil. Comment interpréter cette rechute, après la guérison apparente, et l'échec de l'entraînement? Bénéficiant des réserves accumulées pendant le repos de six semaines, le sujet avait pu fournir pendant un certain temps une dépense donnée. Ces réserves dépensées par une activité exagérée, et le sujet ne renouvelant pas à mesure de la dépense, — ne rechargeant pas sa pile, — il fit de l'épuisement, avec crise d'asthénie. — C'était un insuffisant relatif — et il l'est encore. J'ai de temps en temps de ses nouvelles (car je ne le soigne pas, donc ce n'est pas ma doctrine qui le suggestionne), il a dû renoncer à sa profession, trop active pour lui. Il est à un cran de forces que toutes les méthodes du monde n'ont pu lui faire dépasser.

Et je pourrais citer bien d'autres exemples. Si je dis que les asthéniques insuffisants ne peuvent dépasser par l'en-

traînement une certaine limite de rendement travail, limite
très individuelle d'ailleurs, et quelle que soit leur volonté,
c'est que l'expérience m'a appris cette vérité. Pour se faire
une opinion thérapeutique, il ne suffit pas de se borner à
constater les résultats *immédiats* qui peuvent être et sont
satisfaisants chez les insuffisants, comme dans l'exemple
précédent et pour les raisons que j'ai dites, il est indispensable de poursuivre les résultats *consécutifs* et *lointains*.
L'effet est moins brillant, sur le moment, mais il est plus
sûr parce qu'il est vrai, de la vérité éternelle. Si l'on veut
connaître les résultats lointains, il faut suivre les malades
longtemps, sinon on s'expose à des surprises.

Si l'on veut juger une doctrine, il ne faut pas se fier aux
récits des malades qui, soit par instabilité naturelle, soit
parce qu'ils manquent de patience, soit aussi parce que
nous pouvons commettre des erreurs à première vue (quel
est celui qui ne s'est jamais trompé ?) vont de médecin en
médecin — mouches du coche médical — collectionnant
les diagnostics, essayant toutes les méthodes et les déna-
turant toutes, parce qu'ils n'attendent jamais les résultats
derniers. Ces malades sont des « circulaires » (si l'on me
permet cet à-peu-près), en ce sens qu'ils font le tour des
neurologistes sans se fixer jamais. Courtisans du médecin
présent, ils sont de médiocres sujets d'observation et de
perpétuelles causes d'erreur. Mais je répète que l'entraînement est possible, légitime et efficace dans les asthénies
secondaires, dans les asthénies psychiques, et aussi dans
les asthénies symptomatiques.

III. — ISOLEMENT ET RETRAITE. CHANGEMENT DE MILIEU

Sur la question de l'isolement, il y a peu de discussion.
On s'accorde à reconnaître que l'isolement s'impose dans
la plupart des états névropathiques graves. Mais il faut bien
s'entendre sur le sens du mot. Isolement ne signifie pas
toujours claustration, comme on le croit trop souvent.
Sans doute tel est le sens qu'il revêt en général dans le
langage psychiatrique. Mais, dans le vocabulaire du neuro-

logiste, il veut dire surtout retraite, changement de milieu, c'est-à-dire séparation du milieu ordinaire, placement dans un milieu nouveau, sous une direction médicale. La claustration peut être utile dans certains états graves, elle est inutile dans la plupart des états asthéniques. L'isolement ou la retraite suffit, avec les indications d'espèce et de degré que je vais noter plus loin.

Si l'on veut faire produire à l'isolement ou à la retraite tous ses résultats, il est indispensable d'entourer le cerveau du nerveux, ses organes sensoriels et ses fonctions psychiques, d'images nouvelles : visages, paysages, appartement, conversations etc. Ces images provoqueront des mouvements psychiques nouveaux qui, aidés de la conversation psychothérapique et de l'action médicale personnelle (*action catalytique*, v. p. 604) — contribueront à modifier les méthodes logiques du malade. La retraite avec changement de milieu n'est donc pas seulement une méthode géographique, c'est une méthode *psychologique*, basée sur un fond d'observations séculaires. Elle a pour but de semer dans l'esprit du malade des images et des idées nouvelles qui, par leur diffusion dynamogénique (loi de Bain), arrêteront le cours des idées pathologiques et feront naître des idées nouvelles et justes.

Isolé de son cadre habituel, transplanté dans un milieu nouveau, sans lien psychologique avec les personnes, les images et les idées qui ont provoqué et accompagné son état maladif, le névropathe, en contact quotidien avec des personnes qui lui tiennent un langage différent, est obligé de faire l'effort psychologique qui est le commencement nécessaire de la rénovation psychique. Comme on dit, il rentre en lui-même, s'observe, se compare, et le résultat de cette enquête est d'abord un ensemble de mouvements psychiques nouveaux, donc bienfaisants. Il commence à croire un peu moins en lui-même. Son obstination diminue. Déjà il écoute avec plus d'attention des discours qui, chez lui et venant de son entourage ou de ses conseillers ordinaires, lui paraissaient erronés ou absurdes. Et la bonne parole, répétée tous les jours, sous mille formes différentes, par le médecin, par le personnel, par les malades convertis ou « catéchumènes », pénètre peu à peu dans son esprit. Elle est la goutte d'eau qui use le granit, si l'on me permet cette comparaison ambitieuse.

Et même le malade, impressionné par ce cadre nouveau, n'ose pas, en général, continuer les habitudes mauvaises qu'il avait chez lui. Il se plaint, mais un peu moins, car il hésite à « ennuyer » des inconnus, alors qu'il ne se gêne pas avec les siens. — Chaque nuit, et tous les quarts d'heure, Madame V., atteinte d'obsession ancienne, appelait son mari pour lui dire des riens : je ne suis pas tranquille, oh ! mon Dieu ! etc., etc. Elle voulait absolument garder son mari près d'elle. — Votre mari rentrera chez lui, lui dis-je, et vous resterez seule ici, avec une garde. Si vous n'acceptez pas cette combinaison qui est, pour vous, le seul moyen de guérison, vous partirez avec lui. Le garder avec vous serait, de ma part, une faute lourde que je ne commettrai pas. — La lutte fut rude, mais la malade se rendit à mon argumentation. Elle resta. Elle perdit peu à peu l'habitude de se plaindre, n'osant pas tourmenter sa garde. Elle retrouva le sommeil, perdit ses obsessions et guérit en six semaines, alors que dans sa famille elle traînait sa névropathie depuis trois ans. Cet exemple typique me dispense d'en donner d'autres. Mais il est évident que la prescription de l'isolement ou de la retraite est avant tout une question d'*espèces*. Il doit être adopté, ou écarté, d'après la nature de l'état névropathique d'abord puis, et en même temps, d'après les conditions de vie du malade, ses habitudes, sa mentalité ordinaire, son caractère, les multiples circonstances étiologiques de la maladie, l'entourage aussi, trop tendre ou trop indifférent, ou trop inintelligent (tous les entourages en général sont plutôt mauvais), enfin d'après ces mille nuances infinies que connaissent bien les médecins praticiens et qui font trop souvent de la famille d'excellents milieux de culture pour les maladies nerveuses. Ce sont ces milieux de culture familiale que l'isolement détruit *ipso facto*, en tranchant tous les liens qui rattachent les malades aux causes sociales pathogènes. L'isolement ou retraite est aussi une question de *degrés*. Il comporte en effet plusieurs degrés :

a) L'isolement *absolu* : séjour dans une maison de santé, au lit ou non, sans communication avec le monde extérieur, sans lettres, sans autres visites que celle du médecin traitant et des infirmières (dressées à cet usage). Utile dans les états graves, tels que l'hystérie grave, l'anorexie mentale, les asthénies aiguës et totales, certains états mélancoliques, etc. ; inutile dans la plupart des états asthéniques ordinaires.

b) *Isolement absolu du milieu*, ou *retraite relative*. — Cela signifie : placement dans une maison spécialisée, sous une direction médicale, et sans être accompagnée d'une personne de son entourage. Contact quotidien avec le médecin et les infirmières, vie en commun, complète ou relative, avec les autres pensionnaires. C'est le mode le plus fréquemment employé et le plus utile dans presque tous les états névropathiques : épuisements moyens ou légers ; insuffisances avec ou sans épuisement, avec ou sans réaction d'inadaptation (obsessions, phobies, tics), asthénies secondaires, asthénies symptomatiques.

c) *Retraite ou isolement relatif du milieu.* — Deux cas : Comme précédemment, placement dans une maison spécialisée etc., mais avec une personne de l'entourage éloigné ou, de préférence, d'une garde particulière. Je dis : de l'entourage éloigné. En effet les personnes de l'entourage immédiat ont pu être parmi les causes inconscientes et involontaires de la maladie nerveuse ; leur présence serait donc néfaste, en ce sens qu'elles entretiendraient la maladie, même avec les meilleures intentions du monde. C'est ainsi que le mari, la femme, l'enfant, la mère, le père doivent être presque toujours et rigoureusement tenus à l'écart. Leurs visages et leurs conversations évoquent des associations d'idées pathogènes. En revanche, des parents plus éloignés, tantes, cousines, cousins, amis ou amies, s'ils n'ont pas été mêlés à la vie précédente, s'ils sont sympathiques au malades, discrets, sûrs, attentionnés sans excès, adroits, prudents, peuvent être admis. Cependant, la garde étrangère est le moyen le meilleur. Elle assure mieux le changement de milieu que donne l'isolement, tout en épargnant la solitude totale : — utile surtout dans

les obsessions, phobies, état anxieux ou mélancoliques —
sans asthénie physique.

    d) Placement dans un *home-sanatorium*, avec des ser-
viteurs, et loin du milieu ordinaire. J'en ai parlé ailleurs
(Cf. *Mal. de l'énergie* p. 336). La méthode a ses avantages
et ses inconvénients. C'est une question d'espèces. Elle est
défectueuse dans les états un peu sévères. Son principal
inconvénient est que la direction médicale est en général
absente ou trop intermittente, et le malade trop livré à ses
ruminations.

    Enfin je dois ajouter, bien que cela soit un peu superflu,
que l'isolement n'est pas une méthode systématique et que
certains névropathes peuvent être soignés à domicile lorsque
leurs conditions de vie familiale permettent un traitement
efficace.

    Tous les neurologues et les psychiâtres sont d'accord
sur le principe de la méthode d'isolement ou de retraite —
changement de milieu avec direction médicale, à la condition d'en bien préciser les indications et les contre-indications. C'est là un procédé entré dans la thérapeutique
classique. Cependant il est l'objet, depuis quelques années,
de critiques très vives. On dit que l'isolement érigé en système est une méthode mauvaise. Sur ce point, tout le monde
est d'accord, et la discussion sans objet. Mais on a proposé
de remplacer la méthode systématique d'isolement par une
autre méthode également systématique : la cure à domicile,
appelée aussi : cure libre. En principe, l'idée de cure à
domicile ne soulève pas d'objections. Tout le monde sait que
si des malades doivent être soignés hors de chez eux, d'autres
peuvent l'être à domicile. Il semble donc que toute discussion devrait être inutile.

    Je crois d'abord que l'expression « cure libre » est
impropre. En réalité, cure libre signifie cure individuelle
dans le home sanatorium et sans médecin. J'ai moi-même
employé le terme dans ce sens-là. Or il n'en est rien. En
l'espèce, il s'agit au contraire d'une cure faite sous une
direction médicale *à domicile* et dans le milieu ordinaire.
Il serait plus court de dire : cure chez-soi, comme on dit

Vichy chez-soi. Entre la cure chez soi et la cure d'isolement ou de retraite, il n'y a en somme qu'une différence : le remède psychologique est absorbé à domicile, sans changement de milieu, tandis que, dans la cure de retraite, il est administré avec changement de milieu. Toute la question revient à savoir si le changement de milieu est utile ou non. J'ai dit plus haut les raisons psychologiques (et non géographiques) pour lesquelles il est nécessaire dans un certain nombre de cas. Quand ce changement est superflu, on ne songera pas à l'imposer. Mais quand il est indispensable on le prescrira — sans esprit de système. On ne doit systématiser ni la cure à domicile, ni la cure d'isolement. La question d'ailleurs a été tranchée scientifiquement au Congrès d'Amiens (1911), et par des autorités médicales dont la compétence et l'impartialité sont indiscutables (Régis, Dupré, etc.).

IV. — L'AÉROTHÉRAPIE

La cure d'air reste toujours l'un des meilleurs éléments du traitement des asthénies. Les névropathes possédant par définition un métabolisme défectueux, un air bien oxygéné est indispensable à l'amélioration de ce métabolisme, aussi doit-on leur prescrire le séjour dans une atmosphère bien oxygénée. Le séjour des villes en général, et des grandes villes en particulier, leur est néfaste. Dans le choix de la résidence, on fera entrer en ligne de compte l'oxygénation, l'altitude, l'état hygrométrique (air sec ou humide), le climat (montagne, plaine, rivière, lac, mer). Bien entendu, tout cela est encore une question d'espèce. Aux asthéniques primitifs ou insuffisants la vie constante à la campagne convient à merveille et leur permet de donner un rendement qu'ils seraient incapables de fournir dans l'air mal oxygéné des villes. Aux épuisés par surmenage, normaux, insuffisants ou secondaires, séjour à la campagne jusqu'à la fin de la crise. Pour les asthéniques secondaires, campagne pendant la crise aiguë. Le reste du temps, l'air médiocre des villes convient parfois mieux à certains d'entre eux, précisément parce qu'il active moins les échanges. Le bord des rivières est favorable aux excités, de même que les climats humides. Les climats secs doivent être prescrits aux déprimés et conviennent à l'ensemble des névropathes. L'altitude avec ses degrés divers a ses indications, suivant les formes et les degrés de l'asthénie.

Pour tous ces détails, je renvoie le lecteur au chapitre *Aérothérapie* des Maladies de l'Énergie (p. 341).

<h3 style="text-align:center">V. — L'ALIMENTATION [1]</h3>

Pas de système appliqué indistinctement à tous les états nerveux. Mais régler l'alimentation selon les cas particuliers, afin d'apporter au malade les éléments nutritifs nécessaires, suivant son état du moment, et rien de plus. Ce qu'il importe de considérer en matière de régimes, c'est moins la quantité d'aliments que le *coefficient individuel d'utilisation alimentaire* [2]. Chez tous les sujets, normaux ou anormaux, il existe une limite d'assimilation au delà de laquelle l'aliment est inutilisé d'abord et nuisible ensuite, le plus souvent. Le fait est démontré, à la fois par l'observation clinique et par l'expérimentation [3].

La suralimentation systématique et obligatoire, chez tous les malades, est donc une faute. Elle est nécessaire et possible dans certains cas de névropathie avec dénutrition et amaigrissement; elle est inutile et impossible dans les autres cas. De très nombreux asthéniques sont doués d'organes digestifs (foie, estomac, intestin, glandes sécrétoires) de qualité médiocre et rapidement surmenés. Si l'on dépasse leur taux de tolérance, on provoque des accidents hépatiques, gastriques ou intestinaux, de l'inappétence et de l'amaigrissement. Il faut donc donner à chacun une alimentation convenable selon la forme, le degré ou la période de la maladie, sans poursuivre systématiquement l'engraissement de tous les névropathes. Le corollaire de la suralimentation est en effet l'engraissement progressif. Or

1. Voy. *Les Maladies de l'Énergie*, p. 363.
2. *Idem*, p. 363.
3. Cf. Les travaux de René Laufer, Marcel Labbé, Vitry, etc.

l'amélioration des états névropathiques en général n'est pas parallèle à l'engraissement. Mettons à part les inanitiés par dyspepsie ou anorexie, surmenage, chagrins, qui peuvent engraisser rapidement (1 à 3 kilogrammes par semaine) jusqu'au jour où ils ont repris leur poids normal, (encore faut-il qu'ils possèdent un foie suffisant, ce qui n'est pas la règle), ceux-là s'améliorent à mesure qu'ils engraissent. Mais chez les autres, asthéniques primitifs ou insuffisants, épuisés sans dénutrition, obsédés, phobiques, etc., l'amélioration peut se produire sans engraissement excessif. Une alimentation convenable suffit à assurer le métabolisme utile et l'engraissement possible, mais lent. La poursuite obstinée de l'engraissement présente aussi outre les inconvénients digestifs, un écueil d'origine psychique : c'est ce que l'on pourrait appeler la *superstition obsédante de la balance*. Le malade qui est pesé régulièrement chaque semaine ou chaque jour et qui n'engraisse pas, ou peu, parce que ses organes ne lui permettent pas ce luxe, ou qui, surtout, après une modeste augmentation, perd régulièrement le poids acquis, ce névropathe se désole, se décourage et vit dans l'obsession de son poids. Il attend avec anxiété le jour de la pesée, et, s'il a diminué de deux cents grammes, il se lamente jusqu'à la prochaine pesée. Je crois les névropathes assez disposés aux obsessions sans leur fournir un prétexte nouveau. Sans doute le médecin doit se préoccuper de leur alimentation et de leur poids, mais avec discrétion ; les peser quand il convient, et s'en abstenir quand cela est inutile.

La qualité des aliments doit aussi entrer en ligne de compte, sans excès bien entendu. Les névropathes ne sont que trop souvent portés à adopter des systèmes bizarres et compliqués. Le médecin ne doit pas favoriser des tendances qui compliquent la vie sans nécessité. Les systèmes à la Gruby n'ont du bon que s'ils contribuent à une fin psychologique.

Le régime lacté absolu est favorable au début du traitement des crises aiguës, particulièrement chez les secondaires ou inhibés, chez certains dyspeptiques nerveux. On le prolongera pendant une ou plusieurs semaines selon les indications, seul ou coupé, à certains repas, de bouillon de légumes. Ensuite on prescrira un régime composé, pour la majeure partie, de substances hydro-carbonées (pâtes alimentaires et purées de légumineuses), de légumes verts, de viandes blanches, de puddings et de fruits. La prescription de la quantité d'aliments doit être l'objet d'une surveillance quotidienne et variée selon les indications du moment. Pour toutes ces questions, je renvoie le lecteur à mon précédent volume et aux ouvrages spéciaux, très nombreux aujourd'hui.

VI. — LA PRESSION ARTÉRIELLE [1]

Le passage des insuffisances et les deux âges asthéniques.

Il est impossible de soigner une crise asthénique sans suivre minutieusement la pression artérielle et ses variations parfois quotidiennes. Les appareils que l'on possède aujourd'hui et qui n'existaient pas au moment où je publiais l'ouvrage précédent (appareils de Pachon, de Vaquez, etc.), permettent d'apprécier avec assez d'exactitude les pressions maxima et minima.

Les épuisés et les insuffisants sont généralement hypotendus, comme on sait ; les secondaires où inhibés, plutôt hypertendus. Dans les cas d'hypotension on s'attachera à hausser la pression par les moyens connus : repos, alimentation, air, reminéralisation, injections hypodermiques diverses ; ou à l'abaisser, dans le cas d'hypertension, par le régime (lacté ou lacto-végétarien, suppression de la viande, de l'alcool, etc.), et par les médicaments hypotenseurs.

La composition des injections hypodermiques dépendra de la minéralisation du sujet, si celle-ci présente des indications spéciales : glycéro-phosphates de soude ou de magnésie, sérums chlorurés simples ou phosphatés. On peut utiliser aussi, à l'occasion, les sérums glucosés, les divers cacodylates (soude, magnésie, etc.), mais on se rappellera

1. Cf. *Les Maladies de l'Energie*, pp. 339 et sq.

que toute injection possède une double action : hypertensive simple, mécanique, et chimique. Le choix du médicament n'est donc pas indifférent. On évitera de prescrire les cacodylates, si banalement ordonnés, aux asthéniques qui assimilent mal l'arsenic, en particulier à ceux qui possèdent un foie déficient, et on les défendra à certains asthéniques insuffisants, surtout aux asthéniques bulbaires, l'arsenic étant un sédatif des centres vago-sympathiques. Les injections sont pratiquées au bras, à la fesse, à l'abdomen. Chez les hypotendus, et surtout dans les asthénies avec insuffisance cardiaque, je pousse l'injection dans la *région dorsale droite* : le liquide exerce ainsi une action directe sur les filets terminaux du nerf spinal droit, branche motrice du vague droit qui est le véritable nerf cardiaque[1]. Il est inutile de faire des injections abondantes. Chez les asthéniques insuffisants en particulier, les injections de 1 à 2 centimètres cubes sont très suffisantes.

La tension des asthéniques doit être prise d'autant plus régulièrement qu'elle peut varier facilement chez un même sujet. Un hypotendu que l'on voit pour la première fois dans son lit ou dans le cabinet de consultation peut avoir, sous l'influence de l'émotion ou de l'excitation, une Mx à 18 ou 20. Si l'on s'en tenait à ce premier chiffre, on prendrait le malade pour un normal, plutôt hypertendu. Attendez un ou plusieurs jours. L'émotion ou l'excitation tombées, la tension Mx descend à sa normale qui peut être de 10 à 12. La minima est moins variable et l'on s'accorde à la considérer comme donnant des indications plus précises.

D'autre part, la nature de la tension d'un asthénique peut varier avec l'âge, sans que le malade cesse d'être asthénique. Ainsi j'observe des sujets qui ont été hypotendus jusqu'à quarante-cinq ou cinquante ans, maigres, avec des extrémités froides et facilement violacées, des engelures. Vers cet âge là, ils se mettent à engraisser, ils ont les mains plutôt blanches et chaudes ; plus d'engelures. Ils croient à la disparition de leur asthénie et se réjouis-

1. Cf. *Les Maladies de l'Énergie*, p. 403 et *Presse médicale*, 16 mai 1903.

sent. Cependant, leur résistance physique ne s'améliorant pas, ils font prendre leur pression artérielle. On constate avec surprise que ces hypotendus sont devenus, sans s'en douter, des hypertendus. Tel sujet qui avait une Mx de 14 avec Mn à 8 ou 9, possède maintenant une Mx oscillant de 20 à 22 et une Mn, de 10 à 14. Ce malade qui, se croyant hypotendu, continuait de se soigner comme tel, augmentait ainsi son asthénie. L'asthénie était la même, seule la cause avait changé, et à l'insu du malade. On pourrait appeler cela : le *Passage des Insuffisances* (insuffisance de production d'abord, insuffisance d'élimination ensuite), ou les *Deux âges asthéniques*.

Cela est peut-être plus fréquent qu'on ne pense et mérite de retenir l'attention. On a signalé depuis plusieurs années la neurasthénie de la cinquantaine. On pense généralement qu'elle survient seulement chez les gros mangeurs et buveurs, les goutteux, les uricémiques. Mes observations montrent qu'il n'en est rien. Cette asthénie par hypertension peut survenir chez des hypotendus qui n'ont jamais bu que de l'eau et ont vécu d'un régime très peu carné. Ce n'est pas le régime qu'il faut accuser ici, mais la constitution du névropathe héréditaire. Jeune, il avait de l'asthénie par *insuffisance de production d'énergie* (organes ou cellules probablement déficients). Plus tard, il a de l'asthénie par *insuffisance des organes d'élimination* (reins, foie, etc.), les cellules nerveuses restant insuffisantes. En vieillissant, les organes de qualité médiocre ne remplissent pas mieux leurs fonctions d'élimination que leurs fonctions de production.

Ainsi l'asthénique par insuffisance peut changer d'insuffisance sans changer d'asthénie. Et il est nécessaire d'appeler l'attention des médecins sur cette transformation des causes, avec asthénie invariable. Elle n'a pas été décrite, à ma connaissance, et cependant elle est utile à connaître, afin d'éviter de fâcheuses erreurs thérapeutiques. Pour cela, on surveillera la pression artérielle des asthéniques qui approchent de la cinquantaine. Mais je crois qu'on ne peut ni empêcher cette hypertension de se produire, ni la faire disparaître totalement, quand elle existe. On se bornera au traitement hygiénique, et l'on sera très réservé sur l'emploi des médicaments hypotenseurs. Dans la plupart des cas, chez les insuffisants, leur emploi serait plutôt nuisible. On s'accorde d'ailleurs à reconnaître aujourd'hui que l'organisme s'habitue à une certaine hypertension et même que cette hypertension lui est devenue nécessaire. Il serait dangereux de la diminuer brusquement. Si l'on doit chercher à modérer les élévations trop rapides et du reste toutes les hypertensions, il est sage de respecter dans une certaine mesure les hypertensions bien tolérées.

VII. — LE TRAVAIL [1]

L'observation et l'expérience ont démontré depuis longtemps l'utilité du travail ou de l'exercice physique dans la plupart des états névropathiques. L'union indivisible de l'esprit et du corps explique le fait sans qu'il soit nécessaire d'y insister. L'interaction est constante entre les phénomènes psychiques et physiques. Les mouvements se propagent de l'un à l'autre domaine, et la correspondance ne cesse jamais.

L'utilité du travail est à la fois physique et psychique. Physique, le travail favorise le métabolisme et la circulation, détruit et élimine les toxines. Psychique, il est un excellent exercice d'attention et de dérivation. En outre, il combat cet état de tension psycho-physique constant dans la plupart des états névropathiques. Les malades disent sans cesse qu'ils sont « tendus », et ce mot exprime bien l'état particulier de contraction à la fois psychique et musculaire dont ils souffrent, et qui ressemble en effet à une contraction musculaire. On observe cette tension dans tous les états névropathiques, aussi bien dans les états les plus vagues que dans les formes définies et complexes.

Le travail peut être *actif* ou *passif*. Le travail passif comprend tous les mouvements que l'on fait exécuter au malade par la gymnastique passive, le massage et les appareils de mécanothérapie. Il peut avoir de l'utilité dans

1. Cf. *Les Maladies de l'Énergie*, p. 433.

les asthénies secondaires ou par inhibition, dans les asthénies symptomatiques, dans les asthénies pures par paralogisme. Il est inutile ou nuisible dans les crises aiguës d'asthénies, dans les asthénies par épuisement. Le travail actif est accompli par le malade lui-même ; il exige le concours de l'attention, du jugement, du choix, de l'effort. Il doit donc être adapté à la variété, à la période et au degré de l'asthénie, à l'intelligence, au caractère, à l'âge, au sexe et aux goûts du malade.

Les travaux les plus simples sont les petits travaux manuels : couture, broderie, crochet, tapisserie, filet, etc. Ils conviennent aux malades atteints d'asthénie aiguë et d'épuisement, quand le médecin reconnaît la possibilité du travail. Leur durée, proportionnée au degré de l'asthénie, peut varier de quelques minutes à plusieurs heures. On ne doit jamais dépasser les limites du pouvoir d'attention et atteindre à la fatigue. Il est préférable de s'arrêter dès qu'on sent la lassitude et de faire des séances courtes et répétées. La tapisserie (je l'ai dit dans un livre précédent) est un excellent travail et qui convient parfaitement aux hommes. Les ouvrages plus pénibles tels que le balayage des appartements, le frottage des cuivres, l'épluchage des légumes, la reliure, le découpage, trouvent parfois leurs indications.

Les travaux de plein air conviennent à d'autres catégories de malades : le jardinage (ratissage, plantations, etc.), le terrassement, le transport de matériaux, la menuiserie et tous les travaux de cet ordre ne peuvent être prescrits qu'à des asthéniques secondaires (goutteux, arthritiques, hyperacides, etc.), à des hyperpsychiques ou à des parapsychiques, à des paralogiques avec obsessions ou phobies. Il en est de même de tous les sports : marche, équitation, canotage, gymnastique, escrime, tennis, etc. Tous ces exercices peuvent être ordonnés aux malades dont je viens de parler, mais doivent être interdits aux asthéniques en crise d'épuisement. Quant aux insuffisants, les prescriptions doivent tenir compte du degré et de la période de leur insuffisance. Certains sujets, à la fois insuffisants et épuisés, doivent être dirigés comme des épuisés. A d'autres, simplement insuffisants, on peut conseiller les sports adaptés à leur degré de résistance. Mais on n'oubliera pas que si la plupart des insuffisants ne sont pas ou peu entraînables, du point de vue physique, ils sont très entraînables du point de vue psychique. Je veux dire que souvent dépourvus de frein psychique ils obéissent à toutes les suggestions et n'hésitent pas à dépasser leurs limites pour tomber dans le surmenage. C'est ainsi qu'après des exploits qui étonnaient les camarades, on les retrouve rapidement fourbus et incapables de continuer. On leur dit alors qu'ils manquent de volonté. Et cela n'est pas exact. Ils en ont, et plutôt trop. Mais ils sont, au fond, des insuffisants. Ils brillent un instant et, tout de suite, la flamme s'éteint, le surmenage inévitable a révélé leur insuffisance foncière.

Les travaux intellectuels trouvent aussi leur place. Au plus bas degré de forces : albums d'images ou de photographies. La contemplation de livres illustrés rend des services inappréciables et je ne saurais trop la recommander dans toutes les formes sévères d'asthénie. Ensuite, les lectures, gaies ou sérieuses, et dont la durée doit être proportionnée à la résistance du pouvoir attentionnel (voy. *Traitement de l'attention* p. 632). Plus tard, petits travaux plus difficiles : résumés de livres d'histoire ou de critique ; vers ou prose à apprendre ; narrations ; critiques, ou, plus simplement, phrases à copier et adaptées à l'état pathologique du moment ; verbes à conjuguer, et tous les exercices que comporte la situation (*Exercices d'attention*, voy. p. 637).

Avant d'assigner un travail à un asthénique, il est très important de le bien connaître. Mais, quand on est fixé sur la forme et le degré de son asthénie, quand on a décidé qu'un certain travail est bon, il faut imposer le travail. Le malade doit s'y livrer docilement, sans se préoccuper des conséquences. Il demande souvent : — à quoi peuvent bien me servir des exercices d'attention musculaire, par exemple, ou un résumé d'histoire, ou un verbe, ou une tapisserie ? Quel rapport y a-t-il entre mon état et cet exercice ? On lui expliquera, s'il y a lieu, la doctrine générale du psychisme et de la thérapeutique que j'ai exposée plus haut et on ajoutera, à l'exemple du philosophe Martin (de Candide) : Travaillez sans raisonner. Le travail a une vertu propre qui est d'équilibrer les mouvements du système nerveux et de l'organisme, de l'esprit et du corps. Il se charge tout seul de cette besogne régulatrice ; à la condition d'être poursuivi avec patience et ténacité et d'être approprié, bien entendu, à l'état actuel des forces. Il remet dans l'organisme toutes choses en ordre et à leur place. Les muscles s'apaisent, les pensées se calment, se clarifient et se tassent, comme on dit. Peu à peu, sans que vous sachiez pourquoi et sans que votre volonté y prenne part, vos idées se modifieront, vos conceptions du monde se transformeront et, un jour, vous vous apercevrez que vous pensez d'autre façon ; vos idées seront plus claires, plus précises et mieux adaptées au réel. Certes ce n'est pas le travail tout seul qui accomplira le miracle, et les autres paragraphes de cette deuxième partie prouvent qu'on ne peut compter exclusivement sur lui. Mais tenez pour certain qu'un travail bien adapté et bien choisi y contribuera pour une grande part. Le travail est sain, a-t-on dit, et on ne saurait trop le répéter. Mais il faut qu'il soit bien adapté. Et cela, que l'on sait moins, il est nécessaire de le proclamer.

VIII. — MÉDICATIONS ET MÉDICAMENTS

Principes généraux. — Toutes les thérapeutiques médicamenteuses comme toutes les médications s'adressant aux asthéniques en général et aux insuffisants en particulier doivent être fondées sur des principes généraux que j'ai exposés dans les *Maladies de l'Énergie* et dont l'expérience me démontre chaque jour la vérité. Les voici résumés :

Toute thérapeutique est une œuvre d'équilibre, elle a pour but de ramener à la normale possible l'équilibre fonctionnel perdu. En principe, elle s'adresse à la fonction plutôt qu'à l'organe. Elle est dominée par l'instabilité du malade, sa faiblesse irritable qui donne la mesure de sa résistance ou de son pouvoir de réaction.

Le pouvoir de réaction médicamenteux est individuel et proportionnel au pouvoir de résistance du sujet, pouvoir général (sytème nerveux), ou local (valeur des organes éliminateurs, cellules ou viscères).

Tout médicament (comme toute médication) doit être proportionné à la résistance actuelle du malade, non à l'intensité de la maladie, au malade et non à la maladie. Un médicament ne peut avoir pour effet de ramener l'insuffisant à cet état dit physiologique qui n'existe pas pour lui ; il doit simplement le remettre dans l'équilibre possible pour lui. Le médicament a fait son œuvre quand il a produit cela et il faut le cesser un certain temps, sinon il provoque de l'excitation suivie de dépression s'il est stimulant, ou de la dépression excessive s'il est sédatif. La santé ne réside pas dans *la* force mais dans l'équilibre des forces.

Tout médicament donné trop longtemps ou en excès ramène les accidents qu'il avait fait disparaître. On donnera le médicament ou la médication jusqu'à l'effet possible dans l'état de forces actuel du sujet ; on le suspendra dès qu'il aura rétabli l'équilibre compatible avec cet état actuel de forces.

Un agent médicamenteux quelconque peut modifier favorablement les troubles fonctionnels généraux ou locaux, quel que soit le trouble pathologique, s'il peut provoquer les réactions qui ramènent l'équilibre fonctionnel général détruit par la désagrégation de la synthèse chimique.

On trouvera dans l'ouvrage précédent la description des *médications* (hydrothérapie, etc.) et des *médicaments*. J'y renvoie le lecteur (pp. 424 et sq.).

Si les médicaments sont inutiles dans les asthénies psychiques pures, par paralogisme, on en peut faire un usage judicieux dans les asthénies par épuisement, insuffisance, inhibition (secondaires), ou symptomatiques. Les drogues pharmaceutiques ordinaires ayant été décrites ailleurs, je me propose seulement de signaler quelques-uns des *Produits biologiques*, produits de remplacement qui peuvent être utilisés dans les *Insuffisances*, causes premières des asthénies primitives, essentielles ou constitutionnelles. La notion des insuffisances est admise aujour-d'hui par tous les cliniciens : insuffisances viscérales, métaboliques, sécrétoires, etc. A ces insuffisances il est logique d'opposer des médications spécifiques, qui, en apportant aux organes, aux cellules, aux liquides, etc., l'élément qui leur manque, rétablissent ainsi la fonction déficiente. Mais on ne doit pas oublier que les insuffisances sont conditionnées par deux sortes d'influences : les influences du système nerveux général et les influences chimiques du métabolisme ou des sécrétions internes. Certaines insuffisances sont sous l'influence du système nerveux général et disparaissent par un traitement s'adressant à l'ensemble du système nerveux. D'autres relèvent d'influences locales (métaboliques ou sécrétoires) et sont justiciables d'un traitement par les médications spécifiques locales ; et ce sont les insuffisances vraies.

J'exposerai dans un troisième volume le traitement des *Insuffisances viscérales* et des asthénies consécutives. Je me bornerai, ici, à ajouter quelques notions à celles que j'ai déjà données ailleurs sur les *Insuffisances métaboliques*.

Le *métabolisme*, c'est-à-dire l'ensemble des échanges effectués avec le milieu par la matière vivante et dont la résultante est la production de l'énergie, exige, pour être normal, la présence d'éléments nombreux et divers : albuminoïdes, hydrocarbures, graisses, sels, ferments et diastases, sécrétions internes — le tout réglé par le système nerveux ou le conditionnant (voy. *Mal. de l'En.*, p. 20). Tous ces matériaux peuvent être insuffisants et, par cela même, mettre obstacle aux transformations nécessaires à la production ou à la libération de l'énergie. Je les passerai brièvement en revue.

A. *Les Eléments normaux de l'organisme*. — L'alimentation doit donner à l'organisme les quantités utiles d'albumine, d'hydrocarbure et de graisse. Parfois, l'alimentation ordinaire est insuffisante. Guidé par l'analyse d'urine et les symptômes cliniques, on prescrira une dose supplémentaire de l'élément déficient. Dans certaines asthénies symptomatiques ou primitives (anémie, surmenage, etc.), l'albumine administrée sous forme de sucs de viande donne des résultats excellents. Dans d'autres cas c'est, au contraire, un hydrocarbure qu'il convient de prescrire, sous forme de pâtes alimentaires (un plat supplémentaire à chaque repas), ou de glycogène, qui est un hydrate de carbone colloïdal. Les nucléines se trouvent dans les œufs. L'acide thyminique (produit de désintégration des acides nucléiniques) peut être donné à des asthéniques secondaires pour maintenir en solution l'acide urique. Parmi les lipoïdes, la lécithine ne donne pas les résultats annoncés ; elle n'est pas une panacée et trouve son application surtout dans les asthénies des scrofuleux. Ne pas oublier qu'elle augmente le taux de l'acide urique. La cholestérine est utile dans les asthénies des anémies pernicieuses, celle des tuberculeux au début et aussi des sujets qui, ayant subi une légère infection bacillaire, guérie d'ailleurs, présentent un état d'asthénie résiduale que l'on peut expliquer par l'infection qui a imprégné les cellules. C'est pour les mêmes raisons qu'agit l'huile de foie de morue. L'acide glycérophosphorique est un produit de dédoublement des lécithines. C'est sous cette forme, pure ou associée à des minéraux, que le phosphore existe dans les cellules animales ou végétales. On le prescrit sous forme de glycéro-phosphates de soude, de chaux, de fer, de magnésie. On connaît la fortune de ces médicaments. Considérés au début comme spécifiques de *la* neurasthénie, ils sont toujours prescrits aux malades, et souvent avec succès, mais ils sont délaissés par de nombreux médecins. On leur reproche de ne pas donner toujours les résultats attendus. Cela tient à ce qu'on leur a trop demandé, ou pas assez. Leurs indications ne sont pas nettement posées. On prescrit un glycérophosphate quelconque, sans se préoccuper du minéral qui constitue la base du sel. Or la base minérale est de la plus grande importance. L'action de la matière albuminoïde (en l'espèce l'acide glycérophosphorique des lécithines) est presque toujours conditionnée ou dominée par un minéral. C'est le minéral qui donne au composé glycéro-phosphate le ton thérapeutique.

Le glycéro-phosphate de chaux n'a pas la même action que les glycéro-phosphates de magnésie, de fer ou de soude. Le premier est utile aux enfants pour construire leur ossature, le second, aux asthéniques par insuffisance de MgO, le troisième aux anémiques, le quatrième, un peu à tout le monde (le sodium existant dans tous les liquides de l'organisme). On les prescrit généralement au hasard, à titre de « fortifiants » phosphorés, et sans se préoccuper de la base minérale. Cela explique, à mon sens, les insuccès de cette médication. Le glycéro-phosphate de chaux doit être donné aux enfants. Le glycéro-phosphate de soude entrera dans la composition des injections hypodermiques et des sirops. Lorsque l'analyse a révélé l'insuffisance ou la déperdition de MgO, on doit prescrire le glycéro-phosphate de magnésie, sel soluble qui possède des propriétés très particulières, excellent activateur des actions diastasiques libératrices des énergies vitales. Je l'emploie en solution, en sirop, en comprimés, en granules, en cachets, ou en poudre composée. On se rappellera qu'il est très hygrométrique.

FORMULES : Cachets :

1° Glycéro-phosphate de magnésie. . . . } âà 0,25 centigr.
    Phosphate de soude desséché. . . . . }

2° Comprimés dosés à 0,25 centigrammes.

3° Poudre composée :

    Glycéro-phosphate de magnésie. . . . } âà
    Phosphate de soude desséché. . . . . }

4° *Poudre* phospho-alcaline :

    Glycéro-phosphate de magnésie. . . . }
    Phosphate de soude desséché . . . . . } âà
    Carbonate de chaux . . . . }

5° Sirop :

    Glycéro-phosphate de magnésie. . . .   10 grammes.
    Sirop d'écorces d'oranges amères . . .   300   —

6° Sirop :

Glycéro-phosphate de magnésie. . . . . } 10 grammes.	
Phosphate de soude . . . . }	
Extrait fluide de kola . , ... 10 —	
Bicarbonate de soude . . . . 10 —	
Glycérine. . . . . 100 —	
Sirop d'écorces d'oranges amères. . . 400 —	

Quand il est nettement indiqué, ce médicament produit des résultats que l'on ne peut obtenir avec les autres glycéro-phosphates. Les doses sont variables et individuelles et doivent obéir aux principes énoncés au début de ce paragraphe.

Il est plus difficile qu'on ne le pense généralement de prescrire les médications avec opportunité. Le verbe continuer, ai-je écrit ailleurs, est néfaste aux asthéniques comme aux thérapeutes. Et toutes ces difficultés expliquent à la fois les échecs de la thérapeutique et l'instabilité de la clientèle névropathique.

B. *Les Opothérapies*. — Depuis quelques années les travaux sur les sécrétions internes ont été très nombreux et très suggestifs. On a constaté que l'asthénie est parfois conditionnée par une insuffisance glandulaire : thyroïde, surrénale, ovaires, testicules, hypophyse, etc... C'est un chapitre nouveau ajouté à l'étude des insuffisances et qui justifie le groupe des asthénies par insuffisance que j'ai cru devoir isoler dans un précédent volume. Lorsqu'on se trouve en présence d'un asthénique primitif et qu'on a peu à peu éliminé les causes étiologiques ordinaires, on recherchera les symptômes qui pourraient mettre sur la voie d'une insuffisance glandulaire et employer le traitement opothérapique. La thérapeutique opothérapique est encore à l'étude, mais elle est appelée à jouer un rôle fort important dans la thérapeutique générale et particulièrement dans le traitement des asthénies par insuffisance locale. Je me borne à la mentionner ici, cette question devant être traitée dans un volume ultérieur.

C. *Les ferments et les diastases*. — Les phénomènes

métaboliques sont conditionnés par les ferments et leurs diastases. Les choses se passent comme si l'énergie ou force physique (phénomène très général) dépendait de la façon dont s'accomplissent les échanges, et, par conséquent, de la qualité des ferments et de leurs diastases, éléments infinitésimaux. On ignore la nature des diastases et il est impossible de les isoler, mais on connaît un certain nombre de leurs propriétés. On sait qu'elles peuvent être activées ou empêchées par certaines substances. Les diastases apparaissent d'abord sous forme de prodiastases qui seraient inactives sans l'apport de certaines substances indispensables pour provoquer leur action et que l'on nomme *codiastases* (G. Bertrand). Ces substances sont le plus souvent *minérales* (le manganèse par exemple pour la laccase), mais elles peuvent être *organiques* et on les appelle des *kinases*.

Les ferments, solubles ou figurés, sont utilisés sous forme de maltine, pepsine, pancréatine, kinase, enterokinase, secrétine, lab-ferment, amylases, oxydases, levures, ferments lactiques, kefir, koumys, yoghourt, etc. Il me suffit de les énoncer ici. Tous les processus du métabolisme (hydratation et déshydratation, oxydation et réduction, etc.) sont produits par des diastases spéciales qui deviennent ainsi les agents nécessaires des réactions chimiques de l'organisme. On s'accorde à reconnaître que les diastases doivent surtout leur action à la présence des minéraux et particulièrement des minéraux lourds (manganèse, magnésium, fer, argent, platine, mercure). Les *insuffisances minérales* sont donc précieuses à connaître. Elles ne se font pas suivant des règles fixes et l'on observe des alternances (hypo ou hyper), des substitutions, selon le mot de M. Albert Robin. Pour être bref, je voudrais seulement appeler l'attention sur les troubles du *magnesium*, le minéral dont je me suis plus spécialement occupé jusqu'à présent. J'ai dit leur importance, je voudrais la redire encore. Les résultats thérapeutiques donnés par la reminéralisation magnésienne, lorsqu'il y a insuffisance de Mgo, sont remarquables et supérieurs à toutes les autres médications. Ils sont proprement spécifiques, comme les effets du fer ou des opothérapies. J'en ai recueilli, depuis plus de quinze ans, des exemples assez nets. Le magnésium est nécessaire à un grand nombre d'opérations diastasiques, dans le domaine animal comme dans le domaine végétal. La synthèse chlorophyllienne par exemple serait provoquée en partie par le magnésium et son action catalytique. Les graines d'aleurone, qui constituent les réserves albuminoïdes des végétaux contiennent un globoïde renfermant du glycéro-phosphate de magnésie et de chaux. On le trouve chez l'homme sous forme d'oxyde de magnésium (Mgo). L'oxyde de magnésium existe dans le sérum sanguin (0,106 pour 1 000 parties de sérum, Schmidt), dans le cerveau (0,36 p. 100), dans le muscle (2,28 p. 100), dans le testicule (1,43 p. 100). Dans l'œuf de poule on en trouve 0,70 p. 100. L'élimination de Mgo par les urines a été très diversement appréciée par les chimistes : $0^{gr},60$ par litre (Grimbert), $0^{gr},17$ (Gaube, du Gers), $0^{gr},14$ (Albert Robin), $0^{gr},14$ à $0^{gr},16$ (Chevretin-Lematte). D'après les très nombreuses analyses pratiquées sur mes malades, le chiffre moyen paraît être de $0^{gr},12$ par vingt-quatre heures, chez l'homme, de $0^{gr},08$ chez la femme. Un tel écart entre les chiffres des chimistes serait inexplicable si l'on ne savait que l'analyse de Mgo est particulièrement longue et difficile et que beaucoup de chimistes n'ont pas soin de peser très exactement la magnésie seule et bien débarrassée de la chaux. Des chiffres analogues ont été trouvés par un chimiste français, M. Charles Guillaumin, directeur du Laboratoire de l'Institut dermatothérapique de Porto, qui, après avoir lu mes études, a entrepris des recherches sur la magnésie dans les asthénies et a bien voulu me les communiquer (1911). Dans mes observations les chiffres les plus bas ont été de $0^{gr},02$, $0^{gr},03$, $0^{gr},04$. Quand Mgo s'abaisse à ce taux, l'asthénie est grave et longue. Dans un cas ($0^{gr},03$) l'asthénie a duré environ dix ans. Mgo est montée ensuite à $0^{gr},14$ par litre. Dans un autre cas, Mgo qui était de $0^{gr},04$ s'est élevée en deux ans à $0^{gr},11$.

L'ingestion de Mgo sous forme de glycéro-phosphate de magnésie est sans effet immédiat sur l'élimination rénale. On peut donner Mgo même à doses fortes sans faire immédiatement varier le chiffre urinaire. C'est ce qui fait dire à quelques-uns que cette médication est sans effet. C'est une erreur.

Les éliminations minérales ne se font pas comme les éliminations azotées. Si les secondes augmentent rapidement quand on mange beaucoup de viande, les premières ne sont pas influencées par l'absorption du médicament. L'augmentation est très lente et reste parallèle à l'amélioration du métabolisme, donc de l'état général et des forces. On sait que les ferments agissent surtout par catalyse. Ils n'ont pas pour effet de remplacer une substance déficiente, comme font les chimistes dans un creuset, mais plutôt d'activer par leur présence les réactions métaboliques ou de rendre actifs les proferments. On ne doit donc pas s'étonner si les médicaments magnésiens ingérés ne se retrouvent pas dans l'urine aussitôt après leur absorption. Il est plus probable que l'excès s'élimine par l'intestin, comme la plus grande partie des phosphates ; mais ce sont là des analyses trop difficiles à faire exécuter dans la clientèle et pour des raisons d'ordre pratique. Comme le magnésium, le *manganèse* est un constituant des ferments. On sait que sans manganèse la laccase est inactive. (G. Bertrand). Il est difficile de suivre ses transformations métaboliques, puisqu'il s'élimine par l'intestin. Mais il produit dans certains cas des résultats thérapeutiques excellents. Il renforce par exemple l'action de l'acide phosphorique et l'on a tout bénéfice à associer parfois ces deux médicaments.

Le *fer* trouve son emploi dans les asthénies des chloroses, de certaines anémies et aussi chez quelques asthéniques surmenés et déprimés. Pour certains malades, même d'un certain âge, le fer est proprement le spécifique de leur métabolisme, comme, pour d'autres, le magnésium ou le manganèse [1].

---

1. La noix vomique et la strychnine, que l'on prescrit souvent aux asthéniques, ne sont pas des produits biologiques, mais de simples stimulants du système nerveux et particulièrement du sympathique. Utiles dans les asthénies par surmenage ou symptomatiques, elles sont inutiles ou plus souvent nuisibles chez les insuffisants.

Si incomplète et si brève que soit cette revue des produits biologiques, j'ai tenu à l'exposer à cette place. Elle ne résout pas le problème, elle le pose. Et cela n'est pas sans utilité. Lorsque j'ai parlé, en 1907, des troubles chimiques des asthénies et des troubles de dynamisme, lorsque j'ai essayé d'interpréter, par les variations de la production ou de la libération des énergies chimico-physiques, les manifestations asthéniques, les tenants de la neurasthénie m'ont critiqué, au nom de la Clinique. On m'a dit : c'est de l'hypothèse. — Évidemment. Je le sais bien. Je l'ai écrit. J'ai prévenu le lecteur, qui ne s'est pas toujours souvenu de mon avertissement. Cependant cette hypothèse entre peu à peu dans le domaine des réalités. La science actuelle, dépassant les doctrines anatomo-pathologiques aussi bien que les doctrines pastoriennes, indifférente d'autre part aux théories des métaphysiciens de la neurologie, s'est orientée dans une voie nouvelle : l'étude des propriétés antitoxiques et bactériolytiques du milieu sanguin. Elle a constaté que l'organisme se défend par ses propriétés leucocytaires et surtout par ses propriétés humorales; il puise dans ses milieux humoraux (particulièrement dans les opérations diastasiques) les forces qui lui permettent de lutter contre les éléments pathologiques. On n'hésite plus à prononcer les mots de force, de dynamisme qui, il y a quelques années à peine, étaient rigoureusement bannis du langage médical. Ces mots d'ailleurs et ces doctrines sont appuyés sur des expériences précises de laboratoire. Le ferment, agent principal de la défense organique, n'agit pas, comme la plupart des substances chimiques, par sa masse, mais par une action dynamique de présence, par une force liée à la nature des composants ; et cette action, qui n'est pas proportionnée à la quantité, ne détruit pas la puissance du ferment.

La défense de l'organisme, la santé, par conséquent la force, l'énergie, en un mot, est la conséquence d'un dynamisme humoral qui n'est pas en rapport avec la quantité de matériaux en exercice. On commence à comprendre que la force d'un sujet peut n'être pas proportionnelle à son apparence extérieure et à sa masse, si son dynamisme humoral est privé des éléments infinitésimaux nécessaires aux opérations fermentaires qui produisent ou libèrent l'énergie physique. On s'explique également l'action des petites doses médicamenteuses chez les névropathes dont on connaît l'extrême sensibilité aux médicaments. Ainsi le problème des asthénies serait, dans certains cas (épuisement, inhibition, etc.) chimique ou *chimico-physique*, et, par conséquent, dynamique ou énergétique; il serait à la fois chimique et statique dans les insuffisances. Le laboratoire conduirait à la doctrine du dynamisme énergétique [1]. C'est, je crois bien, le chemin de l'avenir. Mais il reste bien entendu que le problème *physique* des asthénies ne doit pas être confondu avec le problème *psychique*, et qu'il existe des troubles asthéniques d'origine psychique dont le traitement est indépendant de toute thérapeutique médicamenteuse.

1. Cf. Les travaux de Duclaux, G. Bertrand, Lambling, Albert Robin, Noël Fiessinger, etc.

CHAPITRE II

LES GRANDS PROCÉDÉS PSYCHIQUES.
PSYCHOTHÉRAPIE

Il n'est pas inutile de faire remarquer que si le mot
« Psychothérapie » est récent la chose est fort ancienne.
Depuis qu'il y a des hommes, il y a des malades et, par
conséquent, des médecins. A l'origine de la civilisation,
la médecine fùt une fonction sacerdotale. Puisque la maladie était une punition des dieux, il était naturel que les
prêtres fussent les intermédiaires entre le malade et la divi-
nité. C'est dans les temples que les prêtres exerçaient leur
ministère sacré, et leurs pratiques n'avaient d'autre but
que d'agir sur les imaginations. Dans tous les temps et
dans tous les pays, en Orient comme en Occident, les procédés qui tiennent au merveilleux ont joué un rôle considérable dans le traitement des maladies : sciences occultes,
mots sacrés, talismans, amulettes, magnétisme..., tous ces
moyens sont de la Psychothérapie, et souvent de la meilleure,
puisqu'elle repose sur la foi du malade. Mais une telle médecine est trop subjective. Fondée sur des procédés inconnus
dans leur essence comme dans leur mécanisme, son succès
dépend de la manière dont ces procédés sont employés,
et l'action personnelle de la pythonisse, du thaumaturge,
du guérisseur ou du médecin est prépondérante. Tout le
monde sait que tel médecin réussira où d'autres ont échoué.
A savoir égal, tel homme est un chef, et tel autre ne
l'est pas. La même idée exprimée par l'un exerce une
action considérable, alors qu'elle est de nul effet, exprimée
par un autre. Et il en sera toujours ainsi. J'ai essayé
d'expliquer ce phénomène, à propos de la confiance et

de la sympathie. Toutefois, si l'action personnelle est souvent prépondérante, la valeur du procédé n'est pas négligeable. De même que l'on a perfectionné les procédés physiques, on a certainement amélioré les procédés psychiques. On peut les perfectionner encore et les rendre de plus en plus objectifs et scientifiques, en les fondant sur l'observation clinique et les résultats de la psycho-pathologie fonctionnelle.

Nous décrirons d'abord les *Méthodes définies par les moyens* qu'elles emploient et qui sont des méthodes partielles, parce qu'elles utilisent un moyen psychique quelconque : l'*Hypnotisme*, la *Suggestion*, la *Persuasion*, la *Direction*, la *Rééducation*, la *Psycho-analyse*. Nous décrirons ensuite la *Méthode définie par le but logique* : la *Conversion*, méthode à la fois spéciale et générale et qui est vraiment le but psychologique auquel tend toute thérapeutique psychique, parce que sans conversion il n'y a pas guérison stable et vraie. Puis, nous exposerons les moyens mis en œuvre par le médecin pour provoquer la conversion ; les *Tactiques* psychothérapiques : la Conversation, le Silence, l'Analyse, etc.

ARTICLE PREMIER

Les méthodes définies par les moyens.

I. — L'HYPNOTISME

On a beaucoup discuté sur cette méthode. Les pratiques hypnotiques sont-elles utiles, inutiles ou néfastes aux asthéniques ? Je crois que l'on s'accorde généralement à reconnaître que l'hypnotisme est inutile dans toutes les asthénies pures, primitives, secondaires ou symptomatiques. D'abord l'asthénique, en tant qu'asthénique, n'est pas hypnotisable. Malgré tous les efforts, il est rebelle aux efforts de l'hypnotiseur et ne s'endort pas. En l'espèce, le procédé n'est donc pas nuisible, il est inexistant, inexécutoire, comme on dit au Palais. Au cas où, par extraordinaire, le sujet arriverait à dormir, l'influence serait nulle car un commandement, si puissant soit-il, ne peut donner des forces durables à ceux qui en sont dépourvus. Mais ce sommeil prouverait que le sujet est, en même temps, atteint d'hystérie; et cela est assez fréquent. Et, en effet, c'est à l'hystérique que s'adresse l'hypnotisme. L'état hystérique est constitué (voy. *Doctrine* p. 419) par une insuffisance de la fonction réceptive, avec rétrécissement du champ de la conscience et désagrégation des deux activités psychiques. L'accident hystérique (crise, somnambulisme, voy. p. 450) est une désagrégation naturelle; le sommeil hypnotique est une désagrégation artificielle, commandée par le médecin. Il est donc plus facile à provoquer chez l'hystérique, et c'est chez lui qu'il peut donner ses effets. Comment agit la méthode hypnotique? Le sommeil s'accompagne, comme on sait, de l'inaction du conscient. Dans le sommeil provoqué, la pensée commandée s'adresse au subconscient et lui impose des pensées neuves. Pour que la suggestion soit vraiment efficace et durable, il est nécessaire que la pensée neuve passe du subconscient dans le conscient. C'est ainsi, du moins, que j'interprète le phénomène. La chose est possible d'ailleurs, car il existe une interpénétration constante entre les domaines de ces deux activités, et c'est ce qui, à mon sens, explique certains succès de l'hypnotisme. Peu à peu, la pensée passe du subconscient dans le conscient, sous forme de mouvements nouveaux qui impriment au sujet des manières nouvelles d'agir ou de penser. En l'espèce, la pensée est la conséquence du mouvement subconscient provoqué artificiellement par l'hypnotiseur.

Les succès ou les insuccès de l'hypnotisme suivant l'âge, le sexe, la maladie, montrent que cette interpénétration (des deux activités psychiques) présente des degrés. Fait remarquable, l'hypnotisme réussit de préférence chez les enfants et les femmes, indépendamment de tout signe précis d'hystérie. Il est probable que chez eux les deux activités ne sont pas encore nettement séparées. Le conscient s'éteint assez vite sous l'influence d'une force supérieure et laisse la place au subconscient. L'interpénétration s'opère ensuite assez rapidement. Chez l'adulte, au contraire, le sommeil hypnotique est plus difficile à produire, parce que le conscient est plus solidement établi. Si l'on arrive à produire le sommeil artificiel, la pensée saine imposée dure peu, et la pensée pathologique reparaît, après un temps variable ; l'interpénétration ne se produit pas, ou difficilement sans doute, parce que les deux domaines sont mieux stabilisés par la force de l'habitude. Et il arrive que, même chez les grands hystériques, les procédés qui s'adressent au conscient ont plus d'efficacité que l'hypnotisme.

Quelques auteurs disent qu'il est inutile de déterminer un sommeil complet pour arriver à un résultat. Il suffirait de mettre la malade dans une demi somnolence et de lui répéter pendant quinze à vingt minutes la pensée à retenir. Pour le médecin, ajoutent-ils, cela est une grande économie de temps et d'efforts (et j'en suis persuadé) ; et le résultat est égal à celui des méthodes persuasives les plus longues. Mais ce n'est plus de l'hypnotisme, cela est de la suggestion à l'état de veille, pratiquée dans certaines conditions de silence, de calme, de passivité, et nous y reviendrons plus loin.

Bref, sans attribuer à la méthode hypnotique des effets toujours dangereux, je crois qu'elle doit être évitée dans la majorité des cas, même hystériques, où les autres procédés réussissent fort bien. Elle doit être réservée, et c'est l'avis de M. P. Janet comme de M. Sollier, aux cas de grande hystérie, alors que le malade complètement désagrégé ignore les origines de ses accidents et qu'il est nécessaire de les demander au subconscient, puisque le conscient les a oubliées. C'est assez dire que tel n'est pas le cas des asthéniques qui connaissent généralement les origines de leur état psychique. Parfois ils méconnaissent les causes vraies, mais une interrogation bien conduite permet de reconstituer leur histoire et de leur apprendre ce qu'ils ont oublié. Pour toutes ces raisons, la méthode hypnotique complète ne trouve pas sa place dans le traitement des asthénies, quelle qu'en soit l'origine.

II. — LA SUGGESTION

Tout le monde sait ce que c'est que la suggestion. Quand il s'agit de définir on s'entend moins. Pour Bernheim, la suggestion est « toute idée éveillée dans le cerveau et acceptée par lui »[1]. « Tout phénomène de conscience est une suggestion. » La « suggestibilité » est pour Bernheim, — comme pour Dubois, — une propriété du cerveau humain. Pour Binet, « la suggestion est une pression morale qu'une personne exerce sur une autre[2] ». Dupré y voit une inhibition des centres psychiques supérieurs et une action automatique des centres inférieurs sous la direction insconsciente d'une impulsion étrangère[3] ». Grasset : « L'état de suggestibilité est caractérisée par la désagrégation sus-polygonale, l'activité ou même l'hyperactivité polygonale et la sujétion complète du polygone au centre O de l'hypnotiseur ; c'est un polygone émancipé de son propre centre O, obéissant à un centre étranger[4] ». Camus et Pagniez : « l'acte par lequel une idée bonne ou mauvaise est introduite dans le cerveau d'un individu sans son contrôle ». A cela Bernheim réplique que le suggestionné n'est jamais un pur automate et que la suggestion ne supprime pas complètement le contrôle du sujet, même dans l'hypnose profonde, et que l'on ne peut inhiber complètement les centres psychiques supérieurs. Cette observation est juste. Le crime par suggestion reste à démontrer. Il ne peut être produit que chez des êtres dépourvus de toute éducation morale. Dans la suggestion, le contrôle du sujet peut être très atténué, mais il ne disparaît pas totalement.

Pour M. P. Janet, la suggestion est « une réaction particulière de l'esprit humain à certaines perceptions : cette réaction consiste dans le développement complet de la tendance évoquée, sans que ce développement soit déterminé

1. Bernheim. *Rev. scient.*, 2 fév. 1903.
2. Binet. *La suggestibilité.*
3. Dupré et Rocher. *L'hypnotisme devant la loi* (Congrès international de 1900).
4. Grasset. *L'hypnotisme et la suggestion*, 1903.

par la collaboration du reste de la personnalité[1] ». On peut dire en effet que la suggestion est une idée provoquée dans l'esprit par une influence exogène ou endogène et qui détermine des mouvements en rapport avec cette idée. Mais pourquoi une idée exogène ou endogène provoque-t-elle facilement et sans réflexion du sujet — ces deux conditions sont indispensables — une pensée et un acte consécutifs ? On a parlé de docilité, de plasticité et l'on explique la suggestion par la suggestibilité; mais cela est insuffisant. Il faut définir la suggestibilité. On dit aussi que la suggestibilité dépend de deux facteurs : la faiblesse du contrôle supérieur du jugement critique, la puissance idéo-plastique, hallucinatoire, impulsive des représentations[2]. Mais la cause de ces phénomènes ?

Elle est psycho-physiologique. Et je crois qu'il est possible de la trouver dans les troubles psychologiques qui caractérisent l'état psychique hystérique, ou hypo-réceptif, et l'état psychique asthénique, ou hypo-constructif (voy. *Doctrine* p. 426).

L'hystérie est conditionnée, je crois, par l'insuffisance de la fonction réceptive avec rétrécissement du champ de la conscience et désagrégation des deux activités psychiques. Une idée impérieusement donnée sera reçue facilement par le sujet si cette idée entre dans son champ actuel de conscience ; elle s'exécutera rapidement parce que l'activité constructive d'un champ rétréci est consacrée tout entière à l'exécution de l'idée reçue (voy. p. 450); ainsi dans certains troubles des appareils sensitif, moteur, phonateur, respiratoire, digestif, etc., lorsque l'origine du désordre hystérique n'est pas liée à une pensée très personnelle et qu'elle est relativement indifférente. Mais il peut arriver, et il arrive, que l'idée suggérée n'entre pas dans le champ rétréci de la conscience lorsqu'elle se heurte à une pensée intéressée. Alors l'idée ne pénètre pas, la suggestion ne s'opère pas. Très suggestible, et avec exécution immédiate, quand l'idée entre dans le champ rétréci, l'hystérique ne l'est pas

1. *Journal für Psychologie und Neurologie Von Forel und Vogt.* Les problèmes de la suggestion, P. Janet.

2. Hartenberg. *L'hystérie et les hystériques*, p. 224. (Félix Alcan.)

lorsque l'idée n'y pénètre pas. La preuve est fournie par la thérapeutique. Essayez de persuader par la plus subtile diplomatie une hystérique anorexique, vous n'y arriverez pas. L'idée de faim a disparu de la conscience. Brisez au contraire les bornes du champ rétréci, en contraignant la malade à manger, fût-ce par des procédés violents, la conscience s'élargit et l'idée de faim reparaît. Chez l'hystérique la suggestibilité paraît être constituée par l'insuffisance de la fonction réceptive. Mais on peut dire sans paradoxe que, pour les mêmes raisons, les hystériques sont à la fois les plus suggestibles et les moins suggestibles des névropathes.

Chez l'asthénique, la suggestibilité est souvent très grande, mais son origine est autre. Nous savons que sa tare psychologique est l'insuffisance, l'épuisement ou l'inhibition de la fonction constructive avec, comme conséquence, l'élargissement de la fonction réceptive. La faiblesse constructive ne lui permet pas de construire rapidement une pensée achevée et en adaptation logique avec le réel, c'est-à-dire avec la pensée reçue. S'il adopte parfois et facilement les idées ou les habitudes des autres c'est que, dès l'abord, il est incapable d'opposer à une pensée plus forte une résistance suffisante et une réaction psychique appropriée. Mais le temps et la réflexion aidant, il se reprend. Et l'on est très étonné de constater chez les asthéniques des variations de pensées, d'attitudes, d'habitudes en apparence inexplicables. Très simplement, il n'avait pas eu le temps ni la force de construire sa pensée, mais quand il s'est ressaisi il reprend sa personnalité. Chez lui, la suggestibilité paraît être constituée par l'insuffisance de la fonction constructive.

La pratique de la suggestion doit s'inspirer de ces origines psychologiques diverses. D'une façon générale, et avec toutes les souplesses exigées par les circonstances, elle sera impérative chez les hystériques. Ces malades sont étrangères à toute logique, à toute démonstration, à toute persuasion rationnelle, et pour les raisons que j'ai dites. L'affirmation et l'autorité absolues sont seules effectives. Il est inutile de perdre son temps à raisonner ; une hystérique ne raisonne pas, elle agit. Il faut faire comme elle, mais dans la bonne voie.

Au contraire, la méthode impérative est de nul effet dans les états asthéniques vrais par épuisement, insuffisance ou inhibition. Elle est plutôt néfaste, puisqu'elle va à l'encontre des origines psychologiques de la suggestibilité.

La méthode employée devra être toute de persuasion, d'explication, de direction, de conversion. La suggestion ne trouve pas son emploi, si elle n'est pas basée sur le raisonnement.

L'affirmation reprend ses droits dans un grand nombre d'états névropathiques compris sous le nom de neurasthénie vague, dans les paralogismes par réaction d'inadaptation, dans les asthénies symptomatiques, dans les états anxieux, certaines obsessions et phobies, les scrupules, les états hypochondriaques. Dans la plupart de ces états, les procédés qui expliquent, raisonnent, ergotent, discutent, sont le plus souvent mauvais, ils augmentent et entretiennent le doute. L'affirmation pure et simple est préférable, la suggestion affirmative, sans relâche et sans hésitation. J'ai conservé le souvenir d'une spirituelle jeune femme, atteinte d'une phobie par réaction paralogique d'inadaptation, qui l'empêchait de manger à table et d'aller dans le monde. Au début, je lui donnai quelques explications sur le mécanisme de la phobie. Mais, bientôt, je me bornai à des affirmations brèves et catégoriques. Chaque jour, elle me disait : Alors je me trompe ? Vous êtes dans le vrai ? Je peux y aller carrément ? Je ne risque rien ? Oui ? J'ai confiance, je vous crois. Alors ça va. Au revoir. Elle guérit en quelques semaines, et complètement. Certains esprits sont, comme certains états, plus facilement impressionnés par la suggestion impérative : Des hommes, des femmes, surtout des femmes, des esprits cultivés comme des esprits simples, incultes, ignorants. On dit que les ignorants sont plus aptes à la suggestion. C'est inexact. Le savoir n'y fait rien. C'est une aptitude originelle qui nous rend suggestible ou non.

Auto-suggestion. — La suggestion peut s'exercer sur soi-même, comme sur les autres, par le même mécanisme, mais avec quelques différences. L'hystérique s'auto-suggestionne avec une extrême facilité, comme on sait. L'asthénique, que nous avons considéré comme peu (ou pas) suggestible par les autres, l'est au contraire bien davantage par lui-même. La prédominance de son activité subconciente, de ses tendances au rêve, à la vie solitaire, à l'absolu, à la perfection, etc., expliquent toutes les ruminations auxquelles il se livre sans cesse et les paralogismes qui en résultent.

Hétéro-auto-suggestion. — Elle consiste à provoquer une auto-suggestion par l'intermédiaire d'un agent étranger au sujet. On procède ainsi : 1° quand on prescrit un médicament, vrai ou supposé, auquel on attribue des vertus curatives, ou quand on attache l'idée de guérison à une personne quelconque ; 2° lorsqu'on met le sujet en présence d'un fait lui prouvant une contradiction entre ses affirmations et la réalité. — Le premier moyen est médiocre et ne doit être employé qu'avec circonspection, parce qu'il lie la croyance du malade à un objet extérieur. Et il peut être dangereux, car si la guérison ne suit pas la prescription de l'objet la confiance est perdue et la guérison compromise ; et puis l'objet peut manquer ou disparaître. Toutefois, il ne doit pas être rejeté et peut être utilisé à l'occasion. Tout est bon en des mains adroites.

Le second procédé a du bon et, d'ailleurs, nous nous en servons tous dans bien des cas, en le décorant de noms différents. Il intervient dans la Persuasion de Déjerine et Dubois (de Berne), dans la psychothérapie active de Hartenberg, dans la Psychothérapie armée de Berillon et Farez, etc. Exemple : Un malade croit qu'il succombera à une maladie de cœur s'il mange assis. Après m'être assuré du bon état de son cœur, je lui dis : je vais assister à votre repas ; si vous êtes malade je vous soignerai ; si vous mourez, eh bien vous serez débarrassé, puisque vous trouvez la vie insupportable, et la terre tournera tout de même. Il mangea assis, ne mourut point ; et il guérit.

Une dame est atteinte de dyspnée hystérique, elle étouffe, crie et pense mourir. Elle est rebelle à toute persuasion. Il faut l'ausculter et la soigner jour et nuit. Alors, on l'isole dans une chambre et on lui tient ce discours : Madame, vous ne mourrez point, donc vous pouvez appeler, crier, personne ne viendra... Et elle guérit. Tout cela c'est de l'hétéro-auto-suggestion. Mme L... affirme qu'elle est incapable de sortir de chez elle et de faire cent pas dans la rue, tellement elle est fatiguée. Cependant elle marche toute la journée dans son jardin et fatigue tout son entourage. Sous le prétexte de l'amener chez son fils gravement malade à la campagne, je la prends en voiture et nous partons en toute hâte. Au premier village que nous rencontrons, je l'engage, sous un prétexte quelconque, à descendre de voiture ; elle fait dix minutes de marche avec moi. Je lui déclare alors que son enfant se porte très bien et qu'elle a pu marcher sur une route sans en mourir. Elle est interloquée, mais la guérison est immédiate.

Il y a vingt-cinq ou trente ans, je soignais une jeune femme qui avait présenté tous les accidents hystériques que l'on observait à cette époque : grandes crises, hématémèses gastriques (provoquées par imitation : une de ses amies, grande hystérique comme elle, avait des hématémèses ; elles guérirent ensemble, et brusquement, après avoir absorbé en cachette un énorme saladier de salade très vinaigrée, et sans doute parce qu'elles avaient assez de la comédie) ; accidents d'hystérie pulmonaire, etc. Enfin elle eut ce qu'on appelait alors un clou hystérique, avec douleur intolérable et très localisée. Par le sommeil hypnotique le clou disparaissait pendant une semaine, puis il revenait. Je l'envoyai à Paris consulter les Maîtres. Tout fut essayé. Ne sachant que faire, je prescrivis un médicament qui venait de naître : l'antipyrine. Bon résultat. Mais elle arrivait à prendre 6 à 8 grammes par jour du médicament. Alors j'usai d'un subterfuge. Je diminuai peu à peu la dose du médicament dans les injections et j'arrivai non seulement à ne plus mettre de drogue mais à piquer sans rien injecter. Résultat toujours excellent. Fort de cette constatation, je la piquai un jour de telle manière qu'elle put apercevoir la seringue vide. — Vous n'injectez rien, me dit-elle ? — Non, répondis-je. Depuis plusieurs jours je me borne à une simple piqûre et le résultat est aussi bon. Elle m'enveloppa d'un regard profond, lointain, longuement appuyé, et ne dit plus rien. Je parlai d'autre chose et pris congé. Le clou ne revint plus, et jamais elle n'eut d'accident hystérique.

Le procédé peut être appliqué aux hystériques et aux asthéniques. La constatation d'une contradiction entre leur pensée et la réalité est un excellent moyen pour substituer une croyance juste à une croyance fausse. C'est le procédé de choix dans un certain nombre d'états névropathiques et particulièrement les phobies et les tics. Chez certains sujets il peut seul amener la croyance, par la constatation du résultat obtenu grâce à leur effort personnel.

III. — PERSUASION

Depuis les retentissants travaux de M. Déjerine et de M. Dubois (de Berne), la persuasion (le mot, sinon la chose) a conquis la faveur publique. Tandis que la suggestion évoque la fantasmagorie d'un docteur Miracle ou la rudesse d'un capitan, la persuasion rappelle les grâces d'un Fénelon, les souplesses d'un abbé de cour, la subtilité d'un Talleyrand et aussi la fermeté d'un Bossuet. Elle ne commande pas, elle ne brutalise pas, elle ne s'impose pas ; elle raisonne, elle enveloppe... Enfin, elle persuade.

« La persuasion, dit M. Déjerine, consiste à *expliquer* au malade les raisons diverses de son état et des différentes manifestations fonctionnelles qu'il présente. Elle consiste *à réveiller les différents éléments de sa personnalité* capables de devenir le point de départ de l'effort qui lui rendra sa maîtrise de lui-même... Dans le rôle du médecin tout est rappel, réveil, direction. Rien, et à aucun degré, n'est suggestion [1] ». Le sentiment est, pour M. Déjerine, le meilleur et le plus puissant agent de la persuasion.

La persuasion, dit M. Dubois (de Berne), s'adresse loyale-

[1]. Déjerine et Gauckler. *Les manifestations fonctionnelles des Psychonévroses,* p. 408.

ment à la raison du sujet par un raisonnement logique et affiné. On persuade par un exposé de bonnes raisons, on entraîne la conviction de l'interlocuteur, il faut au médecin le don de persuasion... sans artifice, sans mensonge ; en gardant en soi-même l'intention de véracité, il faut savoir inculquer au malade cette conviction qu'il va guérir.

Pour Camus et Pagniez « la persuasion est l'ensemble des opérations qui font accepter (après contrôle) une idée par le cerveau et provoquent vis-à-vis d'elle un sentiment naissant ». Elle comprend deux éléments : la conviction dépendant des raisons apportées, de la manière dont les accepte l'intelligence du sujet ; un élément émotif surajouté et qui dépend soit directement des idées présentées, soit de la manière dont elles sont présentées. La persuasion a pour base la confiance.

Voilà la psychothérapie par persuasion, telle que l'entendent les médecins qui l'ont mise au monde et propagée avec le talent et le zèle que l'on connaît. Avec sa souplesse elle apparaît sans doute comme une méthode élégante, mais en même temps comme une réaction naturelle contre la suggestion impérieuse et brutale.

Mais elle n'a pas échappé à la critique. La méthode paraît en effet avoir dépassé le mot. « Est-il vrai ? a demandé M. Bernheim [1], que la persuasion s'adressant à la raison seule suffit à réaliser toute la psychothérapie ? Pourquoi M. Dubois veut-il absolument « persuader » tandis que d'autres « suggestionnent ». Le vrai c'est que M. Dubois, comme d'autres, persuade quand il peut et suggestionne quand l'occasion s'en présente.

A lire les travaux des médecins de la persuasion, à suivre leur pratique, on s'aperçoit que s'ils ont avant tout le soin de persuader, ils n'hésitent pas à affirmer, à commander quand cela est nécessaire. En cela, je crois, ils agissent comme tous les médecins, quelle que soit l'étiquette de leur méthode. En outre, la méthode n'est pas absolument adéquate au mot. Le mot a été pris dans un sens unilatéral, le sens noble, si l'on peut dire, et avec cette pensée que

1. *Revue scientifique*, 25 février 1905.

la persuasion entraînait toujours la conviction. Or cela n'est pas tout à fait exact. Persuader c'est aussi flatter, tromper, corrompre, séduire ; c'est escamoter les esprits ou les cœurs avec la piperie des mots, le vide des phrases, l'adresse des gestes. On persuade avec des métaphores, des promesses, des comédies, des hâbleries, des mensonges. On a écrit un traité de l'art de persuader[1], et son auteur, un jeune Florentin facétieux, dit que la persuasion est fondée sur le mensonge. « Les orateurs furibonds, les poëtes magniloquents exercent un tout autre pouvoir sur les esprits que les logiciens et les ratiocinants » (J. Bourdeau). Envisagée sous cet autre aspect, la persuasion possède des ressources infinies et poursuit par des moyens moins recommandables d'autres buts que la vérité.

Et puis, surtout, persuader n'est pas toujours convaincre. Cicéron, qui définissait l'éloquence : « l'art de persuader », marquait avec beaucoup de sagacité ce trait distinctif. On peut être persuadé par un argument, sans être convaincu de son évidence. Et les orateurs le savent bien. Le rhéteur persuade, le sophiste aussi, et de même le politicien, le commis-voyageur et le charlatan. Qui oserait affirmer qu'ils entraînent des convictions et des croyances durables ? Ils entraînent certes, et pour un temps, mais rien de plus. Et Littré est dans le vrai quand il définit la persuasion : « porter à croire, porter à faire ». Ce n'est pas toujours déterminer la croyance. Persuader, disait Montaigne, est une science de gueule.

Je crois que c'est par une imprécision de mot que les protagonistes de la persuasion la tiennent pour la méthode totale et définitive. Elle est, elle aussi, un moyen pour arriver au but final, qui est la croyance par la conversion psychologique ; elle n'est pas la conversion puisqu'on peut être persuadé sans être convaincu. Cependant ceux qui « persuadent », comme ceux qui « suggestionnent », ou qui rééduquent, ou qui « psychothérapisent » simplement, croient de bonne foi que leur mot est le meilleur puisqu'ils guérissent. Au fond, par des procédés dont le nom change

1. *L'arte di persuadere*, par E. Prezzolini. Firenze 1907. Cf. J. Bourdeau. Les *Débats* des 25 octobre et 19 novembre 1907.

plus que la manière, chacun s'efforce de transformer le psychisme de ses malades, but de toute guérison. Et il n'en est pas de preuve plus sûre que le très beau livre de M. Déjerine.

IV. — DIRECTION

Avant la suggestion, avant l'hypnotisme, avant la persuasion, la direction a été, a dû être la méthode employée par tous ceux qui avaient, comme on dit, « charge d'âme » et sur la sollicitation même, instinctive évidemment, de tous ceux que poussait le besoin naturel d'être dirigés. La direction a été d'abord l'œuvre des philosophes et des prêtres. Dans un chapitre d'une érudition sûre et attachante MM. Camus et Pagniez[1] nous ont donné l'histoire de la Direction. « A Rome, on appelle le philosophe... on remet entre ses mains son âme impatiente ou endolorie[2] ». « Le philosophe était devenu directeur de conscience ». Dans les œuvres de Sénèque... nous prenons une idée de la façon dont il comprenait cet art de la Direction. Dans les maladies de l'âme, Sénèque conseille un juste milieu entre le repos et l'activité : « la puissance d'action doit toujours l'emporter sur la force de résistance ». Ayons des amis exempts de passion ; méprisons la mort.

« Ces *directeurs* de conscience qu'avait connus Rome... se retrouvent dans le catholicisme où le prêtre... est de plus en plus un moraliste ». Au confesseur on ajoute le *directeur*, auquel on confie la gestion de ses intérêts spirituels. La nécessité de la *direction* est proclamée par tous les docteurs catholiques... Le *Directeur* doit être intelligent, circonspect, expérimenté, instruit, vertueux... Le *Directeur* fait figure dans les salons. « C'est un homme nécessaire, dit Montesquieu ; il dissipe un mal de tête mieux qu'un homme du monde : c'est un homme excellent[3] ». Saint François de Sales est un Directeur vigilant et tendre[4]. Saint

1. Chapitre IV, pp. 18 et 19, *loc. cit.*
2. Martha. *Les moralistes sous l'empire romain*, p. 2.
3. Montesquieu. *Lettres persanes*. Lettre XLVIII.
4. *Introduction à la Vie dévote.*

Ignace de Loyola, « le prince des psychologues », dit
M. Maurice Barrès, « enseigne une méthode pour arriver à
se vaincre soi-même et régler sa vie sans se déterminer par
aucune affection désordonnée ». Fénelon fut pour la com-
tesse de Montberon un Directeur doux et subtil mais
impérieux. Il faut « obéir », sans raisonner, à son Directeur. Et il ajoute : il est capital de soigner l'esprit avec le
corps[1]. Bossuet, moins minutieux dans le détail, n'exige
pas une docilité moindre[2].

Aux philosophes, aux prêtres, aux écrivains, sont venus
s'ajouter les médecins. On s'est aperçu que les obsédés, les
scrupuleux, les hésitants, les douteurs, les indécis, les
faibles, les délicats, les rêveurs, tous ceux que la vie
effraie ou rebute, sont avant tout des malades, des névropathes. D'instinct, et peu à peu, ils vont aux médecins, et
ceux-ci sont devenus à leur tour des Directeurs de conscience, car la direction s'ajoute le plus souvent à la tâche
du neurologiste. Elle peut employer des moyens divers :
suggestion, persuasion, conseils, ordres, raisonnements,
mais elle possède un objet propre qui est d'aider le névropathe à s'adapter à la vie. On sait que le nerveux devient
névropathe parce que les adaptations ont été ou sont trop
difficiles pour lui. Il voit la réalité à travers une lunette
déformante et en arrive à ne plus savoir ce qu'il doit
faire. Ignorant, indécis, égaré ou affolé, il demande
conseil. Il n'a pas perdu sa compréhension ni sa raison.
Il a des sentiments, des idées, des besoins d'agir, mais il
n'arrive pas à leur donner une forme précise, concrète,
complète, en adaptation avec le présent. C'est pourquoi il
éprouve le besoin d'une règle, d'une domination, d'une
direction, d'une « béquille psychique », si j'ose dire. Sentant bien qu'il ne peut pas achever lui-même sa pensée, il
aspire de toutes ses forces à trouver le tuteur que l'on
donne aux arbustes trop fragiles. Il est un peu comme ces
adolescents qui recherchent l'âme sœur à qui confier leurs
peines et demander conseil. Il tient moins à être raisonné ou

persuadé (cela leur est bien indifférent, comme les enfants auxquels on adresse de longues morales) qu'à être aidé et soutenu. C'est à cette tâche que répond la Direction. Elle a pour but de donner des avis, des conseils, des doctrines, aussi bien dans le domaine des idées que dans celui de la vie sociale. Elle aide le sujet à sentir, à penser, à agir, en un mot à *achever* toutes ses opérations psychologiques et à *s'adapter,* autant que faire se peut, à la réalité. Elle persuade, elle raisonne, elle analyse, elle démontre, elle convainc ; elle a besoin de confiance et d'obéissance. Il faut que le sujet ait confiance dans le Directeur encore plus que dans la méthode ; il faut qu'il se confie, qu'il s'abandonne, qu'il obéisse. « L'unique remède contre ses peines est la docilité ; il faut obéir sans se permettre de raisonner » (Fénelon). Le rôle du directeur médical est de diriger son malade dans la voie de la perfection psychique intérieure, comme le directeur montre à ses pénitents les voies de la perfection religieuse. Il est un « acheveur », un remonteur. Il montre la meilleure voie à suivre, dans la carrière, la vie quotidienne, dans les travaux comme dans les plaisirs. Il cherche à écarter les obstacles et à simplifier la vie, car tous les névropathes la compliquent sans cesse et inutilement, mais il doit favoriser l'initiative personnelle [1].

La direction, comme on voit, n'est pas une sinécure. Elle vient s'ajouter aux méthodes ordinaires, et son importance est grande. Si elle est insuffisante dans l'accident névropathique grave, elle est précisément indispensable pour éviter cet accident névropathique qui est la maladie pour le nerveux, le péché pour le pénitent.

V. — Rééducation

On peut entendre par éducation l'ensemble des moyens destinés à adapter un sujet à une fin ou à des fins déterminées. L'homme étant un composé indivisible d'esprit et de corps, l'éducation est à la fois psychique et physique. Elle s'adresse aux fonctions viscérales comme aux fonc-

1. Il me semble que la Direction est le fond essentiel de la Psychothérapie décrite par M. le Dr Burlureaux.

tions motrices et cérébrales. Faisant un tri judicieux entre les aptitudes bonnes ou mauvaises du sujet, elle s'attache (ou elle doit s'attacher) à développer les unes et à inhiber les autres. Elle cherche à « élever » le sujet au-dessus de sa condition naturelle, mais en se bornant à cultiver ses aptitudes, sans prétendre lui donner des aptitudes différentes ; car on n'a jamais pu faire d'un cheval de labour un cheval de course, si l'on me permet cette comparaison. Enfin, elle doit lui donner une discipline, à la fois psychologique et morale, destinée à lui permettre de se diriger dans la vie, de faire face à toutes les difficultés et d'éviter l'erreur, la faute ou le péché.

On a dit qu'elle avait pour but de faire passer le conscient dans le subconscient. Cela est vrai, et cela n'est que trop vrai. L'éducation rend automatiques les fonctions motrices, sensitives, viscérales, et aussi physiques. L'enfant sait marcher, manger, saluer, parler, il apprend les usages, il devient un homme plus ou moins bien élevé, plus ou moins moral : un civilisé. La famille, le collège, les traditions, la religion, les usages lui ont donné tour à tour des habitudes, un dressage si l'on veut, automatique et subconscient. Mais, en général, les notions éducatives déposées dans la mémoire n'ont fait qu'un bref séjour dans le conscient. L'enfant subit l'éducation plutôt qu'il ne l'accepte ; il comprend rarement ses nécessités ; il se connaît mal ; il ne connaît pas la vie. Et, au fond de lui, gronde la mer formidable des tendances.

Son premier acte d'homme est presque toujours de leur obéir, au mépris de disciplines dont son conscient a mal compris la valeur. S'il est doué d'un bon système nerveux, les fautes qu'il ne manque pas de commettre se réparent d'elles-mêmes, ou à peu près. Si non, s'il est un nerveux, le léger vernis craque au moindre choc, et il ne tarde pas à devenir un névropathe. La plupart des états névropathiques sont, comme nous l'avons indiqué, des fautes contre la loi individuelle et la discipline. Et cela prouve que l'éducation n'a pas été assez consciente, ou parce qu'elle n'a pas été assez forte, ou parce qu'elle a été oubliée. Quoi qu'il en soit, la discipline nécessaire ayant été méconnue, l'adaptation logique ne s'opère plus, et des réactions d'inadaptation se sont produites, qui constituent la maladie nerveuse.

C'est alors qu'intervient la *rééducation*. Elle a pour but de combattre les accidents névropathiques, de faire disparaître la réaction, l'inadaptation et, en même temps, de donner une discipline fondée sur une exacte connaissance du malade, de ses aptitudes, de ses pouvoirs et de ses limites. Mais il est indispensable que cette discipline soit parfaitement comprise, librement acceptée, et donc qu'elle soit consciente, au sens total du mot. Si non et si elle se borne à imiter l'éducation première, c'est-à-dire à déposer dans l'inconscient des habitudes automatiques dont le sujet ne comprend ni la cause, ni le but, ni le mécanisme, ni la nécessité, les résultats ne sont pas durables, car la méthode n'est pas suivie comme elle doit l'être pour produire tous ses effets.

L'éducation a été, comme on sait, presque toujours subie plutôt qu'acceptée. En d'autres termes, elle s'est accomplie sans adhésion de la personnalité du sujet — sans croyance. De là vient tout le mal. Pour qu'une éducation soit profonde et durable, il faut qu'elle s'accompagne d'une croyance totale à la doctrine enseignée. On sait combien cela est rare, et difficile d'ailleurs, la conscience de l'enfant étant trop ignorante de tout pour connaître, accepter et croire. Les notions diverses de l'éducation sont restées subconscientes c'est-à-dire automatiques, elles ne font pas partie intégrante de la conscience. C'est cela qu'il faut réparer, car on ne se conduit pas avec de l'automatisme. Et c'est la tâche de la rééducation. La rééducation ne peut se passer de croyance. C'est pourquoi cette méthode est aussi, comme la précédente, une méthode partielle, un moyen. Du point de vue psychologique, qui est fondamental en l'espèce, elle n'est qu'un épisode de la conversion. Elle a pour but de faire passer dans le subconscient, par l'intermédiaire d'un conscient mieux éclairé, des idées et des habitudes justes, de débarrasser ainsi le subconscient de ses automatismes faut, afin qu'il ne trouble plus le conscient et lui apporte au contraire l'appui solide d'un subconscient bien meublé.

Mais elle constitue un moyen précieux et indispensable. Elle est une réadaptation des fonctions du sujet à leurs fins naturelles et possibles. Elle a pour moyens la direction, la persuasion, l'ordre, la fermeté, la douceur, bref tous les procédés usités en psychothérapie. Elle devient réellement efficace et curative lorsque le sujet comprend, accepte la discipline et sa méthode, lorsque ses idées sont transformées par le discours ou par les résultats, en un mot lorsque le subconscient et le conscient sont *convertis* à des croyances bien adaptées. Elle est psychique lorsqu'il y a lieu de donner au sujet une discipline générale appropriée, ou lorsqu'elle s'efforce de ramener à la normale possible les fonctions psychiques déviées (attention, mémoire, jugement, imagination, volonté) ; elle est physique quand elle s'adresse aux fonctions motrices, sensorielles, sensitives ou viscérales. Nous décrirons plus loin le rôle et les procédés de la rééducation.

Le pronostic de la rééducation dépend évidemment de l'état de la conscience actuelle du sujet, de sa docilité, de son intelligence, mais il dépend aussi de l'éducation première du subconscient. Si le subconscient a été bien et logiquement garni, la rééducation est relativement facile et solide ; elle l'est encore si l'éducation a été nulle ; mais elle est particulièrement longue, laborieuse et fragile, si elle a été remplie d'idées fausses. Un subconscient absurde, et il y en a beaucoup, est une citadelle souvent imprenable. On ne saurait trop proclamer les bienfaits des bonnes éducations premières.

VI. — Psycho-analyse

Très célèbre dans les pays de langue allemande où les esprits se plaisent aux vastes systèmes et où elle est devenue une doctrine à la fois médicale, philosophique, esthétique, éthique et religieuse (ou presque), la méthode de M. Freud (de Vienne) est peu connue ou mal connue en France. Peut-être son originalité réside-t-elle dans sa terminologie, son symbolisme, l'ingéniosité des procédés, la nouveauté de l'idée dominante, plus que dans le fond de la pensée et la méthode elle-même. Cependant elle est intéressante et je vais essayer de la résumer brièvement.

La psycho-analyse est fondée sur une psychologie nettement dynamique : la vie psychique est constituée par des forces agissantes, le plus souvent antagonistes. L'antagonisme est permanent entre la vie consciente (Censur) et la vie inconsciente. Au fond de l'inconscient, domaine immense de sensations, de sentiments, d'idées, d'habitudes, d'états psychiques accumulés depuis la naissance, vivent des systèmes psychiques appelés *complexes*, agglomérés autour d'un état de conscience le plus souvent d'origine affective, mais pouvant revêtir les formes les plus diverses : complexes de l'amour sexuel, de l'amour familial, de la vie religieuse, de l'ambition, de l'obsession, du doute, du scrupule, de la persécution ; complexes de l'homme sain, du névropathe ou de l'aliéné. Ils se présentent sous forme de désirs ou de tendances et ont presque toujours une origine sexuelle. Le pansexualisme serait l'origine de la plupart des complexes et la source du psychodynamisme. Dès l'enfance, la préoccupation sexuelle jouerait un rôle prédominant, et la plupart des psychonévroses seraient dues au « refoulement » des tendances sexuelles, à des troubles du développement du « libido ».

Dans la doctrine de Freud le *refoulement* est un mécanisme capital. Pour s'adapter aux milieux, tout être est contraint de réprimer, de refouler les complexes qui peuvent mettre obstacle à son adaptation. Ce refoulement est instinctif et peu conscient ; il est dû à une force spéciale : la *résistance*. Quand il a eu lieu dans l'enfance, il est oublié (amnésie infantile) ; lorsqu'il est produit volontairement, ou à peu près, il ne l'est qu'à demi. Mais, dans les deux cas, il continue d'agir sur le psychisme en le bouleversant et produit des complexes névropathiques ou psychopathiques ayant ceci de particulier qu'ils n'ont presque rien de commun avec l'état de conscience qui les a produits.

La psycho-analyse a pour but la recherche de ces complexes refoulés, et leur libération. La connaissance ou la reconnaissance de ces complexes, l'explication de leur origine, sexuelle le plus souvent, aurait pour effet de les rendre conscients et de leur assurer des manifestations normales. Elle a pour moyens : l'analyse minutieuse, longue, patiente de l'inconscient et de ses profondeurs, l'étude des associations d'idées et de tous les petits faits de la vie, l'examen des rêves. Par ces moyens on arriverait à la guérison totale et définitive des psychonévroses.

Si cette méthode compte des disciples fervents, elle a rencontré des adversaires ardents et nombreux. En effet la nouveauté est dans les mots plutôt que dans les idées. Le rôle de l'inconscient et de l'automatisme est bien connu depuis les travaux de P. Janet. Ce que Freud appelle « complexes » est constitué par des états de conscience enfouis dans le subconscient et pouvant jouer un rôle automatique. Et cela on ne l'ignore pas. Pour ma part, j'appelle depuis longtemps « automatismes », ce que Freud nomme « complexes », et mes malades savent bien que notre tâche commune est d'en rechercher les causes lointaines. On en trouvera plusieurs exemples dans cet ouvrage. Le *refoulement* n'est autre chose que la répression de phénomènes psycho-dynamiques non utilisés pour une adaptation équilibrée et qui se diffusent dans l'organisme en réactions sans rapport avec la réalité. Quant à la psychoanalyse, ou recherche des complexes, tout le monde en fait, car on sait bien qu'il faut rechercher les causes lointaines des psycho-névroses, ou simplement des maladies quelconques, des soucis ou des troubles de caractère ; causes qui n'ont souvent aucun rapport direct avec l'effet. Ainsi, quand un petit garçon cherche querelle à sa petite sœur, cela tient parfois à ce que, n'ayant pas su sa leçon, il a été puni par son professeur. Cause profonde ! Et lorsque la maman la découvre elle fait, sans s'en douter, de la psychoanalyse. Le mot est bon, mais le procédé n'est pas neuf. Surtout, il ne doit pas devenir un système universel. Tout le monde sait que chez certains malades, obsédés ou scrupuleux, on doit éviter l'analyse trop prolongée de leurs idées obsédantes. Sinon on risque d'aggraver leur état. Dans ces cas-là, la « libération » du complexe n'est pas toujours un procédé de guérison.

Ce qui est incontestablement original, c'est l'idée de pansexualité ou origine génitale de la plupart des complexes pathologiques. Il est évident que la sexualité peut jouer un rôle souvent méconnu dans la pathologie nerveuse, et Freud conserve le mérite d'avoir appelé l'attention sur cette étiologie des névropathies. Mais il est très improbable, au moins de l'avis des cliniciens français, qu'elle ait une importance quasi universelle. Peut-être faut-il attribuer cet écart d'appréciation à la différence des « mentalités ». Dans l'état des esprits latins, des mœurs et des religions, le refoulement apparent des complexes sexuels est peut-être moins fréquent que dans les pays protestants. Bref, si la méthode de Freud ne nous enseigne rien de bien nouveau, elle a mis en relief avec beaucoup de vigueur et d'une façon presque symbolique le rôle du subconscient. Elle a apporté des mots nouveaux qui vulgarisent, si l'on peut dire, le rôle du mécanisme psychologique. Enfin, elle a contribué à montrer que notre conscience est conditionnée très souvent par des facteurs inconnus de nous-mêmes. La psycho-analyse est au nombre des méthodes partielles qui ont pour but la conversion. Mais nous la connaissions déjà sous le nom d'analyse psychologique ou d'examen de conscience[1]. En outre, elle s'adresse aux réactions d'inadaptation par troubles de la logique et néglige les troubles des autres modes de la fonction psychique.

ARTICLE II

La méthode définie par le but logique.

LA CONVERSION

Toute thérapeutique psychique, quelle que soit son nom, a pour but final de transformer le psychisme du malade, de substituer des idées justes à des idées fausses, bref de provoquer une croyance nouvelle. La plupart des

---

1. La plupart des romanciers et des auteurs dramatiques font de la psycho-analyse quand ils exposent les conséquences d'un amour refoulé. Marivaux, pour ne citer que celui-là, excelle à décrire l'amour qui s'ignore, les finesses et les ruses inconscientes qu'il déploie pour se faire connaître.

médecins s'accordent à dire que la guérison n'est pas possible sans la Foi. Cependant ils s'arrêtent aux moyens, sans aller jusqu'à l'interprétation psychologique des méthodes qu'ils emploient.

C'est la Foi qui guérit, dit un jour Charcot, et cette parole, tombée d'une bouche illustre, eut un grand retentissement. Mais le mot fut pris dans un sens religieux, et l'on n'alla pas plus avant dans la voie psychologique. On ne sut pas comprendre que toute foi, religieuse ou non, est fondée sur un mécanisme psychologique identique, qui explique toute croyance, toute conversion et toute guérison.

Les ouvrages médicaux se bornent à mentionner la foi comme un moyen utile. Il n'existe pas, à ma connaissance, un travail sur la croyance, son importance psychologique en psychothérapie et le mécanisme de la guérison par la substitution des croyances. Cette étude a été faite, mais partiellement, par les théologiens. Ceux-ci, depuis les apôtres et les pères de l'Eglise jusqu'aux directeurs de conscience anciens et modernes, ont scruté avec une attention extrême ce qu'on appelle l'acte de Foi et qui est bien, en effet, une action. Ils en ont exposé la valeur théologique. Le but de leur vie est de ramener à la Foi religieuse ceux qui l'ont perdue, par une opération qu'ils ont nommée conversion. Toutefois, s'ils ont minutieusement décrit les moyens de conversion et leur résultat, le phénomène intermédiaire, c'est-à-dire le mécanisme psychologique de la conversion, paraît leur avoir échappé en partie. C'est cette opération intermédiaire que je me suis efforcé d'interpréter en décrivant le mécanisme psychologique de la croyance.

Pour les théologiens l'acte de foi est constitué d'abord par un acte de volonté, puis par une influence mystique, la grâce, enfin par le raisonnement qui éclaire et consolide la foi. Je crois pour comprendre, *Credo ut intelligam*, disait saint Thomas d'Aquin, après saint Augustin et saint Anselme; mais il ajoutait avec eux : je comprends pour croire; car le raisonnement rend la foi plus claire. Notre interprétation, qui relève de la pure psychologie expéririmentale, est un peu différente ; mais elle aboutit à des constatations analogues sur l'importance psychologique primordiale de la croyance.

La croyance, disais-je (voy. p. 62), est le phénomène psychologique essentiel. Cet état psycho-physique crée, par son existence même, des mouvements psychiques et des réactions adaptées à l'idée qui fait l'objet de la croyance et donne ainsi l'unité psychologique avec la maîtrise. Lorsqu'une croyance existe, elle élimine par sa seule présence la croyance précédente et ses réactions actives. Il n'existe pas un phénomène plus puissant que la croyance, et la volonté — cette entité dont on a tant abusé — n'existe pas sans la croyance. Par la croyance, les idées s'organisent elles-mêmes selon les lois de l'équilibre subjectif et déclenchent spontanément cette réaction qui s'appelle la volonté. Sans la croyance, la volonté n'est que du désir ou du souhait.

Si la croyance — ou la Foi — possède une force telle qu'elle peut, comme on l'a dit, soulever les montagnes et bouleverser le monde, c'est qu'elle n'est pas seulement l'état psychologique qui centralise et mobilise toutes les puissances psychiques ou plus exactement psycho-psychiques du sujet ; elle est aussi, et en même temps, le résultat d'une interpénétration totale entre le sujet et l'objet. Quand nous croyons, nous décidons que nous, sujet, nous sommes lié totalement à l'objet qui est l'autre terme du rapport. Le jugement ou rapport ainsi construit, et auquel nous avons adhéré de toute notre personnalité, nous intéresse au plus haut point et nous transforme tout entier, car il est en nous comme il est dans l'objet. Tout notre être est conditionné par l'idée ou l'objet qui nous équilibre avec lui ou elle. Croire à une idée c'est faire corps avec elle, s'unir à elle, former avec elle un composé indivisible.

L'opération psychologique croyance est tellement essentielle qu'il importe, avant tout, de donner aux hommes des croyances justes et bien adaptées à la vérité. Ce sont les croyances qui gouvernent notre vie tout entière. Pour bien agir, disait Pascal, il faut bien penser. Mais pour bien penser, il faut connaître la vérité. La connaissant, il n'est pas de tâche plus urgente que de la révéler à celui qui l'ignore. Comment ? En essayant, par des moyens divers, de substituer à la croyance fausse, la croyance que l'on tient pour vraie. Cette opération est la *Conversion*.

Convertir, c'est amener du doute à la Foi, de l'erreur à la vérité. Il n'est pas de mot meilleur, parce qu'il n'en est pas qui exprime mieux le but poursuivi et le mécanisme employé. S'il a été, depuis des siècles, spécialisé par les théologiens, est-ce une raison pour ne pas l'utiliser nous-mêmes ? Depuis plus longtemps que les médecins, les théologiens étudient les âmes et les esprits ; leurs observations, confirmées par des milliers d'observateurs, sont pour nous une source précieuse de documents, et leurs mots possèdent l'autorité d'une expérience séculaire. A les étudier de près d'ailleurs, à s'imprégner de leur esprit, comme ont fait tous ceux qu'a baignés dès l'enfance l'éducation religieuse, on s'aperçoit que si les buts diffèrent la tâche est identique. La vérité proclamée par les théologiens est métaphysique, celle que nous enseignons est psycho-physique, mais elle est la vérité. La croyance à cette vérité — la Foi — est une nécessité vitale. Obéir à cette vérité, y conformer sa vie, telle est la loi impérieuse. Le juste vit de la foi, a dit saint Paul[1]. La croyance, base de toute vie psychique, est la source principale de la discipline et de l'ordre, qui constituent les éléments primordiaux de la vie morale.

Garder une croyance vraie, l'accroître par tous les moyens, cela est un devoir. C'est la croyance qui permet d'être tout ce que l'on doit être. Sa perte nous précipite dans l'erreur, la faute ou, selon le langage théologique, le péché. La rendre à celui qui l'a perdue, mettre dans un esprit égaré par l'erreur des croyances justes et conformes à la vérité — convertir en un mot —, tel est le devoir strict, le but de toute religion comme de toute médecine.

N'est-ce pas là même but et même méthode ? Et le con-

___

1. Hebr. X. 38 : *Justus ex fide vivit.*

ditionnisme étroit de l'esprit et du corps n'explique-t-il pas cette rencontre et cette communauté? Notre sujet à nous, médecins, est l'homme — esprit et corps —, l'homme nerveux qui est né tel ou qui l'est devenu. Le nerveux est doué d'une aptitude définie : péché originel. Sa santé est satisfaisante, tant que sa vie est en harmonie avec ses aptitudes, c'est-à-dire avec sa loi individuelle. Commet-il une faute ou une série de fautes contre cette loi, il les paie, je veux dire qu'il fait des accidents et devient névropathe. L'accident névropathique, la maladie nerveuse, quel que soit son nom, est le résultat d'une faute, d'une erreur, bref d'un péché biologique. Le névropathe est tel parce qu'il a vécu dans l'erreur, l'hérésie, l'ignorance de la discipline et de la vérité psycho-psychique. Il est lui aussi, et à sa manière, un pécheur — parfois impénitent — mais qui peut être sauvé, ou guéri, s'il devient contrit et sincèrement pénitent.

Les répercussions de l'erreur, de la faute — du péché — ne sont pas seulement psychiques, elles sont aussi physiques. Le surmené, par exemple, est un nerveux qui est dans l'erreur, parce qu'il a méconnu sa loi individuelle physique. Les asthénies secondaires par toxi-infection ont la même origine paralogique. On peut dire que la plupart des états névropathiques sont les conséquences, immédiates ou lointaines, d'erreurs de doctrine, imposées parfois, il est vrai, par les circonstances, mais survenues, peut-être, parce que le nerveux n'a ni su ni pu lutter contre lui-même ou contre le milieu. Car tout se paie et il n'est pas d'acte indifférent. La vie est un engrenage qui entraîne automatiquement des effets nécessités par des actes antécédents, et dans quelque ordre que ce soit : psychique, moral, social, physique, viscéral (loi de diffusion). La fatalité est en nous, comme le bonheur, non dans les choses ; nous sommes dominés par nous plus que par les objets. Si nous sommes libres, c'est dans le conditionnement de notre propre nature.

Plus que tout autre, le nerveux doit éviter l'erreur. Le malheur veut qu'il soit particulièrement exposé à y tomber, et pour les raisons psycho-physiques d'insuffisance et d'inachèvement que nous connaissons. Très grand doit être son effort pour avoir foi en la vérité psycho-physique dès qu'il la connaît. Notre tâche est de la lui indiquer et de l'y convertir.

Croyez, dis-je souvent à mes malades, croyez à ma doctrine, acceptez ma discipline, croyez et vous serez sauvé — ou guéri —. La croyance est le fondement de la vie psychique. Il n'y a pas d'être fort sans croyances précises, solides et logiquement établies. Il est impossible de vaincre les difficultés sans cesse renaissantes de la vie sociale, si l'on n'a pas su se faire en toutes choses des idées nettes et sûres. Il faut croire à une Doctrine, afin de mieux vivre. Une croyance met toutes choses au point. Il n'y a pas de vie ordonnée sans certitudes. Ayez des certitudes !

Mais, en psycho-pathologie, la vérité n'est pas une, et là encore nous retrouvons l'erreur condamnable des systèmes : elle est individuelle. Chaque sujet possède une loi psycho-physique personnelle, et c'est cette loi que nous devons découvrir par des recherches attentives. Quand l'observation nous l'a enseignée, nous devons l'exposer au nerveux, la lui faire comprendre et admettre, lui demander la croyance absolue à la doctrine issue de nos observations, et son adhésion totale, sincère, loyale, à la discipline qui en est la conséquence naturelle. Ainsi, nous opérons une conversion, une substitution de croyances, en faisant exécuter au psychisme du sujet des mouvements nouveaux différents. Pour être efficace, tout traitement, physique ou psychique, doit s'accompagner de l'élément psychologique utile à toute conversion, je veux parler de la croyance. On peut, dans les maladies aiguës, imposer aux malades des traitements dont ils ignorent la raison. Dans les états névropathiques, il ne peut en être ainsi. Le névropathe doit collaborer loyalement avec le médecin et, pour cela, il doit fournir un effort constant. Cet effort n'est total et productif que si le malade connaît son état et sa loi, comprend les moyens employés et croit sincèrement à leur utilité. S'il croit, il se soumet à la discipline ; s'il ne croit pas, il la suit sans méthode et commet des fautes nouvelles.

Il faut croire à la nécessité de suivre les moyens indiqués par la connaissance de sa loi individuelle, aussi bien dans le domaine physique que dans le domaine psychique. Je demande toujours cette croyance, parce que je la tiens pour indispensable. Elle accompagne, dira-t-on, la confiance. Sans doute, mais elle est quelque chose de plus et qui, dans certains cas, chez certains sujets, doit être mis en relief.

Mais la croyance et la conversion ne sont pas provoquées exclusivement par la logique. Si certains esprits sont surtout des raisonneurs et des logiciens — tel Pascal : « Nier, croire et douter bien sont à l'homme ce que courir est au cheval » (*Pensées*, art. xxv, 49, édit. Havet), — si quelques-uns sont accessibles aux vérités clairement énoncées, d'autres, et peut-être en plus grand nombre, sont fermés aux exposés doctrinaires, soit par insuffisance d'attention, soit par défaut de compréhension, soit par impossibilité de l'effort cérébral ou inaptitude foncière à la logique. A ceux-là d'autres moyens conviennent. Ils peuvent être sensibles à ce qu'on appelle, depuis Pascal, les raisons du cœur et que la raison ne connaît point (xxiv, 5). Le sentiment, la sympathie, l'amitié, l'amour, l'affection mènent à la croyance aussi bien et parfois mieux que la logique. J'ai pleuré et j'ai cru, disait Châteaubriand. Était-il bien sincère? mais la phrase est jolie. La confiance absolue est encore un procédé très sûr de conversion : X croit, parce que Z. croyait. Et que d'autres moyens existent qui conduisent à la croyance sans que la compréhension y prenne part! On a même voulu nier la possibilité de faire comprendre aux autres ce qu'ils ignorent. Cela c'est le paradoxe. Mais il est bien vrai qu'on peut convertir, c'est-à-dire déplacer un état de conscience, sans que le sujet comprenne (au sens littéral du mot) les raisons de ce déplacement. En agissant sur les tendances, en stimulant les désirs, en créant des illusions, en excitant les espérances, en stimulant l'effort [1], on peut déterminer ce dépla-

---

1. Cf. les articles de M. J. Bourdeau. *Journal des Débats*, 1907, oct. nov.

cement, c'est-à-dire une croyance nouvelle, un autre état de conscience, aussi bien qu'avec la plus sûre logique. Mais il y a toujours conversion (v. *Tactique psychoth.*).

Aussi faut-il considérer la conversion comme la méthode psycho-thérapeutique la plus sûre, puisqu'elle est le but final de toutes les méthodes. En permettant aux névropathes de connaître la cause précise de leurs erreurs et les moyens de n'y pas retomber, elle peut, seule, assurer la guérison des crises asthéniques, des maladies nerveuses, l'ordre psycho-physique, et toute l'amélioration possible des états d'insuffisance. Toute guérison est précaire en effet, qui n'est pas accompagnée d'une connaissance exacte de la loi individuelle et des lois d'adaptation. Et tout névropathe peut retomber dans l'erreur, c'est-à-dire dans l'accident ou la maladie, quand il n'est pas complètement *converti* à la vérité psycho-physique.

CHAPITRE III

LES TACTIQUES PSYCHOTHÉRAPIQUES

Convertir est le but, mais les moyens pour y parvenir sont multiples et divers. Si, dans le domaine de la médecine générale, la chirurgie et la médecine possèdent tout un arsenal prodigieusement varié d'instruments et de drogues, le neuro-psychologue a pour principale ressource des moyens verbaux. Empruntée à la Psychologie, à la Logique, à la Morale, à la Rhétorique, à la Littérature, la tactique verbale constitue une manière de Diplomatique, dont le médecin doit connaître tous les secrets. Il ne suffit pas d'exposer clairement des idées, si vraies soient-elles, il est indispensable de les faire accepter par le malade et de les appliquer avec adresse. C'est un art, une musique, dirait Socrate.

L'art de persuader ou de convertir est peut-être une aptitude naturelle. On s'accorde à dire que l'on naît « persuasif » comme on naît poète et que le talent de persuader a précédé les règles de l'éloquence. On peut tenir pour certain que les dons personnels : le bon sens, l'intuition, le tact, la connaissance des malades, l'habitude de les diriger, sont les plus sûrs des moyens de conversion. Cependant une exacte connaissance des méthodes psychothérapiques est nécessaire au médecin pour perfectionner ou diriger ses dons naturels.

Il ne serait pas possible — ou du moins ce serait une tâche trop considérable — d'exposer tous les procédés que peut inspirer le désir de convaincre. Nous nous contenterons de décrire les principaux : la conversation, le silence, l'analyse psychologique, la dérivation, l'obéissance, l'exemple et la catalyse, l'aveu, l'examen de cons-

cience et la méditation, la prière, la résolution et les mots
unifiants, la composition de lieu, l'affiche murale, la constatation des faits et la preuve, le jeu des excitants psychiques
(raison, sentiment, volonté), le jeu des mobiles et des inclinations (égoïstes, altruistes, idéalistes), le rôle des figures
de rhétorique, les clichés.

Ajoutons que le médecin ne doit pas se tenir à la lettre
des préceptes — savoir stérile —, il doit en pénétrer l'esprit s'il veut les vivifier, leur donner l'âme qui sait s'assouplir à toutes les formes individuelles des états névropathiques.

I. — La conversation

Il n'est pas rare, après quelques jours d'observation et
de causeries, d'entendre un malade poser cette question :
Eh bien, Docteur, quand commencerai-je le traitement ? —
Il est commencé. — Le traitement ? — Le traitement. —
Mais je ne fais rien. — Si. — Quoi donc ? — Nous causons.
— Ça n'est pas un traitement. — C'en est un, et de la meilleure qualité, psychique évidemment, et aussi physique...
Mais je vous expliquerai cela plus tard. — Ce dia-
logue montre qu'un très grand nombre de malades éprouvent encore le désir héréditaire d'être soignés à l'aide de
remèdes internes ou de pratiques externes. — Désir toujours facile à satisfaire d'ailleurs soit dans un but d'utilité
réelle, soit pour les aider à passer le temps. Cela mis à
à part, ils pensent que la conversation n'est rien que
badinage. Ils se trompent. La conversation est un traitement. Elle est l'arme principale — l'outil — du médecin
de nerveux, le moyen thérapeutique essentiel des états
psycho-pathologiques. Elle sert à interroger le malade, à
exposer des idées et des doctrines. Elle exerce une double
action, physique et psychique ou, plus exactement, une
action simultanée, psychique et physique, puisque corps
et esprit forment un composé indivisible. L'action psychique a pour but, comme on sait, de convaincre et de
convertir par les procédés que nous avons exposés
(suggestion, persuasion, etc.) et par les moyens que

nous décrirons plus loin (raison, sentiment, volonté, croyance, etc.).

L'action physique, pour être moins connue, n'en est pas moins claire, à mon sens [1]. Le psychique agit en effet par l'intermédiaire de mouvements physiques. Les mots, les phrases, les idées provoquent des mouvements qui se propagent en déterminant des dynamogénies, des inhibitions, des réceptions et des constructions, bref une gymnastique très particulière qui aboutit à des constructions de pensées, avec déplacement de pensées anciennes, substitution de pensées nouvelles, transformation du subconscient, mobilisation du conscient. Si la pensée elle-même n'a pas d'existence spatiale, ses éléments sont des fonctions physiologiques. Ce sont ces fonctions que la conversation met en branle et mobilise par l'intermédiaire de la pensée et des mots, et la parole n'a d'action que si les fonctions sont possibles. On le sait bien et l'on éprouverait cette vérité si l'on voulait essayer de convaincre un aphasique vrai de la nécessité de parler. En outre, si le déplacement d'idées qui accompagne la conversion est dû, dans bien des cas, à une croyance logiquement déduite, il paraît être déterminé, dans d'autres cas, plutôt par la répétition incessante de conversations ayant toutes la même idée pour objet et qui mobilisent mécaniquement les états de conscience. De même que la goutte d'eau use le granit, une idée répétée chaque jour se substitue peu à peu à l'ancienne — quand cela est possible, bien entendu — et sans qu'il y ait une raison bien déterminante. C'est un mécanisme physique. La conversation psychique se ramène parfois à une action physique, et la psychothérapie est en même temps une physiothérapie [2].

Quel que soit son mécanisme fondamental, la conversation est un procédé, une méthode et, comme telle, on a essayé de la codifier. Divers auteurs se sont efforcés de préciser la manière de causer avec les nerveux ; ils ont

---

1. Cf. La croyance, p. 48.

2. M. Leclère a bien vu ce côté de la question dans son intéressant travail : *Le mécanisme de la Psychothérapie. Revue philosophique*, février 1911.

essayé de réglementer la conversation dite psychothérapique, comme on ordonne une thérapeutique médicamenteuse ou autre. L'intention est louable. Sans doute, l'examen et l'interrogatoire d'un nerveux comportent des règles spéciales et il est bon, quand on en a l'expérience, de les faire connaître. On n'interroge pas un nerveux comme un pneumonique ou un goutteux. Il est entendu qu'on doit d'abord s'efforcer de gagner sa confiance, ce qui n'est pas toujours facile ; il faut l'écouter avec patience, connaître son état physique, son moral, son caractère, son milieu, ses goûts, ses lectures, sa religion ou sa philosophie, les causes et l'enchaînement des accidents névropathiques ; il est indispensable de solliciter l'aveu complet des causes morales, le récit de la vie, de faire un diagnostic précis et, enfin, de modifier l'état d'esprit du malade. Tout cela doit être pratiqué avec méthode et avec tact. Sur ce principe, tous les médecins sont d'accord.

Mais la conversation elle-même ? la manière de questionner, de répondre, de jouer à la raquette verbale ? Elle échappe, je crois, à toute règle précise. Il serait téméraire d'écrire un traité didactique de la conversation avec les névropathes. Quoi de plus imprévu, de plus nuancé, de plus fluide, de plus insaisissable, de plus ailé (au sens grec du mot) ? En l'espèce, la conversation n'est pas un sermon préparé, avec des points dont le développement est prévu d'avance. A procéder ainsi on risque la lourdeur ou le pédantisme, la solennité du pontife ou le ridicule du thaumaturge ou, d'un mot vulgaire et bref mais éloquent, la gaffe, l'irrémédiable gaffe, la gaffe qui aliène à tout jamais la sympathie, la confiance, l'estime même et enfin la possibilité de guérir. La conversation tête à tête n'est pas un sermon dogmatique où l'on parle tout seul ; elle est une escrime à deux, où la science est débordée très souvent par cette chose indéfinissable et indémontrable qui est la manière : l'art.

L'adversaire — car, au début, le névropathe est presque toujours en défiance, — l'adversaire, dis-je, est le plus sensible, le plus intuitif, le plus souple, le plus vibrant des escrimeurs. Il sent, il pressent, il devine, un rien lui porte ombrage, un mot le ferme et le renferme, mais il s'ouvre à peu de chose, moins que rien : une attention, un mot venu, comme on dit, du cœur, une phrase sincère ou opportune, le dévouement, la bonté... Il est très facile et horriblement difficile, soupçonneux et confiant, ouvert et fermé, fatigué et infatigable, sincère et comédien, le contraste en action. Mais, malgré toutes les apparences, il ne perd pas le contrôle qu'il exerce sur le médecin, ses idées, ses paroles, ses attitudes, ses gestes, sa tenue même. Rien ne lui échappe, ni une pensée, ni un mot, ni un silence, ni une petite manie, ni une habitude, ni un tic, ni la couleur d'une cravate. Et tout compte.

Nous aurions tort de penser qu'il nous accueille toujours comme un oracle et accepte avec dévotion nos moindres paroles. Il n'a pas son pareil pour analyser, étudier, scruter, décomposer, jauger, disséquer son adversaire — je veux dire le médecin. Il sait dire les mots qui trompent, tendre des pièges, plaider le faux, ergoter, discuter, se dérober, jouer les comédies de l'avocat qui plaide, du diplomate engagé dans la grande partie. Le médecin ne s'en doute pas toujours assez. Confiant trop souvent en son prestige et en son infaillibilité, il agit en prince de science, parmi des sujets qu'il tient pour soumis d'avance et respectueux. Or il arrive que le sujet, d'apparence docile, manque de ce respect inné et qu'il est doué au contraire d'un œil impitoyable qui surveille et critique sans relâche. Aussi, tout en étudiant son adversaire, je veux dire son sujet, le médecin ne doit-il pas cesser de s'étudier soi-même et de se contrôler. Il est à peine utile de dire — et cependant je le dis tout de même — qu'il ne doit pas se départir des règles de la plus parfaite éducation. Je donne à ce mot son sens un peu vieillot et aujourd'hui un peu suranné, sinon ridicule. Ce sont des nerveux qui ont inventé sans doute la bonne éducation. Ils y sont et ils y seront toujours très sensibles, en dépit des modes passagères, car la bonne éducation est une délicatesse et un sacrifice. La moindre faute les étonne, les froisse, les blesse et même les retourne contre le médecin. Les nerveux de tous les mondes, du grand comme du moyen ou du petit, sont sensibles à ces nuances. Même alors que la confiance a été gagnée et qu'une certaine intimité s'est établie entre le malade et le médecin, celui-ci aurait tort de penser qu'il peut s'abandonner tout à fait. Malgré toutes les amabilités, le médecin n'oubliera pas que, dans son cabinet de consultation ou au chevet du malade, il est médecin et qu'il a pour but de soigner, de secourir, de soutenir. S'il n'y pense pas, le malade y songe toujours. Il sera sage donc s'il maintient dans ses propos — comme un style approprié au sujet — un ton de convenance courtoise approprié à chaque malade, car on ne cause pas avec un grand seigneur comme avec un petit bourgeois, avec un dilettante comme avec un boutiquier, avec un écrivain comme avec un fermier, avec les hommes comme avec les femmes. Le ton doit s'assouplir à la qualité. Savoir interroger et répondre, commencer et finir, entrer et sortir ou congédier, interrompre, varier, s'arrêter si l'on sent que cela est nécessaire, passer sur une autre voie, reprendre, brusquer, s'adoucir, parler net, gronder, s'attrister, s'indigner, calmer, stimuler... Tout cela est nécessaire et cela n'exclut ni la simplicité, ni la familiarité à l'occasion, ni la gaîté, ni l'affection, ni le tact qui rapproche quand il faut et sépare quand il convient.

Est-il d'ailleurs toujours nécesssaire de questionner selon la méthode précise de la clinique ou des juges d'instruction ? Avec certains sujets, oui et, parfois, au début, avec tout le monde. Et encore ! Mais, avec quelques-uns, tous ces systèmes sont superflus. La conversation, laissant de côté tout appareil dogmatique, devient quelque chose comme une lutte d'intuitions. Et l'on arrive à ceci qui est capital parfois : comprendre sans questionner, répondre comme si l'on vous avait expliqué, pénétrer le mystère de ce que l'on tient secret, conseiller comme si l'on vous avait tout révélé... Des mots faisant pressentir des phrases, des silences exprimant ce que les mots ne sauraient dire. Diriger, enfin, sans ordonner, sans contraindre, laisser libres des esprits qui se cabreraient sous une main trop rude et qui, toutefois, suivent peu à peu l'idée semée, comme en jouant, dans leur esprit. Dociles, assouplis, mais toujours ombrageux et fiers, ils entrent peu à peu dans la croyance qu'ils sentent vraie, ils adoptent la discipline qu'on ne leur impose pas, et parce qu'on ne la leur impose pas. C'est une autre manière.

Dans l'une comme dans l'autre, toute l'attitude doit témoigner que la conversation est une chose sérieuse, une opération de valeur, avec une manière large mais un but précis et qui, jamais, ne doit être oublié. Que cependant le médecin ne soit pas trop professionnel, trop « fauteuil de bureau », trop « pontife », trop « chambre de malade ». La plupart des nerveux n'aiment pas à sentir le métier derrière les phrases. Qu'il ne soit pas trop orateur avec de l'apprêt, trop prédicateur avec des périodes balancées, trop avocat avec des contradictions étroites et des ruses, ni surtout « thaumaturge »... à moins qu'il n'ait reçu du ciel l'influence secrète et qu'il ne perçoive pas le ridicule... Je ne saurais tracer le portrait du parfait causeur, il n'existe pas, et tous les genres sont permis, hors le genre ennuyeux. Qu'il soit surtout naturel, simple, ennemi de l'artifice et qu'il apparaisse, il me semble, comme un médecin qui serait, en même temps, un parfait homme du monde et qui, aussi, serait bon, patient, modeste, net, précis, clair, ferme, courageux, tenace, clairvoyant, curieux de' tout, excepté de ce qui ne le concerne pas, et discret. — Quoi encore ? — Cultivé sans en faire parade, apte à parler de tout et de rien, de la maladie quand il convient, et d'autres choses s'il y a lieu et qui, enfin, aurait le ton et la mesure — la mesure ! — avec le pouvoir de *tout comprendre*. Est-ce tout ? Non, car les mots sont impuissants à exprimer l'inexprimable. Comme une escrime, la conversation est une perpétuelle improvisation. Comment régler ce qui ne se peut prévoir ? Le hasard des circonstances, la chaleur d'une lutte courtoise, l'ardeur à soulager ou à guérir, la bonté, le dévouement, l'affection font naître la tactique nécessaire ; l'éloquence qui ne sent pas l'apprêt, les trouvailles d'idées et de mots qu'il fallait précisément trouver, que l'on serait bien incapable de se rappeler quelques minutes après et qui, cependant, constituent la menue monnaie du génie guérisseur.

Il faut convaincre et convertir par la seule conversation, ramener à la vérité, — qui fera de lui un vivant bien adapté, avec plus de clairvoyance, plus de discipline, plus d'ordre, plus de maîtrise et plus de force, — un être humain que l'erreur, l'ignorance et la maladie ont écarté, en le diminuant, de la vie sociale. Quelle tâche plus noble et qui exige à la fois plus de délicatesse, de patience, de ténacité, de souplesse, de présence d'esprit, de compréhension large et de tact !

Dogmatiser cela, écrire un traité didactique de la conversation, c'est la tâche impossible. Cela ne s'apprend pas dans les livres. Ce n'est pas une science. C'est une manière, un instinct, un art, et c'est, d'un mot bien français : la conversation. On n'arrive ni à la définir, ni à la réglementer. Cependant, si l'on ne peut dogmatiser la conversation elle-même, instrument trop souple et trop subjectif, on doit préciser les méthodes et les tactiques psychologiques dont elle est le moyen. C'est ce que nous exposerons au cours de ce travail et à propos de notre méthode. Mais ce n'est pas la conversation que l'on règle ainsi, c'est la méthode générale de psychothérapie ; et cela n'est pas la même chose.

II. — LE SILENCE

Si la conversation est l'outil principal de la psychothérapie, le silence, parfois, est d'or, suivant la locution proverbiale. Je veux dire qu'il doit être préféré, dans certains moments, à la conversation. Le silence doit être envisagé d'un double point de vue : le *silence* du *malade* et le *silence* du *médecin*.

Il n'est pas douteux que le silence — *la cure de silence* — est indispensable au début des asthénies graves par épuisement, surmenage psychique ou physique. Les conversations avec le médecin, comme avec l'entourage d'ailleurs, doivent être limitées au strict nécessaire. Le malade n'étant pas en état de soutenir sans fatigue une conversation et ne possédant pas les pouvoirs physiques suffisants pour construire des opérations psychiques adaptées, il serait bien inutile de lui demander de l'attention, de la synthèse et de la volonté. C'est comme si l'on recommandait la promenade à un malade atteint d'une fracture de jambe. De même, dans certains états de dispersion trop grande des opérations psychiques, à la suite de grands chocs émotifs et de réactions d'inadaptation consécutives, la cure de silence trouve des indications très nettes.

Le silence possède en effet une double valeur, physique et psychique. *a*) Valeur d'économie *physique*. — La conversation est une dépense de forces physiques. Les bavards ne s'en doutent pas, qui tiennent la conversation, ou parfois le monologue, pour une manifestation indispensable de l'activité. La conversation exige une dépense cérébrale d'attention, donc une dépense métabolique et aussi une dépense motrice, par les muscles et nerfs de la langue, des lèvres, des joues, du larynx, du thorax, du diaphragme, etc. J'ai soigné des asthéniques par épuisement chez qui une conversation, même courte, provoquait une fatigue extrême des muscles, avec spasmes consécutifs des lèvres, des joues, tics des paupières. Pendant plusieurs mois, Bar. ne put soutenir une conversation quelconque. Quand une affaire l'obligeait à donner quelques explications, il ne le faisait qu'avec de véritables souffrances et une très grande difficulté, en s'interrompant très souvent et longtemps. — Sim., insuffisant et épuisé, atteint d'asthénie bulbo-cardiaque, éprouvait, après l'émission de quelques sons, mots, cri, chant, une sensation de déclenchement sans tachycardie, plutôt avec bradycardie et arythmie, fatigue cardiaque très pénible et difficile à définir ; à l'auscultation le cœur battait faiblement, avec des irrégularités ; le malade était dans une sorte d'état demi-syncopal. Ces crises, toujours provoquées par l'émission d'un son, pouvaient être attribuées à une asthénie paroxystique du vague, par surmenage du laryngé inférieur (branche du spinal). Ces crises disparurent lorsque l'asthénie générale s'améliora. — Pour de tels malades le silence est une nécessité physique. Le médecin leur donnera des paroles de réconfort moral mais ne leur demandera pas de longues réponses. Le malade doit garder le silence, un silence économique. Les conversations, qui sont une dépense, seront brèves, rares, banales et proportionnées au capital de force.

b) La valeur *psychique* du silence n'est pas moins réelle. Il est un procédé sûr, le seul parfois, de rentrer en soi-même pour s'étudier, se connaître, faire son examen de conscience et ses méditations. On connaît l'importance de ces disciplines. Il est, en outre, le moyen le meilleur de se concentrer, de faire appel à toutes ses puissances psycho-physiques pour construire de bonnes opérations psychiques, synthèses, inhibitions, etc.

C'est par lui seul qu'on peut lutter contre l'*éparpille-ment* d'attention, si néfaste aux névropathes. On sait que ces malades, doués d'un faible pouvoir d'attention volon-taire, accordent involontairement leur attention à toutes les mouches qui volent. Quelques-uns, sollicités par les mille spectacles de la vie ou de la conversation, vivent dans un état de distraction perpétuelle, traînant avec eux des états névropathiques qu'une analyse serrée peut détruire. Des malades de ce genre ne peuvent se reprendre que dans le silence. La conversation leur procure une sorte d'oubli d'apparence bienfaisante ; elle leur est un écran ou une dérivation, rien de plus ; ils retrouvent leurs inquiétudes dès qu'ils sont seuls. Mettez-les dans la retraite, loin des conversations superflues, là seulement ils cesseront de s'éparpiller. La concentration de leurs forces psychiques et de leur attention, dirigée par le médecin, leur fera connaître leur moi, avec ses pouvoirs et ses limites et, en outre, l'ordre, la méthode, la discipline qui les conduiront à la maîtrise de soi. « Cherchez un temps propre pour penser à vous-même, dit le moine de l'*Imitation*... Il est plus aisé de se taire tout à fait que de ne point trop parler... Nul ne peut parler sûrement s'il a de la répu-gnance à se taire (chapitre xx. *De l'amour de la solitude et du silence*). — Votre force sera dans le silence (Isaïe, xxx, 15). Depuis des siècles les théologiens ont loué, comme il convient, la valeur du silence. On sait que les ordres religieux, qui ont fait du silence une des lois de leurs ordres, distinguent trois sortes de silence : le silence de *règle*, le silence de *prudence*, le silence de *patience*. Le premier peut s'appliquer aux malades, dans certains cas physiques ou psychiques énoncés plus haut. Le second et le troisième conviennent plus particulièrement au médecin, il me semble. Prudence dans la conversation, car il est des questions auxquelles le silence est la seule réponse, et l'on n'ignore pas que le silence est parfois le meilleur et le plus éloquent des arguments. Patience dans la discussion. Les plaintes éternelles des malades, la répétition incessante des mêmes histoires souvent inutiles, parfois leur mauvaise humeur, leur acrimonie, leurs reproches, leurs impatiences, leurs malices, leurs procédés qui consistent, à l'occasion, à plaider le faux pour savoir le vrai ou à énerver le médecin pour lui faire dire ce qu'il tient à cacher, tout cela ne doit jamais lasser notre patience, car la plus grande pitié doit être accordée à ceux qui souffrent. Mais les silences ou les demi-silences de patience sont alors une défense légitime et nécessaire. Je ne dis pas que la cure de silence convienne à tous les nerveux. Il en est beaucoup — c'est une question d'espèce — qui ne sauraient s'en bien trouver. Cependant tous gagneraient, je crois, à connaître la valeur psychologique du silence.

III. — L'ANALYSE PSYCHOLOGIQUE

L'analyse est le moyen, vieux comme la médecine elle-même, de rechercher les causes des maladies organiques ou psychiques. Les causes des états organiques sont le plus souvent faciles à découvrir, mais pas toujours, et une analyse minutieuse n'est pas inutile pour y parvenir. Les causes des états psychiques purs exigent en général des recherches plus laborieuses et plus délicates, et pour des motifs que l'on peut classer sous cinq chefs principaux : le malade, pour des raisons diverses, ne *veut* pas ou ne *peut* pas dire les causes ; il les a *oubliées* ; il *connaît* les *causes*, mais il *ignore les liens* qui peuvent rattacher son état actuel à ces causes passées ; il *ignore* complètement les causes.

Pour toutes ces raisons et dans tous ces cas-là, l'analyse s'impose, c'est-à-dire l'examen long, minutieux, détaillé de l'état pathologique actuel et, en même temps, du malade lui-même, de ses idées, de ses habitudes, de son caractère, de toute sa vie intellectuelle, affective et sociale. Dans les conversations, le médecin s'efforcera de mettre en œuvre out son tact pour gagner la sympathie et la confiance du malade. Cela obtenu, l'aveu vient tout seul (v. p. 606) quand il est possible, et avec un minimum d'analyse.

Mais l'aveu n'est pas toujours possible. Le malade ne *peut* pas parler. C'est un renfermé, un timide à ce point bouclé que rien ne peut sortir. Ou bien, les causes sont d'un ordre particulièrement difficile à avouer. L'analyse doit arriver à deviner ce que le malade ne peut dire. Même procédé quand le malade ne veut pas parler. Il faut deviner encore, par une analyse patiente de toutes les circonstances de sa vie, un examen attentif des mots qui échappent au malade, des demi-aveux, des regards, des agitations quand on aborde certains sujets. L'analyse est alors surtout une question d'adresse et de diplomatie. Lorsqu'on a deviné ou lorsqu'on est sur la voie, il faut parler, dire ce que l'on croit être le vrai. Le malade, très ému, protestera, niera. N'en croyez rien. Continuez, ne laissez pas échapper cette occasion, elle ne se représenterait plus : un malade commencé et manqué est un malade perdu. « Ça ne se raccroche plus », suivant leur expression. On ne doit jamais aborder cette bataille tant que l'on ne se sent pas sûr de son terrain et de son sujet. Mais quand on en est sûr, il ne faut pas hésiter. Le malade nie, c'est entendu. — Ce n'est pas cela... Vous vous trompez... Je n'ai rien à dire. — Et il est sur le point de se fâcher. Persévérez. Vous touchez au but. Un malade qui nie fortement et qui se fâche est sur le point d'avouer. Tant que vous énoncez des choses vraies il nie, mais émettez une erreur (volontairement ou non) et il vous répliquera aussitôt : non, non, ce n'est pas cela... Cette rectification est un demi-aveu. Il ne vous reste plus qu'à prononcer les paroles nécessaires pour obtenir l'histoire complète. Cette variété d'analyse est terminée.

L'analyse prend un autre aspect, elle exige d'autres tactiques, lorsque le malade a oublié les causes, ou si, les connaissant, il ignore le lien causal ; enfin, quand il les ignore totalement. Elle devient alors une *exploration du subconscient*. Il n'est plus question de ruser avec le malade afin d'obtenir un aveu difficile, mais bien de collaborer loyalement avec lui pour découvrir des causes lointaines. La méthode est donc un peu différente. J'ai montré que la plupart des états névropathiques psychiques asthéniques sont des réactions d'inadaptation s'accompagnant de déformation, de paralogisme, de désagrégation des deux activités psychiques avec formation d'un état, ou *bloc psychique*, doué d'une existence indépendante, et déterminant des attitudes automatiques qui constituent la maladie nerveuse. Cet état de conscience artificiel doué, par désagrégation, de toute la force de l'automatisme, apparaît automatiquement chaque fois que les circonstances provoquent son retour. C'est pourquoi je le nomme *un automatisme* et je l'appelais ainsi bien avant de connaître la thèse de Freud. Le médecin de Vienne le nomme complexe (v. p. 573). Il me semble que ma terminologie est préférable, puisqu'elle désigne à la fois l'origine et le mécanisme psychologiques du phénomène.

Dans ces cas-là, l'analyse a donc pour but la découverte des causes de cet automatisme. Tout d'abord on emploiera tous les procédés indiqués dans les chapitres consacrés à la Tactique générale. Mais cela ne suffit pas. La cause est, comme on sait, subconsciente. Il importe d'explorer tous les états de conscience qui pourraient contenir une cause pathogénique. Cette cause est enfouie dans les états de conscience, comme un métal précieux dans la gangue minérale. Les prospecteurs savent bien que telle gangue annonce tel métal. C'est une science analogue à celle du prospecteur que doit posséder le médecin psychologue. Quand on a bien étudié un malade, sans d'ailleurs recourir à aucun procédé thaumaturgique, on connaît son champ de conscience, ses points faibles et ses points forts, ses dominantes d'esprit ou de caractère, les préoccupations de sa vie intellectuelle, affective ou sociale, ses habitudes, ses goûts, ses manies, ses tendances surtout. On arrive peu à peu à rétrécir le champ d'exploration et à porter son effort sur les états qui doivent mener à la découverte. En outre, dans bien des cas, l'analyse est facilitée par la nature même de l'automatisme. Étant donné un automatisme, aussi subconscient que l'on voudra, mais bien défini, les causes possibles de cet automatisme ne sont pas innombrables. Certains effets doivent avoir certaines causes. Ainsi, l'analyse se limite très souvent d'elle-même, d'après la nature de l'automatisme, l'intelligence, les habitudes, l'âge, la culture et la vie du malade. Sans doute on pensera aux causes affectives. On sait depuis les débuts de l'humanité, depuis qu'il y a des poètes et des auteurs dramatiques, les effets lointains des amours malheureuses. Mais il ne faudrait pas exagérer et je crois bien que Freud et ses élèves exagèrent. Chez certains sujets, et dans certains cas, c'est l'amour contrarié qui est la cause lointaine des automatismes. J'en connais des exemples et je les ai cités ailleurs. En vérité, ce n'est pas la règle, et il n'est pas permis de dire que la plupart des maladies nerveuses sont déterminées par une influence sexuelle refoulée.

Lorsque la cause subconsciente est découverte, la tâche n'est pas terminée. Il ne suffit pas de faire connaître au malade la cause de son automatisme pour le libérer de cet automatisme. Si l'automatisme a pu durer, c'est que l'esprit a créé peu à peu, avec la croyance au paralogisme, des liens entre la cause subconsciente et les effets automatiques (v. *méthode générale*, p. 712). Pour guérir le malade, il faut encore détruire les mouvements fixés dans l'esprit et substituer des idées justes aux idées fausses. En un mot, dans la plupart des cas, la libération est insuffisante, c'est la *conversion* qui, seule, peut opérer les guérisons. J'ai exposé ailleurs les procédés de conversion. J'y renvoie le lecteur. Une analyse n'est libératrice et curative que si elle est suivie de conversion.

Les procédés d'analyse doivent être en même temps guidés par la nature du mode psycho-fonctionnel atteint et aussi par l'étiologie nosologique. Ils sont différents si l'on s'adresse à un asthénique psycho-physique, à un paralogique ou à un parapsychique, à un hyper ou à un hypopsychique, ou à un hystérique. Chez l'hystérique, l'automatisme est en général à ce point ignoré que le malade n'est pas un collaborateur utile. On est parfois obligé de recourir aux procédés hypnotiques, à l'écriture automatique, etc. Chez tous les autres malades, je répète que l'on ne doit employer aucun procédé de ce genre. La conversation claire, directe, nette, suffit, avec toutes les ressources de la diplomatie, mais rien de plus. L'analyse des rêves, qui fait partie de la méthode de Freud, ne paraît pas donner des résultats bien précis. On peut y penser à l'occasion, mais il est rare de découvrir dans les rêves des renseignements très cohérents.

IV. — LA CONFIANCE ET LA SYMPATHIE

Il est banal de dire que la confiance est l'un des éléments principaux de la thérapeutique. Utile en médecine générale, elle est, en psychothérapie, absolument indispensable; à tel point que si, un jour, le médecin s'aperçoit que le malade n'a plus ou n'a pas confiance en lui, il doit tenir ce bref discours : Monsieur (ou Madame), si vous n'avez pas confiance en moi, il vaut mieux nous séparer. Ces paroles décisives interrompent un travail sans profit, à moins qu'elles n'obligent un esprit léger à rentrer en lui-même et à y trouver la confiance qui sommeillait.

La confiance, en effet, entraîne la croyance, et la croyance est indispensable à la conversion qui guérit. Tout cela se tient étroitement ; mais il y a deux manières de croire : croire en la doctrine exposée par le médecin — opération abstraite et intellectuelle et toujours difficile ; croire en la personne du médecin — opération plus simple en apparence, mais qui a ses impossibilités, car elle est du domaine de ce qu'on appelle le sentiment. La première est difficile, et pour des motifs divers : faiblesse d'attention, compréhension difficile, paresse, émotivité, tendance aux ruminations provoquées par l'analyse, etc. La seconde est d'apparence

plus aisée. Il est plus facile de croire en quelqu'un, de
mettre sa foi en lui, de l'imiter, de se laisser conduire.
On connaît le besoin de direction du névropathe, besoin
puissant de trouver le tuteur, l'être complémentaire —
père ou mère, frère ou sœur, ami ou amie, confesseur,
médecin ou somnambule — toujours prêt à compléter les
opérations psychologiques dont il se sent incapable et à
faciliter ainsi les adaptations indispensables. Pour se laisser
conduire, on doit avoir confiance. Mais, très souvent, on
ne donne sa confiance qu'avec sa sympathie.

Voilà le problème, et il est double. Inspirer la confiance et,
en même temps, la sympathie. Pour la première, il y a
des procédés. Les moyens extérieurs, la physionomie, le
regard, la voix, l'allure, le costume, l'éducation, ne sont
pas négligeables. Dans certains cas, leur rôle est essentiel.
Cependant on ne doit pas s'en rapporter exclusivement à
eux. Les moyens psychiques possèdent une autre valeur,
plus forte et plus durable. Il faut être bon, attentif, dévoué,
sincère, perspicace, expérimenté, connaître très bien les
névropathes en général, leur physiologie et leurs habitudes,
et chaque malade en particulier. Il faut donner à son
malade l'impression et la certitude qu'on le connaît bien,
et à fond. Et puis il faut faire son devoir, tout son devoir,
et même plus que son devoir, sans ostentation, sans indis-
crétion, avec tout le tact qui convient à chaque sujet. Il
faut que le malade sente autour de lui comme une Providence toujours présente, et cependant discrète et lointaine
quand il convient, une Providence qui sait, qui agit et qui
prévoit. Enfin il faut croire en sa propre doctrine et avoir
des certitudes, car l'adage latin est toujours vrai, et l'on
doit être convaincu soi-même si l'on veut convaincre.

Dans de telles conditions la confiance est très probable.
Elle serait certaine, si la vertu médicale recevait toujours
sa récompense. On sait bien que ce n'est pas la règle. La
nature humaine a de telles subtilités, de tels détours et de
telles lois que toutes les surprises sont possibles. On voit
les meilleures bonnes volontés et les plus honnêtes gens
échouer en partie dans cette tâche et n'inspirer aux malades
qu'une confiance relative. Certes, et même dans cette

hypothèse, la guérison est possible si le malade a pu croire à la doctrine, si les résultats acquis lui ont montré peu à peu que le médecin l'a mis dans la bonne voie. Mais la croyance en une doctrine abstraite n'est pas à la portée de tout le monde, les résultats sont parfois lents à se produire. Aussi la croyance et la confiance sont-elles extrêmement facilitées si le malade croit en son médecin, d'abord et avant tout, s'il éprouve pour lui cet état psychique, un peu mystérieux, indépendant du savoir et du savoir-faire et qui est la *sympathie*, ou accord sympathique. Quand la sympathie existe, la confiance suit toujours et immédiatement.

Ce que ne peuvent obtenir les plus savantes raisons, la volonté la plus ferme, la tactique la plus adroite, la sympathie toute simple, instinctive et spontanée, la détermine, lentement ou brusquement, mais sans motif apparent. Le rôle de la sympathie est tellement évident qu'il est connu de tout le monde et jusqu'à la banalité. Lorsqu'un malade est en accord sympathique avec le médecin, lorsqu'il croit en lui, il admire en bloc, et il adopte toutes ses idées sans chercher à les comprendre. C'est la foi du charbonnier et elle est aussi solide que l'autre. Le malade « imite », si l'on peut dire, les idées qu'on lui donne, il modèle sa pensée sur celle du médecin, comme l'alpiniste met les pas dans les pas de son guide. Il se produit peu à peu une mobilisation des mouvements psychiques du sujet. Des mouvements nouveaux et justes se substituent aux anciens, sans que l'intelligence et la volonté y prennent part. C'est un phénomène imitateur et moteur.

Existe-t-il des moyens pour produire la sympathie, comme la confiance ? J'en doute. La sympathie — « sentir ou souffrir avec » — est un état primitif, lié aux formations psychiques ou physiques d'un être. Il ne dépend pas absolument de notre volonté d'être ou de n'être pas ce que nous sommes. On peut énumérer les formes et les bases de la sympathie, sans pouvoir modifier en nous les états qui les engendrent, car on ne chasse pas le naturel.

Voici les formes les plus communes de la sympathie :

La sympathie la plus solide est la *sympathie biologique*,

celle qui a pour bases des *tendances* identiques ou analogues. On a lu dans la première partie le rôle capital joué en psychologie par les Tendances (v. p. 184). Lorsque l'accord est fondé, non sur des manières artificielles et transitoires de sentir et de penser, mais sur les tendances motrices issues des cénesthésies profondes, grâce auxquelles deux êtres placés dans des conditions semblables transforment toujours d'égale façon les impressions qu'ils reçoivent de l'extérieur ou d'eux-mêmes, alors la sympathie naît, irrésistible, la confiance suit, totale, et la guérison possible du malade est assurée. C'est une communauté fonctionnelle, un accord de tendances, un accord psycho-moteur, le plus fort de tous, une sympathie biologique en en un mot, celle qui crée les liens les plus puissants. Elle existe parfois, assez souvent même, cependant elle n'est pas constante et cela se comprend, sans qu'il soit nécessaire d'en expliquer les motifs. Et il est évident, d'autre part, qu'on ne crée pas à volonté une sympathie biologique mais elle a ceci d'heureux, quand elle existe, qu'elle amène le malade à comprendre la nécessité de modeler définitivement ses attitudes sur celles de son Directeur, pour cette raison qu'il se sent plus semblable à lui et se le propose comme exemple. Aussi doit-on donner toujours un bon exemple.

Il est une autre variété de sympathie, qui occupe à mon sens la seconde place, bien que Freud lui accorde la première, et c'est la *sympathie affective*, ou accord psycho-affectif. On sait bien, et depuis longtemps, que certains sujets, hommes ou femmes, surtout les femmes, éprouvent pour leur Directeur, religieux ou laïque, un sentiment très particulier qui est une affection véritable et qui va parfois jusqu'à l'amour ou du moins jusqu'aux apparences de l'amour. Les théologiens, les confesseurs, les médecins l'ont dit ou écrit, et La Bruyère y fait allusion dans un passage connu : « Si les femmes pouvaient dire à leur Directeur... »

On a dit aussi, et Mme de Staël l'a proclamé, que les femmes ne voient les idées qu'à travers les personnes qui leur plaisent. Il est bien vrai que souvent les nerveux, et surtout les nerveuses, s'attachent très particulièrement à leur Directeur, confesseur ou médecin. Ils pensent à lui sans cesse, ils sont heureux quand ils le voient, ils l'admirent, ils sont convaincus que lui seul sait les comprendre et qu'ils seront dans la vérité ou guériront par lui et par lui seul. Il est exact que cette sympathie peut déterminer les plus heureux effets. On voit guérir sous cette influence spéciale des malades que les plus savantes médications n'avaient pu modifier; elles adoptent la discipline et les règles imposées par le Directeur, et tout cela dure autant que la sympathie affective. Cette forme de sympathie n'est donc pas négligeable. Elle est peut-être plus fréquente que la précédente, plus facile à produire, encore que la volonté n'y soit pour rien. Mais elle possède des inconvénients, et dans les causes mêmes qui les provoquent. On dit qu'elle ressemble à l'amour, et il arrive qu'elle se confonde dans l'esprit de la malade avec l'amour physique et ses manifestations. Cela est extrêmement fâcheux. Sans doute les médecins savent, quand il convient, retenir la malade sur cette voie dangereuse. Mais alors l'amour peut se changer en haine, et voilà la cure terminée. D'autre part, cet amour est changeant, puisqu'il ne repose trop souvent que sur des causes fragiles et subjectives : besoin d'aimer ou d'être aimé, besoins sexuels, besoin de direction. Vienne une saute d'humeur, et voilà le traitement compromis. On peut penser que la sympathie affective est, dans bien des cas, une condition utile et nécessaire à la conversion; elle a le grave inconvénient d'être un moyen trop fragile, trop fugace et, en même temps, difficile, parfois, à diriger et à maintenir dans les justes limites.

Enfin il est encore d'autres bases à la sympathie. On répète depuis quelques années que le sentiment est le plus puissant des mobiles et l'intelligence, sans valeur pour faire agir. J'ai essayé de montrer que, sentiment et intelligence n'ayant qu'une existence verbale, seuls les états de conscience sous-jacents devaient être retenus. Tous les états de conscience, quels qu'ils soient, possèdent une action « agissante » lorsqu'ils équilibrent les opérations actuelles du sujet. L'expérience le prouve. Il y a des *sympathies intellectuelles* puissantes. Lorsque le malade est assez objectif pour s'occuper avant tout des idées, il peut accepter une doctrine et une croyance sans s'occuper de celui qui l'émet. Il peut, d'autre part, éprouver une sympathie basée uniquement sur la valeur scientifique ou morale du médecin, donc purement intellectuelle. — Avec vous j'irai où vous voudrez, je ferai tout ce que vous voudrez. — De telles paroles sont suggérées aux malades aussi bien par des motifs intellectuels réfléchis que par des motifs affectifs irraisonnés. La sympathie du disciple pour le maître est de même ordre et elle n'a rien de sentimental. Les analogies d'opinion sont aussi à retenir : opinions philosophiques, littéraires, scientifiques, religieuses, sociales, politiques, mondaines, artistiques ; idées générales ou particulières. La communauté d'opinions, en quelque genre que ce soit, crée, comme on sait, des courants sympathiques qui, dans les rapports de malade à médecin, ne sont pas négligeables. Signalons également les similitudes d'actions ou d'*habitudes*. Un névropathe voulant traduire sa confiance en son médecin s'exprimait ainsi : D'abord, nous chassons ensemble... — N'allez pas plus avant, lui dis-je, cela suffit. Les habitudes, quelles qu'elles soient, peuvent contribuer à établir la sympathie, et leur énumération serait fastidieuse.

Toutefois on ne doit pas compter exclusivement sur les adjuvants de la confiance et de la sympathie. Et le premier de tous les moyens consiste à utiliser, avec toute la diplomatie nécessaire, la plus grande science possible.

V. — L'OBÉISSANCE

Elle est la suite naturelle de la confiance. Le malade accepte tout naturellement les ordonnances du médecin en qui il a mis sa foi. L'obéissance est passive lorsque le malade est incapable, par trop grande faiblesse, d'étudier la doctrine qu'on lui impose. Elle l'est encore, lorsque le nerveux, pour les motifs indiqués plus haut, met sa croyance dans la personne du médecin plutôt que dans des théories qui le laissent indifférent. Dans d'autres cas, et avec d'autres sujets, l'obéissance ne va pas sans compréhension, et le malade n'obéit que s'il a compris, accepté et admis.

Lorsque la confiance est établie, l'obéissance doit être complète, totale. « L'unique remède contre des peines est la docilité ». (Fénelon). Celui qui obéit laisse de côté ses inquiétudes, ses doutes, ses hésitations ; il accepte les idées et les directions qu'on lui donne, il imite les mouvements psychiques de son Directeur. « Obéir c'est sortir de soi. » (Ch. Fiessinger). Il n'est pas, pour certains névropathes, de moyen meilleur pour s'orienter vers la guérison. Si la discipline « fait la principale force des armées », elle fait aussi la force la plus sûre d'une cure thérapeutique qui est une lutte ardente et longue contre un ennemi souvent invisible et puissamment armé. Le succès dépend d'une confiance réciproque, d'une égale patience et d'une collaboration aussi étroite que loyale et convaincue.

VI. — L'EXEMPLE ET LA CATALYSE PSYCHIQUE

A propos de la sympathie, je disais qu'elle a généralement pour effet d'amener le malade à modeler ses attitudes psychiques sur celles de son Directeur et à le prendre comme exemple. Le sujet — enfant, disciple ou malade — imite les idées ou les mouvements psychiques de son modèle : père, maître, camarade ou médecin. On imite les mauvais comme les bons exemples, et tous les éducateurs connaissent l'influence pernicieuse des mauvais exemples. Le médecin doit donner, par ses idées et ses attitudes, le bon exemple à ses malades. S'il est profondément pénétré de sa doctrine, toutes ses paroles et tous ses actes trahiront ses croyances, et il n'est rien de meilleur pour faire agir les autres. L'enseignement par l'exemple n'est-il pas reconnu comme le plus puissant ?

L'exemple entre pour une grande part dans ce que l'on pourrait appeler la *Catalyse psychique*. Les chimistes nomment Catalyse l'action exercée l'une sur l'autre par des substances mises en présence, sans intervention de combinaisons ou de mélanges chimiques. Ainsi les ferments agissent par catalyse. Leur action s'exerce par des quantités infinitésimales et constamment répétées (magnésium, fer, diastases, etc.).

Cette action est comparable à l'action de présence du Directeur. Directeur et dirigé conservent leur individualité matérielle et formelle. Et cependant, grâce au contact incessant, aux conversations répétées, à la mise en commun de petites habitudes, de gestes, de phrases ou d'idées analogues, la pensée du dirigé reçoit des excitations légères et répétées qui arrivent peu à peu à lui faire subir des transformation complètes. Sans doute les méthodes persuasives employées pour la conversion jouent le principal rôle, mais l'action de présence, sans plus, et toute simple, doit être tenue pour fort importante, car elle suffit dans bien des cas, sans qu'il soit utile de recourir à une argumention quelconque. Un névropathe qui vit auprès de son médecin, parmi d'autres malades en traitement, arrive à s'imprégner des idées qui flottent dans l'air et des habitudes régnantes, au point de pouvoir se rétablir en parlant fort peu de son état (imitation involontaire, Tarde).

Il est probable qu'un médecin crée autour de soi une atmosphère où vivent, invisibles, impalpables et cependant toujours présentes, les idées qu'il enseigne et que le moindre détail, à défaut de ses paroles, peut évoquer : son visage, son dos, sa canne, sa demeure ou sa carte de visite. — Quand j'aperçois votre dos, au détour d'une allée, ou votre canne à sa place habituelle, je me sens toute remontée. — Une demi-heure avant l'heure de notre conversation, je vais m'asseoir dans votre jardin, et là, je me sens baigné dans une atmosphère morale réconfortante. — Quand je perds le contact, envoyez-moi un mot ou simplement votre carte, ça me raccroche. — Ces phrases de malades définissent avec précision l'action de présence. La vie familiale en est d'ailleurs un exemple significatif. Des époux d'humeur fort mal assortie arrivent peu à peu, et sans cesser de discuter chaque jour, à posséder sur un grand nombre de sujets des idées et des habitudes semblables. Action de présence. Catalyse impondérable et plus puissante que la volonté.

VII. — L'aveu

Les causes des états névropathiques sont psychiques ou physiques, subconscientes ou conscientes. Quand elles sont subconscientes ou ignorées du malade, ce qui est assez fréquent, notre tâche est de les découvrir par l'analyse. Il ne faut pas compter sur le malade, non qu'il veuille tromper, mais parce qu'il ne sait pas se retrouver dans la forêt de ses sensations ou de ses idées. C'est à nous qu'il appartient de débrouiller ce chaos et de remonter à travers les effets et les associations jusqu'à la cause première. J'ai conté ailleurs l'histoire d'un pseudo-asthmatique qui depuis sept ans promenait une dyspnée continue dans les cabinets de médecins. La cause était émotive. Pressé dans une foule, il avait failli étouffer. La dyspnée était née, mais la cause lui avait échappé; il ne pouvait donc pas la dire. — Quand je l'eus découverte, il guérit, par croyance et conversion à la vérité. A ces malades nous ne pouvons demander ce qu'ils ignorent. C'est à nous de le découvrir par l'analyse.

Mais il en est d'autres qui connaissent très bien la cause de leur état et qui hésitent à la dire pour les motifs les plus divers : amour-propre, pudeur, honte, timidité. Le médecin sait et comprend que le malade ne dit pas tout, que les causes invoquées n'expliquent pas les effets. Lorsque la confiance du malade est entière, il est rare que l'aveu soit long à venir. Cependant, il est des caractères renfermés (v. p. 184) qui s'ouvrent avec une extrême lenteur. Il faut donc savoir attendre. Il serait maladroit de solliciter tout de suite et directement les confidences, d'employer par exemple le cliché connu : — Voyons ! je crois que vous me cachez quelque chose. Dites-moi tout. Ayez confiance en moi. — Cette phrase aurait généralement pour résultat de fermer la bouche et l'esprit du malade, et pour longtemps. Il est préférable de ne rien demander, de faire comprendre par instants et indirectement la nécessité d'une collaboration parfaite, mais sans allusions personnelles, car celles-ci éveillent à l'excès les sensibilités ombrageuses. Et il est indispensable que ces manœuvres, indirectes ou collatérales, soient conduites avec adresse, sinon elles apparaissent aux yeux du nerveux averti et soupçonneux, comme des « malices cousues de fil blanc », et leur effet est contraire à celui qu'en attend le médecin. Il est sage surtout de mettre tout en œuvre pour gagner la sympathie et la confiance du malade.

La confiance déclenche l'aveu, plus ou moins tôt, plus ou moins tard, mais elle le déclenche toujours. Cependant, il est parfois utile d'aider le renfermé, car les mots ne pourraient pas sortir. Quand on a deviné, ou à peu près, les idées pathologiques, quand on sent le moment favorable, on n'hésite pas — malgré les protestations, les négations, les émotions du malade — on n'hésite pas à énoncer ce que l'on croit vrai. On dit : c'est bien cela, n'est-ce pas ? Le malade fait oui, ou non, de la tête peu à peu il rectifie, il se décide et, avec des mots entrecoupés, il achève l'aveu (v. l'*Analyse*, p. 594).

Alors quel soulagement ! Quelle libération ! Nous le savons bien, mais le malade ne le sait pas assez. L'aveu est en effet doublement précieux : il renseigne le médecin et il soulage prodigieusement le malade. Tous les médecins, tous les confesseurs et aussi tous les juges d'instruction sont d'accord sur ce point. Les ruminations, les tortures et même bien des réactions d'inadaptation, diffuses ou systématisées, disparaissent à la suite de l'aveu. Les lois de la diffusion et de la motricité spécifique nous expliquent les bienfaits de l'aveu. — Tout état de conscience détermine des mouvements. Un mouvement psychique arrêté dans un sens se propage dans un autre et provoque des phénomènes inattendus. C'est pourquoi « l'expression délivre de l'idée ». (Tassy). Il ne faut pas garder pour soi les soucis trop pénibles. Une peine partagée est à demi soulagée. Ces truismes bien connus expriment une vérité d'expérience. L'aveu est un soulagement, tel est le fait. « Rien n'est meilleur que de dire tout ; on guérit ses peines en ne les gardant point... J'entre dans vos peines et je vous plains... Si vous gardiez sur le cœur vos peines, elles se grossiraient toujours et elles vous surmonteraient enfin. » (Fénelon). Je pourrais citer de nombreux faits à l'appui de cette opinion, commune à tous les médecins comme à tous les directeurs.

Ler. gardait depuis vingt ans un secret qui avait brisé sa vie. Les troubles névropathiques les plus divers en avaient été les conséquences : obsessions, phobies, tics, asthénie physique, insomnie, découragement profond, etc. Les ruminations perpétuelles avaient créé des états psychiques sans aucun rapport avec l'idée primitive et au milieu desquels il se débattait sans y rien comprendre. Se croyant atteint d'une démence spéciale, il songeait au suicide. Après de longs mois d'hésitation, il me confia toute sa vie, ou plutôt je lui arrachai par lambeaux l'histoire de sa vie secrète. L'analyse psychologique des faits et leur enchaînement me démontra que les états psychopathiques dont il se plaignait le plus et qui l'affolaient étaient dénués d'importance et qu'ils dérivaient tous de l'idée première : ce secret douloureux qui remontait à la vingtième année. Aussitôt, je lui expliquai l'enchaînement des faits, leur liaison logique ; il admit tout cela sans peine. Dès ce moment, l'amélioration fut rapide et surprenante. Les états psychiques secondaires disparurent, le découragement, la défiance, l'insomnie également. Et la croyance à ma méthode de conversion, qui jusqu'alors avait été incertaine, devint absolue, entière. La discipline de l'achèvement logique, la lutte contre les désagrégations émotives produisirent tous leurs effets. C'est l'aveu qui, seul, détermina cette guérison. — Thar. avait des crises hystériformes, une humeur irrégulière et capricieuse, une physionomie absente, une incapacité d'attention complète, le dégoût de sa vie et de son entourage. La cause, inconnue des autres et d'elle-même, était encore un secret datant de quinze ans, qu'elle ne voulait confier à personne, et dont l'aveu libéra à ce point son esprit, qu'elle retrouva ensuite une santé psychique, un ordre, une discipline, qu'elle n'avait jamais connus. Tout cela est caractéristique. Mais on ne doit pas tomber dans l'excès contraire et, de ce que l'aveu s'impose, il n'en faut pas conclure que tous les névropathes doivent sans cesse conter leurs secrets. S. l'aveu d'une peine cachée et, par conséquent, de la cause profonde d'un état névropathique, est nécessaire, le récit quotidien d'obsessions connues est inutile. L'aveu fait, et la cause connue, on n'en parle plus, sinon lorsque cela devient indispensable (v. *Scrupule*, p. 382). La question de l'aveu, de sa nécessité pour empêcher les inconvénients du « renfermement », ne se pose que dans des cas bien déterminés.

VIII. — L'EXAMEN DE CONSCIENCE ET LA MÉDITATION

Lorsque l'analyse a été faite une première fois par le médecin, lorsque le malade a pris connaissance de sa subconscience, il peut continuer lui-même l'analyse soit en étudiant les mêmes objets, soit en recherchant les causes nouvelles de dissociation qui pourraient se produire. Il fait alors de l'*auto-analyse* ou, d'un vieux mot, de l'*Examen de conscience*. Pour cela il se recueille dans le repos, la solitude, le silence, loin de toute préoccupation, dans un lieu et une position convenables. L'oratoire de jadis était une invention judicieuse, mais on peut se recueillir et méditer partout, à la condition d'être seul et dans le silence, conditions indispensables de toute auto-analyse. Après l'examen vient *la méditation* sur le sujet fixé d'avance, car il ne faut pas tout aborder à la fois. On cherche à envisager sous tous ses aspects l'idée à examiner, afin de bien voir par quoi elle est défectueuse et comment l'on peut arriver à la modifier. « Que la nature, la durée, le nombre des exercices soient toujours accommodés à l'âge, à la capacité, à la santé, à la bonne volonté du retraitant ; que nul ne soit surchargé ; que chacun ne fasse que ce qu'il peut faire avec profit, sans aller jamais au-delà de ses forces. » C'est Ignace de Loyola qui parle ainsi et il n'y a rien à y ajouter [1].

IX. — LA PRIÈRE

La prière est un moyen psychologique vieux comme les religions et presque comme le monde ; elle est un parfait

1. *Manrèze ou les exercices spirituels de saint Ignace.*

moyen de méditation, de concentration, d'unification et de résolution. Prier ne consiste pas à prononcer des mots automatiquement et en pensant à autre chose. La prière, dit Ignace, « consiste à réciter quelque prière vocale en s'arrêtant successivement, et aussi longtemps qu'on y trouve goût et dévotion, aux mots qui la composent »[1]. Il faut s'arrêter aux mots principaux, les méditer aussi longtemps qu'ils fournissent des pensées, et recommencer chaque jour.

Je me permets de noter ici un modèle de prière que les pratiquants pourront ajouter à leur prière de chaque jour, en la récitant avec la plus grande attention et en s'arrêtant à tous les mots qui doivent être médités.

Sans doute on pensera qu'elle manque d'élévation mystique. Mais je prie le lecteur de ne pas oublier que je parle en médecin et à des malades, et que je poursuis un but psychologique et thérapeutique avant tout. Tous les moyens légitimes doivent être employés (selon les sujets). D'ailleurs j'ai soumis ce texte à un prêtre de haute valeur, il a bien voulu l'approuver, je sais donc qu'elle ne choque point le dogme, si imparfaite soit-elle. Voici deux textes : l'un plus long, l'autre plus bref, et que l'on peut modifier à sa guise.

Prière. — « Mon Dieu, écoutez-moi, éclairez-moi, exaucez-moi, préservez-moi. Donnez-moi la force de me connaître, de me dominer, de ne compter que sur moi. Faites que je puisse avoir de l'ordre, de la discipline, de la maîtrise, de l'unité, et que je sois toujours maître de mes réactions. Faites que je sois patient, résigné, modeste et fort, et que j'aie le calme nécessaire pour achever mes pensées, mes sentiments et mes actes. Donnez-moi la sagesse de savoir ce que je veux, de vouloir ce que je peux, l'énergie de le bien vouloir et de le vouloir longtemps. Faites, mon Dieu, que pour arriver à m'adapter aux circonstances changeantes, je demeure Maître de moi, maintenant et toujours. »

1. Saint Ignace, *loc. cit.*, p. 392.

Prière. — « Mon Dieu, donnez-moi la force de me connaître, de me dominer, de ne compter que sur moi, d'être maître de mes émotions, de mes réactions, et de vouloir faire longtemps l'effort nécessaire ».

Ce sont là, je le répète, de simples schémas qui peuvent servir de thèmes à toutes les variations que l'on voudra leur faire subir, selon les sujets et les circonstances. Tout en invoquant l'assistance divine, ces prières impliquent une idée restrictive qu'exprime si bien cette maxime connue et que, d'ailleurs, ne désavouent pas les religieux : « Aide-toi, le Ciel t'aidera ». On peut, je le répète, les ajouter aux prières ordinaires ou se contenter de les réciter seules, matin et soir, et aux heures des exercices psychothérapiques. Ceux qui auront des scrupules les soumettront à leur Directeur religieux. Celui-ci, du moins je l'espère, ne s'opposera pas à une pratique qui concilie les devoirs religieux et les exigences thérapeutiques.

X. — LES RÉSOLUTIONS ET LES MOTS UNIFIANTS

Les analyses terminées, les examens de conscience achevés, les lois individuelles et les formes pathologiques découvertes, on conseille au malade d'adopter des formules qui résument les Doctrines, les principes et les tactiques sous forme de Résolutions concises ou de mots brefs que l'on peut appeler *unifiants*, parce qu'ils tendent à la réalisation de l'Unité.

Ces mots et ces résolutions dépendent des maladies, des circonstances, et leur choix dépend de l'initiative du médecin. Toutefois, on peut donner quelques indications générales. Ainsi le malade peut dire : « Je veux me connaître, me bien connaître et me dominer ; — Ou bien : « Je veux être attentif et maître de moi. » Doit-on dire « Je veux être », ou « Je suis ». Présentée sous la forme d'un fait accompli et non d'un vouloir, la pensée aurait, dit-on, plus d'efficacité. Il est possible, mais c'est une question d'espèce. Je crois que, selon les cas, on peut dire « je veux être » ou « je suis ». L'essentiel est de le dire avec intensité, en tendant toutes ses énergies vers l'effort à accomplir. A tous les moments de la journée, lorsque l'on craint de se laisser emporter par une excitation trop forte ou de céder à un entraînement, à une impulsion, à une émotion ; quand on a peur d'être entraîné sur une pente glissante — et la vie est pleine de descentes dangereuses, — il faut serrer les freins moraux et prononcer les mots qui signifient, qui précisent, qui ordonnent et qui arrêtent. La puissance du mot est incalculable. Les anciens, qui divinisaient volontiers toutes les forces de la nature, attribuaient à certains mots des vertus magiques. La légende rapporte que Caton le censeur guérissait les luxations des jambes par des paroles secrètes [1]. Plotin guérit Porphyre au moyen de paroles magiques [1]. « La parole divine est le plus sûr moyen pour guérir les maladies » [2]. Les mots chaldéens et éphésiens pouvaient même, disent certains historiens, ressusciter les morts. Les sorciers du moyen-âge attribuaient au mot *abracadabra* des vertus extraordinaires. Et les sorciers de village soignent encore les maladies en prononçant des formules mystérieuses. Supertition, mais influence évidente du mot.

Un mot très synthétique, prononcé à propos, produit en effet sur le psychisme l'effet d'un commandement bref, d'un « rassemblement » jeté par un chef à une troupe en désordre. Si l'on a peur de ne pas se rappeler le mot, on peut l'écrire sur une feuille que l'on place sur une table, sur sa table de nuit, dans un portefeuille, ou que l'on affiche à un mur (v. *affiches murales*). Dès que les yeux l'aperçoivent, l'effet de rassemblement se produit. Le résultat est encore bien plus net lorsque le mot a été écrit par le Directeur. C'est ainsi que le Directeur pourra adresser à son malade, quand il y a lieu, des lettres ou des cartes brèves, sur lesquelles il notera la formule psychique du moment. Ce commandement à distance est particulièrement efficace.

La formule employée, variable selon les sujets et la période de la maladie, devra synthétiser, en un raccourci

1. Caton. *De re rustica* (cité par Camus et Pagniez, p. 30).
2. Zen-i Avesta, Cité par Camus et Pagniez.

bref èt expressif, la préoccupation dominante de l'heure. — Je veux me connaître et me dominer. — Je veux être attentif. — Je suis maître de mes réactions, maître de mes vaso-moteurs. — Vouloir, bien vouloir et vouloir long-temps (formule de Grancher pour les tuberculeux). — Je ne veux et ne peux compter que sur moi. — Inhibe et achève. — Voir clair en moi. — Patient, modeste et fort. — Prendre garde aux automatismes. — Certitude ! pas de doutes ! — Pas d'exceptions ! — Coupons le fil ! — Maître. — Vouloir. — But. — Ordre. — Discipline. — Je suis ému, donc je me trompe. — Émotion égale déformation. — Tout est névropathique. — Tout est fonctionnel. — Désintéressement et sécurité. — Tout va bien quand on est maître de soi. Pour être maître de soi, il faut être maître de ses automatismes. Croyance, sécurité et désintéresse-ment. — Seule l'évidence compte : il n'y a pas évidence, donc cela ne compte pas, etc., etc. Ces phrases et ces mots rappellent en même temps l'idée générale et le but du moment. Articulés à voix haute ou à voix basse, aussi souvent et aussi longtemps qu'il convient, ils sont d'un secours précieux pour arrêter rapidement ou peu à peu les décharges, manifestations ou réactions émotives. Ils pro-duisent l'effet d'une digue placée sur un courant trop fort et permettent au sujet de reprendre là maîtrise de son esprit. On peut aussi compter, ou dire : gauche, droite, ou adopter un geste, serrer ses moustaches, son porte-mon-naie, sa clé, etc. Dans une vieille comédie, un cordonnier, époux d'une mégère mal apprivoisée, avait pris l'habitude, afin de maîtriser sa propre colère, de se mettre à compter dès que sa femme avait un accès de fureur. Si, à dix-sept, sa femme ne s'était pas tue, alors il ne se maîtrisait plus et tapait. Cela prouve que l'on connaît depuis longtemps les petits procédés capables d'arrêter les réactions émotives. Ils n'ont pas cessé d'être bienfaisants.

XI. — COMPOSITION DE LIEU

D'après saint Ignace, *la composition de lieu* consiste à réduire une idée abstraite en images tombant sous nos sens.

On se représente, à l'aide de l'imagination, le lieu matériel où se trouvera l'objet de l'émotion. Le nerveux se représentera l'acte qu'il voudrait faire et qui lui est pénible, avec toutes les conditions de lieu et de personnes : conversation, repas, visite, etc. Il appliquera tous ses sens à percevoir les phénomènes qui accompagnent l'acte à réaliser. Ainsi on se procure les états de conscience qui doivent accompagner l'acte à faire, et sans l'impression pénible de la rencontre. C'est une sorte de répétition. On sait que les acteurs et les orateurs ont coutume de répéter dans le privé les paroles et les gestes qu'ils devront ensuite reproduire en public. C'est une excellente façon de fixer dans son système nerveux les idées et les attitudes que l'on désire employer plus tard, et d'empêcher ainsi, par la fixation de l'habitude, la production des surprises de la nouveauté. Nous y reviendrons à propos de la lutte contre l'Impressionnabilité.

XII. — L'AFFICHE MURALE ET LE MOT

Les religieux, que nous retrouvons toujours quand il s'agit de la psychologie, ont coutume d'inscrire sur les murs intérieurs des couvents et des cellules, des inscriptions tirées des Évangiles et qui rappellent à ceux qui passent des idées de discipline ou de morale. Les protestants agissent de même, et il n'est pas rare de trouver chez quelques-uns d'entre eux, sur les murs des chambres ou des salles à manger, des inscriptions évangéliques. La réclame n'agit pas autrement ; les industriels modernes connaissent bien sa puissance et l'exercent au détriment de notre repos. Le spectacle obligatoire et incessant d'une inscription, d'un mot, d'une affiche, d'une image, d'une idée, s'impose à l'attention et à la mémoire, pénètre l'esprit et finit souvent par commander la pensée, le geste ou l'attitude. Un mot répété chaque jour et à chaque instant se grave dans l'esprit, à notre insu et contre notre volonté même. On n'échappe pas à cette hantise.

Le principe est excellent et doit être utilisé dans les états névropathiques. Pour ma part, je l'emploie fréquemment mais sans parti pris et sans système. Il faut trouver pour chaque malade la formule brève, qui résume et synthétise l'idée principale qu'il doit graver dans son esprit. On l'écrit en grosses lettres sur une feuille de papier que l'on épingle à la tête d'un lit et que le malade ne peut pas ne pas voir. On change l'idée et l'affiche selon les résultats produits, les moments et les circonstances (v. les mots unifiants, p. 614). Ce sont là formules médicales, mais on peut y joindre des formules de discipline morale, s'il y a lieu.

En résumé, l'affiche murale produit, comme le mot, l'effet d'un commandement bref, jeté par le chef à une troupe éparpillée. Les idées se rassemblent, comme les hommes, à l'appel du mot. L'attitude se modifie, l'allure s'allonge et le sujet plastronne, au moins pour un temps. La dépression suivante appelle automatiquement le même regard, et le bienfait continue. Mais ce procédé ne convient pas à tout le monde. Il est des obsédés que l'affiche obséderait davantage, des timides qu'elle gêne, des esprits ombrageux qu'elle offusque, des « sceptiques » de boulevard ou de café pour qui elle évoque trop le couvent ou le temple, des plaisantins qu'elle fait rire.

Tout cela est encore une question d'espèce et de tact, et l'affiche ne peut être érigée en règle générale.

XIII. — LA CONSTATATION DES FAITS ET LA PREUVE

C'est la preuve par le fait. Dans certains cas, elle est l'argument nécessaire et irrésistible et que ne peuvent remplacer les discours les plus persuasifs. On dit par exemple à un asthénique épuisé et qui a fait un mois de lit : Maintenant, vos forces sont revenues, vous pouvez reprendre la vie commune. Il la reprend et, quelques jours après, les accidents asthéniques reviennent. Le fait va à l'encontre de l'affirmation médicale : la croyance du malade disparaît. — Dites-lui, au contraire : vous vous croyez guéri, mais il est à craindre que vous le soyez pas encore assez. — Il pourra dire que vous êtes pusillanime, mais si le fait démontre la sûreté de votre opinion, sa croyance en vous s'affirmera. Toute affirmation du méde-

cin — du moins pour ce qui concerne les résultats imné
diats — doit pouvoir être prouvée par les faits.

Le médecin, comme le savant, ne doit rien affirmer qu'i
ne prouve et ne rien avancer sans être sûr. Mais quan
il est sûr, aucune discussion ne doit ébranler son affirma
tion. Sinon, mieux vaut se tenir dans le doute. Et comm
la médecine n'est pas encore une science mathématique
les certitudes sont rares. Cependant elles existent. Quan
on connaît bien les états névropathiques et lorsqu'on
bien étudié un malade, on peut très souvent donner de
affirmations touchant le pronostic et la marche de la ma
ladie.

La preuve par le fait est un élément capital de la con
version, dans les réactions d'inadaptation : phobies, peurs
émotions diverses, déformations psychiques, trouble
fonctionnels d'origine psychique. Lorsque le névropathe
acquis la preuve matérielle qu'il se trompe et qu'il déforme
la réalité, la croyance et la conversion sont certaines, et
la guérison toute proche. Dans les états asthéniques ordinaires le rôle de la constatation des faits, sans être aussi
essentiel, est tout de même important, que le fait soit heureux ou non. Il vaut mieux faire constater un fait fâcheux,
mais conforme aux affirmations du médecin, que de leurrer
le malade de promesses optimistes illusoires et qui se
retournent contre le malade. A une certaine période de
leur état, les névropathes ne veulent pas être éternellement
le jouet d'illusions plus funestes qu'utiles. On désespère
alors qu'on espère toujours. Mais c'est là un procédé qui
doit être manié avec prudence, car il peut devenir aussi
dangereux qu'il est bienfaisant. Il exige de la part du
médecin de l'expérience, de la sûreté dans l'observation
et de l'autorité.

XIV. — RÔLE DES EXCITANTS PSYCHIQUES

Il est nécessaire de savoir utiliser à propos tous les
excitants. On peut dire que la Thérapeutique est l'art
d'employer les excitants — physiques, chimiques ou psychiques — et de les adapter au pouvoir de réaction de

chaque sujet. Les excitants correspondent à tous les modes fonctionnels psychiques : tendances, activités logique et psychologique, etc. L'excitant qui réussit est celui qui est le mieux approprié au sujet. Le principe que j'ai exposé à propos des excitants est celui-ci : l'excitant le plus fort ou le meilleur est celui qui produit le meilleur équilibre psycho-physique interne, dans l'état actuel du moment, et favorise le mieux l'adaptation externe de l'individu (avec ses aptitudes internes actuelles) au réel présent. L'excitant heureux peut donc être aussi bien physique que psychique, affectif qu'intellectuel, abstrait que concret. Nous décrirons successivement la plupart des états psychiques qui peuvent être utilisés pour exciter ou favoriser la conversion.

Raison ou *jugement*. — Quand on dit que l'on s'adresse à la raison d'un malade, je crois que l'on n'a pas une exacte connaissance de la valeur psychologique du mot. Veut-on entendre par Raison cette superbe mécanique inventée au xviii° siècle, à laquelle, en une période tragique, des hommes affolés ont élevé des autels, et qui, par une intuition mystique inexpliquée, possédait le privilège de connaître la vérité ? La psychologie expérimentale a prouvé qu'un tel pouvoir n'existe pas. Si les médecins éminents qui préconisent la psychothérapie rationnelle entendent ainsi la Raison, ils se trompent ; en réalité, s'adresser à la raison c'est s'adresser à la compréhension ou plutôt au jugement [1] du sujet pour modifier ses états de conscience et ses paralogismes. Si donc on veut dire que la raison c'est le jugement, nous sommes d'accord. Mais les mots ne sont pas synonymes et, dans la terminologie usuelle, raison et jugement ne doivent pas être confondus. Le jugement est une opération psychologique qui entre dans toutes les vieilles entités verbales : raison et sentiment ; il ne se confond ni avec l'une ni avec l'autre.

1. Dans un travail paru depuis que ces lignes sont écrites, M. Dubois (de Berne) a précisé son opinion et assimilé la raison au jugement (*Revue de la Suisse romande*, 20 août 1913. *Le rôle de l'émotion dans la genèse des Psychopathies*).

Il est le prélude de la croyance, mais ne se confond pas davantage avec cette autre opération psychologique. Ce n'est pas la raison, au sens des encyclopédistes, qui agit dans la psychothérapie dite rationnelle, c'est le jugement, ou opération psychologique, qui équilibre le mieux les opérations actuelles du sujet.

Il est exact que certains sujets sont plus sensibles aux arguments d'ordre intellectuel ou abstrait qu'aux arguments d'ordre affectif et que chez eux l'argument rationnel favorise mieux le jugement et, par suite, la croyance et la conversion. Mais on se trompe si l'on croit faire appel à une raison-entité.

Le Sentiment. — Depuis quelques années, des philosophes, des écrivains, des médecins proclament la supériorité du sentiment sur l'intelligence et déclarent que l'intelligence est de nul effet pour déterminer l'action, tandis que le sentiment est seul efficace. J'ai dit plus haut ce qu'il fallait penser de cette opinion. L'excitant le plus fort ou le meilleur étant celui qui produit le meilleur équilibre psycho-physique dans l'état actuel du moment et qui favorise le mieux l'adaptation de l'individu au réel présent, cet excitant peut être d'ordre affectif ou sentimental. Admettons que ce soit plus souvent un sentiment, au moins pour certains sujets, mais il n'est pas vrai de dire que cela est toujours le sentiment. Cela peut être aussi bien une idée abstraite, un devoir ou des pensées n'ayant rien de commun avec le sentiment. Voilà pour le principe.

Dans la pratique on dit souvent que l'idée exposée par le médecin n'agit que si elle s'accompagne d'une émotion particulière, d'un état affectif, en un mot d'un « sentiment » particulier du malade pour le médecin. Pas de guérison sans rapport affectif, dit Freud. Pas de guérison à froid, sans un appoint émotif, dit M. Déjerine qui déclare : « La base unique sur laquelle repose toute la Psychothérapie, c'est l'influence bienfaisante, d'un être sur un autre. On ne les guérit [les nerveux] que lorsqu'ils arrivent à croire en vous. »

On sait, et depuis longtemps, que la personnalité du

médecin joue un rôle extrêmement important dans la cure des maladies. Je l'ai dit à propos de la sympathie. Je le pense et je le sais autant que quiconque. Mais je ne crois pas que cela soit l'élément unique. La personnalité du médecin, si sympathique, si guérisseur soit-il, n'exclut pas l'effet bienfaisant d'un bon diagnostic, d'une idée bien appropriée au malade, d'une bonne méthode et d'un bon pronostic. Tout cela compte, et les malades ne l'ignorent plus. Il n'est pas rare d'entendre dire : « Tel médecin me plaît infiniment, je l'aime beaucoup; mais il doit se tromper ». Le sentiment, même très vif, a donc été, en l'espèce, insuffisant. Les troubles asthéniques, physiques ou psychiques, ne disparaissent pas par la seule présence d'un médecin sympathique. Encore faut-il que ce médecin connaisse bien son malade et le soigne comme il doit être soigné. J'ai dit ailleurs ce que je pensais du rapport psycho-affectif et du sentiment. J'admets son importance, je sais qu'il est, avec certains malades, et dans certains cas, l'élément capital, unique même. Mais je demeure persuadé qu'il n'est pas toute la psychothérapie et que chez d'autres malades, et dans d'autres cas, la conversion par la compréhension et la croyance est seule efficace et durable.

La Volonté. — Ce que l'on appelle la volonté — entité verbale — ne joue pas dans les asthénies le rôle créateur qu'on s'accorde généralement à lui prêter. La volonté n'est la cause de rien, a dit Ribot; elle constate une situation et ne la crée pas. Il ne suffit pas de vouloir pour pouvoir. Je crois avoir montré qu'avant de demander le vouloir aux asthéniques, il est indispensable de leur donner *le pouvoir de vouloir*. C'est là une des grandes querelles médicales. Et nous en avons trop parlé pour y revenir encore. Il ne faut pas dire que les asthéniques n'ont pas de volonté. Ils en ont, et beaucoup, et plutôt trop. Ce sont des héros de la volonté (E. Tardieu). La plupart ont été malades par excès de vaillance, abus de volonté mal adaptée. Ils ont tous la volonté très ardente de vouloir (v. *La Volonté*, p. 200). Mais suffit-il, pour provoquer la conversion, c'est-à-dire pour transformer leurs jugements, de faire appel à leur volonté ? Suffit-il, pour guérir un asthénique paralogique avec réactions inadaptées (obsessions, phobies ou tics, etc.), de lui dire : vous n'avez qu'à vouloir pour pouvoir guérir ?

En l'espèce, on peut avoir le désir de croire, la volonté même très ardente d'adhérer à une idée, sans que cette adhésion soit possible. L'observation des malades nous l'enseigne tous les jours. Les asthéniques, les douteurs, les indécis, et tant d'autres voudraient, de tout leur faible pouvoir, adhérer à une idée, ils n'y parviennent pas si leur jugement n'est pas d'abord modifié et leur croyance transformée. Quant aux parapsychiques, qui ont conscience de leur erreur et de ses conséquences lamentables, ils veulent, de toutes leurs forces qui sont grandes, adhérer à la vérité qu'ils pressentent, et ils sont incapables de se débarrasser de leurs croyances absurdes. La volonté conduit à rechercher la vérité; elle n'a d'utilité que pour vouloir essayer de croire; elle ne fait pas croire. Si je ne me trompe, la volonté suit la croyance et ne la précède pas; elle est une conséquence, une réaction et non un commencement. (v. *la volonté*, p. 200). Lacordaire se trompait quand il disait : « L'acte de foi est un acte de volonté », et de même Brunetière : « On est maître de sa foi dans la mesure où on l'est de sa volonté ». — Pascal, au contraire, était dans le vrai : « Tu ne me chercherais pas si tu ne m'avais déjà trouvé », et aussi M. Émile Faguet : « On ne veut croire que quand on croit déjà ».

Quand un asthénique connaît sa loi individuelle véritable, quand il croit à la vérité enseignée, sa volonté suit et s'adapte spontanément aux moyens comme au but. Toute notre tâche est de lui demander de vouloir nous écouter, nous suivre, employer les moyens que nous lui conseillons, le bien vouloir et le vouloir longtemps — jusqu'à effet. Cela est moins de la volonté que de l'obéissance. Après avoir bien étudié ses pouvoirs et ses limites, ne lui demandons rien qu'il ne puisse. Quand il sait et quand il croit bien, il veut toujours. Bref, faire appel à la volonté d'un sujet, cela consiste à poursuivre des buts multiples : éclairer son jugement et, d'abord, le faciliter par le réglage des conditionnements psycho-physiques du jugement, — lutter contre l'insuffisance primitive et l'inachèvement logique ; — provoquer une croyance stable bien adaptée au réel ; faciliter le pouvoir d'effort. Cela fait, la volonté suit, spontanément, sans qu'on en parle, comme une réaction naturelle.

XV. — LE ROLE DES MOBILES ET DES INCLINATIONS

A côté du jugement, des sentiments, de la volonté, il existe dans chaque être humain des mobiles d'action — la *corde sensible* — auxquels il est légitime de faire appel à l'occasion. On sait bien que les arguments les plus judicieux n'arrivent pas toujours à faire agir, pas plus d'ailleurs que les sentiments les plus délicats ou la volonté la plus ferme. Les mobiles, au contraire, ou ce que les philolosophes nomment les inclinations, sont des moyens puissants, parce qu'ils sont des tendances de notre nature à rechercher ou à fuir certains objets. Tout être, dit le philosophe, tend à persévérer dans son être, et à le développer. Or son développement est double : physique et psychique. En stimulant les inclinations personnelles on arrive parfois, mieux qu'avec les arguments les plus subtils, à déclencher l'effort qui produit l'action utile. Car tel est notre but : *déclencher l'effort personnel* soit pour produire un acte physique, soit, plus souvent, pour déterminer une opération psychique et diriger le malade vers le but désiré.

1. *Mobiles ou Inclinations physiques*. — Ce sont les *Appétits* et les *Instincts*. On pourrait penser que ces mobiles sont un peu bas et indignes de nos préoccupations. On se tromperait. Chez les névropathes la perte ou la diminution des besoins organiques (faim, soif, etc.) est un fait très fréquent. L'anorexie mentale n'est pas rare. La diminution des instincts n'est pas moins remarquable : l'instinct de conservation par exemple. L'idée de disparition ou de mort est familière aux névropathes, l'idée de suicide très commune. L'intérêt qu'ils témoignent à leur personne physique est parfois très médiocre. Nous devons faire de grands

efforts pour réveiller ces inclinations et cela est, parfois, un devoir urgent et impérieux. Il suffit d'ailleurs d'appeler l'attention sur ces faits bien connus.

2. *Mobiles ou Inclinations psychiques.* — Ils sont de trois sortes : *égoïstes, altruistes, idéalistes.*

A. *Mobiles égoïstes.* — On est quelquefois obligé de rappeler au névropathe qu'il se doit à lui-même et qu'il doit « persévérer dans son être ». Il arrive que ce névropathe, triste ou découragé, se désintéresse de sa santé, de lui-même, de son avenir et de tout. Il néglige sa tenue, son attitude, son esprit, son caractère, il s'abandonne au destin ou au hasard. Il se retire du monde, se cache à tous les yeux et se retirerait volontiers de la vie si l'on pouvait disparaître brusquement, sans laisser de traces, à la façon d'un nuage qui s'effrite. Parfois il sacrifie aux autres, à son entourage, sa personne et ses biens et pousse le désintéressement comme le sacrifice jusqu'aux extrêmes limites de l'abnégation monacale... A ces sujets, il faut dire : Soyez égoïste ! Il faut que vous deveniez égoïste, sinon vous vous éparpillez, vous vous désagrégez, sans profit pour les autres, vous restez une épave inutile. Rassemblez-vous ! Cultivez-vous ! Agrégez-vous ! Guérissez, puisque vous le pouvez et parce que vous le devez ! Devenez égoïste par dévouement. — Et cela n'est pas un paradoxe. La meilleure façon de faire du bien à autrui n'est-elle pas de se donner d'abord à soi-même toute la valeur possible ?

Conseillons, quand il convient, un égoïsme bien compris, le relèvement de soi, la culture de ses dons ou de ses facultés. Cela n'est pas de l'égoïsme, c'est du dévouement, c'est de la sociabilité. (v. *La morale*, p. 696). Faisons appel, s'il y a lieu, aux mobiles personnels : *l'intérêt.* — Le malade n'est-il pas le premier intéressé à sortir de l'ornière et à prendre tous les moyens pour y parvenir ? — *l'amour-propre :* mobile puissant, éternel et toujours présent. Quelques-uns vous diront : je n'ai plus d'amour-propre. Ce n'est pas exact, ne les écoutez pas. Leur attitude démentira bientôt leurs paroles. Il est peu de nerveux qui n'aient pas, au moins sur certains points, un vague amour-propre. Et d'ailleurs ce n'est pas un mal, et c'est souvent un bien : Prenez soin de votre réputation (Ecclé. XVI, 15) ; — *l'orgueil*. Que dire de l'orgueil que tout le monde ne sache ? S'il est condamnable en principe, s'il est la source de bien des travers, il est parfois un mobile précieux. On peut, sans danger, stimuler l'orgueil d'un névropathe qui s'abandonne et se décourage. Que d'efforts peut donner un orgueil réveillé à propos ! — *la vanité :* Pour être d'essence moins noble que l'orgueil, elle peut jouer son rôle. Il est des petites vanités que l'on peut réveiller si l'on prévoit leur utilité ; et cela est bon. Tout est bon qui peut sortir un névropathe du découragement.

B. *Mobiles altruistes.* — L'amour d'autrui est aussi naturel que l'amour de soi, et son utilité n'est pas moindre. Il est bon de le rappeler à ceux qui s'enlisent dans un égoïsme excessif. Et il est toujours nécessaire de doser, pour tous les malades, les mobiles égoïstes et altruistes. On connaît les mobiles altruistes : la sympathie, la pitié, la serviabilité, l'amitié, l'amour de la famille, le dévouement, le sacrifice, le devoir — le devoir sous toutes ses formes. Il n'est rien de plus puissant chez certains êtres. Et l'on saura y faire appel quand il convient, mais très judicieusement. Il faut savoir établir dans les attitudes une juste mesure. A ceux qui pensent trop à eux il importe de dire souvent : Ne regardez pas en dedans, regardez au dehors, pensez aux autres, occupez-vous des autres, oubliez-vous, ignorez-vous !

C. *Mobiles idéalistes.* — Je veux dire, comme on l'entend généralement : le goût de la perfection dans tous les domaines : intelligence, imagination, littérature, arts, sciences, goût du vrai, du beau et du bien, pour parler comme Victor Cousin. — C'est là une source précieuse d'efforts pour sortir de soi et accrocher sa vie à un but désintéressé, à un idéal très distingué qui n'est ni la chimère, ni le rêve et qui ennoblit la réalité. L'idéal, qui est un but placé hors de nous-même et que nous devons tendre à réaliser dans toute la mesure du possible, est l'un des meilleurs procédés de classement de nos opérations et de nos attitudes psychologiques. Il élimine, par cela même qu'il existe, tout ce qui ne rentre pas dans ses catégories. Il canalise les efforts, mobilise tout notre être conscient et subconscient. Il épure, transforme et coordonne, il opère « cette concentration dans l'élan, cet épanouissement dans l'harmonie qui est la plénitude de la vie et sa sécurité, il fait la mise au point de tout l'être avec ses tendances et son destin... » (A. Eymieu[1]). Nous y reviendrons en exposant la Méthode générale.

L'exaltation. — Ce déclenchement de l'effort personnel dont nous parlions plus haut et qui est nécessaire pour achever le « nettoyage » aussi bien que l'unité psychique, peut-il toujours s'opérer dans le calme de l'esprit ? L'observation montre que certains sujets ont besoin, pour y parvenir, d'un état particulier d'excitation psychique. Ils sont construits de telle sorte qu'ils demeurent sans ressort, si l'idée fournie ne donne pas à leur psychisme une vive impulsion. On connaît cet état sous le nom d'exaltation. Il a été bien étudié dans d'autres domaines, en particulier par les mystiques et par les poètes qui sont parfois, eux aussi, des névropathes.

Les mystiques, persuadés qu'on n'atteint pas à la perfection par le raisonnement mais par la contemplation, préconisent comme moyens : l'élan, l'élévation, l'extase, l'absorption (Plotin et les hypostases, Hugues de Saint-Victor, Richard, etc.). D'autre part, on n'ignore pas que certains poètes, et non des moindres, ne peuvent produire sans inspiration, c'est-à-dire sans un état particulier d'exaltation, spontané ou créé artificiellement. On sait aussi que le culte du moi, préconisé par M. Maurice Barrès, dont on a connu l'enivrante influence sur les jeunes gens de sa génération, a pour méthode l'exaltation. Premier principe : nous ne sommes jamais si heureux que dans l'exaltation. Deuxième principe : ce qui augmente beaucoup le plaisir de l'exaltation c'est de l'analyser.

Je ne surprendrai personne en disant que l'exaltation a

1. *Le gouvernement de soi-même*, 2ᵉ série, p. 348.

ses dangers et qu'elle ne peut être érigée en méthode universelle; mais il est bien vrai que, chez certains sujets, elle peut donner des résultats satisfaisants. L'inquiétude qui les agite et les laisse en proie à de vagues ruminations, la torpeur naturelle de leur conscience créatrice ne leur permettent pas de prendre à chaque instant de leur vie une connaissance exacte du réel et d'adopter des croyances précises. Le besoin d'excitation et de nouveauté est une tendance de leur nature et, s'il serait dangereux de le cultiver avec excès, il est parfois utile de le favoriser avec tact. L'exaltation dont je veux parler n'emprunte rien aux moyens artificiels : alcool, éther, morphine (poisons néfastes), ni aux moyens physiques de « discipline » en usage dans certains ordres religieux; elle est exclusivement psychique et prend sa source dans les tendances secrètes et profondes de l'individu. Le motif peut être un problème psychologique, social ou métaphysique, le sentiment religieux, une œuvre littéraire ou scientifique, une vision esthétique; la joie d'obéir et de se sentir dirigé, un rêve, un enthousiasme, une admiration, l'amitié, l'affection, l'amour, l'amour réalisé, mais peut-être, surtout, l'amour non satisfait, celui qui se borne à être « l'inspirateur ». On connaît l'admirable sonnet de l'inquiet Michel-Ange à la princesse Vittoria Colonna : « ..... Votre génie m'élève vers le ciel..... »

Et l'on sait qu'il ne lui baisa jamais que le bout des doigts, quand elle fut étendue sur son lit de mort.

L'exaltation doit être considérée comme un accroissement de la vie intérieure par un état de conscience capable de réaliser, pour chaque sujet, les tendances les plus profondes du moment, de concentrer tous ses pouvoirs psycho-physiques et de le hausser ainsi à une unité constructive qui lui permet d'extérioriser toute sa valeur et d'agir *comme si* il avait une croyance précise.

Il est bien entendu que cette exaltation ne doit pas être déréglée, comme l'exaltation romantique. Le médecin doit la classer, l'ordonner, la diriger suivant une règle et vers son but. L'exaltation ainsi comprise féconde le champ de la conscience et lui donne le stimulant, transitoire ou durable, qui élève jusqu'à la réalité présente les pouvoirs d'adaptation et les convertit en pensées ou en actes, comme l'ont bien vu les mystiques. Elle aboutit à l'absorption du sujet par l'objet de l'exaltation; la pensée vit par lui et pour lui. Mais, que l'objet vienne à manquer, (les motifs d'exaltation se fanent parfois avec une terrible rapidité), le sujet retombe dans sa morne incuriosité. Et les ruminations reviennent, avec la tristesse ou la détresse, lorsque le problème est résolu, le travail achevé, l'affection brisée, l'ami, le directeur (ou l'amie) disparu, l'enthousiasme éteint. Mais l'inquiétude qui est en eux et fait de leur esprit un perpétuel devenir, les pousse à renouveler les motifs d'exaltation. Parfois ces changements s'opèrent avec des détours un peu brusques. Qu'importe, si le Directeur sait guider le choix des motifs, régler, diriger l'exaltation et lui donner la mesure. L'exaltation ne peut être permise à tous les sujets. Il appartient au médecin de choisir les cas très particuliers dans lesquels elle peut être conseillée ou tolérée.

XVI. — LE RÔLE DES FIGURES DANS LA CONVERSATION

Il est entendu que le médecin doit parler avec clarté, précision et simplicité, avec délicatesse ou avec fermeté. Mais il doit aussi, à l'occasion, employer les figures, les images qui peuvent donner à ses idées plus de force ou de pénétration. Cela n'est pas de la rhétorique acquise, c'est de l'éloquence naturelle, et l'on sait bien qu'il se dépense plus de figures, un jour de marché, et plus pittoresques, que dans une assemblée de diplomates. Les figures sont des mouvements de phrases que l'art a classés, mais dont on se sert instinctivement et qu'il importe de rappeler ici. Rien ne doit être négligé de ce qui peut convaincre et convertir, mais rien ne doit sentir l'apprêt.

Les Figures qui changent la signification des mots, ou Tropes, ne nous sont pas d'un grand secours. Les métaphores, en rendant les objets plus sensibles peuvent être parfois utilisées. — Cependant on n'oubliera pas d'être simple. — Parmi les figures de mots proprement dites, citons l'ellipse qui supprime des mots pour être plus pressant ; le pléonasme qui ajoute au lieu de supprimer ; et surtout la répétition. La répétition est à coup sûr la forme du discours la plus utile au médecin de nerveux. Il faut répéter sans cesse les mêmes mots et les mêmes idées chaque jour, à chaque instant, avec la plus inaltérable patience. C'est par la répétition que l'on enfonce dans l'esprit les idées et les habitudes nécessaires et que l'on substitue les automatismes justes aux automatismes faux. Il ne faut jamais répondre à une interrogation : Mais je vous ai expliqué cela ce matin, hier, ou l'autre semaine. — Qu'importe ! Le métier de neurologiste consiste précisément à mettre des pensées nouvelles dans un cerveau accaparé par des pensées inexactes. On n'y peut parvenir qu'en provoquant, sans interruption, des mouvements psychiques nouveaux, qui entraînent la croyance par déplacement de mouvements. Le médecin est un remonteur de pendules. Il doit répéter toujours et jusqu'à la guérison, remonter sans cesse les pendules défaillantes. La tâche est celle-là et non une autre.

Les figures de pensées, dont on a dit qu'elles sont comme les attitudes du discours, nous sont fort utiles. Quand nous voulons persuader, convaincre et faire impression sur notre malade, nous sommes poussés, par la nature même, à trouver en nous les ressources les plus propres à émouvoir, à toucher ou à plaire. Ce sont proprement des attitudes, des mouvements, que l'on ne peut prévoir d'avance, mais que les circonstances inspirent et que nous cherchons à communiquer à notre malade avec toute l'ardeur de la conviction et du dévouement. L'hyperbole est souvent employée. Elle exprime au-delà de la vérité, disait La Bruyère, pour ramener l'esprit à la mieux connaître. Elle sert à montrer aux névropathes, quand il y a lieu, l'exagération de leurs propos, de leurs craintes, de leurs erreurs ou de leurs chimères. La litote « dit moins pour faire entendre plus ». Otez à l'hyperbole, ajoutez à la litote et vous arriverez à la vérité. La périphrase est d'un usage courant. On se sert de périphrases pour faire entendre la vérité ou pour questionner sur un point délicat. La comparaison trouve à chaque instant un emploi. Il est naturel, logique, utile de comparer des idées pour en montrer l'analogie ou la différence, et l'on doit en faire un usage constant. Notons encore l'allusion qui fait comprendre les choses sans les nommer ; la gradation, ascendante ou descendante ; la prolepse, qui expose une objection pour la réfuter d'avance ; la suspension, la réticence, la dubitation ; la communication (qui s'en rapporte à la bonne foi du malade) ; la licence (relative) ; la concession ; et enfin l'ironie, qui nous arrêtera un instant.

On emploie volontiers *l'ironie* avec les névropathes et on en abuse parfois. On la confond d'ailleurs avec la plaisanterie ou la raillerie. La famille, les amis, les médecins même sont à chaque instant poussés à railler sans pitié le névropathe dont on ne comprend pas l'attitude et qui, malgré « sa bonne mine » et ses « belles apparences » ne sait ou ne peut choisir ou agir et qui ne fait pas comme tout le monde. J'ai dit dans un précédent volume la cruauté de telles pratiques et leur inutilité. Railler quelqu'un parce qu'on ne le comprend pas est faire œuvre basse et méchante de « loustic ». La tâche du médecin est plus noble. Employée ainsi l'ironie est, comme la plaisanterie, une arme dangereuse et sotte, nuisible au médecin comme au malade. Mais l'ironie vraie, jeu délicieux de l'esprit, peut être bienfaisante si l'on sait s'en servir à bon escient. D'une façon générale, elle consiste à dire « le contraire de ce qu'on veut faire entendre ». Elle est provoquée par la constatation d'un écart ou d'un contraste entre ce qui est et ce qui devrait être, entre le réel et l'idéal, le rêve ou la chimère. Il n'y a pas une ironie, il y a des ironies, suivant les causes qui la font naître et la nature de ceux qui l'emploient. Montaigne et Cervantès, La Rochefoucauld et Pascal, Swift et Sterne, Voltaire, Heine, Mérimée, Renan, sans oublier Socrate, ont manié l'ironie sous ses formes les plus nuancées[1].

L'ironie est une condition nécessaire à la poursuite de la vérité, un régulateur. Elle secoue l'inertie, refrène les excès de confiance en soi, crève la chimère, diminue

____

1. Cf. Palante. *La morale de l'Ironie* (F. Alcan, éditeur).

l'orgueil et la vanité comme l'humilité et le sacrifice exagérés ; elle oriente les passifs vers l'activité et les exaltés vers le calme ; elle ramène au devoir et à la mesure en toutes choses ; elle est l'un des plus délicats procédés pour conduire les névropathes instables vers le juste équilibre et l'adaptation nécessaire. — Mais il faut savoir s'en servir.

Elle réussit rarement, dit-on, auprès des femmes qui, par nature ou par éducation, goûtent peu cette forme d'esprit. Cependant avec du tact... Il y a une ironie pour les délicats qui gardent jalousement au fond d'eux-mêmes des sentiments profonds qu'une touche trop brusque ne pourrait que blesser. Il y en a une pour les secs et une pour les tendres, une ironie pour les croyants et une pour les sceptiques. L'ironie qui convient au sentimental où au rêveur ne s'adapte pas au réaliste. L'ironie du stoïque n'est pas celle du pusillanime, celle de l'incapable ne peut convenir à l'intelligent, celle de l'ignorant, au cultivé ou au dilettante. On se souviendra que l'ironie supérieure est à la fois, suivant l'expression de M. Palante, « la fille passionnée de la douleur et la fille altière et froide de l'intelligence ». Tous les terrains ne sont pas propres à recevoir une telle semence.

Enfin il est une forme d'ironie — *l'ironie socratique* — qui constitue un excellent procédé d'analyse psychologique. Elle consiste, comme on sait, à interroger en faisant profession d'ignorance. — Je ne sais rien, disait Socrate, expliquez-moi votre pensée. — D'interrogation en interrogation, il en arrivait à obliger son interlocuteur à définir ce qu'il croyait être la vérité et à confesser peu à peu sa propre ignorance. Cependant la vérité est au fond de nous, faussée sans doute par de mauvais raisonnements, et tout esprit peut la découvrir en forçant l'intelligence qui est en lui à réfléchir. Socrate amenait son auditeur à trouver lui-même cette vérité latente : il accouchait les esprits [1]. C'est ce qu'il appelait la *maïeutique*; car il n'oubliait pas qu'il était fils d'une sage-femme.

Ironie socratique et maïeutique sont des procédés d'une

1. On se rappelle que Socrate a imaginé sa méthode pour lutter contre les Sophistes (Cf. le *Gorgias* de Platon).

indéniable utilité; ils reposent sur ce principe que toute idée fausse est basée sur une faute de méthode logique ; mettez cette faute en relief, faites sentir la contradiction. l'erreur apparait aussitôt et la vérité éclate aux yeux des moins avertis. Cette méthode, bonne dans un grand nombre d'états névropathiques, est excellente dans les états que nous avons décrits sous le nom de Paralogismes; elle permet de faire découvrir au malade lui-même la vérité qui sommeillait au fond de son esprit et qui avait été déformée par des fautes de méthode. Pascal nous fait comprendre le succès de ce procédé quand il dit : « On se persuade mieux d'ordinaire par les raisons qu'on a soi-même trouvées..... »

XVII. — LES CLICHÉS

Cette description serait incomplète si je ne mettais le médecin en garde contre les clichés trop connus et les phrases imprudentes. On ne sait pas assez le tort que l'on se fait à soi-même par l'abus des clichés, et à quel point ils sont destructeurs de la confiance.

Les névropathes vieillis sous le harnois et qui ont visité tous les grands consultants d'Europe ou, simplement, les médecins de leur région et les maisons de santé, les connaissent tous, ou à peu près tous. Quand ils les entendent — une fois de plus — ils les saisissent au vol, parfois avec un plaisir de dilettante, parfois avec rage ou désespoir, plus souvent avec découragement. Ne dites donc jamais : C'est nerveux. — C'est imaginaire. — Ça n'est pas décrit. Ça n'existe pas. — Ça n'est rien. — Vous n'avez qu'à vouloir. — Avec de la volonté on arrive à tout. — Avec une mine comme la vôtre on n'a pas le droit de se plaindre. — Tout ne peut pas partir à la fois. — N'y pensez pas. — Ne vous faites pas de soucis. — Vous êtes trop sensible. — Faites en sorte que les coups d'épingles ne soient pas des coups de sabres. — Si vous n'aviez pas pris les choses comme vous les avez prises, vous ne seriez pas dans l'état où vous êtes. — Vous attachez une importance exagérée à des choses qui n'en valent pas la peine. — J'en passe, et cette liste pourrait s'allonger encore...

TRAITEMENT DES ÉTATS PSYCHO-PATHOLOGIQUES CONDITIONNÉS SURTOUT PAR LES ASTHÉNIES

Nous connaissons les Doctrines, les Méthodes, les Disciplines et tous les procédés psychothérapiques. Appliquons maintenant à chaque état psychique d'origine asthénique le traitement qui lui convient.

Le principe qui doit servir de base au traitement des états psychiques conditionnés par l'asthénie, résulte des constatations cliniques exposées dans le chapitre consacré à la Doctrine. On peut le résumer ainsi : toute opération psychique asthénique est caractérisée par la diminution ou l'*insuffisance de l'activité constructive*. Dans le rapport qui constitue la pensée, l'élément déficient est le *pouvoir constructif*, et cette *insuffisance* entraîne l'*inachèvement* des opérations psychiques secondaires. L'élément déficient est le même, quelle que soit l'étiquette verbale de la psychologie rationnelle, intellectuelle, affective ou volontaire. Nous l'avons montré bien souvent. Dans l'inquiétude comme dans le doute ou l'hésitation asthéniques, la tare psychique est analogue. Cela simplifie le traitement — du moins en théorie. Le but de toute thérapeutique est en effet, quelle que soit la forme psychique, de ramener à la normale possible la fonction constructive. Celle-ci — la doctrine idéo-réaliste le démontre — est conditionnée, tantôt, ou à la fois, par des éléments physiques et psychiques. Le principe est de perfectionner cette fonction par les excitants appropriés, *physiques* et *psychiques*.

1° On puisera dans la Physiothérapie et la Psychothérapie (Cf. les chapitres de ce nom), les méthodes et les moyens adaptés à chaque sujet et à chaque opération psychique ;

2° On traitera chaque opération psychologique selon le

degré *hiérarchique* dans lequel se trouve le sujet, et non d'après l'état de l'opération prise isolément, indépendamment de l'état psycho-psychique général.

3° Le traitement s'adressera ensuite à l'*espèce*, à la *variété d'asthénie*. Asthénie par *épuisement* : on s'occupera d'abord des *conditionnements physiques* de la fonction constructive. Il serait inutile de traiter physiquement et séparément des opérations : attention, mémoire, synthèse, volonté, etc., quand le fond physique nécessaire à leur fonctionnement est absent ou insuffisant. La psychothérapie n'est ici qu'une œuvre de réconfort, destinée à entretenir l'espoir, la ténacité, la confiance ; elle est globale, je veux dire qu'elle s'adresse à l'ensemble des fonctions psychiques. La baisse fonctionnelle est générale. Le relèvement se fait en masse, sans qu'il soit nécessaire de rééduquer plus spécialement telle ou telle opération. On choisira les procédés psychothérapiques qui conviennent le mieux à chaque sujet (v. *Conversion*, p. 576, *Tactique générale*, p. 712, *Conversation*, p. 585, etc.). On en peut dire autant des asthénies *secondaires* ou par *inhibition*. Les asthénies par *insuffisance* sont tributaires du double traitement physique et psychique, global, et en même temps du traitement approprié à chaque opération psychologique troublée. Comme on sait, c'est à l'insuffisance que s'adresse plus spécialement cet ouvrage. Les asthénies par *inachèvement paralogique* sont au contraire justiciables de la seule psychothérapie. Elle sera globale ou particulière selon les circonstances ; elle relève le plus souvent et exclusivement de la méthode de conversion. Ces principes connus, nous exposerons successivement le traitement des *Conditions physico-psychiques* et *psycho-physiques*, des *Expériences internes* et des *Expériences externes*.

CHAPITRE PREMIER

TRAITEMENT DES CONDITIONS PHYSICO-PSYCHIQUES

Le traitement des conditionnements physiques et physiologiques (vie cellulaire, conductibilité, pouvoir, dynamogénie, etc.) relève de la *Physiothérapie* et j'y renvoie le lecteur. Nous nous occuperons ici du trouble des conditions physico-psychiques en général.

I. — L'ATTENTION

L'attention est l'outil de l'esprit, la condition de toute connaissance et de tout effort. Le pouvoir d'attention doit être aussi fort et aussi présent que possible, afin de permettre la mise en œuvre des opérations psychologiques et la lutte contre les parasites de la pensée (émotions, obsessions, ruminations, doutes, inquiétudes, hésitations, etc.) Il faut cultiver, entraîner l'attention du nerveux, conseiller la gymnastique, les gammes psychiques qui fortifient l'attention et augmentent, par l'habitude, sa puissance d'action. Mais tout doit être subordonné à la cause du trouble attention et à la mesure du pouvoir d'attention.

La recherche de la *cause* est la plus importante. Dans l'aprosexie par lésion locale (nasale ou autre) les soins du spécialiste sont supérieurs à toute psychothérapie. De même, l'aprosexie des hypopsychiques n'est pas justiciable du même traitement que celle des hyperpsychiques ou des parapsychiques. Tout cela doit être connu. Mais il n'est pas inutile de le rappeler souvent à ceux qui croient encore à la neurasthénie entité. Cela posé, nous exposerons les méthodes de culture de l'attention. Disons auparavant quelques mots de la mesure du pouvoir d'attention.

Comment vérifier la réalité objective de l'aprosexie, en d'autres termes, comment mesurer le pouvoir d'attention des divers sujets, le champ de l'attention, la durée de l'attention et son intensité ? Il serait utile en effet de posséder un moyen précis de savoir si un sujet est atteint réellement d'une diminution de l'attention et quel est le degré de cet affaiblissement.

Plusieurs méthodes ont été employées : les méthodes *cliniques* et les méthodes *psychométriques*. Les premières sont fort simples. Elles ne sont autre chose que l'observation des paroles et des actes du sujet. Il faut savoir combien de temps il peut consacrer à la lecture ; d'abord à la lecture d'une chose facile, ensuite à celle d'un sujet plus compliqué. Peut-il résumer facilement et vite ce qu'il vient de lire ? La lecture d'un article de journal ou d'un livre de la Bibliothèque rose est-elle plus longue que celle d'un livre se rattachant à sa profession ? Fait-il facilement ou non les petites opérations arithmétiques nécessitées par la vie quotidienne : comptes de ménage, coupons à toucher, etc. ? Comment se comporte-t-il pendant la conversation ? avec une personne ou plusieurs ; avec une personne de son intimité ou une personne étrangère ? Pendant combien de temps parle-t-il sur un sujet simple (pluie ou beau temps), ou sur un sujet complexe (question littéraire, scientifique, direction des affaires, etc) ? Quand il y a plusieurs personnes, suit-il la conversation et combien de temps ? Son attitude prouve-t-elle que la fatigue le rend inattentif et inquiet ? Est-il bien à la conversation ? Ses réponses prouvent-elles qu'il a bien saisi tout ce qu'on a dit, ou seulement une partie ?

En interrogeant ainsi et, surtout, en observant bien les actes du malade afin d'éviter toute simulation, dans le cas où le diagnostic serait douteux, on obtiendra des renseignements précieux et précis. On peut constater en effet que le pouvoir d'attention oscille entre des limites invariables chez un même sujet et qu'il peut s'abaisser à des proportions infimes. La durée de la lecture sera toujours la même pour un état donné de maladie : quelques minutes par exemple chez un asthénique grave et pas tous les jours ; plus tard, cinq minutes, dix, quinze, etc. Quand un asthénique grave arrive à lire un journal entier, sans fatigue, son attention est en bonne voie de retour et sa santé générale aussi. J'ai parlé ailleurs de Sim, dont l'aprosexie était considérable. Pendant près de trois ans, il dut se contenter de parcourir un seul journal chaque dimanche ; le reste de la semaine il ne lisait pas et ne disait que les mots nécessaires à la vie quotidienne, sinon, l'épuisement produit, non par la lecture — puisqu'elle était impossible au bout de deux ou trois minutes, mais par les efforts de lecture — déterminait une aggravation de l'état local et général. Il dut supprimer tout travail attentionnel, afin d'attendre la régénération de son système nerveux et le retour du pouvoir énergétique.

C'est par la possibilité d'accomplir les petits travaux dont j'ai parlé précédemment que se marque l'amélioration de l'attention ; comptes de ménage, direction de l'intérieur, puis, résumé des lectures, étude d'une question. Tout cela arrive progressivement et n'est pas du tout sous l'influence de la volonté, comme on est trop souvent disposé à le croire. Dans la conversation, mêmes observations. Le sujet peut rarement soutenir une conversation longue ; plus l'objet en est difficile, plus elle est pénible. S'il y a plusieurs personnes, la tâche est plus laborieuse et, d'ailleurs, au bout d'un instant, le malade n'écoute plus ; il est « ailleurs ». Cette fatigue cérébrale s'accompagne de phénomènes extérieurs que l'on doit remarquer. Dès que l'attention est épuisée, le malade devient rouge ou pâle, et alternativement l'un et l'autre ; souvent il a des sueurs du visage et des mains, parfois de la gêne respiratoire et des palpitations. Il s'agite sur sa chaise ou sur son lit ; il prend son front dans sa main, puis il le quitte pour remuer un objet qui se trouve à sa portée ; ses yeux expriment à la fois la fatigue et l'inquiétude. Enfin, n'en pouvant plus, il se retourne du côté du mur, s'il est au lit et, s'il est debout, il se lève et disparaît. Il y a fort à parier qu'il n'a pu fixer son attention sur ce qu'on a dit et qu'il ne saurait pas répéter la moitié de ce qu'il a entendu.

Autre moyen de vérifier l'attention. Demandez à un

sujet bien reposé plusieurs choses à la fois; par exemple :
un livre de sa bibliothèque, un papier de son coffre-fort,
un renseignement quelconque ou toute autre question ins-
pirée par les circonstances. Vous le verrez prendre un air
inquiet, s'agiter un instant sans but précis, ne pas bien
savoir par où commencer, enfin donner des réponses et
accomplir les actes un peu précipitamment et sans méthode.
Si même les choses sont un peu trop compliquées, il
n'aboutira pas et se perdra dans les détails de réponse ou
d'exécution. Son attention s'épuise plus vite en se disper-
sant. C'est un fait d'observation courante que ce qui surmène le plus, c'est la multiplicité des sujets d'attention.
Il est moins fatigant de consacrer ses forces à une seule
question, même importante, qu'à un grand nombre de
détails. Ce sont les infinies complications de la vie journa-
lière qui usent les aprosexiques : le ménage, les enfants,
la famille, le monde, les affaires, les domestiques, les mille
soucis de maison, toutes les choses absurdes et nécessaires.
Faire une œuvre quelconque : un livre, un diagnostic, une
charrue, un plan de campagne, et ne faire que cela, est
moins fatigant que de faire vingt choses à la fois.

Comme moyen de mesure, on peut employer aussi un
petit procédé assez simple ; la mesure du temps pendant
lequel un malade peut fixer un point quelconque. On pourrait prendre comme but : un doigt, un tableau, un livre,
une pendulette, etc., mais ces objets ont l'inconvénient
de solliciter l'attention à des titres divers et je choisis de
préférence un angle de plafond, qui est un point sans intérêt, et précis puisqu'il est l'intersection de deux lignes
simples. C'est là un moyen facile et qui, ajouté aux précédents, peut donner de bons renseignements. Mais ces
méthodes sont sans contredit un peu vagues, et l'on a
cherché à les remplacer par des mesures plus précises
empruntées à la méthode psychométrique.

La mesure psychométrique des temps de réaction repose
sur ce principe que le temps de réaction, c'est-à-dire le
temps qui s'écoule entre une impression périphérique et
le mouvement du malade qui accuse cette impression,
diminue quand le sujet est attentif. « Le temps obtenu en

impressionnant un sujet non prévenu est plus long que celui obtenu en prévenant le sujet par un signal, quelques instants avant de lui faire subir une impression. » (Wundt). De plus, la réaction est plus lente quand le sujet fixe son attention sur la sensation qui sert de signal, et plus rapide s'il le fixe sur le mouvement à exécuter (Lange). Il y aurait donc un rapport constant entre la force de l'attention et la brièveté du temps de réaction. Pour mesurer le temps de réaction, on emploie des instruments divers, mais dont je n'ai pas à parler ici.

Le pouvoir d'attention connu, on choisit les *exercices d'attention*. Il y a plusieurs manières : l'exercice peut être intéressant ou non. Il est bon parfois que le malade s'intéresse au travail qu'on lui propose, sinon son attention volontaire sera beaucoup plus difficile à fixer, il se fatiguera plus vite, semblable aux enfants qui font, d'un esprit distrait, les devoirs qu'on leur impose : lecture d'un journal, d'un roman, de livres traitant des sujets chers au malade, dessin, musique, petit travail manuel ; méditations sur un sujet donné ; répétition à haute voix des résolutions nécessaires : mots, phrases, prières, etc. Dans d'autres cas — et ceci est une question d'appréciation — l'exercice d'attention doit être au contraire indifférent, banal, quelconque. Il est alors vraiment l'exercice type d'attention, comme les gammes le sont pour le musicien. Il donne plus de profit, car il exige plus d'effort quand l'effort sans intérêt est possible. Les exercices d'attention porteront sur toutes les formes de l'attention, depuis les plus inférieures jusqu'aux supérieures.

On commence par les exercices d'attention *musculaire*. On apprendra au névropathe à gouverner ses muscles : exécuter un mouvement déterminé et celui-là seulement, fixer une attitude, la changer à volonté, marcher sans agitation ni lassitude, plier les bras et les jambes, rythmer des gestes, se lever et s'asseoir, entrer dans une chambre et en sortir avec rythme etc. [1] ; on conseillera aussi les exer-

---

1. Divers auteurs ont signalé la *maladresse motrice*, l'*infantilisme*

cices d'immobilité, car il est aussi difficile de gouverner ses muscles dans le repos que dans l'action. Tout cela est affaire d'ingéniosité de la part du médecin.

Voici par exemple un exercice excellent et qui développe à la fois les attentions musculaire, visuelle et mentale : fléchir, puis étendre lentement et méthodiquement les membres supérieurs et inférieurs. Le sujet regardera attentivement chaque membre en exercice, appréciera le degré de force déployée, la position des bras, etc. Il dira à voix haute et lente : je plie les doigts sur la main, la main sur l'avant-bras, l'avant-bras sur le bras, le bras sur la tête, puis : je déplie le bras, je déplie l'avant-bras, la main, les doigts... De même pour le pied, la jambe et la cuisse. Très bon exercice d'attention, à la fois musculaire, visuelle et tactile.

Les exercices d'attention *sensorielle* sont extrêmement importants. Pour des motifs divers, les névropathes n'utilisent pas leurs sens, ou mal. Il faut leur apprendre à s'en servir avec équilibre et avec mesure. D'abord la *vue*. Les névropathes ne savent pas voir. — Quand un malade vient me rendre visite, j'ai coutume de lui demander (non la première fois, mais au bout de quelques jours) : Vous venez de suivre une allée ; quels sont les arbres qui l'ombragent ? — Il ne le sait pas, il ne le sait jamais, il n'a pas regardé. Il faut apprendre aux nerveux à faire attention à l'univers visible. C'est un des meilleurs moyens de sortir de soi. D'abord tout regarder, autant que possible. Et puis, faire des exercices d'attention visuelle : regarder le papier, les tentures, les meubles de sa chambre, l'horizon aperçu de la fenêtre, fermer les yeux et les décrire de mémoire ; — examiner un paysage quelconque et le décrire au médecin ; examiner des feuilles d'arbres différents, leurs caractères extérieurs (forme, couleur), apprendre à les distinguer, en dehors de toute notion botanique ; de même pour les fleurs ; décrire les allées du jardin et tous les détails ; décrire un dessin, une gravure, un livre, un tableau, une maison, un sujet quelconque. Conseiller aux

moteur, la *débilité motrice des névropathes* (Dupré, H. Meige. Paul Boncour, etc.).

malades plus déprimés et qui gardent la chambre la lecture des livres et journaux illustrés. Rien n'est plus propre à stimuler l'attention visuelle et à distraire... et rien n'est moins fatigant.

Attention auditive. — Ecouter avec soin les bruits de la maison et du dehors : montre, pendules, cloches, chants d'oiseaux, etc., essayer de décrire leur timbre, leur éloignement. — *Attention olfactive.* Sentir des fleurs ou des parfums. Les décrire et les différencier. — *Attention gustative.* Goûter les mets en pensant à ce qu'on fait, au lieu de penser à autre chose. Apprécier leur saveur, leur chaleur, le sel, la préparation, etc. — *Attention tactile.* Prendre un objet quelconque entre les doigts et en apprécier, sans le regarder, la forme, le poids, la température, etc. — *Attention mentale.* Procéder du simple au composé. Fixer d'abord l'attention sur des signes : les figures géométriques par exemple. Fermer les yeux, se représenter mentalement un triangle, le fixer un instant, puis ouvrir les yeux et chasser cette image figurée, l'oublier complètement. Fermer les yeux de nouveau ; se représenter un cercle, le fixer, ouvrir les yeux et l'oublier. Agir de même façon pour un carré, un rectangle, un losange, un chiffre, un appareil de physique, etc., etc. On passe ensuite aux représentations de sentiments et d'idées. Se représenter un acte de courage, de dévouement, d'abnégation, d'héroïsme, de douceur, un paysage accidenté, rude ou, au contraire, calme et apaisant ; une idée concrète ou une idée abstraite ; les circonstances dans lesquelles on a été courageux, attentif, sûr, précis.

Les différents travaux dont nous avons parlé (p. 541) sont aussi d'excellents exercices d'attention : travaux manuels (tapisserie, broderie, tricot, dentelle, etc.), jardinage, jeux (cartes, dames, dominos, etc.) ; tonneau, croquet, etc., travaux intellectuels : lectures, résumés de lectures, exercices de mémoire, travaux de composition (vers, nouvelles, critiques, dessin, etc.). C'est l'application du précepte énoncé plus haut : agir pour ne pas réagir. L'*attention au moment présent* est aussi un exercice très utile :

le malade s'habituera à ne pas accomplir un seul acte sans en avoir conscience.

La pratique suggère pour chaque malade l'exercice le meilleur, le mieux approprié, et il est impossible de les décrire tous. Mais on évitera de dépasser la résistance du sujet, sinon l'exercice d'attention deviendrait nuisible et ramènerait les troubles pathologiques.

Ces exercices doivent être faits méthodiquement, chaque jour et à la même heure. Il importe de donner au cerveau l'habitude de fonctionner au même moment; c'est une économie de mise en train et d'effort. Le meilleur moment est la matinée. Mais cela dépend des sujets et de la nature des exercices : les uns devront être faits dans la chambre, les autres dans le jardin ou en promenade, d'autres avec le médecin. La durée de chaque exercice sera brève au début : quelques minutes seulement. La durée totale ne devra pas dépasser la tolérance individuelle, car on ne doit jamais aller jusqu'à la fatigue ou à la monotonie. Cinq, dix ou quinze minutes le matin, ou le soir. Et surtout les exercices d'attention doivent être faits avec attention. Ils cesseraient d'être utiles, si le malade les accomplissait automatiquement et en pensant à autre chose[1]. Le médecin veillera avec soin à ce que le nerveux, en les accomplissant, évite la distraction, le mécanisme automatique, et pense vraiment à ce qu'il fait. Il s'en assurera en faisant exécuter le plus souvent possible les exercices attentionnels sous sa direction. Et qu'il lui rappelle souvent la maxime antique : *Age quod agis;* Fais ce que tu fais. Cela est, sous une autre forme, ce que les parents répètent sans cesse aux enfants : fais donc attention à ce que tu fais.

On ne saura jamais assez que l'attention est l'outil de la pensée, la condition de toute connaissance, et que le nerveux doit être maître de son outil s'il ne veut être la proie de son attention spontanée, avec tous les automatismes qui en résultent. C'est le seul moyen de maintenir l'ordre dans le tumulte des opérations psychiques. Un cer-

1. Afin d'éviter l'automatisme dans la cure de l'instabilité psycho-motrice des enfants, Paul Boncour a conseillé la *gymnastique orthophrénique.*

veau de névropathe ressemble trop souvent à une place publique où grouillerait une foule compacte, trépidante, étonnée, prête à tout ou à rien. Un écrivain notoire me disait un jour : « J'ai écrit mes œuvres les plus fortes depuis que la neurasthénie m'a appris à me maîtriser et à cultiver mon énergie. » Entendez qu'il était devenu maître de son attention, de son jugement et de ses automatismes. De cela il faut être sûr et ne pas se décourager, car la victoire appartient au plus tenace.

Le traitement de l'attention est en même temps celui de *l'Association*. C'est par la culture de l'attention que l'on donne au nerveux des sujets d'association justes et bien adaptés. C'est aussi en relevant ou corrigeant l'état psycho-physique du sujet que l'on détruit les associations fausses et qu'on lui donne les moyens d'opérer naturellement des associations justes.

II. — L'Inhibition

Le traitement de l'inhibition complète celui de l'attention: Il n'y a pas attention sans arrêt. D'une façon générale, l'inhibition résulte d'une transformation de forces. Il est rare que les pouvoirs volontaires d'inhibition soient équilibrés chez les névropathes. Ils sont insuffisants, avec augmentation de l'inhibition automatique. Le névropathe est trop souvent dépourvu de ce pouvoir qui s'appelle le *Frein psychique*. Il ne sait pas serrer les freins quand il convient ou il les serre à l'excès quand cela est inutile. Lorsque les troubles d'inhibition sont d'origine *physique*, (fatigue, épuisement, excitation), la première tâche est de ramener l'équilibre physique par les procédés physiothérapiques. La vigueur physique est la première condition de l'inhibition. Quand un asthénique devient plus résistant, ses pouvoirs d'inhibition volontaires sont meilleurs, et il devient maître de lui sans qu'il soit nécessaire de le lui dire. Mais il est en même temps nécessaire de lui enseigner l'utilité des freins pour éviter la fatigue et les erreurs physiques étiologiques.

Dans le surmenage, en effet, le frein psychique disparaît

chez l'asthénique et chez lô candidat à l'asthénie. Lorque vous voyez un névropathe se surmener et perdre le pouvoir de se maîtriser, arrêtez-le dès le début, si vous pouvez ; instruisez-le des dangers qu'il court. S'il ne s'arrête pas sur la pente où il glisse, bientôt il ne pourra plus ne pas se surmener, parce que sa dynamogénie inhibitrice volontaire se perdra de plus en plus.

Lorsque l'origine est *psychique*, l'inhibition est augmentée ou diminuée par des états de conscience émotifs : inquiétudes, peurs, timidité, scrupules, doutes, hésitations, obsessions, automatismes divers. Bref, selon la loi de W. James (p. 225) les ondes nerveuses déterminées par le fait de conscience peuvent interférer avec les ondes anciennes, et l'arrêt se produit. Il faut donc, lorsqu'elle est augmentée, rechercher et traiter toutes les causes psychiques d'arrêt : inquiétude, peurs, doutes, obsessions, etc. On trouvera ailleurs les moyens à employer dans toutes ces circonstances. Si elle est diminuée, on recherchera tous les procédés propres à renforcer l'action dynamogénique : idées, sentiments, phrases, mots, affiches, écriture, (v. *la lutte contre les Émotions*). La dérivation est souvent, lorsque l'inhibition est trop difficile, un moyen meilleur. Un de mes malades, gravement atteint, a conservé longtemps sur sa table de nuit quelques livres fort gais d'Armand Silvestre et de Courteline. Dès qu'il se sentait impuissant à arrêter les idées néfastes, il ouvrait un livre à une page quelconque. La lecture de quelques lignes suffisait à arrêter l'idée parasite. On peut faire aussi de l'inhibition collatérale par association. Lorsque Bil. sortait de chez lui, pour aller rendre une visite ou faire une promenade, il ne s'arrêtait jamais au point qu'il s'était désigné d'avance. Il traversait les rues et se trouvait dans la campagne, sans savoir pourquoi. Il vivait comme dans un songe. — Lorsque vous sortirez, lui dis-je, mettez la main dans votre poche. Toutes les fois que vous toucherez votre trousseau de clés, vous reprendrez possession de votre frein. Ou bien : pensez à moi de temps en temps et, en pensant à moi, demandez-vous ce que vous faites. Ces petits exercices, ajoutés au traitement général, rendirent à Bil. son pouvoir d'inhibition.

III. — Le Plaisir et la Douleur

Briquet disait autrefois que le meilleur traitement des états nerveux, c'est le bonheur. Cela est vrai parfois. Le bonheur, l'adaptation parfaite de notre être au milieu et aux circonstances, est une condition excellente de guérison, tandis que le malheur est une cause constante des maux névropathiques les plus divers ; mais le bonheur n'est pas matière d'ordonnance médicale. On peut faciliter les conditions qui le déterminent, mais cela est bien limité. Et puis les circonstances ne s'y prêtent pas toujours et, enfin, les sujets sont parfois incapables d'éprouver du bonheur, car le bonheur est en soi plus que dans les choses. Cependant on peut faciliter le plaisir psycho-physique et diminuer la douleur de cet ordre. Nous avons vu que le plaisir est équilibre, facilité, adaptation ; la douleur : difficulté, déséquilibre, inadaptation. Guidée par la Doctrine idéo-réaliste, la direction du traitement doit tenir compte de ces indications, c'est-à-dire assurer, dans la mesure du possible, la facilité, l'équilibre, l'adaptation dans tous les actes physiques comme dans toutes les opérations psychiques, stimuler et calmer pour arriver à l'équilibre. Il n'est pas possible de tracer des règles particulières. C'est là une indication générale qui trouve sa place à toutes les étapes du traitement.

IV. — L'Effort

Lorsqu'il y a rupture d'équilibre entre les moyens et le but, l'effort devient nécessaire (v. p. 294). L'asthénique vrai est, par définition, obligé à l'effort, puisque ses moyens sont presque toujours inférieurs au but. Il ne répugne pas à l'effort, d'ailleurs. Son insuffisance d'adaptation crée en lui le besoin et le goût psychiques de l'effort et il n'est pas vrai de dire qu'il se réfugie dans l'abstention. Quand il s'abstient, c'est que son effort physique mal employé l'a rendu plus malade et conduit au découragement.

Il faut donc *diriger* et *canaliser* l'effort dans les domaines physiques et psychiques, après avoir soigneusement étudié les pouvoirs physiques du sujet. L'effort mal dirigé produit des résultats déplorables. Il est utile au contraire quand il est bien dirigé et exactement proportionné. On n'oubliera pas que l'asthénique insuffisant a plutôt besoin d'être modéré dans son effort, car ses tendances le portent à dépasser le but.

Il faut donc bien distinguer le goût de l'effort psychique et le pouvoir d'effort physique. Le premier est conservé ou augmenté chez l'insuffisant, le second est diminué, proportionnellement au pouvoir dynamogénique.

Il est au contraire des névropathes englobés sous la dénomination de neurasthéniques et qui ont perdu le goût et la possibilité psychique de l'effort, alors qu'ils en possèdent le pouvoir. Tels les asthéniques psychiques par réaction d'inadaptation : obsédés, phobiques. etc ; certains parapsychiques et surtout les mélancoliques. Pour des motifs divers, tous ces malades ont perdu le goût et le pouvoir psychique de l'effort. Ils ne font rien et se plaisent dans l'inaction totale — les mélancoliques en particulier — et je parle de ces petits mélancoliques plus nombreux qu'on ne croit et que l'on désigne couramment sous le nom de neurasthéniques. Ces mélancoliques sont incapables de tout effort. Ils pensent, conçoivent, raisonnent, projettent — et n'agissent pas, malgré une bonne santé physique. On dirait qu'un obstacle particulier les empêche de passer de l'idée à l'acte et que la réaction idéo-motrice ne peut s'effectuer. A ceux-là, (et je ne parle pas de la vraie psychose mélancolique), il faut prêcher l'effort et, au besoin, les contraindre ; enlever leurs draps s'ils ne veulent pas se lever, les obliger à sortir, même s'ils refusent, les punir s'ils n'ont pas accompli leur tâche. Seuls moyens de précipiter la chute du déclic qui marque la fin de leur état psychique. Mais ces malades ne sont pas des asthéniques et j'ajoute qu'ils font le plus grand tort, social et thérapeutique, aux asthéniques vrais. Autant l'excitation permanente de l'effort est utile aux faux asthéniques, autant elle est nuisible aux vrais, quand elle est mal dosée. Et toujours il convient de distinguer.

CHAPITRE II

TRAITEMENT DES TROUBLES DES EXPÉRIENCES INTERNES

DYSPSYCHISMES DE L'ACTIVITÉ PSYCHOLOGIQUE

Du point de vue thérapeutique, et pour simplifier l'appareil symptomatique, on peut dire que, dans les dyspsychismes de l'activité psychologique, *l'insuffisance constructive* se manifeste par la *dissociation*, l'*éparpillement*, la *désagrégation* dans les opérations générales de la conscience psychologique ; — le *doute et l'inquiétude* dans les opérations intellectuelles ou affectives ; — l'*hésitation* dans les opérations psycho-motrices (états d'activité ou de volonté).

D'une façon générale, la thérapeutique aura pour but de relever la fonction constructive par les moyens physiques et psychiques appropriés, ensemble ou séparément (psychologie fonctionnelle). Si les traitements varient dans la forme, ils reposent sur une base unique, puisque le trouble fondamental est partout le même. Il est donc inutile de passer en revue toutes les opérations psychologiques rationnelles. Le principe doit suffire. Ce qui est insuffisant chez l'asthénique, c'est la fonction constructive, et dans tous les rapports-pensées. Ce qui est insuffisant chez l'hystérique, c'est la fonction réceptive, et dans tous les rapports-pensées. Cette distinction fondamentale permet d'établir à la fois les diagnostics et les thérapeutiques.

I. — Brièvement, disons que les *sensations* sont souvent mal organisées, par trouble de l'élément constructif du rapport. Les *images* ne sont pas toujours bien adaptées au réel, par insuffisance du pouvoir constructif (v. p. 45). Les troubles de la *Perception*, quand ils existent, sont également marqués par une insuffisance constructive et un inachèvement logique (incomplète connaissance du moi, illusion, etc.) La connaissance des causes individuelles permettra d'apporter les correctifs utiles.

II. *Mémoire.* — La mémoire de fixation étant plutôt liée à l'état organique, on cherchera d'abord à équilibrer les fonctions physiques. La mémoire d'évocation est plutôt conditionnée par le dynamisme ; sa diminution est une faiblesse de la fonction constructive. On prendra les précautions utiles pour augmenter ce pouvoir et le préserver des causes psychiques et physiques qui peuvent le restreindre. La culture de la mémoire comporte en outre certaines règles générales : ne jamais apprendre sans comprendre, ne pas croire que la répétition des leçons en usage dans les vieilles méthodes scolaires est un moyen de fortifier la mémoire, alors que cette répétition tend au contraire à fatiguer l'esprit et à augmenter l'automatisme aux dépens de la compréhension ; savoir choisir ce qui est important et doit être retenu ; étayer la mémoire sur des associations logiques et non pas apprendre des phrases sans liaison aucune ; cultiver les sens qui servent à la mémoire. On sait en effet que la mémoire est de préférence visuelle, auditive ou motrice. On pratiquera les exercices d'attention nécessaire à l'éducation des sens et, par suite, à la mémoire.

III. *Imagination.* — Marquée par la difficulté de s'adapter à un but bien choisi et bien défini. Équilibrer d'abord les fonctions physio-psychiques insuffisantes ; éduquer les sens (vision, audition, tact, etc.) ; cultiver l'attention, l'inhibition, l'unité ; enseigner l'achèvement logique, la discipline, l'appropriation à un but possible (v. p. 731).

IV. *Le Jugement.* — Le Jugement est, nous l'avons dit, l'opération cruciale, essentielle, de l'esprit. Cette opération a pour but de construire, avec les matériaux venus du dehors ou de soi-même, un rapport qui est une pensée, — formation ou déformation par le sujet des matériaux reçus, choix dans la réalité de ce qui est possible pour lui

Il est un résultat de l'expérience subjective conditionnée par l'adaptation, une étape de l'adaptation. Le jugement peut être simple, spontané, intuitif, réfléchi; il va des formes les plus élémentaires de la connaissance jusqu'aux plus compliquées. Quelle que soit sa modalité, il est toujours un rapport psycho-physique entre le sujet et l'objet. Le rapport comprend un certain nombre d'opérations et d'éléments dont la suppression, la diminution, l'augmentation ou l'altération peuvent faire varier le jugement. Nous avons constaté que, dans le jugement spontané, les conditionnements défectueux sont la dynamogénie et l'inhibition, l'attention, la stabilisation, et aussi les pouvoirs de *construction* psycho-physique et non les éléments de la réceptivité. Quand la pensée d'un asthénique est imparfaite, incomplète, hésitante, on ne se bornera pas à le railler et à lui dire qu'il est ridicule d'émettre des idées mal assises, on se souviendra que la psychologie fonctionnelle enseigne l'union indivisible de l'esprit et du corps et qu'il importe, avant tout, d'assurer à l'asthénique la possibilité physique de construire des rapports psychiques ou psycho-physiques aussi bons que possible dans l'état de forces où il se trouve. On ne dispose pas à son gré d'un pouvoir extérieur au corps, d'une entité immanente, capable de construire à sa guise des pensées normales justes. La pensée est expérience. Tout le prouve, et jusqu'au simple désordre appporté à la pensée par la fièvre. Si la pensée est idéale, les é'é.nents de la pensée sont spatiaux. L'observation des asthéniques le démontre et le médecin ne doit jamais l'oublier.

Dans le Jugement *réfléchi* la tendance de l'asthénique est l'*abus de l'analyse*. Son insuffisance constructive psycho-psychique le pousse à renouveler par une analyse incessante ses expériences psychiques pour atteindre à un équilibre psychique que ses tares d'inachèvement lui refusent. Diminuons son insuffisance d'abord, montrons lui ensuite les inconvénients de l'analyse exagérée et les abîmes de rumination où elle le conduit, apprenons lui à achever ses jugements, à fixer ses croyances, à raisonner avec logique en s'adaptant complètement au réel. — Si l'analyse est augmentée, la synthèse est diminuée; et pour les mêmes raisons. La différence des deux opérations paraît être dans le sens d'utilisation des matériaux et non dans le mécanisme fondamental. Toujours en quête de l'équilibre psychique qui lui échappe, l'asthénique analyse trop d'une part et, d'autre part, synthétise mal, parce que ses pouvoirs constructifs sont insuffisants. L'indication est toujours la même : *augmenter les pouvoirs constructifs* en les équilibrant, et apprendre à l'asthénique l'adaptation au réel possible.

En résumé, l'asthénique analyse trop — parce que, l'analyse partant du réel pour arriver aux principes, l'asthénique connaît mal le réel et s'y adapte imparfaitement ; il synthétise imparfaitement, parce que la synthèse partant des principes pour aboutir au réel, l'asthénique s'adapte mal aux principes, comme nous savons, ou plutôt il les construit à sa façon, qui n'est pas toujours conforme à la réalité.

V. *Conscience, personnalité et désagrégation.* — La conscience, résumé verbal de toutes les opérations psychologiques est une déformation expérimentale et subjective du donné (v. p. 244) ; elle présente plusieurs degrés : inconscience, subconscience et conscience. La personnalité, résumé verbal de l'unité psychologique, est l'opération qui rattache au sujet les perceptions internes ou externes, l'ensemble des expériences psychiques internes ou externes.

La tare apportée à ces opérations par l'asthénie est une *insuffisance constructive* avec troubles de la cohésion, de l'agrégation, de l'unité ; elle est ce qu'on nomme la *Désagrégation* ou la Désunité. Nous l'avons retrouvée à chaque étape de la vie conscientielle ou personnelle. Obstacle principal à la vie normale et à l'adaptation au réel, elle doit être l'objet du souci constant du malade comme du médecin. Nulle préoccupation plus impérieuse. Il n'est pas de vie psychologique appropriée sans unité. C'est l'unité qui fait la pensée, aussi bien la pensée intellectuelle que la pensée affective, volontaire, ou la sensation primaire. Il n'est pas au monde de bien plus précieux et, par tous les moyens physiques, psychiques et moraux, le nerveux doit la conserver (v. p. 715).

L'unité est liée à tous les conditionnements subjectifs, internes ou externes, de la pensée (v. *Conscience*, p. 239). Elle dépend de tous à la fois et de chacun d'eux en particulier. Quand on constate la désagrégation, on recherchera donc la ou les causes physiques ou psychiques capables d'altérer ces conditionnements : surmenage, toxi-infection, déminéralisation, etc., émotions, chocs, préoccupations, inadaptations, obsessions, peurs, etc., et l'on y apportera le correctif nécessaire, physique ou psychique (Cf. les chapitres spéciaux).

En outre, je conseille parfois à mes malades un petit procédé empirique que l'on utilise également dans le traitement des tics (Brissaud, H. Meige) et qui peut rendre de réels services. C'est *le procédé de la glace*, et voici en quoi il consiste. Il existe dans toutes les chambres du monde une glace quelconque (armoire à glace, glace à main, toilette, peu importe) permettant au malade de voir sa propre image à chaque instant du jour. Il peut ainsi, dans les moments de désagrégation, apercevoir la figure d'un personnage qu'il connaît bien et dont le visage synthétise les innombrables souvenirs de sentiments, de pensées, d'actes qui constituent sa conscience et sa personnalité. Et voici ce qui se passe : Le malade en proie à une crise de désagrégation ou, simplement, de tristesse et d'ennui, se tourmente, se lamente, se désole et s'aiguille sur la voie des ruminations. « Que suis-je devenu ? je ne me reconnais plus, je n'ai plus ni force, ni courage ; je ne suis plus ce que j'étais autrefois ; j'ai perdu mon Moi, je suis devenu un autre homme, mais quel ? Il me semble que ma raison s'en va. Que vais-je devenir ? Je ne guérirai jamais ». Ainsi, avec des variations diverses, se déroule le thème des lamentations.

Brusquement, sous l'impulsion d'une pensée quelconque ou d'un mouvement, ou volontairement par exercice, notre malade, en se détournant, aperçoit son visage dans la glace. — C'est moi, dit-il, c'est bien moi... En somme, je ne suis pas aussi changé que je le croyais il y a un instant. Voici mes yeux, mon front, ma bouche... C'est moi, encore moi. Je suis comme autrefois: Alors, pourquoi ne redeviendrais-je pas ce que j'ai été?... J'en sortirai. Oui, oui, j'en sortirai. J'étais idiot tout à l'heure. Ma raison ne s'en va pas. Je l'ai tout entière. Je suis toujours le même. Que faut-il pour sortir du trou : de la patience? j'en aurai; de l'énergie? j'en aurai; de la ténacité? j'en aurai. J'ai tout cela. Je saurai agir. — Ainsi monologue le malade. Et c'est tout simplement la vision de sa propre image qui lui a procuré cette secousse bienfaisante, cette élévation de la tension nerveuse, avec agrégation de sa personnalité. Une émotion agréable faite de souvenirs et d'espoirs a refait ce qu'une émotion triste avait dissocié. Et toutes les fois que, dans des moments semblables, les yeux du malade se porteront sur la glace, le résultat sera le même. C'est un artifice excellent.

Si l'unité dépend du sujet, elle dépend également du *but* choisi. L'unité ne peut être conservée si le but n'est pas adapté aux moyens. L'inadaptation entraîne en effet le surmenage, l'éparpillement et la désagrégation. Mieux vaut accomplir une petite tâche, mais avec unité, que courir après un but disproportionné, en risquant à chaque instant la désagrégation. Avec un but bien approprié on conserve le frein et la maîtrise de soi. Si petit que soit un capital énergétique, ou un pouvoir psychique, on peut garder l'unité de ses moyens si l'on ne dépasse pas ses limites. C'est à peu près ce que le poète a exprimé dans ce vers connu : « Mon verre n'est pas grand, mais je bois dans mon verre. » Cela est du simple bon sens, et le bon sens n'exclut pas la poursuite des grandes tâches. Le médecin d'ailleurs ne doit-il pas être un professeur d'équilibre? Et l'équilibre, avec l'unité qui en est à la fois la conséquence et la cause, ne s'obtient que par la discipline. Là est le secret de l'unité. Il n'y a pas d'unité sans méthode et sans discipline. Par la discipline on assure l'unité des moyens et du but, on met l'unité dans la vie psychique, dans la vie morale, dans la vie sociale. C'est cette unité qui donne la force, alors même que les moyens sont faibles (v. *Tactique générale. Lutte contre la Désagrégation*, p. 715).

VI. *Les premiers principes.* — Leur origine est empirique, comme celle des Jugements, et soumise à la valeur des conditionnements. Aussi est-il bon d'étudier la façon dont les nerveux appliquent les idées de causalité, de finalité, de loi, d'ordre, d'unité. J'ai montré que, chez eux, les principes sont très souvent défectueux, non par mauvaise volonté ou ignorance, mais plus simplement par infirmité physique. On leur exposera les troubles de leurs conceptions rationnelles, les causes de divers ordres : inachèvement, inattention, rapidité, légèreté, etc. ; mais on ne manquera pas, tout en leur apprenant la discipline, de remédier aux causes physiques qui mettent obstacle au bon équilibre des conditionnements primitifs. Enfin on les mettra en garde, comme nous l'avons dit souvent, contre le besoin immodéré d'absolu et de perfection. Le traitement des troubles des idées de Temps et d'Espace sera indiqué à l'occasion des réactions d'Inadaptation.

VII. *Croyance.* — Par insuffisance et inachèvement, les asthéniques éprouvent de grandes difficultés à établir des croyances certaines et adaptées au réel (v. p. 62). Or il n'y a pas de guérison, pas de santé, pas d'unité, pas d'ordre, pas de discipline, sans croyances. La méthode de conversion que je préconise a précisément pour but essentiel de faciliter le pouvoir psycho-psychique de croire et, en même temps, de donner la méthode logique qui permet l'achèvement des jugements.

Tous les névropathes qui m'arrivent avec des accidents divers : doutes, phobies, obsessions, ruminations, hésitations, tics, désagrégations, etc., etc., sont soumis à une méthode qui a un double but :

1° Montrer par l'analyse : l'erreur initiale des croyances inadaptées au réel ; l'inachèvement qui a présidé aux raisonnements d'adaptation, les conséquences pathologiques des paralogismes (phobies, obsessions, tics, désagrégations diverses ou surmenages, etc.,) ; la nécessité de mettre dans l'esprit des croyances justes, c'est-à-dire des idées logiquement adaptées à la réalité.

Dès que ces idées sont adoptées par l'esprit, elles déter-

minent des pensées justes et des actes sains, en éliminant
les pensées pathologiques et leurs réactions néfastes. Les
idées justes semées dans le cerveau s'organisent en effet
d'elles-mêmes, et un jour vient où les pensées sont changées sans que la volonté intervienne. La croyance est
antérieure à la volonté; celle-ci n'est qu'une réaction de la
croyance.

2° Rétablir, par des moyens physiques, l'équilibre organique nécessaire au bon fonctionnement des activités psychiques utiles au phénomène croyance.

Lorsque cette double et parallèle opération est en bonne
voie, lorsque, ayant confiance en moi, les malades ajoutent
foi à mes paroles, lorsqu'ils ont fait adhésion totale à ma
Doctrine et aux idées que je leur donne, ils sont virtuelle-
lement guéris. Les idées justes s'organisent elles-mêmes
selon les lois de l'équilibre subjectif, et les croyances nouvelles rendent, par la répétition de l'enseignement, le sujet
maître des réactions inadaptées à la réalité; elles créent
des réactions adaptées, c'est-à-dire des idées justes, Tel
est l'effet des croyances justes sur les névropathes.

Je cherche à les *convertir*, selon le mot des théologiens,
à des idées vraies. La suggestion et la persuasion ne sont
pas des fins, mais des moyens. Toute thérapeutique psychique consiste à substituer des croyances justes, c'est-à-
dire conformes à une doctrine que l'on croit vraie, à des
croyances fausses ou non conformes à cette doctrine.
La croyance demeure le phénomène capital de l'esprit
(v. p. 62), et Pascal est toujours dans le vrai.

VIII. *Le Doute.* — Le Doute est, avec l'inquiétude et
l'hésitation, l'un des parasites les plus fidèles de l'esprit
asthénique. Il faut le combattre sans cesse, car il est l'un
des ennemis les plus dangereux du névropathe qu'il laisse
dans le déséquilibre, le désordre et la désagrégation.
Apprenons à l'asthénique l'utilité du phénomène de la
croyance et la malfaisance du doute. Disons-lui qu'il ne
doit jamais rester dans le doute, cause de désagrégations,
d'émotions et de déformations, et qu'il doit adopter toujours, en tout et partout, des certitudes précises, même

dans les plus petites choses. Faut-il se lever, s'asseoir, se coucher, sortir, choisir une cravate bleue ou un chapeau noir, écrire, lire et que lire ? Faut-il avoir telle ou telle opinion politique, sociale, économique, littéraire, mondaine ? A chaque instant du jour le doute peut naître. Le nerveux ne doit pas rester dans cet état, par principe et par méthode. Nous devons le pousser à établir des *certitudes* et des *préférences*.

En général l'asthénique préfère peu ou il ne préfère pas, il est indifférent. S'il préfère, les motifs de ses préférences sont fragiles. Apprenons-lui à préférer, parmi les petites choses d'abord : les couleurs, les fleurs, les arbres, les paysages, les sons ; puis les sentiments, les idées, les écrivains, les peintres, les philosophes, etc.

Mais le doute n'est pas un pur état psychique. Il tient à l'insuffisance de l'activité *constructive* qui, elle-même, est conditionnée par des influences subjectives (physiques et psychiques) et objectives. Quand le doute est d'origine subjective, corrigeons les causes physiques et psychiques qui empêchent la croyance. S'il est d'origine objective (difficulté de l'objet, hauteur de l'idéal) faisons connaître au nerveux sa loi individuelle, ses pouvoirs et ses limites et aussi les limites de nos connaissances, avec la relativité des phénomènes. Ne le laissons pas s'épuiser à la poursuite des Absolus, des Perfections et des problèmes insolubles de l'Infini ou de l'Eternel. Ces problèmes, vers lesquels il est poussé par ses tendances, ne sont pas faits pour lui ; généralement ils le dépassent. Qu'il borne son effort à la conquête du réel ou de l'idéal possible et non de la chimère, et il évitera ainsi bien des doutes superflus et angoissants, des ruminations interminables, des désagrégations probables et beaucoup de perte de temps.

IX. *Les opérations psycho-motrices (Tendances)*. — Les *Tendances* sont la trame de la vie psychique. Ce sont elles qui donnent la couleur et le ton à toutes nos opérations mentales. Il serait inutile de cultiver les opérations psychiques supérieures si les tendances s'y opposaient car elles sont, dans bien des cas, les plus fortes. Sans doute les entités raison et volonté passent encore pour être des puissances absolues et qui doivent dominer tous les orages. J'ai montré que ces entités verbales sont conditionnées. Il est exact que tous nos efforts doivent tendre à donner aux névropathes les pouvoirs de maîtrise. Mais il est également vrai qu'ils sont très souvent le jouet des tendances, précisément parce qu'ils sont des névropathes ; et cela n'est pas toujours une erreur de volonté.

Nous avons dit que les Tendances ont pour effet d'assurer l'équilibre des fonctions physiques et psychiques de l'organisme et de travailler sans relâche, selon les lois de l'équilibre subjectif, à réaliser l'unité de l'action individuelle. Leur tare est le déséquilibre et, par suite, l'inadaptation. La tâche générale est de rétablir l'équilibre perdu et de favoriser l'adaptation, avec le retour de l'équilibre. Le traitement des Tendances *physiques* (appétits et instincts, excitation et dépression) est plutôt d'ordre physiothérapique et nous n'avons pas à en parler ici.

Les Tendances *psycho-physiques* poussent l'asthénique à rechercher l'équilibre entre le milieu et lui. C'est pourquoi il choisit de préférence les opérations faciles et économiques et les attitudes centripètes. Ou bien, mal informé, il s'acharne à poursuivre un but en désaccord avec ses moyens. On cherchera à mettre dans ses tendances l'équilibre qui leur manque, en n'oubliant pas que la *simplification de la vie* doit être le but de tout névropathe (v. *Les attitudes morales*, p. 406). Les tendances *psychiques* (égoïsme, égoïsme, altruisme) touchent aux plus graves questions morales. Il peut paraître singulier que les aptitudes morales d'un esprit soient liées à ses Tendances instinctives. Cependant rien n'est plus exact. La morale instinctive est conditionnée par les tendances. Le traitement des tendances est une partie de la morale, nous nous en occuperons plus loin (v. p. 696).

X. *Les opérations psycho-motrices (Jugement-volonté).* — Les livres qui traitent de l'Éducation de la volonté connaissent d'extraordinaires succès de librairie. De même les brochures, les circulaires, les annonces qui donnent les moyens de se procurer, en quelques jours, une volonté impeccable et, ainsi, de dominer ses contemporains, obtiennent auprès du public une vogue certaine. Le mot volonté est en effet un de ces termes magiques dont on ne songe pas à discuter l'influence, peut-être parce qu'on ignore ses causes profondes. Il est le talisman qui doit accomplir tous les miracles, le philtre mystérieux qui permet de briser les obstacles, de se gouverner soi-même et de gouverner les autres. Il suffirait de savoir s'en servir ou de l'apprendre quand on l'ignore. Rien ne serait plus simple, si c'était exact, si la volonté était une entité dont on pût disposer à son gré. La volonté n'est pas cela. Elle n'est pas une puissance métaphysique, indépendante du corps ; elle est un pouvoir physique et conditionné, comme toutes les fonctions psychiques. La volonté constate une situation, à dit M. Ribot, elle ne la crée pas. Ce mot profond et juste est moins favorable aux illusions que les définitions commodes des mystiques dangereux du rationalisme, spiritualiste ou matérialiste ; aussi a-t-il été moins remarqué. Cependant telle est la vérité.

Certes, le vouloir est une réalité physio-psychique indiscutable. Je ne veux pas dire, et il ne faut pas dire, que l'homme est tout entier déterminé par ses tendances. Ce serait une autre erreur, et plus néfaste encore. Mais le pouvoir de la volonté doit être réduit à ses justes limites. Il faut combattre cette opinion trop répandue que toutes les maladies nerveuses sont des maladies de la volonté et qu'il suffit de vouloir guérir pour guérir. Dire à un asthénique insuffisant et épuisé, à un obsédé, à un phobique, à un anxieux, que sa volonté seule est malade, n'a d'autre effet que de l'exaspérer. J'ai essayé de montrer (v. p. 200) que la volonté, résumé verbal des pouvoirs d'adaptation, est conditionnée : par des influences physiques (vie cellulaire, dynamogénie, etc.) ; par un ensemble de mécanismes physio-psychiques permettant la réaction et le mouvement ; enfin par la formation d'un jugement pratique avec croyance. Vouloir c'est choisir dans les conditionnements, diriger son action et son effort vers un but, en luttant contre les obstacles venant de soi, des autres ou du milieu.

C'est là un ensemble formidable d'opérations psycho-physiques. Tout cela s'accomplit rapidement chez les êtres bien équilibrés. Chez les névropathes il en est autrement. Si l'un des conditionnements est défectueux, la volonté devient hésitante, et le problème thérapeutique consiste à rechercher et à trouver le conditionnement troublé, physique ou psychique. Et cela peut être un conditionnement physique (vie cellulaire, dynamogénie, etc.), ou physio-psychique (attention), ou psychique (jugement et croyance), ou un ensemble de conditionnements physiques et psychiques. Il faut rendre possibles ou faciles : le pouvoir d'effort et de résistance, le jugement, la croyance, le pouvoir de lutter contre les causes qui désagrégent (émotions, etc.), le choix réfléchi d'un but approprié, avec la connaissance de soi. En premier lieu, il importe que le fond physique — pouvoir d'effort — soit suffisant, et c'est notre première tâche. En second lieu il faut éduquer le jugement et habituer le sujet à établir des croyances solides. Avec un jugement juste et une croyance précise, la volonté suit, parce que la volonté n'est, en définitive, qu'une résultante et une réaction.

Celui qui est capable de juger et de croire est capable de vouloir. Lorsque toutes les opérations antérieures à la volonté sont faites, et bien faites, la volonté revient d'elle-même, naturellement, sans que le mot ait été prononcé. On ne doit pas dire : vouloir c'est pouvoir, mais plutôt : pour vouloir il faut pouvoir, savoir et croire. Bref, savoir ce qu'on veut, vouloir ce qu'on peut et le bien vouloir, c'est-à-dire poursuivre un but avec ténacité.

Le traitement des troubles de la volonté dépend de la *variété* et du *degré hiérarchique* de l'asthénie, et de la forme de la volonté.

a) Dans l'asthénie par *épuisement* ou par *inhibition*, la baisse physique est globale, le traitement de la volonté est celui du psychisme tout entier. C'est l'état hiérarchique qui commandera la tactique. L'asthénique par *insuffisance*, ou asthénique constitutionnel, ne manque pas de volonté, bien qu'il ait la réputation d'être un aboulique. Il en fait un usage constant pour lutter contre un système nerveux insuffisant qui ne lui permet pas les adaptations nécessaires. Il est vraiment ce héros de la volonté, dont a parlé le D^r Em. Tardieu, mais sa volonté est surtout une volonté-but. Obligé à des efforts incessants pour accomplir les actes sociaux faciles pour d'autres, il doit toujours fixer son esprit sur le but à choisir et à atteindre : consommation prodigieuse de volonté et dont personne ne se doute. Par contre, sa volonté immédiate est souvent médiocre, et pour les mêmes raisons qui le poussent à prodiguer la volonté-but : impressionnabilité excessive, fatigabilité, doute facile, croyance difficile, donc choix laborieux, inquiétudes, hésitation ; lutte parfois au-dessus de ses possibilités. Le traitement est celui de l'insuffisance, avec croyance et discipline. Chez l'asthénique par *inachèvement paralogique*, la volonté psychique est vraiment déficiente. Il n'a pas de volonté parceque son asthénie est la conséquence de son idée fausse, d'un paralogisme. Ou plutôt il a de la volonté pour persévérer dans son erreur, il n'en a pas pour adhérer à la réalité. C'est ici le triomphe de la méthode de conversion. Ramenez cet asthénique de l'erreur à la vérité, et la volonté se déclenchera toute seule, dans le sens de l'adaptation à la réalité enfin reconnue. C'est la croyance qui déclenche la volonté. Et Brunetière se trompait comme bien d'autres quand il disait : on est maître de sa foi dans la mesure où on l'est de sa volonté. Et c'est Pascal qui est dans le vrai (v. p. 67). — Je n'ai pas à parler ici du mélancolique simple et de l'anxieux, qui sont les véritables abouliques. On perd son temps à s'occuper de leur volonté proprement dite. Il faut leur rendre la possibilité physique de vouloir, et, en attendant, remplacer la volonté absente par l'habitude.

b) Le traitement varie selon la volonté à exercer : *Volonté acte*, ou adaptation au présent ; *Volonté-but*, ou adaptation au futur.

La première est généralement défectueuse chez tous les asthéniques, et pour des causes diverses (émotion, timidité, peur, obsession, difficulté, nouveauté ou présentification de l'acte, impossibilité du jugement, de choix, de croyance, incapacité de lutte, etc.) On y remédiera par les moyens ordinaires. Dans cette forme de volonté-acte, la lutte contre l'émotivité physique fondamentale et les chocs psychiques déformants occupe la place principale. La volonté, prise dans le sens de gouvernement de soi-même, suivant l'expression du P. Eymieu, ne peut s'exercer qu'à la condition de dominer les réactions émotives. Mais j'ai essayé de montrer que le mot volonté est dépourvu d'action en l'espèce, et que la maîtrise des émotions est déterminée par l'attention, la croyance, la méthode, etc., (v. p. 723). Le mot vouloir résume ces opérations, et rien de plus.

La *volonté-but* est au contraire de meilleure qualité (p. 216). On n'a pas à la stimuler; il faudrait plutôt la réfréner, en éclairant l'asthénique sur ses possibilités.

Lorsque la volonté est trop difficile à ramener, on cherche à la remplacer en donnant au sujet de bonnes habitudes. L'*habitude* est en effet le meilleur adjuvant ou suppléant de la volonté. La vie n'est-elle pas pour la plus grande part composée d'habitudes? Et beaucoup d'êtres bien portants ne sont-ils pas désorientés, quand ils sont obligés de modifier leurs habitudes, de faire acte de volonté et de créer un acte nouveau? L'habitude donne l'illusion de la volonté; et puis elle est action. Or, vouloir c'est agir. Le meilleur stimulant de la volonté c'est l'action. Agir, c'est s'adapter à quelque chose, c'est donc habituer le système nerveux à répondre à un excitant.

L'habitude, qui est une économie (v. p. 234), évite la mise en train, diminue l'effort et facilite la production d'un acte volontaire en apparence. Il faut donner aux névropathes l'habitude d'agir dans les limites de leurs possibilités. L'habitude de l'action dépose en nous le besoin qui pousse à réagir quand l'excitant se présente, et à agir lorsque l'excitant vient à manquer. Le médecin aura très rarement l'occasion d'intervenir dans les grandes actions. Celles-ci sont le résultat de réflexions prolongées ou des circonstances, et elles sont rares. Ce sont les petits actes, les actes insignifiants en apparence, mais répétés souvent et avec méthode, qui impriment le mieux, dans le système nerveux, l'habitude et même le goût de l'effort volontaire. C'est la pratique des « petites vertus », selon le mot de

saint François de Sales, qui dispose à accomplir les grandes
actions, et il est rare qu'un homme soit capable de grandes
choses s'il n'a pas le courage de se plier aux petites disciplines et aux humbles nécessités. On augurera mal d'un
névropathe, d'un anxieux en particulier, car les asthéniques
ne refusent pas les enseignements pratiques de cet ordre,
qui manifeste de hautes ambitions et déclare qu'il ne
veut pas s'abaisser à des petites règles quotidiennes.

Rien de meilleur que cet effort quotidien et permanent :
habitudes du lever, du coucher, du repos, du travail à
heures fixes. Et puis, faire faire de petits actes de décision :
entrer, sortir, se lever, se coucher, s'asseoir, exécuter des
gestes, déplacer une chaise, ouvrir un tiroir, choisir des
couleurs, préférer des sons, des écrivains, des peintres,
décider une promenade ou une lecture plutôt qu'une autre,
exécuter des actes dénués d'intérêt et les choisir ainsi
parce que les actes intéressants ne sont pas profitables à
la volonté; choisir même des actes difficiles ou ennuyeux.
On mettra en pratique la maxime des théologiens : Quand
vous avez le choix entre deux actes, choisissez celui qui
vous coûte le plus. C'est ainsi que l'habitude augmentera
peu à peu le pouvoir d'effort, de choix et donc de vouloir.

Il est bien entendu que les exercices de volonté et d'habitude seront proportionnés aux forces physiques et psychiques, à l'intelligence et aux habitudes générales du
sujet.

Le traitement de la volonté ne consiste donc pas à dire
aux malades : pour vouloir, vous n'avez qu'à exercer votre
volonté; mais plutôt à mettre au point le ou les conditionnements défectueux qui empêchent l'exercice de cet
ensemble d'opérations compris sous le nom de volonté.
Quand les conditionnements sont revenus à leur équilibre,
la volonté suit, comme une réaction naturelle. Commencer
le traitement des asthénies par ce qu'on appelle la rééducation de la volonté est une double faute, doctrinale et
pratique. La volonté n'est qu'une résultante.

Aussi, très souvent, le meilleur moyen de rééduquer la
volonté est-il de ne pas s'occuper d'elle, d'y penser sans cesse

sans en parler jamais, (car rien n'est plus horripilant pour le névropathe), et de ramener le pouvoir de vouloir sans dire : il faut vouloir. Je crois très sincèrement que l'on peut soigner et guérir la plupart des troubles de la volonté sans s'occuper de cette abstraction verbale. Et cela n'est pas un paradoxe. On peut, et souvent l'on doit, ramener la volonté sans en parler jamais. L'expérience enseigne qu'on ne donne pas aux névropathes une entité-volonté, mystérieuse et indépendante, mais simplement le pouvoir de vouloir. Rééduquer la volonté, c'est traiter les conditionnements altérés qui s'opposent à la résultante volonté.

Vouloir, c'est pouvoir, savoir et croire ; savoir ce qu'on veut, vouloir ce qu'on peut et le bien vouloir ; c'est aussi pouvoir lutter et triompher dans la lutte. C'est avoir de l'attention, de la dynamogénie, de l'inhibition, de la synthèse, de l'effort, de la mémoire, de l'imagination, de la ténacité, de la maîtrise des émotions, du jugement, de la croyance ; avoir tout cela c'est avoir de la volonté.

CHAPITRE III

TRAITEMENT DES TROUBLES DES EXPÉRIENCES EXTERNES [1]

DYSPSYCHISMES DE L'ACTIVITÉ LOGIQUE
RÉACTIONS D'INADAPTATION

ARTICLE PREMIER

Traitement des Réactions systématisées.

Le traitement des Réactions d'Inadaptation doit s'inspirer des principes indiqués dans les chapitres consacrés aux méthodes générales (v. p. 521, et v. aussi débu . : chapitre précédent : *Principes généraux de la Thérapeutique*). Comme on sait, il n'y a pas une maladie, mais des malades. Toute méthode doit être individualisée. Il est tout à fait impossible de donner par avance des indications précises pouvant s'adapter à chaque névropathe. Je me bornerai à exposer brièvement les règles générales du traitement qui convient aux formes principales d'inadaptation. Je ne m'occuperai pas des *Réactions générales*, qui relèvent plutôt de la *méthode générale*, je consacrerai les pages suivantes au traitement des *Réactions systématisées*.

I. — LES OBSESSIONS

1° *Les Obsessions hyperpsychiques et parapsychiques.* Les Réactions systématisées d'inadaptation sont produites, j'ai essayé de le montrer (v. p. 304), par des conditions étiologiques et pathogéniques multiples que j'ai essayé de dégager. Ces influences ne sont pas assez connues, il me semble. Et cependant elles sont capitales dans

---

1. Cf. *Les réactions d'inadaptation*, 1re partie, pp. 304 et sq.

la pratique. Aussi convient-il de consacrer quelques lignes au traitement des réactions hyperpsychiques, parapsychiques et hypopsychiques.

A. — Dans l'*Hyperpsychisme*, l'obsession ne s'accompagne pas d'asthénie physique vraie. Il existe une surexcitation générale, physique et psychique. Les médications stimulantes aggravent l'état obsessif. Enfin la psychothérapie est de nul effet. On perd son temps à vouloir remanier le psychisme par un procédé quelconque, persuasion ou conversion. Les discours de ce genre exaspèrent le malade, et, d'ailleurs, il les écoute mal. Sans doute, il est indispensable de le rassurer par des affirmations optimistes mais il est superflu de raisonner. Il faut agir sur le terrain, c'est-à-dire sur les éléments statiques de la pensée et, en particulier, sur les éléments moteurs exagérés. Le traitement sédatif est ici le meilleur. Le bromure est le médicament de choix. A dose forte quelquefois : quatre à six grammes par jour ; dans d'autres cas, à dose faible : de cinquante centigrammes à un ou deux grammes. L'effet est singulièrement apaisant, et seule cette médication est bienfaisante. La valériane trouve aussi son indication, suivant les sujets. La morphine également, soit par la voie gastrique soit, plutôt, par la voie hypodermique. C'est une question d'espèce. Certains malades sont améliorés par le bromure, d'autres par la morphine. Pour pallier les inconvénients de celle-ci et la faire mieux tolérer, on l'associe aux cacodylates de soude ou de magnésie, ou aux glycérophosphates. Il n'est pas douteux que l'on obtient ainsi de bons résultats chez les hyperpsychiques.

Le malade sent peu à peu diminuer cette tension de tout son être physique et psychique qui accompagne l'état obsessif : il se « détend ». On peut continuer longtemps, autant qu'il est nécessaire, l'usage du bromure ou de la morphine. L'accoutumance ne se fait pas, et la désaccoutumance s'opère tout de suite, dès que la tension, ou excès de stabilisation, est terminée. Mais on ne doit pas prolonger la morphine après la disparition de la tension. Il importe d'ailleurs de ne pas dire au malade que l'on fait usage de morphine, il pourrait concevoir des craintes superflues, et la désaccoutumance s'opérerait moins facilement [1]. Bref, bromure, valériane et morphine peuvent rendre de très grands services dans le traitement des hyperpsychiques et sont dépourvus d'inconvénients quand on sait les manier. L'opium et le laudanum sont au contraire moins actifs, tandis qu'ils sont les médicaments d'élection dans les états mélancoliques. Le *travail* physique est excellent : jardinage, escrime, gymnastique, mécanothérapie, etc., ou tapisserie, broderie, etc. (voy. Travail). M. Sollier a particulièrement recommandé le travail dans les états obsédants, et cela est juste. Le travail physique facilite cette détente réclamée par les malades et dont je viens de parler.

B. — Les obsessions *parapsychiques* sont également tributaires du traitement physique. Le malade n'est pas toujours agité, comme dans le cas précédent, il peut être déprimé ou excité. Ce qui le caractérise, c'est l'absurdité de sa pensée. La méthode logique est sans action. Aucun raisonnement ne peut ébranler sa croyance. Il croit à l'absurde, fermement, et ne comprend pas qu'on puisse mettre en doute une croyance qu'il tient pour logique. Il faut le rassurer, lui répéter chaque jour les affirmations optimistes, sans se lasser et sous toutes les formes. On peut aussi lui exposer la doctrine idéo-réaliste, quand il est capable de la comprendre : La pensée n'a pas d'existence spatiale, elle dépend de l'objet mais surtout du sujet ; elle est douloureuse et obsédante parce que vous souffrez d'un état nerveux ; ne vous en préoccupez pas. Nous allons modifier votre terrain organique, modifier les éléments physiques de la pensée. Lorsque ces éléments seront transformés, lorsque votre santé physique sera redevenue bonne, votre pensée redeviendra normale, d'elle-même, et sans que votre volonté intervienne. Mais ces discours le laissent en général assez indifférent et, souvent, il est préférable de s'en abstenir.

---

1. A. Voisin faisait un usage fréquent de la morphine dans les maladies mentales. M. P. Janet la conseille également dans certains cas d'obsession.

Ici, encore, c'est au terrain qu'il faut s'adresser. On ne connaît pas toujours l'élément statique dont l'altération entraîne la croyance à l'absurde. Ce n'est pas l'élément moteur, comme dans l'hyperpsychisme, c'est plutôt un trouble qualitatif total, auto-intoxication ou altération cellulaire. On ne peut le modifier qu'en s'adressant à l'organisme entier : retraite ou non, régime alimentaire, exercices physiques, travail physique, hydrothérapie tiède, (bains et douches), désintoxication, médication diathésique (arthritisme, goutte, rhumatisme, artério-sclérose, diabète, etc.), opothérapie, veiller avec soin à la pression artérielle, au sommeil. Régler, en un mot, l'équilibre organique. Lorsque l'origine est toxi-infectieuse, la guérison est presque la règle, elle est rare quand l'origine est cellulaire.

Les médications sédatives ou toniques peuvent être utiles à l'occasion, mais elles sont symptômatiques et non spécifiques.

C. — Avec les *Hypopsychiques*, la tactique change. Le symptôme obsession est le même, mais les conditionnements sont différents (voy. p. 333). Du point de vue pratique, on peut diviser les obsessions hypopsychiques asthéniques en deux grandes catégories :

a. Obsessions par *insuffisance des conditions psychiques, psycho-physiques* ou *physiques*, avec ou sans *asthénie physique*, et inachèvement paralogique secondaire;

b. Obsessions par *inachèvement paralogique, sans asthénie physique* (et sans insuffisance physique).

a) Diagnostic préalable de la cause : asthénie par épuisement ou surmenage simple ; asthénie par épuisement chez un insuffisant ; asthénie par insuffisance sans épuisement ; asthénie par inhibition, et secondaire; asthénie symptômatique.

Dans toutes ces catégories, l'idée obsédante peut naître et se développer. Le traitement subit quelques variations selon l'étiologie. Il sera d'abord physiothérapique : réglage de l'équilibre organique par les procédés convenables : repos (épuisés ou insuffisants), ou exercice (asthéniques secondaires), isolement ou retraite, air, surveillance de la pression artérielle, reminéralisation, etc., (v. *procédés physiques*). Il s'agit ici, non pas de calmer une fonction et des mouvements exagérés comme chez les Hyperpsychiques, mais d'accroître au contraire des fonctions déficientes et des activités constructives insuffisantes.

Lorsque l'état organique est revenu à son état normal, lorsque les pouvoirs physio-psychiques suffisants ont ramené les pouvoirs d'unification, de dynamogénie, d'inhibition, etc., les idées obsédantes disparaissent d'elles-mêmes et sans que la volonté y prenne part. Mais, en attendant ce retour, il est indispensable d'entretenir la patience, le courage, l'espoir, la ténacité du malade et de l'aider à résoudre les problèmes qui ont provoqué l'obsession. On trouvera dans la méthode générale tous les moyens nécessaires et on s'efforcera de les individualiser le mieux possible : conversation, confiance, analyse ou dérivation... ; lutte contre les émotions, achèvement logique, etc. ; et aussi discipline générale, culture de l'attention, etc.

b) Il n'y a pas d'insuffisance physique ou, si elle existe, elle est secondaire à l'idée. C'est le traitement de l'inachèvement paralogique qu'il convient d'appliquer ici, et exclusivement. Il est indispensable en effet d'écarter de l'esprit du malade toute préoccupation relative à sa santé physique. Après s'être assuré que ses fonctions physiques sont en bon état on ne s'en occupera plus, et sous aucun prétexte. Il dira quelquefois : « Docteur, examinez donc mon cœur, mon estomac, mon foie, mon cerveau, ma moelle... Il me semble que... J'éprouve... » Lorsqu'on est sûr de son diagnostic, on doit refuser obstinément d'accéder à son désir. « Je ne m'occupe pas de votre santé physique, elle est bonne. Mangez, buvez, marchez ; — et ne me parlez plus de ces choses-là ». — Il faut être impératif et ne jamais laisser place au doute.

Cette question réglée, on pratique le traitement psychique de l'inachèvement : analyse de l'idée obsédante, recherche des causes conscientes ou subconscientes. Cette analyse est, ici, particulièrement importante, puisque la cause est purement psychique. Très souvent subconsciente, l'idée n'a parfois aucun rapport logique avec les accidents névropathiques et se trouve effacée ou obscurcie par les idées secondaires. On dirait même que le malade éprouve une volupté singulière à la noyer dans des récits fastidieux, comme s'il prenait plaisir à égarer le médecin, ou même, souvent, à écarter les possibilités de guérison. On sait que les névropathes éprouvent à la fois le désir de guérir et le besoin de se rouler dans la volupté morose de leur découragement. On cherchera sans lassitude la cause subconsciente, car la guérison est à ce prix. On appliquera ensuite tous les procédés dont j'ai parlé à propos de la Conversion. Il s'agit en effet de convertir le malade, en substituant des idées justes à des idées fausses et mal adaptées. On n'oubliera pas la Discipline générale et la culture de l'attention.

En résumé, la tactique générale est celle-ci : Une obsession est une réaction d'inadaptation d'un sujet à un objet-réalité. Le but est leur adaption mutuelle. Mais, comme les objets n'ont d'autre valeur que celle que nous leur donnons (doctrine idéo-réaliste), c'est le sujet qu'il faut modifier, physiquement et psychiquement, afin qu'il prenne de l'objet une idée logiquement adaptée.

a) Le sujet. — Supprimer l'obsessivité physique (épuisement, inhibition, insuffisance, symptomatique, etc.) par le réglage de l'équilibre organique ; — supprimer l'impressionnabilité (voy. p. 723) ; — causes qui entretiennent l'obsession.

b) L'adaptation du sujet à l'objet. —Employer la méthode décrite page 724 et poser cette première question : où est la réalité ? La réalité n'est pas telle que la voit le malade, elle est déformée par lui. Montrons bien exactement ce qu'elle est. Quand il la connaît bien, quand il l'admet, apprenons-lui à adapter logiquement son esprit à cette réalité. Apprenons-lui à connaître la désagrégation de l'esprit sous l'influence des émotions, avec la prédominance de l'automatisme qui ramène l'obsession. La croyance à cette doctrine et à ses effets, l'assentiment total à la vérité entraînent l'adaptation, la disparition progressive de l'obsession, le désintéressement et la sécurité (voy. *Méthode générale* p. 712).

Le pronostic dépend de la nature du trouble psychique fonctionnel. On ne doit pas soigner une obsession comme une entité psychique indépendante des contingences organiques, mais comme un phénomène psycho-pathologique caractérisé par l'altération d'un ou de plusieurs modes fonctionnels de la fonction psychique (v. p. 342).

II. — LES PHOBIES

Les *Phobies*, ou peurs de l'action, sont des réactions d'inadaptation qui démontrent mieux que tous les discours l'union étroite de tous les conditionnements psycho-physiques de la pensée. Naissant à l'occasion d'une action possible (expérience externe), elles sont provoquées par des conditions étiologiques et pathogéniques semblables à celles de l'obsession.

Dans l'*Hyperpsychisme*, on traitera d'abord le terrain, c'est-à-dire les éléments statiques de la pensée, comme dans le traitement de l'obsession : emploi des sédatifs : bromure, valériane, morphine ; travail physique, hydrothérapie tiède. La quinine possède une action efficace, en agissant sur le sympathique que l'on suppose déficient en l'espèce. L'électricité (galvanisation) peut être utilisée. Les Eaux thermales sédatives également.

Daus les Phobies *Parapsychiques*, avec croyance à l'absurde, même traitement que dans l'obsession du même ordre. Les paroles n'ont qu'un effet d'apaisement ou de soutien. Il faut calmer ou stimuler et surtout modifier le terrain.

Phobies Hypopsychiques asthéniques. Deux catégories :

a) Phobies par insuffisance des conditions psychiques, psycho-physiques ou physiques, avec ou sans asthénie physique — (chez les épuisés, les insuffisants, les inhibés ou secondaires) et inachèvement paralogique secondaire.

b) Phobies par inachèvement paralogique sans asthénie physique et sans insuffisance psycho-physique.

Même tactique générale que pour les obsessions. Faire disparaître tout d'abord le trouble somatique émotivité quand il existe. Puis, traitement psychique par la méthode de conversion (voy. *Méthode générale*, T. de l'Emotion, p. 723). Une phobie est une inadaptation à la réalité, avec connaissance inexacte de l'objet. Où est la réalité ? La réalité objective, c'est que l'objet qui sert de prétexte aux accidents névropathiques, dits phobiques, est tout à fait incapable de les déterminer directement. Il n'existe aucun lien possible, aucun rapport de causalité entre la cause et l'effet, entre un serpent et les palpitations cardiaques, entre une salle à manger et les vomissements, entre un placard ouvert et le vertige... et j'en passe. La réalité subjective, c'est que la santé du sujet ne peut être troublée par l'objet incriminé. Adaptons ces deux réalités l'une à l'autre et apprenons ainsi au malade que toutes les réactions d'inadaptation par dérivation sont parfaitement inutiles et illogiques. Lorsque le malade croit, lorsqu'il a coupé le lien, il est guéri. Le phénomène croyance, par ses vertus propres, opère les transformations motrices nécessaires (voy. plus haut.)

La *Timidité* est une phobie sociale dont on connaît la fréquence et que je tiens à signaler particulièrement. Son traitement est le même que celui de tous les états émotifs. La tactique est analogue : modifier le sujet ; enseigner l'adaptation du sujet à l'objet, lutter contre l'impressionnabilité (*Méthode générale*, p. 712). Cette lutte est essentielle. Quand on connaît bien la méthode, quand on a bien en main la tactique et la discipline, l'impressionnabilité, qui est la base de toute timidité, diminue ou disparaît, ou du moins le sujet arrive à se rendre maître de cette impressionnabilité et à en empêcher les effets. Ensuite, poser les questions : quelle est la réalité objective ? — les « autres » ne sont pas des êtres bâtis d'un limon spécial ; il est bien inutile et un peu ridicule de me laisser impressionner par eux. Quelle est la réalité subjective ? je ne suis pas inférieur aux « autres ». Au contraire, bien souvent et le plus souvent. — Donc, désintéressement, sécurité, etc. — Enfin, adopter les attitudes physiologiques qui expriment et donnent l'assurance ou la confiance en soi. On connaît l'influence des attitudes sur la pensée. Pour se donner un

état d'esprit déterminé, il est bon d'adopter l'attitude physiologique correspondante. Pascal a montré ce parallélisme et Ignace de Loyola l'utilise dans sa méthode. Aux
jeunes hommes et aux jeunes femmes qui rasent les murs,
se dissimulent dans les coins, marchent la tête baissée en
évitant les regards, conseillez les attitudes droites et
hardies sans excès, celles qui dénotent la sûreté de la
pensée et la maîtrise de l'émotion. Je soignais récemment
une jeune femme dont les allures « penchées » semblaient
indiquer une grande tristesse, bien qu'il n'en fût rien ; elle
éprouvait la plus grande difficulté à entrer dans un salon
et surtout dans un restaurant à la mode. La méthode
générale, et en même temps l'habitude de bonnes attitudes,
l'ont rendue maîtresse de son impressionnabilité. Waldeck-
Rousseau fut, dit-on, un grand timide. Sous des dehors
hautains et froids (réactions de défense des timides énergiques) il cachait une émotivité excessive.

La timidité d'ailleurs n'exclut pas l'énergie morale, au
contraire, elle l'augmente, car le timide doit lutter à la fois
contre les autres et contre ses fâcheuses dispositions. Il est,
lui aussi, comme l'asthénique insuffisant (presque toujours un timide), un héros de la volonté. Et si l'on peut
considérer la timidité comme un obstacle pénible, on
doit la tenir pour une bonne graine, l'indice parfois d'une
supériorité intellectuelle qui ne demande qu'à se manifester. L'histoire des timides le prouve, et l'on peut se
borner à citer Montesquieu, J.-J. Rousseau, Amiel,
Stendhal, Mérimée, Benjamin Constant, Michelet, et tant
d'autres.

Le *Trac* des artistes, des orateurs, des hommes publics
en général, relève de la même méthode. Les formes du trac
sont innombrables. J'ai soigné dernièrement un acteur
dont le trac se traduisait, dès qu'il entrait en scène, par
des sueurs profuses et telles qu'il était obligé de changer
de vêtements à chaque entr'acte. La méthode de conversion, par la lutte contre l'impressionnabilité, et la croyance,
arriva progressivement à faire disparaître ce trac. Mais il
faut que la croyance à la désagrégation et à l'influence de
l'automatisme soit entière et absolue. C'est elle qui déter-

mine la guérison, par la substitution d'une idée juste à un automatisme faux.

Quand le malade connaît la réalité et les causes de sa phobie, quand il a substitué par l'achèvement logique des croyances justes à des croyances fausses et inadaptées, il est virtuellement guéri. Sa guérison totale n'est plus qu'une question d'entraînement, de ténacité et de temps. Mais il peut arriver que pour des motifs divers le malade ne soit pas apte à comprendre la méthode ou à se faire une croyance, ou bien qu'il manque de courage, de patience, de ténacité. Alors il est utile d'employer des moyens pratiques pour l'aider à accomplir l'action redoutée. J'ai à peine besoin de dire qu'il ne faut pas commencer par cet exercice et qu'on ne doit y recourir qu'après l'emploi préalable des moyens de conversion physique et psychique. Le malade ainsi préparé exécutera sous la direction du médecin l'acte redouté. Pour l'y décider, car il s'y refuse souvent, invoquant son incapacité, deux procédés peuvent être employés : 1° affirmer que la cause de la phobie ayant disparu, l'acte peut être accompli sans difficulté, immédiatement, et qu'il n'y a pas lieu de tenir compte des idées abolies. Affronter l'action avec sécurité, en se désintéressant des causes passées. C'est le procédé de la méthode de conversion. Il est surtout efficace dans les phobies par inachèvement paralogique chez les Hypopsychiques ; il l'est moins chez les Hyper et fort peu chez les Para ; — 2° déclarer au malade qu'on l'aide à accomplir son acte pour l'entraîner progressivement à dissiper ses craintes et à agir peu à peu avec sécurité. Cette tactique convient mieux à tous les malades chez lesquels la conversion est difficile, pour des motifs physiques ou psychiques : phobies par insuffisance primaire hypopsychique, phobies hyper ou parapsychiques. Dans ce dernier cas, le traitement de la phobie, qu'elle soit concrète ou abstraite, est particulièrement long et difficile, le succès aléatoire et partiel, ou transitoire. Mais on ne doit jamais se décourager. On voit s'améliorer des phobies, même parapsychiques, au moment où on s'y attend le moins. On doit compter sur le temps, la ténacité, l'amé-

lioration du terrain et, aussi, sur les dérivations apportées
par la vie, dont on ne peut soupçonner d'avance les
hasards heureux..

III. — AGITATIONS MOTRICES ET TICS

Réactions d'inadaptation au même titre que les obsessions et les phobies, mais dans un autre ordre d'opérations
psycho-physiques, les agitations et tics prouvent la relation
étroite qui existe entre les mouvements, ou éléments moteurs, et la pensée. La méthode générale de traitement est
la même ; traitement physique approprié au terrain (voy. T.
des obsessions) ; méthode de conversion, discipline générale, culture de l'attention, etc.

En outre, le tic étant un désordre d'un mouvement spécial, on ajoutera au traitement général psycho-physique
un traitement particulier approprié au mouvement troublé.
Par exemple, on apprendra au tiqueur hypopsychique
que son tic n'est pas une maladie organique, qu'il dépend
de l'esprit, d'une idée méconnue ou inconnue, consciente
ou subconsciente, qu'il suffit de la découvrir et ensuite de
se discipliner pour que le tic ne se reproduise plus. Donc
il faut exercer son attention et son effort volontaire et
substituer au tic, habitude mauvaise, des habitudes
bonnes. Conseiller les exercices d'attention, de respiration, d'immobilisation, de régularisation des mouvements,
exercice du miroir, etc. Les tics sont innombrables, et certaines réactions viscérales que nous étudierons plus loin
sont de véritables tics.

IV. — SCRUPULE

Le scrupule est un état de conscience qui participe à la
fois de l'obsession, de la phobie et de l'agitation motrice.
Il est une réaction générale et diffuse plutôt qu'une réaction systématisée, mais il occupe une telle place dans la
vie psychique du névropathe qu'il est nécessaire de consacrer à son traitement une place spéciale.

Eliminons d'abord les scrupuleux *hyperpsychiques* ou

parapsychiques (voy. T. de l'*obsession*, p. 661). Occupons-nous du scrupuleux par hypopsychisme. En premier lieu, vient le traitement physique : ramener l'équilibre organique, relever la tension psycho-physique; puis, ou en même temps, le traitement psychique doit intervenir. Les distinctions d'origine doivent être établies comme pour les obsessions et les phobies : scrupules par insuffisance des conditions psychiques, psycho-physiques ou physiques, inachèvement secondaire avec asthénie physique; scrupules par inachèvement paralogique, sans asthénie physique. Même traitement général.

Tant que le scrupule reste purement psychologique le traitement général demeure suffisant. Mais, le plus souvent, il revêt un caractère moral ou religieux qui doit imprimer à son traitement une tactique particulière. De ce point de vue, le scrupule est constitué par la préoccupation de discerner le bien du mal, le souci de faire le bien ou le mieux, d'éviter le mal et, enfin, la peur de faire le mal ou de ne pas faire assez le bien. Le scrupuleux passe ses journées à se poser à chaque instant, pour les grandes comme pour les plus petites choses, des interrogations qui restent sans réponse. Il vit ainsi dans le doute. Mais la peur de l'imperfection est un moindre mal. L'hypopsychique, qui est par essence un pessimiste, incline généralement vers le pire. Quand il ne doute pas du mieux, il croit, ou à peu près, qu'il a fait le mal. Et ses tortures ruminatoires ne cessent plus.

En présence d'un scrupuleux, quelle est la meilleure tactique ? — Il faut faire deux parts : la part du *fait* — scrupule particulier au malade — et la part de la *doctrine psychologique du scrupule* en général. — Faire d'abord l'analyse psychologique du scrupule du sujet et lui démontrer l'erreur de fait qu'il commet. Bien entendu, il met en doute les explications. Cela est prévu. Il faut affirmer, affirmer sans hésitation et sans lassitude. En même temps, on lui explique le rôle des mécanismes psychologiques qui déterminent le scrupule, le rôle du doute, de l'émotion, de l'inachèvement, etc.. (voy. la *Méthode générale*, p. 712).

Cette première partie de la besogne terminée, on déclare

au malade qu'on ne parlera plus jamais, sous aucun prétexte, de son ou ses scrupules. On lui expliquera que, dans
un terrain comme l'est actuellement le sien, toute pensée
pouvant être prétexte à scrupule, il est inutile d'interroger et il est dangereux de répondre, parce que toute discussion sur un scrupule n'a d'autre effet que de le fortifier
et d'en faire naître d'autres. Le malade priera, suppliera,
pleurera même. On ne cèdera pas. On lui dira : Je sais
d'avance, je sais que vous allez m'exposer une pensée
fausse ; ne la dites pas, vous lui donneriez de la force en
la « parlant ». Gardez pour vous le fait particulier. Et ne
manquez pas de faire ce que je vous dis. Nous n'arriverons
à rien si vous ne m'obéissez pas strictement. — On lui
répètera chaque fois et inlassablement la doctrine générale du scrupule et les moyens de le combattre : — N'oubliez pas que vous êtes actuellement en état de névropathie. Tout ce qui naît dans votre esprit est coloré par cet
état. Toutes les fois que vous êtes ému par une pensée
quelconque, cette pensée est déformée, donc elle est
fausse. Dites-vous : *Je suis ému, donc je me trompe.*
L'émotion constate une erreur d'adaptation... D'autre
part, vous doutez. Il n'y a donc pas évidence. Pour vous,
il n'y a jamais évidence. Or, en matière de croyance,
seule l'évidence compte. Il n'y a pas évidence, donc cela
ne compte pas. Il faut vous désintéresser de ce doute et
vivre en sécurité... Ne discutez pas. Obéissez. Sur le moment, ces paroles (et je résume) apportent le calme et la
tranquillité. Maintenant, je suis en paix, dit le malade.
Mais cela dure peu. Bientôt va naître un nouveau scrupule,
que le malade voudra conter. Nouvelles interrogations.
— Ne répondez pas. Répétez-lui : je ne m'occupe pas du
fait scrupuleux, la cause est entendue. Mais n'oubliez
pas... etc. (voy. plus haut).

Si l'on doit éviter avec tant de soin de répondre aux
interrogations du scrupuleux c'est qu'il est un terrible,
infatigable et rusé questionneur. Quelque patience et
quelque prudence que l'on apporte à répondre à ses discours, on s'expose à prononcer des phrases ou des mots
qu'il interprétera à sa manière et qui lui procureront de

nouveaux scrupules. Bien qu'il souffre de ses scrupules, on dirait qu'il fait naître les occasions d'en éprouver d'autres, comme l'obsédé qui se roule avec volupté dans son manteau de torture. Lorsque l'analyse première du scrupule a été faite, et l'explication donnée, n'y revenons plus. Mais distribuons largement, je le répète, la manne du soutien moral et de la dérivation.

Enfin, quand il s'agit de scrupules proprement religieux et dont la solution nous échappe, adressons notre scrupuleux à un prêtre bien au courant de ces questions. Cette collaboration peut donner les meilleurs résultats.

ARTICLE II

Traitement des Réactions viscérales d'origine psychique.

LES PSEUDO-ORGANOPATHIES

L'inadaptation peut entraîner — nous l'avons dit plus haut — des réactions viscérales aussi bien que des réactions psychiques. Ces états sont fréquents, peut-être moins que le prétendent les purs doctrinaires du psychisme, mais peut-être plus que ne l'affirment les purs organicistes.

Ces réactions viscérales par influence psychique sont relativement faciles à interpréter. La psychologie fonctionnelle nous a permis de comprendre l'union indivisible de l'esprit et du corps. Nous en avons longuement parlé ailleurs. Une fonction viscérale n'existe que par la collaboration constante de la fonction organique et de la fonction psychique. Si l'état de conscience en rapport avec la fonction est troublé, la fonction l'est aussi. Ainsi toute fonction est un ensemble de relations, qui s'évoquent l'une l'autre, entre un organe et la fonction psychique. Cette relation est inconsciente et automatique, c'est pourquoi elle s'accomplit avec équilibre. Si l'esprit se mêle de la fonction, s'il intervient dans la relation, la fonction se déséquilibre. On ne s'en occupe en effet que pour la troubler, en faisant intervenir dans son mécanisme des jugements faux. Si l'on croit par exemple que l'intestin est paresseux, cette croyance détermine des mouvements psycho-physiques en rapport avec cette croyance, et la constipation naît. Si l'on croit au contraire à une trop grande activité intestinale, les mouvements se précipitent et les évacuations aussi. Cela prouve une fois de plus la supériorité, dans certains cas, de l'instinct sur l'intelligence. Dans les fonctions viscérales, l'instinct, qui est l'habitude de la relation automatique, est le guide impeccable. L'intelligence apporte dans les fonctions viscérales des jugements influencés par l'émotivité, et donc paralogiques. Le paralogisme de l'esprit transmet à l'organe en relation avec lui des mouvements inadaptés à la fonction. C'est l'erreur, par conséquent la réaction désordonnée, et la maladie.

Tous les malaises vagues, toutes les douleurs, toutes les agitations motrices, tous les troubles viscéraux sans fondement organique ne sont autre chose que la conséquence des inachèvements psychiques. N'étant pas achevée en adaptation complète avec le réel de façon à former une croyance logique et nette de toute bavure, la construction psychique se transforme ou se dérive en mouvements dénués de sens, en douleurs sans fondement ou en troubles fonctionnels. Peu à peu, le lien s'établit entre l'esprit et la réaction, la réaction devient automatique, se fixe dans l'inconscient, et la maladie nerveuse est créée (voy. *Méthode générale*, p. 712).

La méthode générale de conversion trouve ici ses plus heureuses applications. La cause initiale est une erreur de logique. Après avoir recherché les causes du désordre fonctionnel, et quand on est sûr de ses origines psychiques, on expliquera au malade les causes de son état, le mécanisme, les conséquences. On lui exposera, s'il y a lieu, la doctrine générale, l'émotion, la désagrégation, la subconscience, etc. (voy. p. 716). Quand il aura compris et admis, il sera virtuellement guéri. Il ne reste plus qu'à consolider la croyance, de façon à substituer des automatismes justes aux automatismes faux : affirmer au malade qu'il doit se désintéresser de sa fonction et qu'elle s'accomplira d'autant mieux qu'il s'en occupera moins. Le désintéressement crée la sécurité et par conséquent la guérison. En un mot, il importe de ramener l'automatisme fonctionnel, l'instinct, et de *couper toute communication psychique — couper le fil*, suivant le mot que je donne à mes malades — entre l'esprit et l'organe. L'organe se tire très bien d'affaire tout seul.

Il faut s'adapter logiquement à la réalité. Quelle est la réalité ? La réalité c'est que vous possédez des organes sains. Adaptez-vous à cette réalité. Ayez cette croyance que vos malaises ne sont que des réactions fonctionnelles consécutives à des pensées déformées. N'établissez aucun lien entre ces pensées et les réactions. Assistez en spectateur désintéressé au libre fonctionnement de vos organes. Croyance. Confiance en vous. Désintéressement. Sécurité.

Quand il y a lieu, on ajoute au traitement psychique le traitement physique général nécessaire : repos ou exercice, isolement ou retraite, régime alimentataire, etc. ; bref, réglage de l'équilibre organique.

Les réactions pathologiques peuvent se fixer sur tous les systèmes organiques, sans exception : la sensibilité et la motricité, les sécrétions, le cœur, l'estomac, l'intestin, le foie, l'utérus, etc. C'est dire que les manifestations fonctionnelles pures peuvent se rencontrer partout. Je ne m'attarderai pas à les décrire toutes. Ce serait un peu long. J'en donnerai seulement quelques-unes.

Réactions sensitives. — Les algies de cause purement psychique sont innombrables : les viscéralgies aussi bien que les névralgies. On peut les faire disparaître en inspirant au malade la conviction qu'il n'y a pas de lésion. Affirmer toujours et conseiller le mépris de la douleur. Mais cela ne suffit pas toujours. Alors, il faut employer d'autres méthodes. L'hétéro-auto-suggestion est une des meilleures. J'ai cité plus haut (p. 564) l'observation d'une malade que je parvins à guérir d'un « clou hystérique » en lui faisant constater — sans le lui dire — que les injections qui, croyait-elle, renfermaient de l'antipyrine et lui faisaient du bien, n'en contenaient pas un atôme. — Une autre malade fut guérie d'une algie du mollet par l'application d'un pseudo-vésicatoire. Quand la douleur fut partie, elle s'aperçut que, la bande enlevée, il n'y avait pas trace du moindre emplâtre. — Une émotion agréable et forte peut produire des effets analogues. On rapporte que miss S... P... fut guérie d'une névralgie crânienne dont elle souffrait depuis vingt ans, par son mariage avec le grand romancier américain H... L'amour fit ce que la médecine n'avait pu accomplir. Par tous les moyens possibles on cherchera à convaincre le malade de l'inexistence de la lésion qui est sa préoccupation constante. La méthode de conversion doit être appliquée ici avec une extrême patience.

Réactions motrices. — Il existe des fausses fatigues. C'est exact. Des fatigues par paralogisme. Mais ce n'est pas une raison pour dire que la fatigue asthénique est presque toujours fausse. Cette généralisation amène des conséquences néfastes ; elle entraîne le désespoir, les luttes familiales, le suicide parfois (voy. l'*Entraînement*, p. 526). Et je souhaite que l'asthénie véritable par insuffisance d'énergie prenne en pathologie la place à laquelle elle a droit. (voy. la *Sensation de fatigue*, p. 113).

Dans la fausse fatigue, il y a toujours une contradiction entre l'état somatique du malade et ses affirmations ou ses habitudes. Madame L., par exemple, marche très facilement et pendant des heures entières dans son jardin ; elle ne peut faire cent mètres sur une route sans éprouver une fatigue intense. Il y avait là une réaction psychique qui disparut le jour où je la mis en pleine campagne et lui prouvai qu'elle n'était pas plus fatiguée qu'ailleurs. Elle se mit à rire et fut guérie.

Les *astasies-abasies*[1] relèvent de la même cause psychique et du même traitement : analyse, conversion, démonstration par la preuve de puissance. Donner au malade, par un artifice quelconque, la preuve qu'il se trompe, est la meilleure de toutes les persuasions. Les agitations diffuses,

---

1. Cf. *Journal des Praticiens. Un cas d'astasie-abasie*, 18 nov. 1911.

les spasmes et les tics d'origine psychique sont également justiciables de la même méthode (voy. p. 671).

Réactions cardiaques. — On peut observer des palpitations, de la tachycardie intermittente ou permanente, des intermittences. Mais il faut être bien sûr de son diagnostic. On ne doit pas considérer *a priori* tout cœur sans souffle et tachycardique comme un cœur psychique. Il existe en effet des asthénies cardiaques par *insuffisance* native. L'asthénie ne se révèle par aucun bruit de souffle et elle compromet cependant la santé du cœur, aussi fortement que le ferait une lésion valvulaire. L'avenir cardiaque dépend de la résistance neuro-musculaire de l'organe et non de l'intensité des souffles valvulaires. Cela dit, il est évident que l'on rencontre des troubles cardiaques purement psychiques. Il faut alors user de toutes les ressources de sa dialectique pour convaincre les malades de l'innocuité de leurs maux. Cela n'est pas facile, le cœur étant un organe que l'on ne peut mettre au repos et qui, par son bruit continuel, rappelle toujours au patient sa présence inopportune. Avec de la patience, cependant, on y arrive. Le résultat est encore plus rapide si le malade peut acquérir, directement ou indirectement, la preuve de sa puissance.

Réactions respiratoires. — Dyspnées et polypnées ne sont pas rares. Le patient a 30, 40, 50 inspirations par minute et vous le trouvez assis sur son lit, angoissé, craignant l'étouffement prochain ; ou bien il respire à peine. S'il n'y a pas de lésion organique, pas d'intoxication alimentaire ou médicamenteuse, rassurez le malade, expliquez lui l'origine psychique de sa dyspnée, vous verrez les respirations diminuer peu à peu de nombre et d'intensité et la tempête faire place au calme. Cherchez ensuite la cause subconsciente qui provoque ces accidents, afin de la détruire dans la racine et d'empêcher le retour d'accidents sans gravité mais très effrayants.

J'ai cité ailleurs l'histoire d'un pseudo-asthme d'origine subconsciente (voy. p. 374) et guéri très rapidement.

Réactions gastro-intestinales. — Le tube digestif est un terrain d'élection pour les troubles fonctionnels d'origine psychique. *Les spasmes de l'œsophage* sont fréquents. Plus fréquents encore les troubles *dyspeptiques. L'aérophagie* est particulièrement répandue. On peut dire que tous les névropathes gastriques sont plus ou moins aérophages. L'air, les « gaz », les « vents » jouent dans les habitudes de l'esprit humain un rôle héréditaire d'une telle importance qu'on ne s'étonne pas de voir les névropathes préoccupés de leur digestion accorder une attention soutenue à l'entrée comme au séjour ou à la sortie des gaz. On rencontre des malades absorbés du matin au soir par cette industrie usinière. Depuis qu'il prépare le concours de Polytechnique, le jeune H. est en proie à des crises d'aérophagie silencieuses qui surviennent après chaque repas. Il guérit rapidement, après l'exposé de la doctrine générale de l'émotion, de ses réactions, et de la conversion. — Chez J. les crises sont au contraire bruyantes. Chaque fois qu'il éprouve un souci, il est pris tout de suite, ou quelques heures après, le jour ou la nuit, d'une crise violente ; il fait le geste connu d'abaissement et d'élévation de la tête, et chaque geste s'accompagne d'une expulsion très bruyante d'air inodore. En même temps l'estomac est tympanisé comme un tambour. La crise dure une ou plusieurs heures, puis tout se calme.

Quand les malades sont des hyper ou des parapsychiques, la guérison est difficile à obtenir, et l'on approuve l'ingéniosité des médecins qui ont conseillé des procédés mécaniques divers (bouchon entre les dents, cravate, etc.). Chez les hypopsychiques avec inachèvement la guérison par la doctrine de la conversion est la règle.

Les *états dyspeptiques* sont justiciables du même traitement par la conversion. Toutefois, si l'esprit ne se plie pas, dès le premier entretien à la croyance nouvelle, si, d'autre part, les digestions sont devenues, par l'habitude, réellement difficiles, si, enfin, l'état général a souffert de l'inanition, il est souvent nécessaire d'adjoindre au traitement psychique un traitement physique : repos, retraite ou isolement, régime lacté pendant une, deux ou plusieurs

semaines, ou régime lacto végétarien, ou régime végétarien ; après le régime de transition, prescrire le régime
ordinaire. Cependant le régime lacté du début n'est pas
un dogme. S'il est utile, lorsque l'état gastrique et l'état
général du malade l'imposent, on peut s'en passer quand
le malade est dans un état physique satisfaisant et lorsqu'on s'aperçoit que la conversion s'opère assez facilement.
— On rencontre assez souvent des états de cette sorte,
et leur traitement compte parmi les beaux succès de la
Psychothérapie. Les malades se remettent à manger, ils
reprennent du poids, de la santé, de la belle humeur. Ils se
transforment. Des auteurs très qualifiés ont longuement
exposé le traitement de ces pseudo-dyspepsies. La question est aujourd'hui bien connue. Il n'y a rien à y ajouter.

L'anorexie mentale est assez fréquente. On la rencontre
rarement chez les hypopsychiques asthéniques, et plutôt
chez les hystériques, les dégénérés, les mélancoliques et
les parapsychiques. Elle succède généralement soit au
désir de maigrir, soit à des scrupules, soit à un état dyspeptique douloureux ; elle peut être aussi le résultat d'une
perturbation physique générale liée à la suppression de la
fonction ovarienne ; mais elle est l'apanage du sexe féminin
et des jeunes filles en particulier. Elle s'accompagne d'un
besoin extraordinaire de mouvement, d'une « bougeotte »
invincible. Si l'anorexie est hypopsychique, hystérique ou
mélancolique, la guérison est possible. Dans le cas contraire il est peu de traitement plus difficile et qui exige de
la part des médecins et des infirmières (car l'isolement est
une condition indispensable) plus de fermeté et de ténacité.
Il faut *obliger* par tous les moyens possibles, même par la
rigueur, et par une surveillance étroite, la malade à manger, d'abord, et ensuite l'empêcher de provoquer des
vomissements libérateurs. Le but est double : lutter contre
la dénutrition et, ensuite, exciter par l'acte digestif les
centres nerveux psychiques et leur rendre l'idée de faim.
La malade a en effet perdu tout appétit et jusqu'à la pensée
que la nourriture est un acte nécessaire à la vie. Tout
effort est superflu qui veut par le raisonnement (sauf chez

les hypopsychiques) ramener l'idée de faim. Ici, c'est le geste qui produira la pensée, selon l'avis de Pascal et de Loyola. Pour croire, mettez-vous à genoux, disait Pascal. Pour avoir faim, mangez, doit-on dire aux anorexiques. Mais ne leur demandez pas leur avis. Agissez par obligation ou par contrainte. Elles ne peuvent pas vouloir manger, puisqu'elles n'ont ni idée de faim, ni croyance à sa nécessité. La volonté n'est qu'une résultante et la réaction d'une croyance (voy. p. 200). Inutile de faire appel à la volonté quand la croyance à l'idée, et l'idée elle-même, sont absentes.

Les *vomissements* ne sont pas rares. J'ai cité plus haut (voy. p. 373) l'histoire d'une malade atteinte de vomissements incoercibles à la suite d'une peur intense. Elle avait été poursuivie par une vache au moment où elle sortait de table. L'émotion lui avait fait restituer son repas. Le vomissement se reproduisait après chaque repas. Elle vomissait tout, sans en connaître la cause. L'émotion de la vache était oubliée, mais la réaction vomissement demeurait. Pendant deux années elle fut soignée pour un état dyspeptique, et sans succès durable, bien entendu. Lorsque je l'examinai, l'analyse psychologique me fit découvrir la cause psychique subconsciente des vomissements. Je lui expliquai la cause et les mécanismes psychiques. La méthode de conversion amena rapidement la cessation des vomissements.

Chez les hystériques, la conversion n'est possible que si la malade a une confiance absolue en son médecin. Sinon, la suggestion ou l'hétéro-auto-suggestion sont plus efficaces. Il ne faut pas oublier que les vomissements sont souvent simulés par ces névropathes et qu'avant de prendre au sérieux un vomissement on doit s'assurer de sa légitimité. Exemple : Lucie, quinze ans, jolie et raisonnable comme un ange, m'est conduite pour des vomissements incoercibles. Défiez-vous des enfants trop « raisonnables », ce sont presque toujours des névropathes. Lucie dirige la maison, gronde sa mère, tient la bourse et prêche l'économie à la cuisinière ; elle parle avec mépris d'un frère aîné, étudiant à Paris, et qui lui donne beaucoup de soucis. Or, cet ange était tout simplement une simulatrice. Après les repas, elle se rendait seule dans un cabinet de toilette et montrait ensuite à sa famille éplorée ce qu'elle venait de rendre, disait-elle : des petits carrés de pain soigneusement découpés par elle et jetés dans un seau de toilette. — Des paquets de poudre inerte mirent fin à cette comédie. Et avec une gravité amusante, la petite Madone me remercia du grand service que je lui avais rendu.

La *constipation* par inachèvement logique est un fait d'une observation quotidienne. On connaît l'influence de la pensée, de l'émotion et de l'habitude, sur les fonctions intestinales. Le meilleur moyen d'avoir de bonnes fonctions c'est de les accomplir chaque jour, à la même heure, et de s'en désintéresser : cela va ; si cela ne va pas aujourd'hui cela ira demain. — Mais quand l'esprit s'en mêle, alors la relation psycho-physique est désagrégée, l'idée d'incapacité fonctionnelle se fixe dans l'esprit, et les destins s'accomplissent : la constipation est née.

Un trouble fonctionnel comme la constipation est une mauvaise habitude créée par l'intervention d'une intelligence mal avertie dans une fonction qui doit rester automatique. La fonction est du domaine de l'instinct et non de l'intelligence ; celle-ci doit demeurer dans son domaine et si elle intervient dans la réalité mouvante des fonctions viscérales, c'est en général pour la désorienter. (La psychologie fonctionnelle trouve ici sa vérification ; car il n'est pas de petits faits pour le philosophe). La constipation peut être créée par le sujet lui-même, mais elle peut l'être aussi par hétéro-suggestion. C'est ainsi qu'on peut observer une sorte d'*hérédité psychique* de la constipation [1]. On sait que la constipation est plus fréquente chez la femme. Mettons à part les causes somatiques, assez rares. On peut penser que l'ennui d'accomplir chaque jour une fonction inélégante entre pour une grande part dans l'étiologie de la

---

1. *L'hérédité psychique de la constipation. Journal des Praticiens,* 27 mai 1911, pp. 328 et sq.

constipation, en supprimant l'habitude indispensable. En outre, il est entendu qu'une femme est ou doit être constipée. Il n'est pas rare d'entendre une mère dire devant sa fillette : ma mère était constipée, ma grand'mère aussi, je le suis également, cette enfant le sera. Et en effet l'enfant le devient. Cette phrase imprudente oblige l'enfant à fixer son esprit sur une fonction dont elle ne s'occupait pas et à penser que cette fonction ne pourra pas s'accomplir. Peu à peu la croyance s'établit, la fonction se suspend, le lavement intervient. La suggestion de la mère est réalisée. Et la légende continue.

Le traitement psychique donne ici les meilleurs résultats. D'abord, suppression absolue des laxatifs. Puis, méthode de conversion. Explication de la cause psychique et du mécanisme d'arrêt fonctionnel. Dans la relation psycho-organique qui constitue la fonction intestinale, la suppression de l'élément psychique, c'est-à-dire la pensée que la fonction est impossible, crée précisément cette impossibilité. Substituez à cette croyance fausse la croyance juste qu'il n'existe aucun obstacle matériel à l'accomplissement de la fonction, que celle-ci deviendra excellente le jour où, grâce à cette croyance, la communication sera coupée entre le psychisme et l'organe et l'intestin rendu à son bienfaisant automatisme. Quand cette conviction est entrée, on se désintéresse de sa fonction et l'on vit en sécurité : la fonction s'accomplit normalement. Inutile de faire appel à la volonté. La croyance suffit, et l'habitude. Car il faut appeler l'habitude à son aide et obliger le sujet à se présenter, chaque matin, à la même heure, à la garde-robe. Il faut aussi que le médecin soit absolument convaincu et qu'il ne laisse jamais échapper un mot de doute. Qu'il ne dise pas : si cela ne réussit pas, vous prendrez... Il détruirait tout ce qu'il veut édifier. La croyance est incompatible avec le doute. Il y a ou il n'y a pas évidence. Mais il peut conseiller un régime alimentaire convenable : des fruits cuits, le matin, un verre d'eau fraîche, etc., — tout cela à titre d'adjuvants.

Les *entéro-névroses muco-membraneuses* d'origine psychique relèvent du traitement par la conversion, avec les variantes commandées par les circonstances. Et de même le traitement des *diarrhées* psychiques.

Les *organes génitaux* sont le siège fréquent de réactions par inachèvement. Chez la femme : algies ovariennes ou utérines, pseudo-métrites. Les soins locaux n'ont d'autre effet que de les exagérer et de les transformer en états obsédants. Beaucoup d'entre elles s'adressent aux chirurgiens, et de nombreuses interventions opératoires ont été tentées — de la meilleure foi du monde — pour mettre fin à des états purement psychiques. On rencontre des algiques qui ont subi une ou plusieurs opérations graves, sans le moindre succès, et qui cependant sont toutes prêtes à recommencer. Elles relèvent du neurologiste et non du chirurgien.

Les préoccupations d'ordre *sexuel* peuvent déterminer les réactions les plus diverses. Les morales et les mœurs ne permettent pas en effet à la femme de donner satisfaction à ses désirs sexuels en dehors du mariage légitime. Si la plupart des jeunes filles et des veuves sont frigides par tempérament ou par ignorance, d'autres ne le sont pas. Il arrive que leurs désirs inemployés et refoulés déterminent des réactions diverses (loi de diffusion de Bain) : psycho-motrices (crise hystériforme), psychiques (obsessions, phobies, etc.,) états indéterminés. Par éducation la femme (et surtout la jeune fille) ne livre pas les secrets de cette sorte, et d'ailleurs si elle a été contrainte de refouler des besoins considérés comme coupables, elle n'établit elle-même aucune relation de causalité entre ses désirs et son état névropathique. Il appartient au médecin de penser à ces relations souvent possibles et de découvrir des causes soigneusement tenues secrètes, ou ignorées de la malade. La matière est délicate, mais il est possible d'obtenir les confidences en apportant aux entretiens tout le tact nécessaire. La guérison d'ailleurs est à ce prix. On sait tout cela depuis longtemps et que les amours contrariées sont prétextes à des « humeurs noires », comme on disait jadis. Cela même est sujet de roman ou de comédie. Les travaux de Freud, en appelant l'attention sur ce mode étiologique un peu plus oublié par les médecins que par les écrivains, ont été bienfaisants ; mais en faisant de l'amour refoulé la cause à peu près unique des états névropathiques, ils paraissent avoir dépassé la juste mesure. (Voy. la *Psycho-analyse*, p. 573.)

Chez l'homme on observe des troubles de *miction* : phobies urinaires, timidité urinaire, polyurie, pollakiurie, incontinence d'urine, etc. Traitement psychique. La fonction sexuelle n'est pas, comme chez la femme, arrêtée par des conventions. Elle est relativement libre, mais, si elle l'est socialement, son exécution reste liée à l'état psychique, et l'état psychique met souvent obstacle à son épanouissement. Il se produit alors ce qu'on appelle l'*impuissance psychique* : la pensée que l'on ne pourra pas accomplir la fonction. Cet accident, très fréquent chez les névropathes, leur procure des déceptions fort vives et des obsessions tenaces. L'impuissance est produite toutes les fois que se présente subitement à l'esprit l'idée de l'échec possible ; elle l'est aussi par l'émotion d'un début, ou lorsque la rencontre, très désirée, se fait trop longtemps attendre. Quand elle s'est produite une première fois avec une femme, elle se reproduit à chaque rencontre avec cette même femme, alors qu'avec une autre femme, et qui ne l'émeut pas, le sujet possède tous ses pouvoirs. L'impuissance arrive donc toutes les fois que l'émotif se retrouve avec une femme qu'il a « manquée » une première fois ; elle est une réaction d'émotion. On lui appliquera le traitement de l'émotion. On trouvera du reste dans divers auteurs des détails copieux sur cet état et son traitement.

En résumé, toutes les fonctions viscérales peuvent être troublées par les réactions dues à l'inachèvement, et leur énumération serait fastidieuse. Il suffit d'en être prévenu et, le diagnostic établi, de leur appliquer la méthode de conversion. Se rappeler surtout que les réactions étant dominées par la nature du terrain, par l'*Hypopsychisme* comme par l'*Hyper* ou le *Parapsychisme*, etc., les traitements sont tout à fait différents. Mais on n'oubliera pas que, s'il existe des troubles fonctionnels d'origine psychique,

on rencontre fréquemment des états d'un diagnostic diffi
cile et qu'il est indispensable de les bien étudier avant d
les classer définitivement dans le casier psychique. La pa
thologie n'est pas encore une science exacte et définitive.
Il est des états que la médecine ne connaît pas encore, des
symptômes que l'on ne sait comment interpréter, des syn
dromes inexpliqués et qui sont précurseurs parfois de
lésions organiques ou fonctionnelles mal décrites. Tout
cela doit rendre le praticien prudent et modeste. Quand il
est sûr, il doit affirmer : un interrogatoire bien conduit
permet d'ailleurs le diagnostic de réaction par inachèvement, et les occasions d'être sûr sont les plus nombreuses.
Mais s'il n'est pas sûr, absolument sûr, il ne doit pas traiter
de psychique et d'aboulique le malheureux qui présente
des symptômes inconnus. Il ne doit pas dire : ça n'est pas
décrit, donc vous êtes un pur nerveux. Il ne sait pas à
quelles tortures morales ni à quelle vie de misères physiques héroïquement supportées il le condamne (voy. Delbet et Legueu, p. 507).

Ces paroles ne sont pas pour décourager les nerveux
qui me liront. Quand on a donné sa confiance à son
médecin, on doit ajouter foi à sa parole et croire résolu-
ment ce qu'il dit. Je n'ai d'autre but que d'appeler l'attention des médecins sur des erreurs possibles et de leur
donner plus d'autorité en les rendant plus circonspects.

CHAPITRE V

TRAITEMENT DES ÉTATS PSYCHIQUES D'ORIGINE ASTHÉNIQUE SELON LE DEGRÉ HIÉRARCHIQUE D'ADAPTATION AU RÉEL SOCIAL

Les lois de notre vie psychologique sont soumises à des conditions semblables à celles de notre vie physique. L'esprit est dominé par les phénomènes énergétiques et les états statiques qui conditionnent la fonction psychique. Tout traitement d'un état psychique d'origine asthénique devra donc être subordonné à l'état des conditions physiques et guidé moins par l'état de telle ou telle opération psychique que par le degré hiérarchique psycho-physique où se trouve l'asthénique.

En l'espèce, les traitements ne doivent pas être fondés exclusivement sur le trouble d'une opération psychologique isolée de sa hiérarchie fonctionnelle. Par exemple, voici un malade atteint d'une crise aiguë d'asthénie. Ses pouvoirs de maîtrise et de volonté sont abolis. Devra-t-on, tout de suite, exercer sa croyance et sa volonté, s'étonner et gronder s'il n'arrive pas rapidement à les mettre en valeur? Ce serait méconnaître toutes les lois de la Psychologie pathologique. On ne peut demander à un pneumonique qui présente un souffle tubaire d'avoir, en même temps, des râles crépitants de retour. Le médecin qui demande des opérations supérieures à un asthénique grave, c'est-à-dire à un malade qui, ne possédant que des opérations inférieures, ne peut fournir les opérations de l'ordre le plus élevé, commet la même erreur.

Nous avons essayé de montrer que les opérations psychiques ne sont pas des entités indépendantes du corps et obéissant à une autre entité indépendante qui serait la volonté. Les opérations psychiques sont liées à l'état de fonctions psychiques, au terrain et à ses conditions énergétiques et statiques. Leur hiérarchie n'est pas déterminée par des classifications arbitraires, mais par des lois physiques, lois de *hiérarchie psychologique*, selon l'expression de M. Pierre Janet.

Il est impossible de mettre toutes les opérations ou facultés de l'esprit sur le même plan et de croire que nous sommes libres d'en disposer d'égale façon. Certaines opérations sont faciles, comme les émotions, les rêveries, l'abstraction, l'automatisme, l'abstraction métaphysique, la pensée désintéressée. D'autres sont difficiles : telles la perception du présent, l'action intéressée, l'attention soutenue, le choix, la croyance, l'adaptation au réel. La notion de cette hiérarchie est capitale en psychothérapie. On ne la connaît pas assez. C'est cependant sur elle que doivent être fondés les traitements psychiques. M. Pierre Janet a décrit avec beaucoup de précision les diverses séries hiérarchiques[1] établies du point de vue de l'adaptation au réel et conformément à la terminologie rationnelle. D'après cet auteur, les opérations psychiques ne sont pas toutes également faciles; leur mise en train est plus ou moins laborieuse suivant leur importance adaptatrice, et leur disparition dans les troubles de l'esprit s'opère non simultanément, mais « en raison de ces degrés inégaux de facilité. En un mot les opérations mentales semblent se disposer en une *hiérarchie* dans laquelle les degrés supérieurs sont compliqués, difficiles à atteindre et inaccessibles pour certains sujets, tandis que les degrés inférieurs sont aisés et sont restés à leur disposition » (P. Janet). Ces opérations forment une série de difficulté et de complexité décroissantes suivant que leur relation avec la réalité va en diminuant. Elles disparaissent d'autant plus vite que leur *coefficient de réalité* est plus élevé, et elles persistent d'autant plus longtemps que leur coefficient est plus bas. Il est en effet curieux de constater que chez bien des malades les fonctions psy-

1. *Obsessions et psychasthénie*, p. 474.

chiques sont relativement bonnes dans la solitude ou dans les opérations du futur, et qu'elles ne présentent une altération que dans leur application à la vie réelle. Un écrivain, par exemple, aura assez de force d'attention et de synthèse pour écrire une nouvelle et faire agir ses personnages avec toutes les qualités d'un esprit vigoureux — quelle que soit d'ailleurs la fatigue qu'il ait à l'écrire, cela est une autre question — et il n'apportera pas dans sa propre vie la force de synthèse qu'il donne à ses personnages. Telle personne donnera à ses amis des conseils excellents dans les circonstances difficiles et, quand elle se trouvera elle-même dans des circonstances analogues, elle saura difficilement se débrouiller. Il y a là des troubles bien particuliers, qui ne sont pas des troubles de l'attention pure ni de la synthèse pure puisqu'ils n'existent pas, ou peu, dans le passé et dans l'imaginaire ; ce sont des troubles de l'attention et de la synthèse en rapport avec le présent et le réel. Et c'est cette crainte de la vie réelle qui explique en partie le goût de certains malades pour la solitude. « Moi, dont tout l'être, dit Amiel, pensée et cœur, a soif de s'absorber dans la réalité, dans le prochain, dans la nature et en Dieu, moi que la solitude dévore et détruit, je m'enferme dans la solitude et j'ai l'air de ne me plaire qu'avec moi-même ». (*Journal intime*, I, 159.)

L'adaptation à la réalité est donc conditionnée en général par un phénomène qui est le degré de la tension psycho-physique, suivant la terminologie de P. Janet, ou plutôt, je crois, par la *valeur hiérarchique*, d'ordre biologique, *des divers modes de la fonction psychique*.

Si nous admettons le vocabulaire rationnel, les opérations psychologiques peuvent être groupées en *trois degrés hiérarchiques* qui correspondent aux trois états cliniques : graves, moyens ou légers. Ces trois degrés ne sont pas séparés par des cloisons étanches, mais ils sont cependant assez distincts pour qu'un malade placé dans l'un d'eux, le troisième par exemple, ne puisse passer brusquement au degré supérieur. Et la thérapeutique doit en tenir compte. Je veux dire que l'on doit appliquer à chaque état ou à chaque degré, supérieur, moyen ou inférieur, le traitement qui convient au degré psychique où se trouve le malade, donc un traitement s'adressant à l'ensemble du psychisme et non à telle ou telle opération.

Les opérations les plus difficiles étant celles qui sont en rapport avec le présent, le premier degré de la hiérarchie comprendra les *opérations de présentification*, opérations d'*adaptation*, ou *intéressées*, ou *supérieures*. Le second degré comprendra les opérations en rapport avec le passé ou le futur, opérations *désintéressées* ou *automatiques*, ou *moyennes*. Dans le troisième degré nous placerons les opérations purement émotionnelles, sans rapport ni avec le présent, ni avec le passé, ni avec le futur, émotions et agitations sans utilité et sans but, opérations *inférieures*.

Et il est bien entendu que cette classification rationnelle n'a d'autre but que de faciliter la description des phénomènes psycho-pathologiques et leur thérapeutique et qu'elle doit être complétée par les classifications fonctionnelles.

I. — TROISIÈME DEGRÉ HIÉRARCHIQUE (OPÉRATIONS INFÉRIEURES). LES RÉACTIONS ÉMOTIONNELLES. — ETATS GRAVES

A ce troisième degré le traitement physique est le plus utile. Rappelons que les opérations du troisième degré comprennent surtout les opérations inférieures ; l'angoisse, qui est l'expression d'un état bulbaire ; l'anxiété, l'inquiétude ; les états dits émotifs : tristesse ou joie, douleur ou plaisir, colère, haine, amour. Les opérations supérieures sont faibles ou nulles.

A. *Physiothérapie*. — Il faut appliquer intégralement la méthode d'équilibre physique : repos, isolement, air, réglage de la tension artérielle, du régime et de l'état urinaire, désinfection intestinale, etc. L'angoisse asthénique est sans doute sous la dépendance d'une asthénie bulbaire. Il faut rétablir l'équilibre possible pour l'instant. On doit savoir que, dans les asthénies graves, l'équilibre est particulièrement instable, et l'excitation très voisine de la faiblesse. On apportera beaucoup de tact et de mesure à l'emploi des médications, et l'on s'arrêtera dès que l'effet

possible pour la résistance actuelle du malade sera obtenue. Il faut toujours avoir présent à l'esprit le principe de
thérapeutique générale que j'ai exposé dans un précédent
volume : — « Toute médication et tout médicament trop
« longtemps prolongés, ou donnés à trop haute dose, ra-
« mènent les accidents qu'ils avaient fait disparaître. » —
L'hypotension qui accompagne les états asthéniques bulbaires demande l'emploi de la médication hypertensive :
injections, lavements, boissons diurnes et nocturnes. On
obtient ainsi des relèvements complets, bien que transitoires, de la tension nerveuse, des « instants clairs », précieux pour le malade auquel ils rendent l'espoir (émotions
excitantes favorables). Mais, que l'on ne dépasse pas la
mesure : on ramènerait l'angoisse.

L'analyse urinaire donne de précieux renseignements
sur la minéralisation, et celle-ci a une influence évidente
sur le psychisme : la magnésie et le phosphore étant les
éléments principaux des cellules nerveuses ; le chlore, le
sodium, etc., etc., étant les éléments des humeurs et des
cellules. Les variations, en plus ou en moins, de ces minéraux font varier d'égale façon les opérations psychiques.
Exemple : Voici un malade en état d'angoisse par asthénie bulbaire. Il est déminéralisé par rapport à la magnésie. Au traitement convenable : repos, isolement, etc.,
j'ajoute un médicament : le glycéro-phosphate de magnésie. Résultat excellent. L'angoisse disparaît et fait place à
une vague inquiétude qui, pour lui, touche presque à la
joie. Enchanté de ce succès, il double la dose et continue,
croyant rattraper en quelques jours sa mentalité normale.
Naturellement l'angoisse reparaît, l'asthénie augmente, et
je le retrouve en proie à un profond désespoir, provoqué
d'abord par le retour de l'angoisse et, aussi, par ce qu'il
appelle l'insuccès de la médication : il est convaincu qu'il
ne guérira plus, qu'il est perdu... — Je lui explique doucement que lui seul est coupable : le médicament pris à haute
dose a ramené les troubles qu'il avait fait disparaître. Je lui
promets qu'en suspendant son remède, au lieu d'en absorber
des quantités plus grandes, il retrouvera le léger mieux
qu'il a perdu. L'événement justifia ma prédiction.

Je pourrais citer des faits analogues concernant d'autres minéraux, les chlorures par exemple, aussi bien que les injections, les médicaments ou les substances alimentaires. En donnant aux cellules une dose trop forte ou trop faible, en rendant les humeurs trop acides ou trop alcalines, on fait varier en plus ou en moins toutes les opérations psychologiques. C'est là un fait que l'étude des asthéniques — ces instruments de précision psycho-physique — permet de vérifier chaque jour. Et n'oublions pas la désinfection intestinale par des lavements abondants et répétés. L'auto-intoxication d'origine intestinale agit d'une façon permanente sur les centres bulbo-psychiques. Il n'est pas douteux que les irrigations intestinales systématiques sont d'excellents moyens de combattre l'angoisse, l'anxiété, l'inquiétude et la tristesse asthéniques[1].

B. *Psychothérapie.* — Le médecin n'a ici qu'un rôle modeste, la tâche physique est la plus importante. Son premier devoir est d'expliquer au malade les causes de son état d'angoisse ou d'inquiétude. Qu'il n'aille pas commettre la sottise de dire : cela est « imaginaire », ou nerveux. Le malade perdrait toute confiance. Qu'il explique aussi clairement que possible ce que le malade peut comprendre. Il lui doit, non la vérité anatomique, un peu obscure, mais une certaine vérité clinique. Il dira que les fonctions productrices d'énergie sont troublées et que cela n'est pas dangereux ; que la sensation de mort imminente est une simple sensation de faiblesse des centres, mais que cela est curable avec de la patience, de la résignation, de la ténacité, et du temps. Il lui dira de ne pas se décourager, de tendre toutes ses forces vers le désir de vivre, vers le souhait du mieux ; il lui affirmera que ce mieux est possible, certain, s'il veut mettre toute sa ténacité au service de sa propre cause et se répéter sans cesse : vouloir, bien vouloir et vouloir longtemps.

Les entretiens doivent être conduits avec douceur, avec tact, avec fermeté aussi et, surtout, sans hésitation. Le

1. Toute thérapeutique est inutile et le repos suffit lorsque le pouvoir de réaction est trop faible.

médecin doit parler avec netteté, avec la conviction que donne la compréhension parfaite de la maladie ; il doit avoir des convictions fermes et ne jamais hésiter. L'hésitation est l'un des aspects du psychisme asthénique. Si le malade la retrouve chez son médecin, il perdra confiance.

On doit être affirmatif, mais en connaissance de cause. Montrer au malade par des analyses de son état que l'on connaît très bien sa psychologie et qu'on devine même ce qu'il ne dit pas, lui expliquer par des raisonnements justificatifs ce qu'il y a de défectueux dans le fonctionnement de son état mental : en un mot, démonter devant lui, pièce par pièce, sa mécanique psychique et lui prouver que si ses cénesthésies sont exactes, l'interprétation qu'il en fait n'est pas toujours marquée au coin d'une saine justesse. A cet étage, l'influence du médecin est toute de soutien, d'encouragement, de réconfort. Il doit affirmer sans cesse l'optimisme, mais avec tout le tact nécessaire.

L'angoisse et l'anxiété asthéniques ne doivent pas être confondues avec les mêmes symptômes observés dans les états mélancoliques ou anxieux. Le diagnostic doit être minutieusement établi, car le traitement est radicalement différent. Alors que le repos est nécessaire au traitement de l'angoisse asthénique, il est généralement inutile au mélancolique et plutôt nuisible à l'anxieux. Le laudanum, qui est le remède héroïque dans l'angoisse mélancolique et l'anxiété pure, est néfaste à l'asthénique.

II. — Deuxième degré hiérarchique (opérations moyennes)

Les états de moyenne gravité correspondent aux opérations psychologiques moyennes : vie spéculative, rêveries, automatisme, raisonnements abstraits, ruminations, désordres de la conscience et désagrégation du moi.

A. *Physiothérapie.* — Méthode d'équilibre énergétique. Mêmes indications que pour l'étage inférieur. Application de la méthode : repos, air, isolement, reminéralisation, pression, etc. ; médicaments, si le sujet les tolère.

B. *Psychothérapie.* — A ce degré moyen, le rôle du

médecin consiste surtout à faire disparaître les déformations émotives (voy. la *Lutte contre les Emotions*, p. 723) et aussi à combattre la rêverie, l'habitude, l'automatisme. On y ajoutera les méthodes ayant pour but de diriger, de canaliser adroitement ces opérations psychiques : vagues spéculations, analyses, rêveries, ruminations, automatismes, etc. La vie spéculative automatique de ces malades est en effet très intense. Ils passent leur temps à s'observer, à analyser, à ruminer, à rêver, à construire des systèmes de pathologie, de psychologie, de métaphysique ou, plus simplement, des rêves interminables et des pensées vagues à propos des évènements de chaque jour. Leur faculté de raisonnement abstrait est très développé. Leur mémoire de conservation est entière, à ce point qu'ils peuvent se rappeler tous les plus petits événements de leur vie antérieure. Leur imagination est plutôt excessive. Mais il ne savent pas adapter tout cela à la réalité présente. C'est ce qu'il faut leur apprendre.

Il faut leur enseigner ce que l'on peut appeler la *canalisation de l'automatisme*. L'acte automatique ne demande qu'un minimum de dépense énergétique et d'effort. Donnez à vos malades une occupation manuelle ou psychique en rapport avec leurs tendances, leurs dispositions ou leurs goûts, donnez-leur une *habitude*, une bonne idée fixe et dirigez tous leurs efforts vers ce but. Au début, la mise en train sera peut-être pénible mais, peu à peu, à la condition qu'elle soit bien choisie, l'habitude artificielle deviendra un goût, un besoin, un automatisme bienfaisant. On substitue ainsi une habitude utile à l'automatisme malfaisant. C'est une bonne dérivation. Et ce doit être la tâche du médecin. Il ne peut rendre subitement à l'asthénique les opérations supérieures, comme il ferait pour l'hystérique, mais il peut canaliser ses forces existantes. Discerner la tendance principale du malade, aiguiller sur cette voie unique toute la compréhension, toute la mémoire, toute l'imagination, voilà la tâche utile.

Peut-être faudra-t-il changer de temps en temps le but. Les asthéniques se lassent vite ; ils ont un perpétuel désir de renouveau, un besoin d'excitation. On ne s'entêtera pas. Quand on en verra la nécessité, on aiguillera le malade sur une voie nouvelle, sinon il retomberait dans son apathie et dans son ennui. J'ai montré (p. 214) le rôle bienfaisant de la nouveauté dans les opérations psychologiques. La nouveauté intervient en rassemblant toutes les forces disponibles du malade, comme une compagnie dispersée se réunit à l'appel du clairon. N'abusons pas de la nouveauté cependant. Si l'usage intelligent est bon, l'abus produit le surmenage. Sous prétexte de nouveauté, on conseille souvent aux malades de prendre des distractions. On les envoie à la montagne, à la mer, aux eaux, au théâtre, au concert... Et les malades en reviennent beaucoup plus malades qu'ils n'étaient partis. Il ne faut pas confondre la distraction et les distractions. La première, prise dans le sens de dérivation, est une méthode légitime. Les autres, qui ne sont qu'un vague procédé d'amusement, doivent être interdites ou sagement appropriées à l'état des forces.

PREMIER DEGRÉ HIÉRARCHIQUE (SUPÉRIEUR), ÉTATS LÉGERS

Le traitement physique et psychique des malades placés à ce degré se confond avec le traitement général exposé dans les chapitres précédents. Il comprend le traitement des opérations supérieures, ou fonctions psychiques issues des expériences internes et externes. Je renvoie le lecteur aux chapitres utiles.

CHAPITRE V

TRAITEMENT DES INADAPTATIONS MORALES ET SOCIALES
TACTIQUES MORALES ET SOCIALES
SURTOUT POUR L'ASTHÉNIQUE CONSTITUTIONNEL

L'action psychothérapique du neurologiste ne peut pas se borner à la vie proprement psychique du névropathe. Bien qu'on n'ait pas coutume de traiter de vie morale et de vie sociale dans les ouvrages de thérapeutique, nous sommes contraint d'en parler ici. Nos malades sont les premiers à nous interroger et à nous demander des directions pour leur vie morale, sociale ou même religieuse. Il faut savoir y répondre et corriger toutes les inadaptations, de quelque nature qu'elles soient. Est-ce à dire qu'il faille donner aux malades une religion, une morale et une sociologie ? Non pas. Ce serait une prétention doublée d'une sottise, et une lourde faute. Notre rôle est plus modeste. Ayant à former des êtres qui puissent marcher à la vie avec plus d'assurance et plus de sécurité, nous devons, pour les aider à s'adapter et donner de la force à leurs idées, leur fournir des disciplines individuelles ; mais nous n'avons pas à disputer de la valeur théorique ni de l'origine des idées traditionnelles, morales, sociales ou religieuses.

D'abord les névropathes ont besoin de certitudes, non de doutes. Ils ne doivent jamais remettre en question les problèmes de la métaphysique ou de la métamorale. Ce serait pour eux une source de ruminations sans fin et sans but. Leur esprit se noie dans des spéculations qui les dépassent. N'entamez jamais avec eux une discussion sur les origines du monde, du bien, du mal, du bonheur, de la société. En ces matières, déclarez au névropathe affamé de mystère, qu'il doit prendre pour donné ce qui est donné, et ne pas aller plus avant. Qu'il se tienne pour satisfait de l'état actuel de la religion, de la morale et de la sociologie.

Si l'on met à part la morale religieuse fondée sur la révélation et qu'une telle origine soustrait d'avance à toute critique, tous les motifs qui peuvent déterminer l'action ont servi à édifier des systèmes de morale : recherche du bien en conformité avec la nature (morale grecque), plaisir, sympathie, intérêt, intelligence, volonté, instinct, amour, force, devoir, réussite.

Tout a été dit depuis qu'il y a des hommes. Notre tâche est plus modeste. Etant donné les lois morales et sociales, telles qu'elles sont réglées par les expériences religieuses ou sociales, nous avons pour but d'adapter le sujet, tel qu'il est, à la morale, telle qu'elle est. Pour y atteindre il importe de bien connaître les tendances de nos sujets. Ce sont les tendances qui déterminent les actes instinctifs. C'est avec ses tendances que chacun de nous entre en contact avec les milieux et par conséquent avec les lois morales. Conditionnée par les tendances, la morale individuelle est le résultat d'une adaptation plus ou moins complète des tendances aux lois du temps et du lieu. La conduite générale est dirigée, physiquement et psychiquement, par la recherche instinctive d'un équilibre intérieur qui donne une sensation agréable, un plaisir irréfléchi, fait d'ordre, d'harmonie et de sécurité. La conduite morale est, elle aussi, déterminée instinctivement, et avant toute notion morale acquise, par la poursuite d'un équilibre analogue, mais entre le sujet et les lois sociales ou morales.

Lorsque l'adaptation instinctive est totale entre les tendances individuelles et les lois morales, l'équilibre individuel est obtenu sans effort; l'individu est biologiquement moral. J'ai montré que l'asthénique possède les tendances au désintérêt, au sacrifice, à l'humilité, au devoir, à l'obéissance, qui constituent l'essence de la morale chrétienne; il est donc naturellement moral. Quand il y a inadaptation instinctive, c'est le déséquilibre, la souffrance, le trouble et enfin la révolte; l'être est biologiquement amoral. On connaît ainsi que les motifs d'action ont en effet deux sources distinctes : *les tendances biologiques* psycho-physiques, instinctives ; les *acquisitions de l'usage* et des *traditions*. De là deux sources morales : la *morale biologique* et la *morale traditionnelle*. On peut être moral biologiquement et ne pas l'être traditionnellement, ou inversement. La morale biologique individuelle n'est pas totalement libre, elle est conditionnée, avec, seulement, la possibilité du choix dans les conditionnements. La morale traditionnelle est libre ou doit l'être, du point de vue social, et elle l'est d'autant plus que l'on est moins asservi à la morale biologique. J'ai noté plus haut ces *désagrégations du sens moral* (voy. p. 411).

Cette distinction est capitale. Elle nous permet de faire la part de ce qui, en morale, est libre ou conditionné. Elle nous explique l'origine et la génèse de tous les systèmes individuels de morale. Tous les créateurs de systèmes sont probablement des inadaptés — (je parle des philosophes purs et non des professeurs ou des politiciens) — qui, voyant le monde à travers leur tempérament, ont voulu donner une forme philosophique à leurs déformations subjectives du réel et les ériger en morales universelles. Tous ces systèmes issus des psychologies individuelles se renouvellent peu depuis des millénaires, car ils répondent aux tendances principales des hommes : l'intérêt ou le désintérêt, le réalisme ou l'idéalisme, l'activité ou le repos, etc.

Il n'est pas question dans ces pages de créer une morale, mais plus simplement d'indiquer à nos malades les attitudes psycho-morales ou psycho-sociales qui conviennent le mieux à leurs aptitudes psychologiques et faciliter ainsi leur adaptation à la vie telle qu'elle est. Et il est bien entendu que la psycho-morale qui va suivre s'adresse, sinon exclusivement, du moins surtout, à l'asthénique constitutionnel.

TECHNIQUE PSYCHO-MORALE

La psycho-morale est la science qui, fondée sur nos aptitudes psycho-physiques, règle les lois de notre activité morale et sociale. Elle a pour but de diriger notre action pour l'adaptation et de nous conduire à agir bien, à ne pas agir mal, afin d'atteindre à ce qu'on appelle le bonheur possible, qui se confond avec le perfectionnement de notre moi. Il n'y a pas d'acte indifférent. Toute action entraîne automatiquement des résultats nécessités, et le tort que chacun se fait à soi-même, par le simple jeu de sa propre nature, dépasse singulièrement celui qui nous est fait par autrui.

Nous devons prendre l'asthénique constitutionnel tel qu'il est, non pas libre mais conditionné, avec ses tendances biologiques et ses attitudes psychiques naturelles et le conduire — avec elles — à *l'acceptation* de la vie et à *l'adaptation* logique au réel possible. La technique morale doit tenir pour inévitables ces attitudes naturelles et chercher à les modifier pour les adaptations nécessaires, sans vouloir les supprimer ni les transformer radicalement; car on ne supprime pas une tendance biologique, on la dirige, on la dresse ou on la redresse, rien de plus.

Nous savons que l'asthénique est : désintéressé, égotiste, individualiste, pessimiste, et aussi, et d'abord, porté au repos et à la contemplation.

Toutes ces attitudes instinctives pourraient être funestes à l'individu comme à la société si elles étaient poussées à l'extrême et si elles n'étaient refrénées par aucune discipline. Mais des méthodes bien comprises peuvent au contraire les diriger, les endiguer ou les développer, et les canaliser dans le sens d'une utile adaptation au réel. Des attitudes qui seraient des défauts ou des obstacles peuvent être transformées en qualités et devenir morales ou sociales, et bienfaisantes, alors qu'elles paraissaient anormales et anti-sociales.

Pour faire de l'insuffisant un être moral et social il importe d'équilibrer le sujet et l'objet, l'insuffisant-sujet et la réalité-objet. Hausser autant qu'on le peut, et par les méthodes psycho-physiques convenables, le sujet jusqu'au réel; rendre le réel possible pour le sujet par l'organisation de la vie (sa simplification le plus souvent);

telle est la double méthode à suivre. Avec l'équilibre les attitudes anormales s'atténuent ou disparaissent.

Il serait impossible de passer en revue toutes les attitudes de l'insuffisant et la technique qui convient à chacune d'elles. Ce serait refaire toute la Psychothérapie, puisqu'il n'y a pas de morale sans discipline psychique. Je renvoie le lecteur aux pages qui traitent de la Technique en général et au chapitre qui expose la méthode générale de conversion. Je me bornerai à exposer deux des attitudes principales : le Pessimisme et l'Individualisme égotiste qui, dans des domaines divers, caractérisent spécialement l'asthénique constitutionnel.

I. — DU PESSIMISME A L'ACCEPTATION

L'asthénique constitutionnel est pessimiste. Je crois qu'il serait assez maladroit de lui dire tout de suite : soyez optimiste. Prêcher tout de suite à ceux qui souffrent un optimisme béat, c'est donner à leur esprit un aliment indigeste. On naît optimiste, on ne le devient pas. Mais on devient stoïcien, direz-vous. Sans doute, avec le temps, et après avoir passé par le pessimisme. Le valétudinaire qui ne peut faire comme tout le monde, qui est obligé de se priver de tout ce qui rend la vie agréable et de sacrifier ses désirs à l'intérêt de son moi psycho-physique, celui-là est pessimiste. Qu'il le soit donc, pour commencer. Et après ? La nature n'est ni bonne ni mauvaise ; elle est indifférente. Et nous ne pouvons pas la modifier, sinon par notre effort personnel, constant et tenace. Mais si nous ne pouvons pas modifier la vie-objet, nous avons la possibilité de modifier notre moi-sujet, qui seul fait le pessimisme, les choses n'ayant d'autre couleur que celle que nous leur donnons. Le traitement moral du Pessimiste, la morale à lui conseiller, est d'abord une *discipline psychique* et par conséquent *psycho-psychique*. Prenez un pessimiste biologique vrai, aussi désenchanté qu'il est possible, cherchez les tares psychiques et physiques qui le poussent à cette attitude psychologique, soignez-le, guérissez-le, remettez-le en équilibre, et il cessera d'être pessimiste, ou, s'il demeure tel, son pessimisme ne sera qu'mode ou littérature et, de notre point de vue, cela est négligeable.

Toute morale issue du Pessimisme s'inspire en général de constatations subjectives. C'est pour s'être borné au point de vue purement unilatéral que les Pessimistes ont créé, pour la plupart, des morales incompatibles avec la vie réelle, des morales d'inadaptés. On peut dire que les morales des pessimistes sont en général des déformations de la réalité, déformations provoquées par l'état émotif qui accompagne la pensée pessimiste.

Une brève revue historique nous permettra de vérifier le fait et, en même temps, de montrer les diverses solutions, morales ou amorales, auxquelles a pu conduire un même état d'esprit pessimiste originel. Nous y puiserons d'utiles enseignements.

On sait que le pessimisme est aussi vieux que l'humanité ; il est à la source des religions primitives comme d'un très grand nombre de morales illustres. Quoi de plus pessimiste que le *Bouddhisme* qui supprime le désir, l'action, le changement, et supprime ainsi la douleur, pour conduire enfin au Nirvana ?

Si tout dans le monde est nécessaire, dit le *Stoïcisme*, la seule chose qui soit en notre pouvoir est de *comprendre* et d'accepter cette nécessité. » Il faut vivre conformément à notre nature, c'est-à-dire conformément à notre raison. « Le bien et le mal dépendent de nous et résident dans notre choix ».

Le stoïcisme tenait compte, comme on voit, de la nature individuelle et du point de vue objectif, mais il conseillait l'ataraxie, ou absence de troubles, par l'indifférence totale, l'abolition des sentiments et des inclinations ; il conduisait ainsi à une morale d'inadaptation.

L'*Epicurisme* paraît aussi être issu du Pessimisme. Epicure n'a pas conseillé la recherche des bas plaisirs, comme on le dit. Pour lui, le vrai plaisir c'est l'absence de douleur, l'insensibilité, la suppression de l'activité, l'apathie. Le sage est celui qui ne sent rien et n'agit pas.

Plus près de nous, Molière est parti du pessimisme pour arriver au *bon sens* comme à la meilleure morale. Ce que son théâtre dit aux hommes est ceci : « Oui, la vie est ainsi. Nous ne la changerons pas. Prenez la comme elle est. N'ayez pas de chimère. Ne soyez ni trop instruits, ni trop élégants, ni trop religieux. Soyez raisonnables, sensés, honnêtes et modestes. Soyez de bons bourgeois. Ayez du bon sens et ne soyez pas romanesques. » Cette opinion n'est ni très noble, ni très haute. Ce n'est pas une morale de surhomme, c'est une morale bourgeoise. Et c'est la morale la plus répandue, celle de tout le monde. Elle est celle de l'acceptation pure et simple, sans phrases ni littérature.

Au XIXe siècle, les pessimistes sont devenus légion. Schopenhauer conseillait l'*ascétisme*. Nous savons que bien des asthéniques se fixent volontiers dans cette attitude, revanche de leur idéalisme déçu. Leopardi préconisait la *création* poétique, qui donne l'illusion de la force et « transforme la douleur en volupté ». Et en effet le travail est la meilleure des dérivations. Pour Sainte-Beuve le remède était la compréhension large, universelle, avec l'indifférence. Alfred de Vigny, parti du désespoir le plus profond, conclut à la nécessité de l'action par l'idée, à la bonté, à la pitié, au sacrifice, au devoir humain. Sous le nom de *Pessimisme héroïque*, notre confrère Cazalis (Jean Lahor) a exposé une haute et noble doctrine : De l'indignation contre la souffrance et contre le mal, il arrive à une réconciliation avec la nature, à toute l'action nécessaire, à toute la lutte contre le mal inévitable.

Depuis bientôt deux mille ans d'ailleurs, le christianisme a tiré de la connaissance du mal universel et originel, la morale qui est celle de la plus grande partie de l'Humanité et qui sait concilier les exigences de la vie avec les aspirations supra-terrestres et les sanctions rêvées. La résignation chrétienne apprend à dompter les révoltes de la douleur, de la tristesse, du découragement et de l'inquiétude et, peu à peu, par la force de la croyance, elle permet de goûter les joies tranquilles de l'obéissance à une autorité éternelle dont on accepte les arrêts sans les discuter jamais : « Soyez doux et humble de cœur », dit le moine de l'Imitation. Et rien ne vaut la paix, la félicité même, que procurent à une âme croyante la certitude dogmatique et la pratique des vertus les plus humbles. C'est de la souffrance et du pessimisme que le croyant part pour arriver aux joies de la résignation consentie.

Sans doute le pessimiste est doué de certaines aptitudes psycho-physiques qui ne lui permettent pas, au moment où nous le prenons, de s'adapter à la vie, de là son désespoir. Mais rétablissons l'équilibre dans son organisme, apprenons-lui à ne pas dissiper son énergie et à penser juste ; enseignons la discipline qui lui convient, et il cessera tout naturellement d'avoir un pessimisme exacerbé. Certes, il aura toujours des tendances pessimistes, mais quand il aura adopté la discipline psycho-morale nécessaire, il utilisera instinctivement les réactions naturelles du pessimisme original : la compréhension large de la vie, la tolérance, la bonté, la pitié, le sacrifice, la patience, le désintérêt. Et ce pessimiste plein de noirceur, désespéré, deviendra un être d'une haute valeur morale, et utile à la société. Il acceptera la vie telle qu'elle est et apportera au labeur humain la note particulière de ses aptitudes originelles et originales. De ces efforts divers et contradictoires est faite la marche lente et longue de la Pensée humaine.

II. — DE L'ÉGOTISME ET DE L'INDIVIDUALISME
A L'ADAPTATION

L'asthénique constitutionnel est caractérisé par une insuffisance de pouvoir énergétique. Instinctivement, il cherche à garder pour lui les faibles énergies qu'il possède et à en acquérir d'autres ; il est centripète, du point de vue physiologique, égotiste et individualiste du point de vue moral.

Distinguons l'égotisme et l'égoisme, le premier est une tendance ; le second, un calcul. L'égotisme mène à l'individualisme, l'égoisme à un certain traditionalisme, mais pour en tirer tout le profit possible ; le premier, à la bonté, le second, à l'altruisme, et cela n'est pas la même chose.

Poussé à l'extrême, l'individualisme égotiste est incompatible avec l'adaptation au réel. Il suffit, pour s'en convaincre, de lire les œuvres des individualistes purs qui ont voulu ériger en morale universelle leurs tendances subjectives, ignorant que toute morale doit tenir compte de l'objet autant que du sujet. L'homme, d'après le théâtre d'Ibsen[1], a le droit absolu de disposer de sa personne, — et la femme aussi (lisez : *Maison de Poupée*). Avant tout, il a des devoirs envers soi, il ne doit jamais laisser absorber sa personnalité, ni par l'Etat, ni par la société, ni par la famille. Cette morale excessive conduirait à l'anarchisme social, si elle était généralisée. L'individualisme intégral est l'ensemble des théories sociales fondées sur le principe de l'individualité : l'individu est une fin en soi et toutes les formes sociales — la famille, l'association, l'Etat, les religions, le droit, la moralité et les mœurs — des moyens créés par et pour l'individu et se conservant et se modifiant par et pour lui. — Tout ce qui met obstacle au libre développement du moi doit être proscrit. « Toute liaison, toute attache toute amitié lui est ruineuse » dit Stirner. «En tout cas, il ne doit hanter que des égaux et, s'il n'en trouve pas dans le siècle où il vit, il doit, comme Schopenhauer, converser avec les géants qui l'appellent à travers les déserts infinis du temps. Il n'est réellement lui-même, en possession de toute sa puissance que s'il demeure seul. » Les lois aristocratiques absolues (individualisme de la force, monarchie absolue ou de Droit divin, rêve théocratique de Joseph de Maistre), et les lois démocratiques absolues (individualisme du droit), sont deux individualismes sociologiques dont l'aboutissement est la tyrannie. La Société ne peut adopter ces solutions extrêmes. C'est pourquoi elle vit de compromis perpétuels entre les tendances diverses des hommes.

Si j'ai cité ces théories absolues, c'est pour bien montrer l'erreur des philosophes unilatéraux, qui prennent leurs

1. Ibsen disait souvent : « Je n'ai pas de doctrine, je suis un peintre et non un professeur Je ne propose aucun remède au mal des choses. Je peins la vie comme elle est en Norvège. » En pratique, il était misanthrope, recherchait la solitude et aimait peu la vie de famille.

tendances subjectives pour des lois générales d'adaptation. Toute loi d'adaptation est au contraire le résultat d'un rapport logique entre sujet et objet. En l'espèce, nous ne pouvons modifier ni l'objet-société composée de sujets sthéniques en majorité ; ni le sujet, qui est biologiquement égotiste individualiste. Pour réaliser l'accord, il importe de modifier les rapports qu'ils ont entre eux. Il serait maladroit de vouloir supprimer l'individualisme égotiste, biologique, de l'insuffisant. On n'y arriverait pas. Mais on peut le discipliner. Dans notre champ de bataille social, tel qu'il est, tel qu'il sera toujours, l'individualisme biologique s'impose à l'insuffisant. Il dérive de la nature même des choses. Obligé à un isolement relatif, contraint de suivre une double hygiène physique et psychique très particulière en raison de son faible pouvoir énergétique, incapable de « faire comme tout le monde », l'insuffisant arrive nécessairement, s'il veut durer, à adopter une règle personnelle de conduite et à devenir individualiste. Il faut qu'il le soit, au moins relativement, s'il veut conserver sa valeur personnelle. Sinon, dans la mêlée, ses forces le trahiraient, il ne pourrait s'adapter et succomberait. Etre d'exception, il doit, malgré les critiques adopter cette attitude. Connaissez-vous, en effet, le sort d'un homme qui « ne fait pas comme tout le monde »? Raillé par les uns, jalousé par d'autres, admiré quelquefois, toujours critiqué, il est un objet d'étonnement, parce qu'il est « original », pense et agit à sa manière, au lieu de suivre aveuglément la routine... Ceux qui forment le troupeau n'aiment pas l'originalité ; ils ne savent pas que la plupart des grandes acquisitions humaines ont été faites par des originaux et que les hommes très bien équilibrés passent leur vie à organiser ou à fixer ce que les autres découvrent et à en profiter pratiquement. Cela fut et sera toujours ainsi. Que l'homme qui n'est pas comme tout le monde adopte donc une attitude biologique individualiste, sans souci des railleries, des critiques et des obstacles.

L'individualisme biologique a pour but de permettre à l'individu de réaliser, dans les conditions de milieu qui lui conviennent le mieux, toute sa personnalité et toute sa valeur. C'est d'ailleurs le but pratique que poursuivent, avec d'autres mots, les traditionalistes théoriques les plus convaincus. L'individualisme devient alors une méthode de travail et d'équilibre. L'égotiste individualiste respecte assez la personnalité d'autrui pour ne pas s'en servir comme d'un moyen ; il est un égoïste désintéressé (voy. p. 189). Ayant le souci de l'ordre individuel, il respecte l'ordre universel.

Et voici l'autre aspect de la question, l'individualisme biologique n'exclut pas toute adaptation sociale. L'homme qui a appris à se bien connaître et à se dominer, comprend aussi les autres ; il est indulgent et bon et n'a d'autre rêve que de diminuer la souffrance et le désordre du monde. L'individualiste est plus près de Corneille qu'on ne le pense, et M. Faguet, l'un des hommes les plus largement compréhensifs de ce temps, a marqué cette ressemblance en des pages vigoureuses et profondes. Que dit Corneille ? que l'homme est fait pour se surpasser. « Se surpasser c'est se remplir ; puisque aussi bien se remplir c'est surpasser infiniment le peu que nous sommes quand nous n'avons pas pris conscience et pris maîtrise de toutes nos puissances[1]. » Etre maître de soi, « n'avoir plus qu'un désir qui est de combattre le désir et n'avoir plus qu'une passion qui est de combattre ses passions » (E. Faguet), lutter sans trêve contre soi-même pour obtenir d'un corps délicat tout ce qu'il peut donner, cette lutte qui est toute la vie du constitutionnel n'est-elle pas la meilleure des disciplines ? Et l'esprit, ainsi dressé à ce que l'on peut appeler l'*individualisme héroïque* n'est-il pas préparé mieux que tout autre à la discipline sociale la plus haute, à « l'héroïsme Cornélien » ? Celui qui a appris à souffrir ne sait-il pas s'incliner devant la nécessité, devant toutes les nécessités, et se sacrifier quand il le faut, comme les gens qui ont appris, à l'école de la souffrance, la bonté, la générosité, le dévouement, la pitié, toutes les noblesses et toutes les délicatesses ? Celui qui va tout droit son chemin vers le but lointain qu'il

---

1. Emile Faguet. Discours prononcé à l'inauguration de la statue de Corneille, 27 mai 1906.

s'est tracé, sans souci du blâme, de la critique ou de l'éloge, ne cherchant d'autre estime que la sienne propre, accueillant d'égale façon tout ce qui vient du monde ; celui-là possède aussi le pouvoir de s'adapter, quand il convient, aux obligations sociales. On peut très bien concilier, en théorie comme en pratique, l'individualisme biologique le plus distant, et aussi le plus poli, avec la discipline sociale la plus correcte, l'aristocratie du goût et de l'idée avec les disciplines familiales et mondaines traditionnelles les plus strictes.

L'insuffisant ne doit pas ignorer qu'à vouloir l'impossible on tombe dans la chimère. En dehors du cloître, on n'échappe pas à la vie sociale. Il faut « bâtir dans le siècle », si peu que ce soit, et diriger sa vie selon ses aptitudes.

L'individualisme uni à l'esprit de discipline, dans un isolement relatif, fait la force de l'homme. C'est à cette méthode que les religieux de toutes les religions puisent leur force et leur admirable discipline, car ils sont toujours nos maîtres en tout ce qui concerne l'observation et la technique de l'âme humaine. Ce qui fait la force et la grandeur de l'homme, ce n'est pas toujours la lutte, c'est le rayonnement de la pensée. Des solitaires, Descartes, J.-J. Rousseau, Darwin, Ibsen, Tolstoï ont eu sur la marche de l'humanité plus d'influence que les hommes d'action pure, même les plus intrépides et les plus remuants. Et c'est ainsi que se vérifie cette pensée d'Ibsen, paradoxale en apparence, que l'homme le plus fort est l'homme le plus seul (v. Carlyle, *les Héros*).

D'ailleurs les tendances biologiques multiples de l'insuffisant l'obligent aussi à mêler un traditionalisme instinctif à son individualisme biologique. S'il est individualiste par réaction de défense, égotiste par tendance, il est souvent et en même temps traditionaliste par automatisme. Du fond de son moi peuvent surgir les voix ancestrales et les notions qu'il doit à son éducation. Sous l'influence de la montée dynamique de la jeunesse, et poussé par les besoins de nouveauté ou d'excitation qui sont l'apanage de son système nerveux, il peut émettre les idées les plus neuves, les plus hardies et les plus anti-sociales. Lorsque la fatigue le déprime, ou quand l'ardeur des jeunes ans se dissipe, il retrouve en lui les fortes empreintes de l'hérédité et de l'éducation. Alors il se plie à ces commandements souvent plus forts que son désir et s'incline peu à peu devant ce qui est sa tradition. Du point de vue psychologique, le traditionalisme est d'autant plus utile que le milieu social où l'on vit est moins discipliné. Dans une société forte et bien hiérarchisée l'individu peut être faible. Dans une société dépourvue d'autorité l'individu doit être fort, par la maîtrise de soi. L'homme le plus fort est l'homme le mieux discipliné. Ainsi l'observation psychologique explique tout l'homme, changeant et multiple, univers mystérieux d'apparence contradictoire. Mais les contradictions ne sont que des observations inexactes et incomplètes.

III. — LE BIEN ET LE BONHEUR
PAR L'ACCEPTATION ET L'ADAPTATION

En définitive, la Psycho-morale doit avoir pour but d'équilibrer le sujet et l'objet, l'asthénique constitutionnel et la réalité sociale. Hausser, comme nous l'avons dit, autant qu'on le peut, et par les méthodes psycho-physiques convenables, le sujet jusqu'au réel ; rendre le réel possible pour le sujet par l'organisation de la vie, sa simplification le plus souvent ; telle est la double méthode à suivre. Avec l'équilibre, les attitudes anormales excessives disparaissent ou s'atténuent. Ainsi on arrive à provoquer chez le sujet les deux états d'esprit qui sont les conséquences nécessaires de tout équilibre entre le sujet et l'objet, but de toute morale : l'*acceptation* et *l'adaptation*.

Acceptation loyale, compréhensive et complète, des misères de la vie. Il faut s'incliner devant la nécessité (Marc-Aurèle). Connaître, comprendre, et puis se désintéresser, vivre en sécurité, avec l'espérance. Si l'on ne doit pas prêcher l'optimisme immédiat — terriblement agaçant pour l'insuffisant — on peut annoncer des jours meilleurs. Tout s'arrange avec de la méthode et la croyance à la nécessité des disciplines.

Après l'acceptation vient l'*adaptation* au réel possible, dans toute la mesure des disponibilités énergétiques subjectives, physiques et psychiques. Il n'y a pas de vie sans une action quelconque, si petite soit-elle, avec les devoirs imposés par le développement des tendances biologiques du sujet : désintérêt, sacrifice, compréhension large et haute qui est une source de bonté, de pitié, de tolérance.

Acceptation et adaptation mènent au bien et au bonheur possibles. C'est par le réglage des attitudes biologiques, par leur équilibration en vue des adaptations nécessaires ou possibles que nous pouvons y conduire.

Au *bien* d'abord. Le bien seul importe ; il est ce qui demeure. Et notre bien conditionne le bien des autres. Notre bien doit être cherché dans la conformité à notre nature, dans le perfectionnement de notre moi psycho-physique. Obéir à notre loi individuelle, éviter l'erreur physique et psychique, telle est la loi et tel est le devoir. Un devoir est une action que notre bien — ou le bien d'autrui, car le devoir est souvent le bonheur des autres — impose à notre esprit.

Il faut respecter en nous les lois de la nature, accepter les devoirs nés de l'organisme, accomplir les fonctions pour lesquelles on est fait, avec le pouvoir énergétique que l'on possède. Le but de la vie c'est tout le *perfectionnement* possible, physique et psychique, par la méthode et la discipline.

Les devoirs envers soi sont donc très importants, comme on sait, non par égoïsme, mais parce que le plus sûr moyen d'être utile aux autres c'est de se donner à soi-même la plus grande valeur possible.

Agir bien pour soi incline à bien agir envers les autres, car une action conforme à une loi revêt aussitôt un caractère universel. Celui qui sait obéir à ses propres lois, sait obéir également aux lois générales. Lorsque l'idée de loi gouverne notre esprit, elle crée en nous un état permanent de soumission aux lois réelles, ou idéales, que les anciens appelaient vertu. Ainsi l'intérêt particulier se confond avec l'intérêt universel. La solidarité est la conséquence de l'individualisme bien compris. Tout se tient et toutes les lois sont liées entres elles. L'individualisme biologique, acceptation de l'ordre individuel donc de l'ordre universel, devient ainsi le renoncement à l'individu et à la suprématie de l'instinct ou du subconscient.

Bref, le souverain bien est dans la vertu, c'est-à-dire dans le perfectionnement progressif de notre propre nature soumise aux lois particulières et universelles, afin d'arriver au plus grand développement individuel possible, qui permet l'accomplissement de tous les devoirs, avec une activité sociale guidée par un idéal réalisable.

Si le *bonheur* vient par surcroît, accueillons-le, mais il ne peut être un but. Le bonheur est une harmonie de nos « moi » divers, un équilibre intérieur. Il est en nous et n'est pas dans les choses. Ceux qui le poursuivent sans cesse sont par cela même condamnés à ne le rencontrer jamais. Il est ensuite une harmonie psycho-sociale, une adaptation complète des désirs aux pouvoirs et des pouvoirs au milieu. Harmonie fragile, éphémère, et à la merci d'une erreur. Apprenons aux névropathes à se bien connaître et, par la juste discipline, à apporter dans leur moi toutes les harmonies, afin d'accomplir leur tâche.

Rien de tout cela n'est possible — ni morale, ni bien, ni bonheur — sans l'appui prêté à la connaissance par la croyance. Il faut croire à sa loi individuelle, croire à la nécessité de la discipline et de la maîtrise de soi.

Ce sont les croyances psychiques justes qui déclenchent l'action bien adaptée. La morale pure ne suffit pas. Elle dit aux hommes : Ceci est bien, faites-le; ceci est mal, évitez-le. Si cette notion n'est pas appuyée sur des croyances justes, la morale est sans effet. Si la morale impérative suffisait, nous ne verrions pas tant de névropathes parmi les personnes qui pratiquent rigoureusement leur religion. Ces personnes ont une foi morale et non une foi psychologique. C'est la seconde seule qui donne la force. Les Directeurs de conscience très avertis le savent bien. Ils constatent chaque jour que la personne est fragile qui s'appuie seulement sur la morale en négligeant la discipline psychologique. La morale n'est pas un commencement, elle est une fin, et elle est inséparable de la Psychologie. Ce qui est difficile ce n'est pas de pratiquer un bien objectif ou d'éviter un mal objectif, c'est de se connaître, de maîtriser et de discipliner ses tendances, bref, de se vaincre soi-même. Pour bien agir, disait Pascal, à l'exemple des stoïciens, il faut bien penser.

TROISIÈME SECTION

CONCLUSIONS PSYCHO-THÉRAPEUTIQUES
RÉSUMÉ GÉNÉRAL DE LA MÉTHODE

Les chapitres précédents contiennent l'exposé des Méthodes et des Procédés auxquels on peut avoir recours pour le traitement des dyspsychismes en général. Je voudrais maintenant résumer la tactique générale à suivre en présence d'un dyspsychique quelconque mais surtout d'un dyspsychique par méiopragie, la doctrine à lui enseigner et les règles générales de vie à lui conseiller. Il ne s'agit pas de répéter ce que j'ai déjà dit, il s'agit, plus simplement, de condenser les traits essentiels de la méthode, en insistant sur les points principaux et renvoyant, pour le détail, aux chapitres qui décrivent plus spécialement chaque procédé thérapeutique.

1° La méiopragie psychique et l'adaptation à la vie.

Il n'est pas de vie harmonieuse sans méthode et sans ordre. Toutefois le mot méthode doit être pris dans un sens particulier. On doit dire : de la méthode; et non : une méthode.

Toute méthode en effet doit être individualisée et s'assouplir aux formes nuancées des états individuels. Une méthode universelle et rigide et qui ne sait pas s'adapter aux contingences conduit, comme l'observation le prouve, à de regrettables erreurs particulières. La méthode est au contraire un instrument précieux quand elle est guidée par une compréhension large, précise et souple, des lois de chaque milieu et de chaque sujet; car la biologie ne connaît pas le hasard.

Si la méthode est, pour un être bien portant, une condition de vie meilleure, elle est, pour le méiopragique, une condition de vie, simplement. La méthode est double : pour le méiopragique sans accidents : — le sujet vit de la vie commune, et c'est une méthode de vie, à la fois physique et psychique, qu'il faut lui enseigner, afin qu'il évite les erreurs d'adaptation et les accidents, ou maladies nerveuses ; — pour le méiopragique avec accidents : le sujet est un malade et il convient de le traiter comme tel. Quand les accidents ont disparu (car ils peuvent et doivent disparaître), il faut réadapter le sujet à la vie, reconstituer sa personnalité physique et psychique antérieure à la maladie dans le sens de ses idées directrices, morales et sociales, et de ses aptitudes physiques. C'est une tâche particulièrement délicate, car le sujet ne se croit pas guéri tant qu'il ne « fait pas comme tout le monde. » Or ce résultat est, pour lui, impossible à atteindre. Il peut revenir à sa méiopragie, mais non à un état normal qu'il n'a jamais eu. Il sera guéri, au sens relatif du mot, lorsqu'il aura compris qu'il ne peut pas acquérir un état normal et qu'il doit vivre, comme bien d'autres, avec son ennemi.

La tactique générale thérapeutique peut se résumer ainsi :

I. — Recherche de l'*aptitude*, c'est-à-dire recherche de la *Loi individuelle* du sujet, loi physique et loi psychique, de ses pouvoirs et de ses limites, et *lutte contre cette aptitude*.

II. — Recherche de l'*erreur d'adaptation*, de ses causes et de ses effets pathologiques : erreur *physique*, avec causes physiques ou causes psychiques ; erreur *psychique*, avec causes analogues ; — effets physiques ou psychiques.

III. — Lutte contre les effets physiques des Erreurs (*Physiothérapie*, voy. p. 520).

IV. — Lutte contre les effets psychiques des Erreurs (*Psychothérapie. Méthode de conversion*, voy. p. 525).

A. — Traitement des Dyspsychismes d'origine interne (*Expériences internes*, voy. p. 645).

B. — Traitement des Dyspsychismes d'origine externe (*Expériences externes*), ou des *Réactions d'Inadaptation* (voy. p. 661).

C. — Traitement des *Conditionnements primitifs de la Pensée* (voy. p. 633).

V. — Traitement des *Réactions morales d'inadaptation* (voy. p. 686).

VI. — Traitement des *Réactions viscérales fonctionnelles* (voy. p. 674).

VII. — Traitement des Troubles asthéniques selon le *Degré hiérarchique psycho-physique* (voy. p. 687).

VII. — *Lutte pour l'Unité psychologique et contre la Désagrégation. L'adaptation à la vie.*

1° Exposé de la doctrine psychologique et de la Tactique nécessaire :

2° Discipline.

3° Culture de l'attention.

4° Lutte contre l'Impressionnabilité et les Emotions.

5° Règlement et réglage de l'habitude.

6° Un but dans la réalité.

7° Un idéal.

8° Conclusion.

Je ne m'attarderai pas à décrire de nouveau la lutte contre l'*aptitude* et la recherche de l'*erreur* initiale, physique ou psychique. Cela est une question de diagnostic, et le lecteur n'a qu'à se reporter aux *Maladies de l'Energie* pour le traitement de l'aptitude et, pour le diagnostic de l'erreur, aux chapitres de cet ouvrage où sont décrits les symptômes des troubles psychiques. On trouvera également dans les mêmes chapitres les éléments nécessaires pour fixer la *Loi individuelle* de chaque névropathe : loi physique et loi psychique. Je suppose tout cela connu. De même, tous les traitements des troubles physiques et psychiques ont été décrits, je n'ai pas à y revenir ici. Je me bornerai à résumer la Doctrine générale qui, sans doute, reproduit bien des idées décrites dans d'autres chapitres mais qui condense ce que l'on doit faire comprendre ou enseigner à un asthénique pour conserver son Unité psychologique. L'unité est en effet le but suprême de toutes les expériences psychologiques (voy. p. 255). C'est elle qui confère la personnalité, détermine le caractère et fait que, depuis la naissance jusqu'à la mort, nous conservons, avec la connaissance de notre moi, la direction de nos états de conscience et de leur mobilisation en vue d'une pensée à construire ou d'une action à poursuivre.

L'unité est donc l'opération la plus nécessaire, le couronnement de l'œuvre, celle qu'il importe de maintenir avec la plus étroite surveillance et, en même temps, la plus difficile et la plus fragile, car toutes les causes de désagrégation peuvent l'ébranler à chaque instant du jour. Aussi ai-je voulu, en terminant, appeler l'attention du médecin et du malade sur l'extrême importance de l'unité psychologique et indiquer la tactique propre à la conserver.

LUTTE POUR L'UNITÉ ET CONTRE LA DÉSAGRÉGATION.

La santé est dans l'unité de toutes les fonctions, dans l'équilibre des forces ; la faiblesse, dans la dissociation et la désagrégation. L'unité est nécessaire à la vie harmonieuse, au maintien de la loi individuelle, à l'achèvement logique, à l'adaptation. Dans tout état névropathique, il existe une perte plus ou moins marquée d'unité, une désagrégation plus ou moins profonde. L'unité peut être détruite, et la désagrégation provoquée, par des causes multiples, physiques et psychiques. La lutte contre les causes physiques (fatigues, surmenages, toxi-infections, traumatisme, etc.) est exposée ailleurs[1]. Nous nous occuperons ici des causes psychiques, que l'on peut ramener à une principale : *l'impressionnabilité*. Je ne dis pas : émotion, je dis impressionnabilité.

L'émotion (voy. p. 322) est un état psychique conditionné par l'impressionnabilité, elle est un fait paralogique. On peut rester impressionnable sans avoir d'émotions psychiques, et c'est le résultat auquel doit conduire la présente doctrine. Du point de vue psychique, l'impressionnabilité est la cause principale de la désagrégation, l'ennemie permanente de l'unité. C'est elle que l'on retrouve au fond de tous les parasites, de tous les chien-

1. Cf. *Les Maladies de l'Énergie,* 2ᵉ édition.

dents psychopathologiques : émotions, doutes, inquiétudes, hésitations. C'est d'elle que tout nerveux doit se défier sans cesse, contre elle qu'il doit lutter sans merci et sans lassitude. La doctrine qu'on va lire est l'exposé des idées et des moyens nécessaires à cette lutte obligatoire.

1° *Enseignement doctrinal.*

L'*enseignement* de cette doctrine dépend des sujets et du moment. Il est des sujets pour qui tout enseignement logique serait fastidieux ou « assommant », ou inopportun, ou incompris, ou inutile. Il faut donc connaître le sujet et choisir le moment. Il ne serait peut-être pas très adroit d'exposer toujours une méthode dès le premier entretien. Il est sage d'attendre l'occasion favorable.

Ces précautions prises, on peut aborder l'exposition des éléments de la doctrine. Il est bien entendu qu'on ne va pas faire à tout le monde un cours complet de Psychologie. Cela serait prétentieux et fatigant. Il suffit de donner à chacun quelques notions essentielles sur la formation des idées et la connaissance des causes désagrégeantes. On le fera clairement, brièvement, en dosant chaque conversation selon le jour et l'heure, la fatigue et la culture du sujet. De très nombreux malades, les femmes comme les hommes, les illettrés comme les autres — j'en ai fait la fréquente expérience — sont aptes à saisir ces notions brèves et à se les approprier. Et il en est qui se sont assimilé à tel point cette Doctrine qu'elle fait partie d'eux-mêmes, règle leur vie entière et toutes leurs opinions. C'est à ce résultat général qu'il est bon d'arriver, car il n'y a pas d'esprit valide sans une bonne doctrine psychologique.

Voici de quelle façon — nuancée selon les sujets et les circonstances — j'expose cette doctrine aux malades :

Dans un tempérament nerveux, leur dis-je, l'impressionnabilité domine tout, l'esprit et le corps. On peut entendre par impressionnabilité l'incapacité de construire des pensées bien adaptées à toutes les circonstances. Elle est conditionnée par des causes différentes : asthénie, hypersthénie, névropathie vague, psychoses, psycho-névroses, anémie, etc. ; elle est parfois purement physique et justiciable, d'abord, de moyens physiques, et, d'autres fois, surtout psychique et justiciable de la méthode psychique. Un très grand nombre de troubles maladifs, physiques et psychiques — sauf certains états d'origine physique — sont provoqués et entretenus par cette influence permanente.

Comment l'impressionnabilité détruit-elle l'unité ? — Lorsqu'un sujet impressionnable se trouve en présence d'une adaptation difficile (situation extérieure, pensée intérieure, sensation pénible, etc.), son activité psychologique, insuffisante en la circonstance, construit une pensée inachevée, donc inadaptée à la réalité, dépourvue de méthode et de logique et accompagnée, très souvent, de réactions physiques ou psychiques inadaptées et inutiles, résultat d'une force inemployée à un but achevé et qui se dépense ailleurs (tremblements, larmes, refroidissement, palpitations, cris, insécurité, inquiétude, accidents divers, physiques ou psychiques). La pensée ainsi construite, inachevée et inadaptée, *est déformée*. Elle constitue une émotion (voy. chap. II, p. 322).

Cette pensée ainsi déformée (paralogisme émotif) se fixe dans la mémoire subconsciente. En raison de la tendance naturelle à la répétition et de l'impressionnabilité foncière, elle se reproduit, soit sous l'influence d'un nouveau choc semblable au premier ou différent, mais conscient, et d'autant plus facilement que chez les névropathes asthéniques l'activité créatrice volontaire est insuffisante ; soit sans influence connue et alors sortant du subconscient, comme une lame de fond vient à la surface, poussée par des chocs lointains et ignorés. Peu à peu, et grâce aux formations psychiques surajoutées par interprétation consciente ou subconsciente, elle devient un *bloc psychique* vivant d'une vie indépendante et subconsciente, séparé du psychisme par une sorte de cloison étanche et revenant par automatisme toutes les fois que des circonstances semblables provoquent son retour. J'appelle ce bloc psychique un *automatisme*, pour en indiquer l'origine et le mécanisme. Ce bloc psychique, ou automatisme, acquiert peu à peu, par le simple mécanisme de l'automatisme, une force considérable, supérieure de toutes façons à celle de l'activité volontaire. L'esprit se trouve alors désuni ou désagrégé : d'une part, l'*activité automatique*, qui fonctionne seule, chaque fois que le choc impressionnant se reproduit, et qui échappe d'autant plus facilement au contrôle de la créatrice que le sujet a pris, pour des raisons diverses, l'habitude d'écouter ses automatismes et de se plaire en leur compagnie ; d'autre part, l'*activité créatrice* volontaire, chargée, en principe, d'adapter notre moi à toutes les circonstances, mais devenue, en l'espèce, insuffisante. D'abord consciente, cette pensée déformée (émotion) est devenue subconsciente[1] comme automatique.

C'est ici qu'intervient la croyance. Cet état de désagrégation et d'automatisme s'accompagne en effet d'un phénomène psychologique que nous avons souvent signalé : la *Croyance*, mais croyance à l'existence d'un lien nécessaire entre la situation ou la pensée, causes du choc, et la pensée déformée, avec ses réactions inutiles (tremblement, froid, peur, etc.). C'est une croyance fausse, -mais c'est une croyance, et qui possède toute la puissance de la croyance. C'est ce phénomène croyance qui consolide le lien, entretient la pensée fausse du sujet avec toutes ses déformations psychiques et entretient donc la maladie nerveuse. Le traitement par la conversion consiste simplement à substituer des croyances justes à des croyances fausses. Ce que le phénomène croyance a produit et stabilisé, un autre phénomène psychologique, semblable par le mécanisme psychologique fondamental, mais différent par la forme idéologique, pourra le produire. La croyance, en effet, est une opération psychologique qui crée des mouvements psychiques particuliers, certaines habitudes de construire des pensées. A une croyance nouvelle correspondent des mouvements nouveaux (union indivisible de l'esprit et du corps) et, par suite, des réactions nouvelles adaptées à la situation.

---

1. C'est ce qui la distingue de l'idée fixe hystérique, subconsciente dès l'origine.

Il n'est pas de phénomène psychologique plus important. C'est lui qui mobilise tout : esprit et corps, dans le sens de la pensée (voy. chap. i, p. 62). Il faut demander au malade la croyance préalable à ces principes psychologiques généraux : une pensée construite sous l'influence d'un choc d'inadaptation est déformée ; les réactions psychiques ou organiques de cette pensée sont dues à des constructions psychiques inachevées, sans harmonie avec la situation, et qui, n'étant pas achevées logiquement, se transforment ou se dérivent en mouvements dénués de sens, deviennent automatiques avec croyance à un lien (créé par l'esprit) entre la cause du choc et la réaction pathologique. Les troubles de l'unité psychique étant causés et entretenus par l'impressionnabilité excessive, le névropathe doit avoir cette certitude générale que toutes les opérations psychiques nées sous l'influence de l'impressionnabilité (doute, peur, hésitation) sont déformées par elle. Tout ce qui naît sous cette influence sur un terrain névropathique revêt la couleur névropathique. Toutes les pensées doivent être construites avec cette croyance comme mortier. On doit donc la répéter sans cesse, la semer dans le psychisme pour qu'elle y germe et devienne automatique. Lorsqu'elle est devenue automatique, elle reparaît d'elle-même au moment opportun, c'est-à-dire toutes les fois qu'une impression pénible excessive vient donner à l'esprit sa couleur névropathique.

La croyance juste fait alors parcourir à l'esprit un chemin inverse. En détruisant le paralogisme, elle fait disparaître peu à peu et inconsciemment les réactions fausses et inadaptées à la réalité. Les idées justes s'organisent d'elles-mêmes, selon les lois de l'équilibre subjectif. Un jour, vient où les idées sont transformées, sans que la volonté ait eu à intervenir. Le névropathe pense autrement, il voit les êtres et les choses d'une manière différente. Le lien est rompu entre l'idée causale et les réactions inutiles, dites émotives, qui ont constitué la maladie nerveuse. Le nerveux se désintéresse alors de tous les effets de ses croyances fausses et de la maladie.

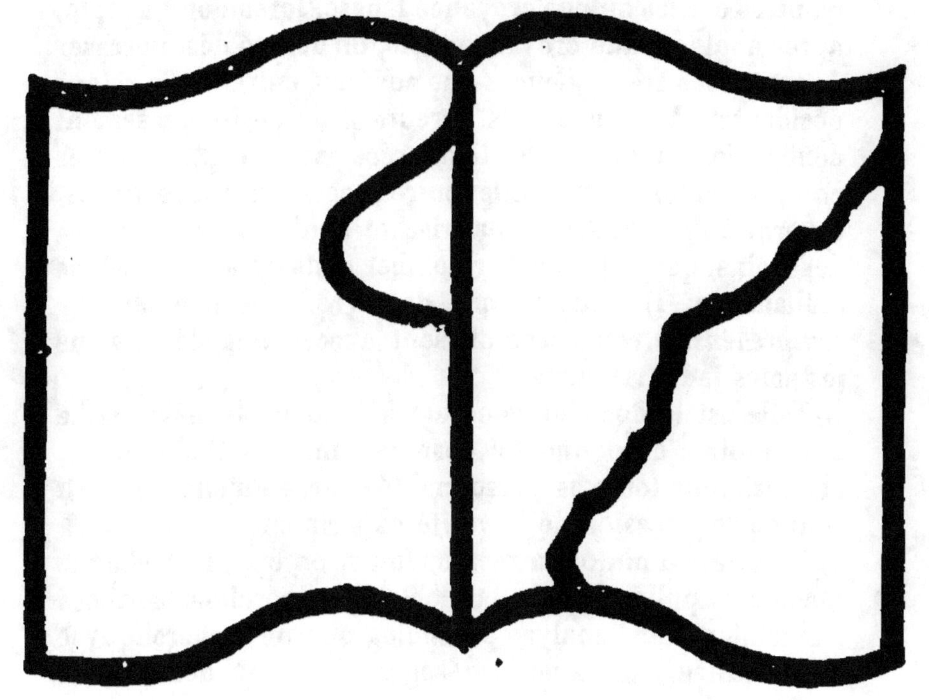

Texte détérioré — reliure défectueuse
NF Z 43-120-11

Le *désintéressement* est la conséquence naturelle et logique d'une croyance juste. Intellectuel, et non affectif, il est la rupture des liens pathologiques qui existaient entre l'idée causale et les réactions émotives, qui constituent la maladie nerveuse. Lorsqu'on sait que toutes les réactions connues sous le nom d'accidents névropathiques n'ont eu d'autres causes qu'une croyance fausse, lorsqu'on a adopté, après analyse, une croyance juste, on doit se désintéresser de toutes les conséquences que pourrait entraîner le retour accidentel des anciennes erreurs. Le désintéressement achève de couper tous les liens créés par l'esprit, toutes les communications artificielles entre le cerveau et les organes; il permet de réaliser la maîtrise et l'unité, le « serrage » des freins, qui empêche de retomber dans les automatismes malfaisants. Il nous permet de vivre dans une *sécurité comprehensive*, en accomplissant avec confiance en nous les actes jadis redoutés.

Telle est la doctrine générale à laquelle le névropathe doit croire avec une foi absolue, une certitude totale, l'adhésion de toute sa personnalité, parce qu'elle apparaît comme l'expression de la vérité expérimentale.

Ensuite, ou plutôt en même temps, on expose à chaque malade l'application de la doctrine générale à son cas particulier. Par l'analyse psychologique, on recherche avec lui la ou les causes de la désagrégation, on découvre le ou les automatismes et on leur oppose la tactique que je viens de décrire : explication précise de la désagrégation par le choc déséquilibrant ou émotif, et déformation de la pensée; — formation d'un automatisme; — création d'un lien artificiel entre la cause émotive et l'automatisme; — croyance à ce lien, et paralogisme. — Explication de la vérité et du mécanisme correcteur : analyser la pensée déformée, la reconstruire, ou la faire reconstruire par le médecin compétent en achevant logiquement la pensée, en adaptation complète avec la réalité. L'achèvement terminé, la croyance nouvelle et juste établie, la déformation disparaît, le désintéressement se produit, la sécurité naît et, par l'habitude, on substitue automatiquement des manières justes de penser à des manières fausses. Les accidents névropathiques disparaissent (pensées ou actions), — car pour bien agir il faut bien penser.

Dans toute cette tâche, le médecin doit être prêt à donner toutes les explications nécessaires, répondre à toutes les objections, opposer un mot décisif à tous les arguments, ne jamais être pris de court, afin que le malade finisse par dire : comme c'est vrai ! Enfin, il faut demander au malade la croyance totale. Seule la croyance garde l'esprit contre les tentations du doute, sous quelque forme que se présentent ses ruses innombrables. Que la croyance vous garde ! peut-on dire aux malades, comme on dit aussi : Dieu vous garde contre le Malin ! Le « Malin », c'est les automatismes aux formes multiples. Seule la certitude psychologique donne l'unité et la maîtrise. — Mais à la croyance doit s'ajouter une discipline appropriée, qui continue et fixe les effets de la croyance. Et c'est cette discipline que nous exposerons dans les pages suivantes.

2° Discipline.

Tout nerveux doit avoir une règle de vie, à la fois physique, psychique et morale. On n'en sera pas surpris si l'on se rappelle les symptômes qui le caractérisent : fatigabilité, impressionnabilité, instabilité, inattention, doute, rêverie, automatisme, inachèvement, éparpillement, hésitation, rumination, etc., toutes choses qui sont des erreurs de croyance et de méthode, des éparpillements de pensée et d'action. L'erreur est la source première des accidents névropathiques et des diffusions d'énergie. Et le retour à la croyance par la conversion est le commencement de la sagesse. Mais la croyance serait insuffisante et in   cace si elle ne s'accompagnait de discipline, méthode   nsée, d'action et de vie. On dit souvent qu'il faut   ner de l'énergie morale aux asthéniques. C'est une   r. Ils en ont; et plutôt trop, mais il faut leur ensei-   discipline qui, en assurant l'équilibre, devienne   e d'énergie. On réclame sans cesse des professeurs   Les professeurs de discipline et d'équilibre sont   plus utiles. Une bonne discipline assure l'adaptation complète du sujet à la loi générale, leur harmonisation totale. Loin d'être un obstacle à la vie, elle la facilite, elle l'élargit, elle donne la liberté de l'esprit, parce qu'il n'y a de vraie liberté que dans la discipline (Saint-Paul). Et aussi, elle donne la force, l'assurance, la confiance en soi, elle fait la vie pleine, remplie, cohérente, ordonnée ; elle procure la paix de l'esprit, la certitude, le courage, empêche les doutes, les inquiétudes et les hésitations ; elle assure l'adaptation et tout le bonheur possible. Elle nous rend fort en nous libérant du caprice et de la fantaisie, caricatures de la volonté.

Elle doit être fondée sur la connaissance exacte de la loi individuelle et, en même temps, sur l'assimilation complète, par le sujet, de la doctrine générale. Il ne suffit pas en effet d'exposer la doctrine au malade, il est indispensable de la lui répéter sans cesse et sous des formes multiples, afin de maintenir son esprit dans un état constant d'entraînement, jusqu'à la guérison. Il faut qu'il la connaisse complétement, comme un catéchisme. Quand il y a lieu, je donne des notes écrites que le malade doit lire chaque jour et apprendre par cœur. La répétition quotidienne, totale ou partielle, des idées, phrases ou mots, qui expriment ou résument la doctrine et ses croyances est, sous une forme ou sous une autre, une tactique nécessaire à la discipline. Elle a pour effet de fortifier progressivement la croyance, condition de tout effort discipliné et de toute opération psychologique bien adaptée. En même temps, on répète à chaque sujet tous les détails de sa loi individuelle et l'on établit sans cesse l'adaptation totale de la loi individuelle à la loi générale.

3° *Culture de l'attention.*

Il est indispensable d'entretenir en forme et de fortifier progressivement le mécanisme fondamental de toute opération psychique : l'attention, condition de toute connaissance et de tout effort volontaire. Le pouvoir d'attention doit être aussi fort et aussi présent que possible, afin de permettre la mise en œuvre des mécanismes utiles à la discipline et à la lutte. Sinon, si l'on n'a pas une maîtrise suffisante de son outil-attention, on devient la proie de l'attention involontaire, le jouet des émotions, des doutes, des craintes, des distractions ou des ruminations, et l'on n'est pas prêt, quand les circonstances exigent l'effort et l'adaptation immédiate. Si le nerveux veut être toujours prêt à jouer sa partie dans le concert social, il doit s'entraîner à la croyance et à l'attention en pratiquant la gymnastique psychique qui fortifie l'attention (voy. p. 637). De même que le musicien fait des gammes, il doit faire des « gammes psychiques », il doit entretenir la force et la souplesse de son attention, seul moyen d'être maître de son instrument et de faire face aux difficultés de toutes les situations. C'est avec une attention bien cultivée qu'il peut lutter victorieusement contre les troubles psychiques schématisés sous ces trois chefs principaux : doutes, inquiétudes, hésitations.

Contre les doutes : exercices de *préférence.*

Contre les inquiétudes : exercices *d'assurance et de sécurité.*

Contre les hésitations : exercices de *décision.*

Il n'y a pas de lutte efficace sans une attention cultivée et bien disciplinée.

4° Lutte contre l'impressionnabilité et les émotions.

Un nerveux étant plus que tout autre émotif et par conséquent désagrégeable (pardon pour ce barbarisme) doit se tenir toujours prêt à lutter contre la production brusque ou lente des chocs émotifs ou l'influence sournoise des ruminations. Le traitement est *psychique* et *physique.* La lutte *psychique* comporte plusieurs étapes selon l'origine du choc émotif et le procédé choisi..

A. ANALYSE. — a) *Emotion choc — d'origine interne*[1]. — C'est l'application du principe : Connais-toi toi-même. Faire analyser par le médecin la pensée émotive et par conséquent .

---

1. Les procédés sont les mêmes pour les émotions d'origine consciente ou subconsciente.

déformée; la reconstruire en achevant logiquement la pensée en adaptation complète avec la réalité. *Où est la réalité* pour le malade en observation? Tel est le premier problème à résoudre. Par exemple : Z. éprouve des palpitations, des sueurs, de la faiblesse des jambes et une angoisse intense dès qu'il veut se mettre à table. Où est la réalité? Tous les organes sont en bon état. Les phénomènes émotifs n'ont aucune raison d'être. « La réalité, pour vous, c'est que vous possédez des organes sains. Adaptez-vous à cette réalité, toutes les fois qu'une sensation douloureuse vient frapper votre réceptivité psychique. Ayez cette croyance que ces malaises ne sont que des réactions inutiles, consécutives à une pensée déformée, et qu'il ne faut établir aucun lien entre la pensée et les réactions émotives. Vous pouvez assister au libre fonctionnement de vos organes, sans que les réactions émotives se produisent. Donc, croyance, désintéressement, sécurité, confiance en vous ». Le lien paralogique supprimé, coupé, les accidents disparaissent et l'on substitue des automatismes justes aux automatismes faux.

Où est la réalité? Telle est la question que l'on doit poser dans tous les états émotifs, puisqu'ils sont toujours des déformations de la réalité. Dès qu'on a trouvé les *réalités, subjective* et *objective*, on s'aperçoit qu'il n'y a aucune adaptation entre elles. L'homme qui fait des réactions névropathiques parce qu'il croit avoir un asthme, cesse d'éprouver ces réactions dès qu'il croit à la réalité véritable.

b) *Emotion — choc d'origine externe.* — α) *Procédés préalables au choc.* — Comme précédemment, analyse et explication. Où est pour vous la réalité? Telle est la question à poser. Renée a peur des serpents. Si elle aperçoit, se chauffant au soleil, un serpent quelconque, elle est prise de tremblements, de sueurs et de palpitations; ses pieds sont rivés au sol, ses dents serrées ne laissent passer que des sons inarticulés... « Où est la réalité? Ce serpent qui dort est inoffensif. Vous n'êtes pas obligée, Renée, de marcher sur lui et de le combattre en

mettant votre pied sur sa tête, comme Ève dans les images
l'Épinal. Il ne vous dira rien si vous respectez sa liberté.
Passez à une certaine distance ou rebroussez chemin.
Enfin, évitez son contact. Mais croyez surtout qu'il n'existe
aucun lien nécessaire entre ce serpent et les accidents
névropathiques dont vous nous donnez l'affligeant spectacle. La réalité *objective*, c'est que ce serpent, qui est une
innocente couleuvre, se chauffe au soleil sans penser à
vous. La réalité *subjective*, c'est que vous vous portez fort
bien. Adaptez, je vous prie, ces deux réalités l'une à
l'autre, et vous constaterez qu'il est inutile d'éprouver des
tremblements et des claquements de dents, parce qu'un
serpent se présente à votre vue. Il n'y a aucun rapport.
Vos accidents sont des réactions consécutives à une pensée déformée et dérivées, une première fois, en manifestations superflues (loi de Bain). Vous avez établi un lien
entre les serpents et ces accidents, et voilà pourquoi vous
êtes muette à la vue d'une couleuvre. Croyez ce que je
vous dis, fermement. Coupez ce lien, et votre émotion
spéciale disparaîtra. Croyance, désintéressement, sécurité.
Je suis émue, donc je me trompe. Voilà la vérité. »

Cette explication donnée, on expose au sujet la doctrine
générale de l'impressionnabilité, on lui répète fréquemment le même principe : reconstruction de la pensée déformée
en achèvement logique avec le réel, afin de rendre la croyance
juste subconsciente et automatique. Donc, croyance doctrinale d'abord, achèvement logique ensuite. Exercices
l'attention, et habitude, qui peuvent empêcher la déformation préalable à la rencontre de l'objet et du sujet, ou
choc. Prendre des résolutions. Prononcer les mots unifiants ou sthéniques (maître, croyance, etc.) On ajoutera à
tout cela l'excellent procédé imaginé et décrit par Ignace de
Loyola sous le nom de *Composition de lieu*. Il consiste à
réduire une idée abstraite ou concrète en images et à se
représenter, à l'aide de l'imagination, le lieu matériel où se
trouvera l'objet de l'émotion, bref à construire, suivant un
mot fameux, « la scène à faire » et qu'on sait devoir procurer le choc désagrégeant : conversation difficile, acte pé-
ible, discussion, etc. Construire, en résumé, la situation

et la lutte et surtout l'acte particulier qui, à l'ordinaire, déclenche la réaction pathologique constituant la maladie nerveuse. On se procure ainsi par avance un choc atténué, une manière de vaccination qui préserve du choc principal par l'habitude et l'entraînement. C'est aussi ce qu'on appelle une répétition, comme l'avocat préparant sa plaidoirie, ou le comédien, sa grande scène, ou, le violoniste, un passage difficile. Le névropathe s'habitue ainsi, et peu à peu, à répéter l'acte impressionnant. Il met dans son esprit, comme le violoniste dans ses doigts, les mouvements difficiles, il les rend familiers par l'exercice et l'habitude. En même temps, il essaie de prévoir les objections et les difficultés qui pourraient se présenter, et il y répond par avance. Il joue la scène avec toutes les variantes qu'elle pourrait subir et réduit au minimum les actes nouveaux qu'il pourrait avoir à faire. Car l'impressionnabilité est surtout le résultat de la nouveauté. La situation étant moins imprévue, le névropathe est mieux armé quand le choc survient.

β) *Procédés pendant le choc.* — Ils sont à la fois psychiques et physiques : psychiques, ils rééditent ce que nous venons d'énumérer, mais sous une forme brève et concentrée. La concentration de la pensée, de la croyance, de l'attention, de la doctrine de l'achèvement doit être à son maximum. Prononcer en même temps les mots unifiants (maître, croyance, unité, etc.) Employer les procédés de contrôle : compter ; ou dire : gauche, droite, etc. Les procédés physiques consistent à appeler à son aide l'effort en général et l'effort musculaire en particulier, en se rappelant la collaboration étroite de la pensée et du muscle : se concentrer tout entier sur l'effort à accomplir, se ramasser sur soi-même, suivant une expression connue, comme le gymnaste qui va exécuter un exercice précis et périlleux. On éprouve en effet dans ces moments-là la sensation cénesthésique obscure que l'effort s'appuie à quelque chose qui tient à la fois au larynx, aux poumons, au diaphragme, au cœur et aux muscles en général, muscles de la cage thoracique et muscles du visage. On sent très bien que l'effort cesse d'être possible si l'on s'éparpille et si l'on ne tient pas en bride ce quelque chose d'impondérable qui est l'effort général et musculaire. Un névropathe surpris met, par exemple, les sourcils en accent circonflexe et les bras en manches de veste, dans la position prise par les clowns qui veulent simuler l'ahurissement. Il doit au contraire contracter ses muscles et particulièrement le muscle frontal, accuser le pli frontal vertical, rendre les sourcils horizontaux. Il se produit entre les muscles et la pensée une collaboration, un courant qui, par la contraction musculaire, facilite le travail psychique, l'attention, la concentration, le contrôle, la maîtrise, empêche l'éparpillement physique et les déformations psychiques.

B. Dérivation. — Deux cas principaux : *a)* L'analyse n'est pas possible ; le malade, trop impressionnable ou trop affaibli, est incapable de supporter le travail de l'analyse soit parce qu'elle réveille des émotions trop fortes, soit parce que son pouvoir d'attention et de raisonnement est iusuffisant. Il faut surseoir, parler d'autre chose, dériver l'attention sur d'autres voies. C'est l'application du principe : *ignore toi toi-même.* Je ne dis pas : *Oublie toi toi-même.* Le névropathe, avec sa tendance à la rumination, a la plus grande peine à s'oublier. Il lui est moins difficile de s'ignorer, si on lui explique les raisons de cette tactique. En ce moment, doit-on dire, vous n'avez pas la force de vous analyser ; mieux vaut renvoyer cette opération à une époque ultérieure. Ne cherchez donc pas à vous étudier. Acceptez ce que je vous dis. Quand le moment sera venu, je vous préviendrai.

b) L'analyse a été faite. On connaît à fond les idées pathologiques du sujet, on lui en a expliqué les causes, le mécanisme et les effets. Malgré tous les raisonnements, il rumine inlassablement sans pouvoir fixer sa croyance, et les ruminations entretiennent un état permanent d'émotivité. A ces malades obsédés, scrupuleux, phobiques, il faut interdire toute analyse et ordonner la dérivation. Ils ne doivent plus, et sous aucun prétexte, entretenir le médecin de leurs obsessions. — Mais, disent-ils souvent, j'ai quelque chose de nouveau à vous exposer. — Non, inutile, je le connais. Chez vous, en ce moment, tout est névropathique, vous entretenez votre émotion. Parlons d'autre chose. En refusant à ces émotions l'élément qui les entretient, c'est-à-dire la conversation sur le sujet troublant, on les coupe dans la racine, on les empêche de se développer et de durer. La dérivation arrête, inhibe la rumination. *Pour ne pas réagir, il faut agir.*

C. Le *traitement physique* de l'*Émotivité* ou de *l'Impressionnabilité* varie selon la cause. Il est essentiel et doit être employé seul dans les crises d'asthénies aiguës, consécutives à de violents surmenages, à un traumatisme ou à une toxi-infection, dans les asthénies secondaires ou symptômatiques, post-hémiplégiques par exemple dans les émotivités d'origine vaso-motrice, etc. Toutes les tactiques psychiques sont alors sans action et n'ont d'autre effet que d'exaspérer le malade qui sent bien leur inutilité.

On doit soutenir le malade, l'encourager, lui faire prendre patience, en attendant que les moyens physiques indiqués aient opéré le réglage de l'organisme et fait disparaître les troubles physiques qui conditionnent l'émotivité. Mais on se gardera bien de faire appel a sa maîtrise psychique, elle est, pour l'instant, inexistante et inopérante.

L'émotivité des *Hyperpsychiques* est surtout justiciable du traitement physique et des sédatifs : bromure, valériane, hydrothérapie (bains et douches tièdes) (voy. *Trait. des obsessions*, p. 661). Parmi les *Parapsychiques*, les divers états mélancoliques relèvent exclusivement des médications physiques et, en particulier, de la médication opiacée et de l'hydrothérapie tiède. Seule cette thérapeutique atténue leur émotivité en faisant disparaître la cause des mélancolies. Les *anxieux* simples, qui forment une catégorie très nombreuse de névropathes difficiles à classer, échappent souvent à l'influence de l'opium. La logique les soutient, les aide à guérir, mais c'est encore le traitement physique qui doit prédominer (hydrothérapie, toniques, sédatifs, etc.). Enfin, il est des émotifs par fragilité particulière, instabilité du système vaso-moteur, prédisposition aux vaso-dilatations avec production subite de plaques rouges sur le corps ou sur le visage. A ces malades convient un double traitement : psychique par la méthode indiquée plus haut, et physique ; réglage de l'organisme et de sa tare présente, emploi de l'hydrothérapie tiède ; essayer la surrénale, la quinine ou le bromure, les phosphates.

5° Règlement. Réglage de l'habitude.

Il n'y a pas de bonne discipline sans règlement ou méthode de vie. Un règlement bien compris et bien adapté a pour but la mise au point de la doctrine psychique et l'exercice régulier de la discipline qui en est la conséquence. Il est essentiellement fondé sur l'importance et l'influence de l'habitude. On sait que l'habitude, en diminuant l'effort, facilite l'activité ; elle est une économie ; elle permet d'agir et de vivre sans être obligé d'organiser chaque jour sa vie ; elle rend la vie plus facile, plus remplie, plus ordonnée, donc plus cohérente et plus féconde. *On est fort quand on a de bonnes habitudes.*

Un bon règlement permet d'accomplir une tâche qui serait impossible sans lui. Il permet, en effet, la réalisation de tout l'entraînement possible pour chaque sujet. Il doit évidemment être adapté à l'état actuel de forces du nerveux, à la saison, au climat, etc. On fixe le maximum possible. Au début, un effort est nécessaire pour créer l'habitude et l'entretenir, mais si le règlement est bien adapté aux forces, le pouvoir d'habitude et, par conséquent, d'effort, s'allonge automatiquement. En provoquant un entraînement progressif et lent, l'habitude élargit peu à peu le champ de l'activité jusqu'à la limite possible pour le moment, et l'activité se développe sans que l'effort volontaire intervienne, permettant ainsi d'élargir peu à peu le règlement. C'est *l'entraînement automatique* préférable, en l'espèce, à l'entraînement volontaire.

Le règlement possède un autre avantage. Il écarte un double danger : la crainte universelle et vague de toute activité, cette crainte déterminant des ruminations constantes, des émotions perpétuelles, et aussi un épuisement renouvelable ; d'autre part, la négation radicale de toute possibilité de fatigue. Les forces d'un névropathe, même amélioré, même guéri, sont rarement inépuisables. Le meilleur moyen d'éviter les fautes et les erreurs est de rester dans la limite d'un règlement assez souple et assez large cependant pour permettre l'écart possible.

Le névropathe ne peut pas et ne doit pas se passer d'un règlement. Beaucoup d'entre eux se révoltent à l'idée de voir leur vie encadrée dans un règlement et de se soumettre à des habitudes fixées comme au collège. Expliquez votre pensée, montrez la nécessité de l'ordre, citez des exemples, et attendez. L'heure viendra où le malade, plus expérimenté, demandera spontanément une discipline que l'on saura assouplir aux forces comme à l'esprit, au caractère, aux habitudes antérieures du sujet. On s'habitue très bien à vivre dans les brancards de l'habitude. C'est le bon règlement qui permet aux névropathes de se débarrasser d'abord des accidents et des crises, puis, quand ils sont guéris, de vivre une vie bonne, utile, sage et bienfaisante, car l'action, au moins sous la forme économique de l'habitude, est utile aux nerveux, à cause de la sensibilité de leur pendule nerveux : physiquement, pour dépenser et éviter l'excitation produite par l'alimentation et les auto-intoxications ; psychiquement, afin d'empêcher les ruminations avec désagrégations consécutives. Le névropathe doit donc agir dans la mesure du possible : agir pour ne pas réagir. Mais il ne suffit pas d'agir, il faut agir avec méthode, et il n'est pas de méthode sans règlement et sans réglage de l'habitude. Et cela n'exclut ni l'activité réfléchie, ni l'initiative. Mais on sait qu'il importe de discipliner l'initiative des névropathes.

La discipline n'est pas une personne revêche et puritaine, elle n'est pas exclusive de toute gaieté. Elle donne au contraire la joie saine, parce qu'elle procure la force issue de la sécurité et aussi cette satisfaction très spéciale, très égale et très calmante, de la liberté dans la soumission. Elle forge des êtres qui marchent à la vie avec l'assurance donnée par un soutien dont on est sûr. Elle donne enfin la confiance en un organisme maintenu dans ses justes limites, confiance qui permet de se laisser vivre sans songer à soi plus qu'il ne convient — assuré que l'on est de ne jamais s'oublier complètement.

6° *Un but dans la réalité*.

Tout règlement comporte une part d'adaptation à une réalité. Il faut à une vie, même à une vie de malade, un but pris dans le réel. Exception faite des asthéniques en état de crise et pour qui, toute activité étant impossible, le repos total est indispensable, les autres devront prendre ou choisir un but adapté à leurs puissances.

Un but évite le gaspillage de forces, si minimes soient les forces, et si insignifiant le but. Il canalise l'activité nerveuse vers un pôle utile. Toutes les activités se dépensant en sens divers et improductifs sont absorbées par capillarité, si j'ose dire, et se jettent dans le courant du fleuve qui est le travail fait en vue d'un objet précis. La nécessité d'adapter sans cesse les opérations psychiques à un but précis met les opérations au point utile et sans que la volonté y prenne part. Le but choisi, et poursuivi avec méthode, chasse ou diminue les ruminations, les rêveries, les ennuis, les obsessions, les idées mal adaptées ; il occupe les heures, il distrait, il dérive. Grâce à lui, on accepte la vie et l'on finit même par s'y intéresser. Car le goût de vivre est arrêté le plus souvent par l'impossibilité ou la difficulté de l'adaptation. Il faut donc obliger le névropathe, quand cela est possible, et autantque cela est possible, à s'adapter à un but pris dans le réel et bien choisi, sinon le remède serait pire que le mal. Mais lequel ? Cela dépend de son état actuel de forces d'abord, puis de son intelligence, de ses goûts, de ses aptitudes : travaux manuels, travaux intellectuels, professionnels, sociaux, etc., (voy. *Travail*, p. 541). Quel que soit le but, il doit être bien adapté au sujet et à son état actuel et *ne pas compliquer sa vie* à l'excès.

7° *Un idéal.*

Un très grand nombre de névropathes, et en particulier les méiopragiques, sont idéalistes par définition (voy. chap. IV, p. 443). Incapable, trop souvent, de s'adapter aux dures réalités qui l'entourent et parmi lesquelles il ne sait pas faire un choix, le méiopragique se réfugie dans les catégories de l'idéal, qui sont pour lui comme des réactions de défense. Mais, là encore, il importe de le mettre en garde contre les erreurs possibles de son jugement. Il est tout naturellement disposé à confondre l'idéal et la fiction, le rêve et la chimère. Or, cela n'est pas la même chose. Les fictions sont des produits de l'imagination guidée par la seule sensibilité, comme dit la Philosophie de l'Ecole. Dépourvues de logique comme de direction, elles sont nuisibles à l'esprit qu'elles entraînent à des rêveries sans fin et, elles le laissent désemparé, épuisé et comme absent de la vie réelle. Le véritable idéal, au contraire, est, « l'idée d'une perfection capable de se réaliser sous une forme sensible ». Il peut revêtir les formes les plus diverses : pratique, économique, social, scientifique, littéraire, esthétique, philosophique, moral, religieux. Quel que soit l'idéal et d'où qu'il vienne, il est l'étoile qui guide vers un but lointain, invisible de tous, le visionnaire qui le devine plus qu'il ne le voit. C'est lui qui donne à la vie son but profond et secret et qui entretient le feu sacré des résolutions inébranlables. Par lui la vie s'éclaire et prend un sens précis, car elle ne vaut que par l'œuvre accomplie. Plus qu'à tout autre, il est nécessaire aux névropathes. On sait que c'est surtout à eux que l'on doit les plus belles formes de l'idéal, comme aussi les plus utiles. Ils ne cessent d'enrichir le monde de trouvailles nouvelles et ingénieusement subtiles. Tandis que le réaliste jouit de l'heure présente et de ce qui est, le névropathe jamais satisfait cherche sans cesse ce qui n'est pas. Parce qu'il est un inadapté, il refait le monde à sa mesure et transforme le réel pour y découvrir l'idéal qu'il porte en lui-même.

8° *Conclusion pour le méiopragique.*

La méthode que je préconise n'a pas pour seul but de soigner et de guérir les accidents, crises ou maladies des névropathes; elle a une tâche plus haute, qui fait de la médecine ainsi comprise un véritable enseignement psychologique, logique, moral et social, et du médecin un professeur d'équilibre, d'unité, de maîtrise, d'ordre, de discipline et d'adaptation.

Un tel programme pourra paraître un peu ambitieux à ceux qui connaissent mal les maladies nerveuses. Si l'on veut bien admettre avec moi que les accidents nerveux sont des erreurs d'adaptation, que l'adaptation gouverne la pathologie et la psychologie comme la biologie, que certains sujets sont, par prédisposition constitutionnelle ou acquise, incapables de s'adapter à tous les milieux et à toutes les circonstances et marqués, par le destin biologique, pour l'effort constant et les sacrifices inévitables, on ne s'étonnera plus de voir une méthode thérapeutique élargir ses procédés afin d'enseigner au névropathe les moyens de s'adapter, tel qu'il est, à la vie telle qu'elle est, ce qui est, proprement, d'un mot légué aux modernes par les anciens : la Sagesse.

Connaître ses pouvoirs et ses limites; comprendre son esprit comme son corps, c'est-à-dire comprendre l'unité des fonctions et leurs relations constantes, éviter les fatigues, les émotions, les intoxications et tout ce qui met en état d'infériorité, afin d'arriver à diriger seul sa vie, but suprême de toute thérapeutique; — perfectionnement méthodique de la conscience psychologique et de la conscience morale; acceptation compréhensive de la vie; adaptation à tout le réel comme à tout l'idéal possibles; ascension progressive vers la maîtrise de soi, dans la subordination à la règle issue de la connaissance des réalités; — unité, ordre, équilibre, discipline, effort, sacrifice, par la croyance aux vérités nécessaire : — lois éternelles des individus comme des sociétés; — tels sont les moyens et les buts et aussi les devoirs du méiopragique[1].

La méiopragie constitutionnelle est une école de progrès intérieur, par conséquent d'énergie. La vie est faite de telle sorte qu'il faut à l'homme d'autant plus d'énergie morale qu'il a moins d'énergie physique. La croyance ferme à des idées justes, la nécessité de se surveiller sans cesse et de se surpasser soi-même afin d'être, par un effort constant, en harmonie avec un idéal précis de pensée et d'action, sont des moyens qui confèrent à l'individu conditionné, en lutte avec la nature, toute la force et toute la valeur issues de la connaissance des vérités nécessaires et des disciplines librement consenties.

1. Et malgré d'austères apparences, cela n'exclut ni le sentiment, ni la fantaisie, ni la gaîté, ni la grâce, ni la curiosité universelle.

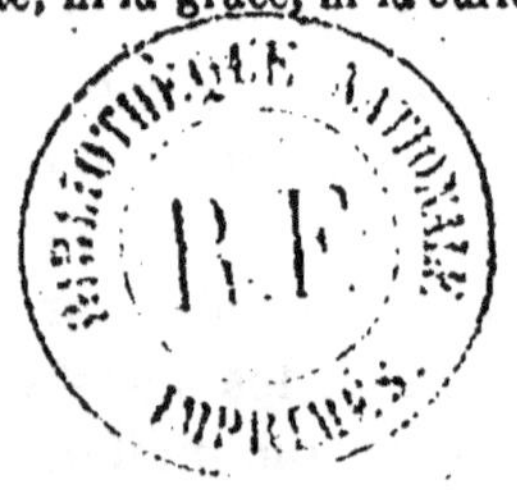

TABLE ALPHABÉTIQUE

BIBLIOTHÈQUE DE PHILOSOPHIE CONTEMPORAINE

Extrait du Catalogue

PSYCHOLOGIE PATHOLOGIQUE

410-19. — Coulommiers. Imp. PAUL BRODARD. — 6-19.

* 9 7 8 2 0 1 1 9 5 6 1 3 2 *